国际疾病分类
第九版临床修订本
手术与操作

International Classfication of Diseases
Clinical Modification of 9th Revision
Operations and Procedures

ICD-9-CM-3

2008 版

主编译　刘爱民
编　译　周小鸽　刘海民　马家润
　　　　廖爱民　赵　青　赵小娟
审　校　马家润　刘爱民　周小鸽
　　　　秦安京　达汉玲

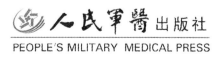
人民军医出版社
PEOPLE'S MILITARY MEDICAL PRESS
北　京

图书在版编目(CIP)数据

国际疾病分类:第 9 版. 临床修订本手术与操作/刘爱民编译. 一北京:人民军医出版社,2008.11
ISBN 978-7-5091-2158-0

Ⅰ. 国… Ⅱ. 刘… Ⅲ. ①疾病－分类－世界②外科手术－分类－世界 Ⅳ. R366 R6

中国版本图书馆 CIP 数据核字(2008)第 153307 号

策划编辑:张忠丽 吴 磊 文字编辑:薛 镭 责任审读:李 晨
出 版 人:齐学进
出版发行:人民军医出版社 经销:新华书店
通信地址:北京市 100036 信箱 188 分箱 邮编:100036
质量反馈电话:(010)51927243;(010)51927283
邮购电话:(010)51927252
策划编辑电话:(010)51927300-8751
网址:www.pmmp.com.cn

印刷:三河市春园印刷有限公司 装订:春园装订厂
开本:850mm×1168mm 1/16
印张:54 字数:1587 千字
版、印次:2008 年 11 月第 1 版第 1 次印刷
印数:0001~7000
定价:180.00 元

内 容 提 要

手术操作分类是医院病案信息加工、检索、汇总、统计的主要工具之一。无论是在医疗、研究、教学、管理，还是在医疗付款方面，手术操作分类同疾病分类具有同等重要作用。

ICD-9-CM-3 包括两部分，类目表和汉语拼音字母顺序索引。类目标题大约 90% 为治疗性手术，10% 为调查和治疗性操作。类目表共分为十七章，除第一章和第十七章外，其他章按解剖系统分类，按编码的大小顺序排列。由于 ICD-9-CM-3 每年都做更新，所以最新的一些操作，如：介入治疗、内镜检查与治疗均收录其中。此书为 2008 年版，能够反映最新的临床检查与治疗性手术及操作。

前　　言

　　根据美国政府对疾病编码负有的责任，美国政府出版了国际疾病分类第 9 次修订本的临床修改本（ICD-9-CM）第 6 版。世界卫生组织（WHO）出版的国际疾病分类第 9 次修订本是 ICD-9-CM 的基础，这一分类系统一直被用于美国的死亡编码。

　　ICD-9-CM 完全与 ICD-9 兼容。北美世界卫生组织疾病分类合作中心作为联络机构，承担分类系统与美国国家卫生数据可比性的国际责任。ICD-9-CM 被推荐在所有临床机构中应用，要求所有美国公共卫生服务机构和医疗保险与医疗补助中心（Centers for Medicare & Medicaid Services）（以前称为医疗财政管理局）报告诊断与疾病时要采用 ICD-9-CM。使用本分类的指导可见于"ICD-9-CM 使用指导"一节。

　　除经美国公共卫生服务机构和医疗保险与医疗补助中心批准的内容外，ICD-9-CM 的扩展、释义、修订、附录或勘误均不是官方要求，不能使用。ICD-9-CM 的继续性维护是联邦政府的责任。然而，因为 ICD-9-CM 代表的是当代公共和私有两方面临床医师、分类学家、流行病学家和统计学家的最佳思想，所以没有广泛地征求各类相关的主要使用代表的意见，也不考虑没有前景的修正。

　　自 2006 年 10 月 1 日始，所有官方审定的附录均被收录于此第 6 版中。

说　　明

手术操作分类是医院病案信息加工、检索、汇总、统计的主要工具之一。无论是在医疗、研究、教学、管理,还是在医疗付款方面,手术操作分类同疾病分类一样具有同等重要的作用。

早期的国际疾病分类(简称 ICD)并没有手术分类,所以美国在 1959 年就编辑了手术操作作为 ICD 的补充。后来世界卫生组织认识到各国对医疗操作分类的要求,于 1978 年出版了试行的国际医学操作分类(International Classification of Procedures in Medicine 简称 ICPM)。虽然在以后的岁月中曾提议对其进行修订,但至今没有新的版本。手术操作分类与疾病分类不同处是疾病诊断相对稳定,而手术操作则是日新月异。近 10 年来影像技术、内镜操作、介入操作及一些新的手术方法不断涌现,ICPM 数十年不变的情况肯定不能适应时代的发展。

美国自 1973 年起,在全国范围内使用 ICD-8 的临床修订本,它保持并扩展了 ICD 的统计、管理和医院索引等功能。1978 年,美国国家卫生统计中心根据各方面的需求,组织了许多学术组织修订和出版国际疾病分类第 9 版的临床修订本。"临床"两字强调了它修订的内容更适用于疾病数据的报告、报表的编制和资料的比较。它有助于内部或外部对医疗服务的及时性和适当性进行评估。

ICD-9-CM-3 共分为三卷,第一卷和第二卷完全与 ICD-9 兼容,但在第五位数上对 ICD-9 进行了增补。第三卷则是对 ICPM 的改编,ICPM 的第 5 章主要来源于美国的手术操作分类资料,而 ICD-9-CM-3 又是在 ICPM 的第 5 章的基础上进行细分,并得到了世界卫生组织的承认。其工作草案是 1975 年 9 月 30 日到 1975 年 10 月 6 日在日内瓦做的,标号是 WHO/ICD-9/Rev. Conf. 75. 4。

一、ICD-9-CM-3 与 ICPM 的区别

主要有如下 9 个方面。

1. 美国每年都对 ICD-9-CM-3 进行修订和补充,保持其与临床和当代科学的同步发展。

2. ICD-9-CM-3 是 ICPM 两卷书的合订本,它只有一个类目表和一个字母索引表。

3. 在 ICD-9-CM-3 中保留了 ICPM 第 5 章中的所有从 01-86 的 3 位数编码。

4. ICD-9-CM-3 非手术性操作中建立了"操作和介入"分类一章,编码为 00。

5. ICD-9-CM-3 非手术性操作从手术操作中分离出来,归入 87-99 类目,各种诊断性和治疗性操作。

6. ICD-9-CM-3 分类结构以解剖部位为主,各类操作都归入解剖系统。例如:胃活组织检查归入胃的手术中,而 ICPM 将所有的活组织检查单独列出,归入该书的第 1 章。

7. ICD-9-CM-3 分类的类目是以两位数为基础,而 ICPM 是加上章号为 3 位数。例如:鼻部手术 ICD-9-CM-3 类目编码是 21,而 ICPM 类目编码是 5-21。必须加注章号才能与其他操作编码区分开来。

8. 对于 ICPM 的分类轴心不利于临床使用的部分,ICD-9-CM-3 做了调整。ICPM 除手术外,其余各章都是以手术操作方式为分类轴心,其结果是将一个部位的各种操作分散至各章中,这样使用起来不方便。ICD-9-CM-3 调整的结果是把分散到各章的操作归到解剖部位之下。

9. ICD-9-CM-3 去除 ICPM 的章号,增加了第四位数的细目编码,从而扩展了临床存储检索资料的功能。

我们仍采用 ICD-9-CM-3 的主要理由是数据一致性的需要,因为我国医院近 20 年的资料大多是采

用 ICD-9-CM-3 进行分类编码的,编码系统不能随意更换。2007 年 6 月,美国出版了 ICD-10-CM 试用版,但强调其编码是试用阶段,不能用于任何正式的统计报告。它需要经过若干年的准备后,才能合法生效。

二、类目表

ICD-9-CM-3 包括两部分,类目表和汉语拼音顺序索引。类目标题大约 90％为手术,10％为调查和治疗性操作。类目表共分为 17 章,除第 1 章和第 17 章外,其他章是按解剖系统分类,按编码的大小顺序排列。由于 ICD-9-CM-3 每年都做更新,因此最新一些操作,如:介入治疗,内镜检查与治疗均收录其中,能够反映最新的临床检查与治疗性操作。

其符号与略语如下:

1. ICD ICD 的符号与缩略语和 ICD-9-CM-3 通用,具有相同的意义。

2. 另编码(Code also) 在类目表中经常可见到"另编码任何同时进行的操作 Code also any synchronous"或"另编的……手术 Code also……"。当遇到这两个指示性的说明时,如果确定做了某一操作,则应该按指示再编一个手术码。例如:回肠代膀胱手术,实际上是由膀胱重建术 57.87 和回肠部分切除术用于间置术 45.51 这两个手术所构成。所以在核对类目表时,就能得到"另编码"的指示,有时索引中可同时提供两个编码。

3. 省略编码(Omit Code) 在类目表和索引中有时会遇到省略编码的指示。其意义是指当某一手术只是手术中的一个先行步骤时,不必编码。例如:行阑尾切除术,因为开腹的目的只是为了切除阑尾,所以开腹术就不必编码。

4."和" "和"的含义应当理解为"或"。例如:00.8 膝关节和髋关节的其他操作。应当理解为膝的其他操作或髋的其他操作。

三、汉语拼音顺序索引

英文的字母索引表经过翻译后,转换为中文的汉语拼音索引表,其排列规则如下:

1. 主导词 凡主导词的中、英文均用黑体字印刷,以利读者检索。

2. 汉语拼音字母顺序索引

(1)人名命名的手术名称建立了交叉索引,其编码放在英文条目下。中文条目无编码。

例:Abbe[阿贝]手术

—阴道建造术 70.61

阿贝手术—见 Abbe

(2)人名命名的手术英文名称,放到索引顺序的最前面,该名称第一个英文字母起始处。

3. 主导词级别的排列 所谓主导词也就是主题词,它是各类手术操作的最重要表达的词语。以主导词的首字汉语拼音顺序排列,其排列方法如下:

(1)列出主导词首字的汉语拼音字母

例如要排列下列主导词:

去脏术	qù
鼻甲切除术	bí
淋巴管造影术	lín
电凝术	diàn

(2)比较其字母的英文顺序位置排列,其正确先后排列顺序如下。

鼻甲切除术	bí
电凝术	diàn
淋巴管造影术	lín
去脏术	qù

（3）如果首字拼音是同音字，则按四声排序。如果同音同调，则按汉字的笔画多少排序，少的在前。如果同音同调，笔画也一样多，则随意选择先后排列。如果首字完全相同，则比较第二字，以此类推。

4．主导词下一级修饰词比较 所谓一级修饰词是指主导词下仅有一个半字线"-"的级，其下的术语皆按汉语拼音顺序排列。例如：

扫描

- C. A. T（计算机轴向 X 线断层摄影术）

- C. T. -见扫描，C. A. T

- 肝

- 计算机轴向 X 线断层摄影术（C. A. T）

- 镓-见扫描，放射性同位素

- 肾

- 正电子 X 线断层拍摄影术（PET）

5．一级下属的次级修饰词及更细次级修饰词只能在一级修饰词范围内进行同级比较

扫描

- C. A. T（计算机轴向 X 线断层摄影术）

- - 伴计算机辅助手术

- - 腹

- - 骨

- - - 矿物质

- - 脑

- - 肾

- C. T. -见扫描，C. A. T

- 放射性同位素

- - 肠

- - 肠（注：肠有两个不同的英文词，编码是相同的）

- - 垂体

- 肝

- 计算机轴向 X 线断层摄影术（C. A. T）

- 镓-见扫描，放射性同位素

- 肾

- 正电子 X 线断层拍摄影术（PET）

四、ICD－9－CM－3 编码操作步骤

手术的编码操作方法与疾病分类编码方法相同。第一步是确定主导词，第二步是查找索引，第三步是核对编码。

1.确定主导词

(1) 一般以手术方式或操作方法为主导词,他们通常位于操作术语的尾部。

例如:食管胃**吻合术**　　　胸脓肿**抽吸术**

　　　结肠**活组织检查**　　动脉**结扎术**

(2)切开术、切除术、造影术、成形术、缝合术……镜检查等常常可以按全名称直接查找。

例如:胃切除术　　　　　胃切开术

　　　膀胱镜检查　　　　肾成形术

(3)以人名命名的手术可以直接查人名,也可以查手术的方式,部分还可以直接以手术为主导词查找。

例如:Davis 手术　　56.2

　　　手术—Davis 56.2

　　　输尿管切开术　　56.2

上述三种方法所查找的结果都是相同的,但并不是每个操作都可以这样查。由于 ICD-9-CM-3 交叉索引不如 ICD-9 索引做得广泛,因此当某种方法查不到时,需要试着采用其他方法去查找。

选择主导词是手术编码的关键,要求编码员要不断积累工作经验,并对手术方式有所了解。如果有可能,掌握一定程度的医学英语对于主导词的选择也会有所帮助。

2.**查找索引**　索引查找方法按汉语拼音字母的英文字母顺序检索。

3.**核对编码**　这一过程要注意章、节、类目或亚目中的"注释"、"包括"与"不包括"等解释。它有可能提示手术操作编码的改变。例如:产科的直肠修补术,如果在查找时没有注意到产科的修饰语,得到的编码是 48.79。在这个编码中,不包括的提示就明确指示产科的近期撕裂修补术编码应分类到 75.62。

五、手术操作名称与编码的关系

手术操作名称的各个组成成分都有可能影响到编码。因此完整、准确的名称对于编码的准确性起到关键的作用。

手术名称的主要构成成分如下:

(范围)部位　＋　术式　＋　入路　＋　疾病性质

例如:①阑尾切除术

　　　(范围)部位＋术式

②肺部分切除术

　　(范围)部位＋术式

③肛门瘘切除术

　　(范围)部位＋术式＋ 疾病性质

④垂体腺瘤切除术,经额

　　(范围)部位＋术式＋入路＋ 疾病性质

⑤针刺

　　术式

从上述举例可见,部位和术式是手术分类的核心轴心。这两个成分是对手术定位定性构成手术名称的基本成分。但不一定每个成分都必须出现在操作术语中,针刺只是一种操作方式,但可以独立存在,有编码,实际上也是缺少了部位的。

1.解剖部位对编码的影响　作为手术操作术语的核心成分,它是必须指出的,否则就难以分类或会被笼统地分类。不指出部位的情况鲜有发生。

例如①切骨术的编码是 77.30

不同部位的切骨术有不同的细目编码,这个例子尚可以编码。对于穿刺术,如果不指出部位就不能编码。不同的穿刺部位有不同的编码,鼻窦 22.01,垂体腺 07.72,肺 33.93。针刺术的编码为 99.92,用于麻醉的编码是 99.91,加用灸则编码于 93.35。针刺术的部位不影响编码。

例如②肺癌切除术

这是一个典型的不恰当手术名称。因为它没有定位手术切除的范围,在手术分类中,如果不指出范围,而且也无法假定其切除的情况,就按病损切除术处理。也就是说,本例肺癌切除术按肺的局部损害进行编码。这种情况多数是不符合实际操作的,但也不能假定为全肺的切除术,那样也不一定正确。因此,必须详细指出实际的切除范围,否则只能遵守分类规则。

在手术分类中,对相同器官的左右部位编码分类相同。另外,当指出的部位过于详细,索引中没有列出这个具体部位时,可采用类似疾病分类的放大法进行处理。如示指第一指节按其他手指分类。

2.手术术式对编码的影响　手术术式也是手术名称的核心成分,它比部位还要重要,没有术式就根本无法分类。术式也是医师们忘不了书写的成分,但又是一个常常产生问题、不能正确表达的成分。

例如①牙齿矫正术

牙齿矫正实际上有不同的方式,一种是通过钢丝固定,一种是通过调整牙齿的咬合,后者要通过切开、重新摆正牙齿位置,是一种矫形手术。当索引中没有假定分类的,如果主观的假定往往会造成误编码。

例如②眼睑修补术

修补术往往也是一个不明确的术式,它不仅有缝合,还有修补或重建。发生在眼睑的修补术必须区分单纯缝合术、修补术和重建术。特别是重建术,要区分睑缘、板层或是全层。除了上述情况,还需要指出疾病性质,如:上睑下垂、操作损伤等,否则无法编码。

3.手术入路对编码的影响　通常手术的入路并不需要指出,但少数情况有要求。如,对垂体的手术。有些情况索引虽然没有要求,但临床上有意义,也必须注意,必要时可扩展编码表示入路。

4.疾病性质对编码的影响　疾病性质通常对手术编码没有影响,大多数情况没有必要再指出疾病的性质。例如,对胃进行大部切除,不必列出是溃疡或是肿瘤。但有些情况又必须指出疾病的性质,例如:视网膜脱离冷凝术,如果不指出是脱离,那么局部损害、撕裂也可以采用冷凝方法。对于局部损害,冷凝是一种破坏术;对于脱离,冷凝是一种再接术;对于撕裂,冷凝又是一种修补术。因此这时就必须指出疾病的性质。

六、与编码有关的其他问题

1.索引中的指示词"见"　索引中无论是主导词或修饰词,如果遇到"见",表示需要按提供的主导词重新查找编码。例如:瓦达试验——见 Wada 试验。

2."另见"　索引中遇到"另见"的指示词,该条目一定提供了相关的编码。如果这个编码的内容不符合要求,此时才需要按提供的主导词重新查找。例如:外生骨疣切除术(另见切除术,骨)77.60。只有当不指明骨的具体部位时,这个编码才能使用,否则还需要按切除术这个主导词查找相关骨的部位编码。

3.内镜检查与治疗　早期内镜仅用于检查,随着医学的发展,现在也用于治疗。内镜有 3 种不同的处理方式。

(1)单纯的内镜检查:以"内镜"为主导词进行查找,按内镜检查分类。

(2)内镜伴有活组织检查:要以活组织检查为主进行分类,内镜检查必要时可编一个单纯的内镜检查码作为附加编码。

(3)内镜检查伴有治疗:按切除术或破坏术查找,不能查内镜检查,要查具体的术式,如切除术。例如:内镜下食管息肉切除术 42.33。注意有的编码在 2008 版有修订,例如:51.97 内镜下胆管息肉切除术的编码取消,改为 51.64。

4. 病损切除术　手术分类中,通常不必指出疾病的性质。其理由有两个。第一是疾病的性质在疾病分类中已给予编码;第二是手术主要是强调手术的部位范围和术式,因此没有必要指出疾病的性质,这样可以减少索引条目。例如:胃部分切除术,它可以对应多种疾病进行治疗。如果一一指出疾病,则手术名称的条目将成几何性增长。

病损是各种疾病的代名词,如果手术位置只是在疾病发生的局部,那么在索引中常常用"病损"来代替。例如:胃溃疡切除术,查找时以"切除术"为主导词,然后再查"病损",最后查修饰词"胃"就可以得到编码。

七、关于肿瘤手术的分类

1. 假定分类　如果切除的方式有多种,而且医师没有指出具体是哪一种时,将假定为"病损切除术"进行编码。如果是恶性肿瘤,而且发生的部位在手术时至少要做该器官的全切术,则分类到该器官的切除术中。如:阑尾黏液癌切除术按阑尾切除术分类,即使手术的实际情况可能范围更大。

2. 肿瘤根治术　根治术在 ICD-9-CM-3 中列入很少,但实际临床上却比较常见。例如,卵巢癌根治术,在索引中是没有的,而临床上却经常遇到。原因是有一些手术各医院的切除方式并不完全一致,因而 ICD-9-CM-3 不承认这些手术名称。

根治术编码的方法如下。

根治术要以"切除术"为主导词查找,部分名称可以直接查到编码。索引中查不到编码者,要按该器官的全切术进行编码。

如果某器官未做器官移植,且不适于全切术时,则按该器官的大部(或部分)切除术分类。如:肝癌根治术,未做器官移植,按肝部分切除术分类。

八、主要手术或主要操作的选择

1. 主要手术或手术操作是指在本次医疗过程中,医疗资源消耗最多的手术或操作,它的医疗风险、难度一般也高于本次医疗事件中的其他手术或操作,通常与主要疾病诊断相关。

2. 选择主要手术或主要操作时,只重规则,不考虑它与出院的科别的关系。当主要手术或主要操作不是与主要疾病相关时,在实施相关疾病诊断分组 DRGs 的医疗付款中可能会被认为是不影响医疗总费用,即不给予更多的医疗付费。

3. 在手术与操作之间,主要编码一般是选择与主要疾病相关的手术作为主要编码;在治疗与检查之间,一般要采用治疗作为主要编码。

九、其他

由于 ICD-9-CM 本身包括疾病分类与手术分类共三卷,其相关的说明或指导也都是针对这三卷书而言,但在翻译时只选择与手术操作卷的相关内容。

汉字有些读音是多读音字,为避免用字读音的混淆,本书将"粘"字仅用于粘连(zhān lian),黏膜则采用繁体字黏(nián)以示区别。

引　言

国际疾病分类第9版临床修订本(ICD-9-CM)是基于世界卫生组织官方版本的国际疾病分类第9版(ICD-9)的修订本。ICD-9是为统计发病率及病死率,为医院病案按疾病和手术编制索引,为资料存储与检索目的而设计的。国际疾病分类的历史背景在 ICD-9 前言中有详细介绍(疾病、损伤和死亡原因的国际分类手册,世界卫生组织,日内瓦,1977)。

ICD-9-CM 是世界卫生组织国际疾病分类第9版(ICD-9)的临床修订本。用"临床"这个术语是强调修订的意图:作为发病率资料分类方面的有用工具,用于索引病案、医疗审查、门诊和其他医疗方案以及基础卫生统计。为了描述病人的临床状况,编码必须较统计分组和趋势分析更为精确。

ICD-9-CM 协调与维护委员会

每年的修订由 ICD-9-CM 协调与维护委员会负责。委员会由两个联邦政府机构组成,他们是国际卫生统计中心和医疗保险和医疗补助中心。委员会一年召开两次向公众公开的会议。上交委员会的修订提案在公众会上讨论。批准的修正提案将并入 ICD-9-CM 官方政府版本并于次年 10 月 1 日起生效使用。

列表中使用的惯例

在 ICD-9-CM 疾病与操作分类的列表中使用了一些缩略语、符号和其他惯例,他们有明确的含义。

一、缩略语

1. NEC　未在他处分类。包括 NEC 术语的类目编码仅用于当编码员缺乏必要信息而不能将术语编码至更为详细的类目时。

2. NOS　其他未特指。这个缩略词等同于"未详细说明"。

二、标点符号

［　］　方括号内为同义词、替换词或解释短语。

（　）　圆括号内为补充词。在疾病或操作的描述中,它的出现或不出现都不影响编码的指定。

：　　冒号用于列表中某个不完全的术语之后,需要一个或多个修饰词随后出现才能确定类目。

其他惯例说明

1. 包括　此注释在三位数编码标题之后出现以更进一步地对类目内容进行详细说明或给出例子。

2. 不包括　"不包括"术语可出现在任何一个编码后。术语意为"不要编码于此"。

3. 使用附加编码　此指示短语放置于列表中,使用此短语的那些类目需要增加进一步的信息(通过使用一个附加编码)来给出一个更为完整的诊断或操作描述。

4. 编码首要疾病　此指导性注释用于编码不能作为主要诊断或不能放置于首要诊断顺序之前的编码。此注释要求首要疾病(病因)作为第一编码,特殊的临床表现作为其他编码。此注释仅出现于列表中。

ICD-9-CM 应用指导

为了准确地编码,必须掌握医学术语和充分理解 ICD-9-CM 的特点、术语和惯例等知识。将疾病、损伤和操作的口语性描述转化为编码是一个复杂的行为,未经适当的训练不能承担此工作。完成疾病和手术的原始编码可提供医学研究、教育和管理的病案检索。今天,医学编码还用于促进卫生服务付费、应用模式评估和医疗费用恰当性的研究。提供的编码也是流行病学研究和医疗质量研究的基础。编码必须正确地完成并产生始终统一的有意义统计报告,才能在国家卫生需求计划中发挥作用。

询问

有关国际疾病分类第九次修订版临床修订本的使用和解释问题可直接与下列机构联系。

Central Office on ICD-9-CM

American Hospital Association

1 North Franklin

Chicago,Illinois 60606

National Center for Health Statistics

Centers for Disease Control and Prevention

Department of Health and Human Services

3311 Toledo Road

Hyattsville,Maryland 20782

Centers for Medicare & Medicaid Services

Division of Prospective Payment System

Office of Hospital Policy

7500 Security Blvd. C5-06-27

Baltimore,Maryland 21244-1850

目　　录

国际疾病分类
第九版临床修订本
手术与操作

ICD-9-CM-3

类目表

Chepter 1
PROCEDURES AND INTERVENTIONS, NOT ELSEWHERE CLASSIFIED(00)

第一章
操作和介入 NEC(00)

`00` **Procedures and interventions, Not Elsewhere Classified**

`00` 操作和介入 NEC

`00.0` **Therapeutic ultrasound**

`00.0` 治疗性超声

Excludes：diagnostic ultrasound（non-invasive）（88.71-88.79）

不包括：诊断性超声（非侵入性）（88.71-88.79）

intracardiac echocardiography［ICE］［heart chamber(s)］（37.28）

心内超声心动图［ICE］（心腔）（37.28）

intravascular imaging（adjunctive）（00.21-00.29）

血管内显像（辅助的）（00.21-00.29）

00.01 Therapeutic ultrasound of vessels of head and neck

00.01 头和颈部血管治疗性超声

Anti-restenotic ultrasound

抗再狭窄超声

Intravascular non-ablative ultrasound

血管内非消融性超声

Excludes：diagnostic ultrasound of：

不包括：诊断性超声：

eye（95.13）

眼（95.13）

head and neck（88.71）

头和颈（88.71）

that of inner ear（20.79）

内耳（20.79）

ultrasonic：

超声的：

angioplasty of non-coronary vessel（39.50）

非冠状血管成形术（39.50）

embolectomy（38.01，38.02）

栓子切除术（38.01，38.02）

endarterectomy（38.11，38.12）

动脉内膜切除术（38.11，38.12）

thrombectomy（38.01，38.02）

血栓切除术（38.01，38.02）

00.02 Therapeutic ultrasound of heart

00.02 心脏治疗性超声

Anti-restenotic ultrasound

抗再狭窄超声

Intravascular non-ablative ultrasound

血管内非消融性超声

Excludes：diagnostic ultrasound of heart（88.72）

不包括：心脏诊断性超声（88.72）

ultrasonic ablation of heart lesion（37.34）

心脏病损超声切除（37.34）

ultrasonic angioplasty of coronary vessels（00.66，36.09）

冠状血管超声血管成形术（00.66，36.09）

00.03 Therapeutic ultrasound of peripheral vascular vessels

00.03 周围血管治疗性超声

Anti-restenotic ultrasound

抗再狭窄超声

Intravascular non-ablative ultrasound

血管内非消融性超声

Excludes：diagnostic ultrasound of peripheral vascular system（88.77）

ultrasonic angioplasty of：

non-coronary vessel（39.50）

00.09　Other therapeutic ultrasound

Excludes：ultrasonic：

fragmentation of urinary stones（59.95）

percutaneous nephrostomy with fragmentation（55.04）

physical therapy（93.35）

transurethral guided laser induced prostatectomy（TULIP）（60.21）

00.1　**Pharamaceuticals**

00.10　Implantation of chemotherapeutic agent
Brain wafer chemotherapy

Interstitial/ intracavitary

Excludes：injection or infusion of cancer chemotherapeutic substance（99.25）

00.11　Infusion of drotrecogin alfa（activated）
Infusion of recombinant protein

00.12　Administration of inhaled nitric oxide
Nitric oxide therapy

00.13　Injection or infusion of nesiritide
Human B-type natriuretic peptide（hBNP）

00.14　Injection or infusion of oxazolidinone class of antibiotics

Linezolid injection

00.15　High-dose infusion interleukin-2 [IL-2]
Infusion（IV bolus，CIV）interleukin
Injection of aldesleukin

Excludes：low-dose infusion interleukin-2（99.28）

00.16　Pressurized treatment of venous bypass graft [conduct] with pharmaceutical substance

Exvivo treatment of vessel
Hyperbaric pressurized graft [conduct]

00.17　Infusion of vasopressor agent

不包括：周围血管诊断性超声（88.77）

超声血管成形术：

非冠状血管（39.50）

00.09　其他治疗性超声

不包括：超声的：

泌尿系结石碎裂术（59.95）

经皮肾造口术伴碎石术（55.04）

物理治疗（93.35）

经尿道激光诱导前列腺切除术（TULIP）（60.21）

00.1　**药物制剂**

00.10　化学治疗物质植入
大脑薄片［聚苯丙生和卡莫司汀植入物］化学治疗

间质的或腔内的

不包括：癌瘤化学治疗物质注射或输注（99.25）

00.11　重组人类活化 C 蛋白输注
重组蛋白输注

00.12　吸入一氧化氮管理
一氧化氮疗法

00.13　奈西立肽注射或输注
人类 B 型钠尿肽（hBNP）

00.14　噁唑烷酮类抗生素注射或输注

噁唑烷酮类抗生素（Linezolid）注射

00.15　大剂量白细胞介素-2 ［IL-2］输注
白细胞介素输注（IV bolus，CIV）
阿地白细胞介素注射

不包括：小剂量输注白细胞介素-2（99.28）

00.16　药物的静脉旁路移植［引导］加压疗法

经活体外血管治疗
高压移植［引导］

00.17　血管加压剂灌注

00.18 Infusion of immunosuppressive antibody therapy during induction phase of solid organ transplantation

monoclonal antibody therapy

polyclonal antibody therapy

00.18 抑制免疫力抗体输注治疗,实体器官移植诱导期

单克隆抗体治疗

多克隆抗体治疗

00.2 Intravascular imaging of blood vessels

Endovascular ultrasonography

Intravascular ultrasound (IVUS)

Intravascular [ultrasound] imaging of blood vessels

Note：real-time imaging of lumen of blood vessel(s) using sound waves

Code also：any synchronous diagnostic or therapeutic procedures

Excludes：adjunct vascular system procedures, number of vessels treated (00.40-00.43)

diagnostic procedures on blood vessels (38.21-38.29)

diagnostic ultrasound of peripheral vascular system (88.77)

magnetic resonance imaging (MRI) (88.91-88.97)

therapeutic ultrasound (00.01-00.09)

00.2 血管的血管内显像

血管内超声检查

血管内超声(IVUS)

血管内[超声]显像

注:超声波血管内腔内实时显像

另编码:任何同时进行的诊断或治疗性操作

不包括:附属血管系统操作,治疗血管的数量(00.40-00.43)

血管诊断性操作(38.21-38.29)

周围血管系统诊断性超声(88.77)

磁共振显像(MRI)(88.91-88.97)

治疗性超声(00.01-00.09)

00.21 Intravascular imaging of extracranial cerebral vessels

Common carotid vessels and branches

Intravascular ultrasound(IVUS), extracranial cerebral vessels

Excludes：diagnostic ultrasound (non-invasive) of head and neck (88.71)

00.21 颅外脑血管的血管内显像

颈总动脉和支动脉

血管内超声(IVUS),颅外脑血管

不包括:头和颈的诊断性超声(非侵入性)(88.71)

00.22 Intravascular imaging of intrathoracic vessels

Aorta and aortic arch

Intravascular ultrasound(IVUS), intrathoracic vessels

Vena cava (superior) (inferior)

Excludes：diagnostic ultrasound (non-invasive) of other sites of thorax (88.73)

00.22 胸内血管的血管内显像

主动脉和主动脉弓

血管内超声(IVUS),胸内血管

腔静脉(上)(下)

不包括:胸部其他位置的诊断性超声(非侵入性)(88.73)

00. 23 Intravascular imaging of peripheral vessels

Imaging of:

    vessels of arm(s)

    vessels of leg(s)

Intravascular ultrasound (IVUS), peripheral vessels

Excludes: diagnostic ultrasound (non-invasive) of peripheral vascular system (88. 77)

00. 24 Intravascular imaging of coronary vessels

Intravascular ultrasound (IVUS), coronary vessels

Excludes: diagnostic ultrasound (non-invasive) of heart (88. 72)

Intracardiac echocardiography [ICE] (ultrasound of heart chamber(s)) (37. 28)

00. 25 Intravascular imaging of renal vessels

Intravascular ultrasound (IVUS), renal vessels

Renal artery

Excludes: diagnostic ultrasound (non-invasive) of urinary system (88. 75)

00. 28 Intravascular imaging, other specified vessel(s)

00. 29 Intravascular imaging, unspecified vessel(s)

00.3 **Computer assisted surgery [CAS]**

CT-free navigation

Image guided navigation (IGN)

Image guided surgery (IGS)

Imageless navigation

Code also: diagnostic or therapeutic procedure

Excludes: stereotactic frame application only (93. 59)

00. 31 Computer assisted surgery with CT/CTA

00. 32 Computer assisted surgery with MR/MRA

00. 33 Computer assisted surgery with fluoroscopy

00. 34 Imageless computer assisted surgery

00. 23 周围血管的血管内显像

显像：

    臂血管

    腿血管

血管内超声(IVUS),周围血管

不包括：周围血管的诊断性超声（非侵入性）(88. 77)

00. 24 冠状血管的血管内显像

血管内超声(IVUS),冠状血管

不包括：心脏诊断性超声（非侵入性）(88. 72)

心内超声心动图(ICE)（心腔内超声）(37. 28)

00. 25 肾血管的血管内显像

血管内超声(IVUS),肾血管

肾动脉

不包括：泌尿系统的诊断性超声（非侵入性）(88. 75)

00. 28 血管内显像,其他特指的血管

00. 29 血管内显像,未特指的血管

00.3 **计算机辅助外科手术[CAS]**

CT-自由导航

显像导航(IGN)

显像导航外科(IGS)

无显像导航

另编码：诊断或治疗性操作

不包括：仅使用立体定向框架(93. 59)

00. 31 CT 或 CTA 的计算机辅助外科手术

00. 32 MR/MRA 的计算机辅助外科手术

00. 33 荧光透视的计算机辅助外科手术

00. 34 非显像计算机辅助外科手术

00. 35 Computer assisted surgery with multiple datasets

00. 39 Other computer assisted surgery
Computer assisted surgery NOS

00. 4 Adjunct vascular system procedures
Note：These codes can apply to both coronary and peripheral vessels. These codes are to be used in conjunction with other therapeutic procedure codes to provide additional information on the number of vessels upon which a procedure was performed and/or the number of stents inserted. As appropriate, code both the number of vessels operated was performed and/or the number of stents inserted. As appropriate，code both the number of vessels operated on (00. 40-00. 43)，and the number of stents inserted (00. 45-00. 48).
angioplasty or atherectomy (00. 61-00. 62, 00. 66, 39. 50)
endarterectomy (38. 10-38. 18)
insertion of vascular stent(s) (00. 55, 00. 63-00. 65, 36. 06-36. 07, 39. 90)
other removal of coronary artery obstruction (36. 09)

00. 40 Procedure on single vessel
Number of vessels, unspecified
Excludes：(aorto) coronary bypass (36. 10-36. 19)
intravascular imaging of blood vessels (00. 21-00. 29)

00. 41 Procedure on two vessels
Excludes：(aorto) coronary bypass (36. 10-36. 19)
intravascular imaging of blood vessels (00. 21-00. 29)

00. 42 Procedure on three vessels
Excludes：(aorto) coronary bypass (36. 10-36. 19)

00. 35 多数据的计算机辅助外科手术

00. 39 其他计算机辅助外科手术
计算机辅助外科手术 NOS

00. 4 附属血管系统操作
注:这些编码适用于冠状血管和周围血管。这些编码与其他操作编码共同使用,以提供血管手术数量和置入支架数量的附加信息。必要时,对手术血管的数量(00. 40-00. 43)和置入支架(00. 45-00. 48)数量给予编码。

血管成形术或粥样硬化切除术(00. 61-00. 62，00. 66，39. 50)
动脉内膜切除术(38. 10-38. 18)
血管支架置入(00. 55，00. 63-00. 65，36. 06-36. 07，39. 90)
冠状动脉梗阻的其他去除术(36. 09)

00. 40 单根血管操作
血管数量,未特指
不包括:(主动脉)冠状动脉旁路(36. 10-36. 19)
血管内显像(00. 21-00. 29)

00. 41 两根血管操作
不包括:(主动脉)冠状动脉旁路(36. 10-36. 19)
血管内显像(00. 21-00. 29)

00. 42 三根血管操作
不包括:(主动脉)冠状动脉旁路(36. 10-36. 19)

intravascular imaging of blood vessels (00.21-00.29)

00.43　Procedure on four or more vessels

Excludes：（ aorto ） coronary bypass (36.10-36.19)

intravascular imaging of blood vessels (00.21-00.29)

00.44　Procedure on vessel bifurcation

Note：This code is to be used to identify the presence of a vessel bifurcation；it does not describe a specific bifurcation stent. Use this code only once per operative episode，irrespective of the number of bifurcations in vessels.

00.45　Insertion of one vascular stent

Number of stents，unspecified

00.46　Insertion of two vascular stents

00.47　Insertion of three vascular stents

00.48　Insertion of four or more vascular stents

00.5　Other cardiovascular procedures

00.50　Implantation of cardiac resynchronization pacemaker without mention of defibrillation，total system ［CRT-P］

Biventricular pacemaker

Biventricular pacing without internal cardiac defibrillator

BiV pacemaker

Implantation of cardiac resynchronization （biventricular） pulse generator pacing device，formation of pocket，transvenous leads including placement of lead into left ventricular coronary venous system，and intraoperative procedures for evaluation of lead signals.

That with CRT-P generator and one or more leads

Note：Device testing during procedure-omit code

Excludes：implantation of cardiac resynchronization defibrillator，total system ［CRT-D］ (00.51)

血管内显像(00.21-00.29)

00.43　四根或更多根血管操作

不包括：(主动脉)冠状动脉旁路(36.10-36.19)

血管内显像(00.21-00.29)

00.44　分支血管操作

注：此编码用于标识存在的血管分支，不是描述特指的分支血管支架。无论分支血管的数量有多少，一次手术只能用这个编码一次。

00.45　置入一根血管的支架

支架数量，未特指

00.46　置入两根血管的支架

00.47　置入三根血管的支架

00.48　置入四根或更多根血管的支架

00.5　其他心血管操作

00.50　心脏再同步起搏器置入未提及去除心脏纤颤，全系统［CRT-P］

双心室起搏器

无心内除颤器的双心室起搏器

双心室起搏器

置入心脏再同步（双心室）脉搏发生器起搏装置，囊袋形成，经静脉导线包括将导线放入左心室冠状静脉系统和评估导线信号的手术期间的操作。

伴有 CRT-P 发生器和一个或多个导线

注：操作时的装置测试—省略编码

不包括：心脏再同步除颤器置入，全系统［CRT-D］(00.51)

insertion or replacement of any type pacemaker device (37.80-37.87)

replacement of cardiac resynchronization defibrillator pulse generator only [CRT-D](00.54)

replacement of cardiac resynchronization pacemaker pulse generator only [CRT-P](00.53)

置入或置换任何类型的起搏装置 (37.80-37.87)

仅置换心脏再同步除颤器脉冲发生器 [CRT-D](00.54)

仅置换心脏再同步起搏器脉冲发生器 [CRT-P](00.53)

00.51 Implantation of cardiac resynchronization defibrillator, total system [CRT-D]

BiV defibrillator

Biventricular defibrillator

Biventricular pacing with internal cardiac defibrillator

BiV ICD

BiV pacemaker with defibrillator

BiV pacing with defibrillator

Implantation of a cardiac resynchronization (biventricular) pulse generator with defibrillator [AICD], formation of pocket, transvenous leads, including placement of lead into left ventricular coronary venous system, intraoperative procedures for evaluation of lead signals, and obtaining defibrillator threshold measurements.

That with CRT-D generator and one or more leads

Note: Device testing during procedure-omit code

Excludes: implantation of cardiac resynchronization pacemaker, total system [CRT-P](00.50)

implantation or replacement of automatic cardioverter/defibrillator, total system [AICD] (37.94)

replacement of cardiac resynchroniztion defibrillator pulse generator, only [CRT-D](00.54)

00.51 心脏再同步除颤器置入,全系统[CRT-D]

BiV 除颤器

双心室除颤器

双心室起搏伴心内除颤器

BiV 植入型心律转复除颤器

BiV 起搏器伴除颤器

BiV 起搏伴除颤器

心脏再同步(双心室)脉冲发生器伴除颤器[AICD]置入,囊袋形成,经静脉导线,包括置换进入左心室冠状静脉系统、手术时用于导线信息评估和获得除颤器阈值测量的装置。

伴有 CRT-D 发生器和一个或多个导线

注:操作时的装置测试—省略编码

不包括:心脏再同步起搏器置入,全系统[CRT-P](00.50)

自动心脏复律器或除颤器的置入或置换,全系统[AICD](37.94)

仅置换心脏再同步除颤器脉冲发生器[CRT-D](00.54)

00.52 Implantation or replacement of transvenous lead [electrode] into left ventricular coronary venous system

00.52 置入或置换经静脉进入左心室冠状静脉系统的导线

Excludes：implantation of cardiac resynchronization defibrillator，total system [CRT-D](00.51)

implantation of cardiac resynchronization pacemaker，total system [CRT-P](00.50)

initial insertion of transvenous lead [electrode](37.70-37.72)

replacement of transvenous atrial and/or ventricular lead(s) [electrodes] (37.76)

00.53　Implantation or replacement of cardiac resynchronization pacemaker pulse generator only [CRT-P]

Implantation of CRT-P device with removal of any existing CRT-P or other pacemaker device

Note：Device testing during procedure-omit code

Excludes：implantation of cardiac resynchronization pacemaker，total system [CRT-P](00.50)

implantation or replacement of cardiac resynchronization defibrillator pulse generator only [CRT-D](00.54)

insertion or replacement of any type pacemaker device (37.80-37.87)

00.54　Implantation or replacement of cardiac resynchronization defibrillator pulse generator device only [CRT-D]

Implantation of CRT-D device with removal of any existing CRT-D，CRT-P，pacemaker，or defibrillator device

Note：Device testing during procedure-omit code

Excludes：implantation of automatic cardioverter/defibrillator pulse generator only (37.96)

implantation of cardiac resynchronization defibrillator，total system [CRT-D](00.51)

不包括：心脏再同步除颤器置入，全系统 [CRT-D](00.51)

心脏再同步起搏器置入，全系统[CRT-P] (00.50)

经静脉导线[电极]的首次置入(37.70-37.72)

经静脉心房和(或)心室导线[电极]的置换(37.76)

00.53　仅置入或置换心脏再同步起搏器脉冲发生器 [CRT-P]

CRT-P 装置置入伴去除任何已存在的 CRT-P 或其他起搏器装置

注：操作时的装置测试—省略编码

不包括：心脏再同步起搏器置入，全系统 [CRT-P](00.50)

仅置入或置换心脏再同步除颤器脉冲发生器[CRT-D](00.54)

置入或置换任何类型的起搏装置 (37.80-37.87)

00.54　仅置入或置换心脏再同步除颤器脉冲发生器装置 [CRT-D]

CRT-D 装置置入伴去除任何已存在的 CRT-D、CRT-P、起搏器或除颤器装置

注：操作时的装置测试—省略编码

不包括：仅置入自动心脏复律器或除颤器脉冲发生器(37.96)

置入心脏再同步除颤器，全系统[CRT-D](00.51)

	implantation or replacement of cardiac resynchronization pacemaker pulse generator only [CRT-P] (00.53)	仅置入或置换心脏再同步起搏器脉冲发生器[CRT-P](00.53)
00.55	Insertion of drug-eluting peripheral vessel stent(s)	00.55 周围血管药物洗脱支架置入

00.55 Insertion of drug-eluting peripheral vessel stent(s)

Endograft(s)

Endovascular graft(s)

Stent grafts

Code also any：

    angioplasty or atherectomy of other non-coronary vessel(s) (39.50)

    number of vascular stents inserted (00.45-00.48)

    number of vessels treated (00.40-00.43)

    Procedure on vessel bifurcation(00.44)

Excludes：drug-coated peripheral stents, e. g. heparin coated (39.90)

    insertion of cerebrovascular stent(s) (00.63-00.65)

    insertion of drug-eluting coronary artery stent (36.07)

    insertion of non-drug-eluting stent(s)：coronary artery (36.06)

    peripheral vessel (39.90)

    that for aneurysm repair (39.71-39.79)

00.56 Insertion or replacement of implantable pressure sensor (lead) for intracardiac hemodynamic monitoring

    Code also：any associated implantation or replacement of monitor (00.57)

    Excludes：circulatory monitoring (blood gas, arterial or venous pressure，cardiac output and coronary blood flow) (89.60-89.69)

00.57 Implantation or replacement of subcutaneous device for intracardiac hemodynamic monitoring

    Implantation of monitoring device with formation of subcutaneous pocket and connection to intracardiac pressure sensor (lead)

血管腔内套膜支架

血管内支架

支架置入

另编码任何：

    其他非冠状血管成形术或粥样硬化切除术(39.50)

    置入血管支架的数量(00.45-00.48)

    治疗血管的数量(00.40-00.43)

分支血管操作(00.44)

不包括：药物涂层周围支架，例：肝磷脂涂抹(39.90)

    脑血管支架置入术(00.63-00.65)

    药物洗脱冠状动脉支架置入(36.07)

    非药物洗脱支架置入：

    冠状动脉(36.06)

    周围血管(39.90)

    用于动脉瘤修补术(39.71-39.79)

00.56 置入或置换植入型压力传感器(导线)，用于心内血流动力学监测

    另编码：任何与监控器置入或置换有关的情况(00.57)

    不包括：循环系统监测(血气、动脉或静脉压、心排血量和冠脉血流)(89.60-89.69)

00.57 心内血流动力学监测的皮下装置置入或置换

监测装置的置入伴皮下囊袋形成并与心内压力传感器(导线)联接

Code also：any associated insertion or replacement of implanted pressure sensor (lead) (00.56)

另编码：任何与植入型压力传感器（导线）置入或置换相关的情况(00.56)

00.6 **Procedures on blood vessels**

00.61 Percutaneous angioplasty or atherectomy of precerebral (extracranial) vessel(s)

Basilar

Carotid

Vertebral

Code also any：

injection or infusion of thrombolytic agent (99.10)

number of vascular stents inserted (00.45-00.48)

number of vessels treated (00.40-00.43)

percutaneous insertion of carotid artery stent(s) (00.63)

percutaneous insertion of other precerebral artery stent(s) (00.64)

Procedure on vessel bifurcation (00.44)

Excludes：angioplasty or atherectomy of other non-coronary vessel(s) (39.50)

removal of cerebrovascular obstruction of vessel(s) by open approach (38.01-38.02, 38.11-38.12, 38.31-38.32, 38.41-38.42)

00.62 Percutaneous angioplasty or atherectomy of intracranial vessel(s)

Code also any：

injection or infusion of thrombolytic agent (99.10)

number of vascular stents inserted (00.45-00.48)

number of vessels treated (00.40-00.43)

percutaneous insertion of intracranial stent(s) (00.65)

Procedure on vessel bifurcation (00.44)

Excludes：angioplasty or atherectomy of other non-coronary vessel(s) (39.50)

00.6 血管操作

00.61 入脑前（颅外）血管经皮血管成形术或动脉粥样斑块切除术

基底动脉

颈动脉

椎动脉

另编码任何：

溶栓药注射或灌注(99.10)

置入血管支架的数量(00.45-00.48)

治疗血管的数量(00.40-00.43)

颈动脉支架经皮置入(00.63)

其他入脑前动脉支架经皮置入(00.64)

分支血管操作(00.44)

不包括：其他非冠状血管成形术或动脉粥样斑块切除术(39.50)

经切开入路的脑血管梗阻去除(38.01-38.02，38.11-38.12，38.31-38.32，38.41-38.42)

00.62 颅内血管经皮血管成形术或动脉粥样斑块切除术

另编码任何：

溶栓药注射或灌注(99.10)

置入血管支架的数量(00.45-00.48)

治疗血管的数量(00.40-00.43)

颅内支架经皮置入(00.65)

分支血管操作(00.44)

不包括：其他非冠状血管成形术或动脉粥样斑块切除术(39.50)

removal of cerebrovascular obstruction of vessel(s) by open approach (38.01-38.02, 38.11-38.12, 38.31-38.32, 38.41-38.42)

00.63 Percutaneous insertion of carotid artery stent(s)

Includes: the use of any embolic protection device, distal protection device, filter device, or stent delivery system

Non drug eluting stent

Code also any:

number of vascular stents inserted (00.45-00.48)

number of vessels treated (00.40-00.43)

percutaneous angioplasty or atherectomy of precerebral vessel(s)(00.61)

Procedure on vessel bifurcation (00.44)

Excludes: angioplasty or atherectomy of other non-coronary vessel(s)(39.50)

insertion of drug-eluting peripheral vessel stent(s)(00.55)

00.64 Percutaneous insertion of other precerebral (extracranial) artery stent(s)

Includes: the use of any embolic protection device, distal protection device, filter device, or stent delivery system

Basilar stent

Vertebral stent

Code also any:

number of vascular stents inserted (00.45-00.48)

number of vessels treated (00.40-00.43)

percutaneous angioplasty or atherectomy of precerebral vessel(s)(00.61)

Procedure on vessel bifurcation (00.44)

Excludes: angioplasty or atherectomy of other non-coronary vessel(s)(39.50)

insertion of drug-eluting peripheral vessel stent(s)(00.55)

经血管切开入路去除脑血管梗死 (38.01-38.02，38.11-38.12, 38.31-38.32，38.41-38.42)

00.63 颈动脉支架经皮置入

包括：使用任何栓塞保护装置、远端保护装置、过滤装置或支架传送系统

非药物洗脱支架
另编码任何：

置入血管支架的数量(00.45-00.48)

治疗血管的数量(00.40-00.43)

入脑前血管经皮血管成形术或动脉粥样斑块切除术(00.61)

分支血管操作(00.44)

不包括：其他非冠状血管成形术或动脉粥样斑块切除术(39.50)

置入周围血管药物洗脱支架(00.55)

00.64 其他入脑前(颅外)动脉支架经皮置入

包括：使用任何栓子保护装置，远端保护过滤装置或支架传送系统

基底动脉支架
脊椎动脉支架
另编码任何：

置入血管支架的数量(00.45-00.48)

治疗血管的数量(00.40-00.43)

入脑前血管经皮血管成形术或动脉粥样斑块切除术(00.61)

分支血管操作(00.44)

不包括：其他非冠状血管的成形术或动脉粥样斑块切除术(39.50)

周围血管药物洗脱支架置入(00.55)

00.65 Percutaneous insertion of intracranial vascular stent(s)

Includes：the use of any embolic protection device，distal protection device，filter device，or stent delivery system

Code also any：

number of vascular stents inserted (00.45-00.48)

number of vessels treated （00.40-00.43)

percutaneous angioplasty or atherectomy of intracranial vessel(s) (00.62)

Procedure on vessel bifurcation (00.44)

Excludes：angioplasty or atherectomy of other non-coronary vessel(s)(39.50)

insertion of drug-eluting peripheral vessel stent(s) (00.55)

00.66 Percutaneous transluminal coronary angioplasty［PTCA］or coronary atherectomy

Balloon angioplasty of coronary artery

Coronary atherectomy

Percutaneous coronary angioplasty NOS

PTCA NOS

Code also any：

injection or infusion of thrombolytic agent (99.10)

insertion of coronary artery stent(s) (36.06-36.07)

intracoronary artery thrombolytic infusion (36.04)

number of vascular stents inserted (00.45-00.48)

number of vessels treated （00.40-00.43)

Procedure on vessel bifurcation(00.44)

00.7 **Other hip procedures**

00.70 Revision of hip replacement，both acetabular and femoral components

Total hip revision

Code also any：

00.65 颅内血管支架经皮置入

包括：使用任何栓子保护装置、远端保护装置、过滤装置或支架传送系统

另编码任何：

置入血管支架的数量(00.45-00.48)

治疗血管的数量(00.40-00.43)

经皮颅内血管成形术或动脉粥样斑块切除术(00.62)

分支血管操作（00.44）

不包括：其他非冠状血管的血管成形术或动脉粥样斑块切除术(39.50)

周围血管药物洗脱支架置入(00.55)

00.66 经皮冠状动脉腔内血管成形术［PTCA］或冠状动脉粥样斑块切除术

冠状动脉球囊血管成形术

冠状动脉粥样斑块切除术

经皮冠状血管成形术 NOS

PTCA NOS

另编码任何：

溶栓药注射或灌注(99.10)

冠状动脉支架置入(36.06-36.07)

冠状动脉内血栓溶解剂输注(36.04)

置入血管支架的数量(00.45-00.48)

治疗血管的数量(00.40-00.43)

分支血管操作(00.44)

00.7 髋关节的其他操作

00.70 髋关节置换修复术，双髋臼和股骨成分

全髋关节修复术

另编码任何：

removal of（cement）（joint）spacer（84.57）	填充物（水泥）（关节）去除（84.57）
type of bearing surface，if known（00.74-00.77）	轴面类型（00.74-00.77）

Excludes：

  revision of hip replacement, acetabular component only(00.71)

  revision of hip replacement, femoral component only（00.72）

  revision of hip replacement, Not Otherwise Specified（81.53）

  revision with replacement of acetabular liner and/or femoral head only（00.73）

不包括：

  髋关节置换修复术，仅髋臼成分（00.71）

  髋关节置换修复术，仅股骨成分（00.72）

  髋关节置换修复术 NOS(81.53)

  仅髋臼衬垫和（或）股骨头置换修复术（00.73）

00.71　Revision of hip replacement，acetabular component

Partial，acetabular component only

That with：

  exchange of acetabular cup and liner

  exchange of femoral head

Code also：any type of bearing surface, if known（00.74-00.77）

Excludes：

  revision of hip replacement, both acetabular and femoral components（00.70）

  revision of hip replacement, femoral component（00.72）

  revision of hip replacement, Not Otherwise Specified（81.53）

  revision with replacement of acetabular liner and/or femoral head only（00.73）

00.71　髋关节置换修复术，髋臼成分

部分的，仅髋臼成分

同时伴：

  髋杯和衬垫调换

  股骨头调换

另编码：任何轴面类型（00.74-00.77）

不包括：

  髋关节置换修复术，双髋臼和股骨成分（00.70）

  髋关节置换修复术，股骨成分（00.72）

  髋关节置换修复术 NOS(81.53)

  仅髋臼衬垫和（或）股骨头置换修复术（00.73）

00.72　Revision of hip replacement，femoral component

Partial，femoral component only

That with：

  exchange of acetabular liner

  exchange of femoral stem and head

Code also：any type of bearing surface, if known（00.74-00.77）

Excludes：

00.72　髋关节置换修复术，股骨成分

部分的，仅股骨成分

同时伴：

  髋臼衬垫更换

  股骨干和股骨头更换

另编码：任何轴面类型（00.74-00.77）

不包括：

revision of hip replacement, acetabular component(00.71)

髋关节置换修复术,髋臼成分(00.71)

revision of hip replacement, both acetabular and femoral components (00.70)

髋关节置换术,双髋臼和股骨成分 (00.70)

revision of hip replacement, not otherwise specified (81.53)

髋关节置换修复术 NOS(81.53)

revision with replacement of acetabular liner and/or femoral head only (00.73)

仅髋臼衬垫和(或)股骨头置换修复术 (00.73)

00.73　Revision of hip replacement, acetabular liner and/or femoral head only
Code also：any type of bearing surface, if known (00.74-00.77)

00.73　髋关节修复术仅髋臼衬垫和(或)股骨头置换
另编码：任何轴面类型(00.74-00.77)

00.74　Hip replacement bearing surface, metal on polyethylene

00.74　髋关节轴面置换,金属与聚乙烯

00.75　Hip replacement bearing surface, metal-on-metal

00.75　髋关节轴面置换,金属与金属

00.76　Hip replacement bearing surface, ceramic-on-ceramic

00.76　髋关节轴面置换,陶瓷与陶瓷

00.77　Hip replacement bearing surface, ceramic-on-polyethylene

00.77　髋关节轴面置换,陶瓷与聚乙烯

00.8　Other knee and hip procedures
Note：Report up to two components using 00.81-00.83 to describe revision of knee replacements. If all three components are revised, report 00.80

00.8　膝关节和髋关节的其他操作
注：成分膝关节置换修复术有两个成分者,使用 00.81-00.83 报告。如果有三个成分修正,报告用 00.80

00.80　Revision of knee replacement, total (all components)
Replacement of femoral, tibial, and patellar components(all components)
Code also：any removal of (cement) (joint) spacer (84.57)
Excludes：
revision of only one or two components (tibial, femoral or patellar component) (00.81-00.84)

00.80　膝关节置换修复术,全部(所有成分)

股骨的、胫骨的、髌骨的成分(全部成分)置换
另编码：去除任何填充物(水泥)(关节) (84.57)
不包括：
仅一个或两个成分的修复(胫骨的、股骨的或髌骨成分)(00.81-00.84)

00.81　Revision of knee replacement, tibial component
Replacement of tibial baseplate and tibial insert (liner)

00.81　膝关节置换修复术,胫骨成分
胫骨基座和胫骨置入(衬垫)置换

Excludes： 　　revision of knee replacement, total 　　（all components）（00.80）	不包括： 　　膝关节置换修复术,全部的（所有成分） 　　（00.80）
00.82　Revision of knee replacement, femoral 　　　component That with replacement of tibial insert（liner） **Excludes**： 　　revision of knee replacement, total 　　（all components）（00.80）	00.82　膝关节置换术,股骨成分 同时伴有胫骨置入（衬垫） 不包括： 　　膝关节置换修复术,全部的（所有成分） 　　（00.80）
00.83　Revision of knee replacement, patellar 　　　component **Excludes**： 　　revision of knee replacement, total 　　（all components）（00.80）	00.83　膝关节置换修复术,髌骨成分 不包括： 　　膝关节置换修复术,全部的（所有成分） 　　（00.80）
00.84　Revision of total knee replacement, tibial 　　　insert（liner） Replacement of tibial insert（liner） **Excludes**： 　　that with replacement of tibial component 　　（tibial baseplate and liner）（00.81）	00.84　全膝关节置换,胫骨置入（衬垫） 胫骨置入（衬垫）的置换术 不包括： 　　伴胫骨成分置换（胫骨基座和衬垫）术 　　（00.81）
00.85　Resurfacing hip, total, acetabulum and 　　　femoral head Hip resurfacing arthroplasty, total	00.85　髋关节表面置换,全部,髋臼和股骨头 髋关节表面成形术,全部
00.86　Resurfacing hip, partial, femoral head Hip resurfacing arthroplasty, NOS Hip resurfacing arthroplasty, partial, femoral head **Excludes**：that with resurfacing of acetabulum（00.85）	00.86　髋关节表面置换,部分的,股骨头 髋关节表面成形术 NOS 髋关节表面成形术,部分的,股骨头 不包括：伴有髋臼表面置换术（00.85）
00.87　Resurfacing hip, partial, acetabulum Hip resurfacing arthroplasty, partial, acetabulum **Excludes**：that with resurfacing of femoral head（00.85）	00.87　髋关节表面置换术,部分的,髋臼 髋关节表面成形术,部分的,髋臼 不包括：伴有股骨头表面置换术（00.85）
`00.9`　**Other procedures and interventions**	**`00.9`**　其他操作和介入
00.91　Transplant from live related donor **Code also**：organ transplant procedure	00.91　与供者有血缘关系的活体移植 另编码：器官移植操作
00.92　Transplant from live non-related donor **Code also**：organ transplant procedure	00.92　与供者无血缘关系的活体移植 另编码：器官移植操作
00.93　Transplant from cadaver **Code also**：organ transplant procedure	00.93　从尸体上移植 另编码：器官移植操作

Chapter 2
OPERATIONS ON THE NERVOUS SYSTEM (01-05)

第二章
神经系统手术(01-05)

01 Incision and excision of skull, brain, and cerebral meninges

01 颅、脑和脑膜的切开术和切除术

01.0 Cranial puncture

01.01　Cisternal puncture

Cisternal tap

Excludes：pneumocisternogram (87.02)

01.02　Ventriculopuncture through previously implanted catheter

Puncture of ventricular shunt tubing

01.09　Other cranial puncture

Aspiration of：

subarachnoid space

subdural space

Cranial aspiration NOS

Puncture of anterior fontanel

Subdural tap (through fontanel)

01.0 颅穿刺

01.01　脑池穿刺

脑池放液

不包括:脑池气造影图(87.02)

01.02　经以前置入导管的脑室穿刺

经脑室分流导管的穿刺

01.09　其他颅的穿刺

抽吸：

蛛网膜下腔

硬脑膜下腔

颅抽吸 NOS

前囟门穿刺

硬脑膜下穿刺(放液)(经囟门)

01.1 Diagnostic procedures on skull, brain, and cerebral meninges

01.11　Closed [percutaneous] [needle] biopsy of cerebral meninges

Burr hole approach

01.12　Open biopsy of cerebral meninges

01.13　Closed [percutaneous] [needle] biopsy of brain

Burr hole approach

Stereotactic method

01.14　Open biopsy of brain

01.15　Biopsy of skull

01.18　Other diagnostic procedures on brain and cerebral meninges

Excludes：cerebral：

arteriography (88.41)

thermography (88.81)

contrast radiogram of brain (87.01-87.02)

01.1 颅、脑和脑膜诊断性操作

01.11　闭合性[经皮][针吸]脑膜活组织检查

伯尔孔入路

01.12　开放性脑膜活组织检查

01.13　闭合性[经皮][针吸]大脑活组织检查

伯尔孔入路

立体定位法[脑功能区定位]

01.14　开放性大脑活组织检查

01.15　颅骨活组织检查

01.18　大脑和脑膜其他诊断性操作

不包括:脑的：

动脉造影术(88.41)

热影像术(88.81)

脑对比剂造影图(87.01-87.02)

echoencephalogram (88. 71)

脑回波图(88.71)

electroencephalogram (89. 14)

脑电图(89.14)

microscopic examination of specimen from nervous system and of spinal fluid (90. 01-90. 09)

神经系统标本和脊髓液显微镜检查 (90.01-90.09)

neurologic examination (89. 13)

神经系统检查(89.13)

phlebography of head and neck(88. 61)

头和颈部静脉造影术(88.61)

pneumoencephalogram (87. 01)

气脑造影图(87.01)

radioisotope scan：

放射性同位素扫描：

cerebral (92. 11)

脑的(92.11)

head NEC (92. 12)

头 NEC(92.12)

tomography of head：

X 线头部断层照相术：

C. A. T. scan (87. 03)

计算机轴向断层扫描照相术(87.03)

other (87. 04)

其他(87.04)

01. 19　Other diagnostic procedures on skull

01. 19　颅骨其他诊断性操作

Excludes：transillumination of skull (89. 16)

不包括：颅骨透照法(89.16)

X-ray of skull (87. 17)

颅骨 X 线检查(87.17)

01. 2　**Craniotomy and craniectomy**

01. 2　**颅骨切开术和颅骨切除术**

Excludes：decompression of skull fracture (02. 02)

不包括：颅骨骨折减压术(02.02)

exploration of orbit (16. 01-16. 09)

［眼］眶探查术(16.01-16.09)

that as operative approach – omit code

作为手术入路—省略编码

01. 21　Incision and drainage of cranial sinus

01. 21　颅静脉窦切开引流术

01. 22　Removal of intracranial neurostimulator lead(s)

01. 22　去除颅内神经刺激器导线

Code also：any removal of neurostimulator pulse generator (86. 05)

另编码：去除任何神经刺激脉冲发生器 (86.05)

Excludes：removal with synchronous replacement (02. 93)

不包括：去除伴置换(02.93)

01. 23　Reopening of craniotomy site

01. 23　颅骨切开术部位的再切开

01. 24　Other craniotomy

01. 24　其他颅骨切开术

Cranial：

颅的：

decompression

减压术

exploration

探查术

trephination

环钻术

Craniotomy NOS

颅骨切开术 NOS

Craniotomy with removal of：

颅骨切开术伴去除：

epidural abscess

硬脑膜外脓肿

extradural hematoma

硬脑膜外血肿

foreign body of skull

颅骨异物

Excludes: removal of foreign body with incision into brain (01. 39)

不包括:异物去除伴大脑切开术(01.39)

01. 25　Other craniectomy

　　　Debridement of skull NOS

　　　Sequestrectomy of skull

　　　Excludes: debridement of compound fracture of skull (02. 02)

　　　strip craniectomy (02. 01)

01.25　其他颅骨切除术

　　　颅骨清创术 NOS

　　　颅骨死骨切除术

　　　不包括:颅骨哆开性骨折清创术(02.02)

　　　条带状颅骨切除术(02.01)

01. 26　Insertion of catheter(s) into cranial cavity or tissue

　　　Code also: any concomitant procedure (e. g. resection (01. 59))

　　　Excludes: placement of intracerebral catheter(s) via burr hole(s) (01. 28)

01.26　颅腔或组织的导管置入术

　　　另编码:任何伴随操作(如:部分切除术(01.59))

　　　不包括:经伯尔孔的脑内导管放置术(01.28)

01. 27　Removal of catheter(s) from cranial cavity or tissue

01.27　颅腔或组织的导管去除术

01. 28　Placement of intracerebral catheter(s) via burr hole(s)

　　　Convection enhanced delivery

　　　Stereotactic placement of intracerebral catheter(s)

　　　Code also: infusion of medication

　　　Excludes: insertion of catheter(s) into cranial cavity or tissue(s) (01. 26)

01.28　经伯尔孔的脑内导管放置术

　　　对流加强(药物)传送

　　　脑内导管立体定向放置术

　　　另编码:药物的输注

　　　不包括:颅腔或组织的导管置入术(01.26)

01.3　**Incision of brain and cerebral meninges**

01.3　**大脑和脑膜切开术**

01. 31　Incision of cerebral meninges

　　　Drainage of:

　　　　intracranial hygroma

　　　　subarachnoid abscess (cerebral)

　　　　subdural empyema

01.31　脑膜切开术

　　　引流术:

　　　　颅内水囊瘤

　　　　蛛网膜下腔脓肿(大脑的)

　　　　硬脑膜下腔积脓

01. 32　Lobotomy and tractotomy

　　　Division of:

　　　　brain tissue

　　　　cerebral tracts

　　　Percutaneous (radiofrequency) cingulotomy

01.32　脑叶切开术和(神经)束切断术

　　　切断:

　　　　脑组织

　　　　脑束

　　　经皮(射频)扣带回切断术

01. 39　Other incision of brain

　　　Amygdalohippocampotomy

　　　Drainage of intracerebral hematoma

　　　Incision of brain NOS

01.39　脑的其他切开术

　　　杏仁核海马切开术

　　　脑内血肿引流术

　　　脑切开术 NOS

Excludes：division of cortical adhesions (02.91)

不包括:大脑皮层粘连切断术(02.91)

01.4 **Operations on thalamus and globus pallidus**

01.4 丘脑和苍白球手术

01.41 Operations on thalamus

Chemothalamectomy

Thalamotomy

Excludes：that by stereotactic radiosurgery（92.30-92.39)

01.41 丘脑手术

丘脑化学破坏术

丘脑切开术

不包括：用立体定位放射外科方法（92.30-92.39)

01.42 Operations on globus pallidus

Pallidoansectomy

Pallidotomy

Excludes：that by stereotactic radiosurgery（92.30-92.39)

01.42 苍白球手术

苍白球豆状核襻切断术

苍白球切开术

不包括：用立体定位放射外科方法（92.30-92.39)

01.5 **Other excision or destruction of brain and meninges**

01.5 大脑和脑膜的其他切除术或破坏术

01.51 Excision of lesion or tissue of cerebral meninges

Decortication of (cerebral) meninges

Resection of (cerebral) meninges

Stripping of subdural membrane of (cerebral) meninges

Excludes：biopsy of cerebral meninges (01.11-01.12)

01.51 脑膜病损或组织的切除术

（脑的)脑膜外皮层剥皮术

（脑的)脑膜部分切除术

（脑的)硬脑膜下脑膜剥脱术

不包括:脑膜活组织检查(01.11-01.12)

01.52 Hemispherectomy

01.52 大脑半球切除术

01.53 Lobectomy of brain

01.53 脑叶切除术

01.59 Other excision or destruction of lesion or tissue of brain

Curettage of brain

Debridement of brain

Marsupialization of brain cyst

Transtemporal（mastoid）excision of brain tumor

Excludes：biopsy of brain（01.13-01.14)

that by stereotactic radiosurgery（92.30-92.39)

01.59 大脑病损或组织的其他切除术或破坏术

大脑刮除术

大脑清创术

大脑囊肿袋形缝合术［造袋术］

经颞部(乳突)大脑肿瘤切除术

不包括:大脑活组织检查(01.13-01.14)

用立体定位放射外科方法（92.30-92.39)

01.6 **Excision of lesion of skull**

Removal of granulation tissue of cranium

01.6 颅骨病损的切除术

颅肉芽组织去除

Excludes：biopsy of skull (01.15) sequestrectomy (01.25)	**不包括**：颅骨活组织检查(01.15) 颅死骨切除术(01.25)

02　**Other operations on skull, brain, and cerebral meninges**

02　颅、脑和脑膜其他手术

02.0　**Cranioplasty**
Excludes：that with synchronous repair of encephalocele (02.12)

02.0　颅骨成形术
不包括：同时伴脑膨出修补术(02.12)

02.01　Opening of cranial suture
Linear craniectomy
Strip craniectomy

02.01　颅缝切开术
线形颅骨切除术
条带状颅骨切除术

02.02　Elevation of skull fracture fragments
Debridement of compound fracture of skull
Decompression of skull fracture
Reduction of skull fracture
Code also：any synchronous debridement of brain (01.59)
Excludes：debridement of skull NOS (01.25)
removal of granulation tissue of cranium (01.6)

02.02　颅骨骨折碎片提升术
颅骨哆开骨折清创术

颅骨骨折减压术
颅骨骨折复位术
另编码：任何同时进行的大脑清创术(01.59)
不包括：颅骨清创术 NOS(01.25)

颅肉芽组织去除(01.6)

02.03　Formation of cranial bone flap
Repair of skull with flap

02.03　颅骨瓣形成
用骨瓣的颅骨修补术

02.04　Bone graft to skull
Pericranial graft (autogenous) (heterogenous)

02.04　颅骨骨移植(术)
颅骨膜移植(术)(自体的)(异体的)

02.05　Insertion of skull plate
Replacement of skull plate

02.05　颅骨(金属)板置入术
颅骨板置换术

02.06　Other cranial osteoplasty
Repair of skull NOS
Revision of bone flap of skull

02.06　其他颅骨成形术
颅骨修补术 NOS
颅骨骨瓣修复术

02.07　Removal of skull plate
Excludes：removal with synchronous replacement (02.05)

02.07　去除颅骨(金属)板
不包括：去除同时伴置换(02.05)

02.1　**Repair of cerebral meninges**
Excludes：marsupialization of cerebral lesion (01.59)

02.1　脑膜修补术
不包括：脑病损的袋形缝合术[造袋术](01.59)

02.11　Simple suture of dura mater of brain

02.11　硬脑膜单纯缝合术

02.12　Other repair of cerebral meninges

02.12　脑膜其他修补术

	Closure of fistula of cerebrospinal fluid		脑脊髓液瘘的闭合术
	Dural graft		硬脑膜移植术
	Repair of encephalocele including synchronous cranioplasty		脑膨出修补术包括同时行颅骨成形术
	Repair of meninges NOS		脑膜修补术 NOS
	Subdural patch		硬脑膜下补片
02.13	Ligation of meningeal vessel	02.13	脑膜血管结扎术
	Ligation of:		结扎术:
	longitudinal sinus		矢状窦
	middle meningeal artery		脑膜中动脉
02.14	Choroid plexectomy	02.14	脉络丛切除术
	Cauterization of choroid plexus		脉络丛烧灼术

02.2 Ventriculostomy   **02.2 脑室切开术**

	Anastomosis of ventricle to:		脑室吻合术至:
	cervical subarachnoid space		颈蛛网膜下腔
	cisterna magna		小脑延髓池(枕大池)
	Insertion of Holter valve		霍尔特瓣置入
	Ventriculocisternal intubation		脑室脑池插管术

02.3 Extracranial ventricular shunt   **02.3 颅外脑室分流术**

Includes: that with insertion of valve   **包括**:伴有瓣膜置入

02.31	Ventricular shunt to structure in head and neck	02.31	脑室分流术至头和颈部结构
	Ventricle to nasopharynx shunt		脑室鼻咽分流术
	Ventriculomastoid anastomosis		脑室乳突吻合术
02.32	Ventricular shunt to circulatory system	02.32	脑室分流至循环系统
	Ventriculoatrial anastomosis		脑室心房吻合术
	Ventriculocaval shunt		脑室腔静脉分流术
02.33	Ventricular shunt to thoracic cavity	02.33	脑室分流至胸腔
	Ventriculopleural anastomosis		脑室胸腔吻合术
02.34	Ventricular shunt to abdominal cavity and organs	02.34	脑室分流术至腹腔和腹部器官
	Ventriculocholecystostomy		脑室胆囊分流术
	Ventriculoperitoneostomy		脑室腹腔分流术
02.35	Ventricular shunt to urinary system	02.35	脑室分流至泌尿系统
	Ventricle to ureter shunt		脑室输尿管分流术
02.39	Other operations to establish drainage of ventricle	02.39	建立脑室引流的其他手术
	Ventricle to bone marrow shunt		脑室骨髓分流术
	Ventricular shunt to extracranial site NEC		脑室分流至颅外部位 NEC

02.4 Revision, removal, and irrigation of ventricular shunt

02.4 脑室分流管的修复术、去除术和冲洗术

Excludes：revision of distal catheter of ventricular shunt（54.95）

不包括：脑室分流末端导管的修复术（54.95）

02.41　Irrigation and exploration of ventricular shunt

Exploration of ventriculoperitoneal shunt at ventricular site

Re-programming of ventriculoperitoneal shunt

02.41　脑室分流管的冲洗术和探查术

脑室部位的脑室腹膜分流管探查术

脑室腹膜分流管的重新设计

02.42　Replacement of ventricular shunt

Reinsertion of Holter valve

Replacement of ventricular catheter

Revision of ventriculoperitoneal shunt at ventricular site

02.42　脑室分流管置换术

霍尔特瓣膜再置入术

脑室导管置换术

脑室部位的脑室腹膜分流管修复术

02.43　Removal of ventricular shunt

02.43　脑室分流管去除术

02.9 Other operations on skull, brain, and cerebral meninges

02.9 颅、脑和脑膜的其他手术

Excludes：operations on：

　　pineal gland（07.17，07.51-07.59）

　　pituitary gland [hypophysis]（07.13-07.15，07.61-07.79）

不包括：手术

　　松果腺（07.17，07.51-07.59）

　　垂体腺（07.13-07.15，07.61-07.79）

02.91　Lysis of cortical adhesions

02.91　大脑皮质粘连松解术

02.92　Repair of brain

02.92　脑修补术

02.93　Implantation or replacement of intracranial neurostimulator lead(s)

Implantation，insertion，placement，or replacement of intracranial：

　　brain pacemaker [neuropacemaker]

　　depth electrodes

　　epidural pegs

　　electroencephalographic receiver

　　foramen ovale electrodes

　　intracranial electrostimulator

　　subdural grids

　　subdural strips

Code also：any insertion of neurostimulator pulse generator（86.94-86.98）

02.93　颅内神经刺激器导线植入或置换术

颅内的植入术、置入术、放置术或置换术：

　　大脑起搏器[神经起搏器]

　　深部电极

　　硬脑膜外钉

　　脑电图接收器

　　蝶骨[颅底]卵圆孔电极

　　颅内电刺激器

　　硬脑膜下网状电极

　　硬脑膜下条状电极

另编码：置入任何神经刺激脉冲发生器（86.94-86.98）

02.94　Insertion or replacement of skull tongs or halo traction device

02.94　颅钳或环状钳牵引装置的置入或置换

02.95	Removal of skull tongs or halo traction device	02.95	颅钳或环状钳牵引装置去除	
02.96	Insertion of sphenoidal electrodes	02.96	蝶骨电极置入	
02.99	Other	02.99	其他	

02.99 Other

Excludes：chemical shock therapy (94.24)

electroshock therapy：
subconvulsive (94.26)
other (94.27)

02.99 其他

不包括：化学休克治疗(94.24)

电休克治疗：
亚抽搐(94.26)
其他(94.27)

03 Operations on spinal cord and spinal canal structures

Code also：any application or administration of an adhesion barrier substance (99.77)

03 脊髓和椎管结构的手术

另编码：任何粘连屏障物的使用或管理(99.77)

03.0 Exploration and decompression of spinal canal structures

03.01 Removal of foreign body from spinal canal

03.02 Reopening of laminectomy site

03.09 Other exploration and decompression of spinal canal

Decompression：
laminectomy
laminotomy
Expansile laminoplasty
Exploration of spinal nerve root
Foraminotomy
Excludes：drainage of spinal fluid by anastomosis (03.71-03.79)
laminectomy with excision of intervertebral disc (80.51)
spinal tap (03.31)
that as operative approach-omit code

03.0 椎管结构探查术和减压术

03.01 去除椎管异物

03.02 椎板切除术部位再切开

03.09 椎管其他探查术和减压术

减压术：
椎板切除术
椎板切开术
扩张性椎板成形术
脊髓神经根探查术
椎间孔切开术
不包括：用吻合法的脊髓液引流术(03.71-03.79)
椎板切除术伴椎间盘切除术(80.51)

脊髓放液(03.31)
作为手术入路—省略编码

03.1 Division of intraspinal nerve root
Rhizotomy

03.1 脊髓内神经根切断
脊神经根切断术

03.2 Chordotomy
03.21 Percutaneous chordotomy

03.2 脊髓(前侧柱)切断术
03.21 经皮的脊髓(前侧柱)切断术

	Stereotactic chordotomy		立体定位脊髓(前侧柱)切断术
03.29	Other chordotomy	03.29	其他脊髓(前侧柱)切断术
	Chordotomy NOS		脊髓(前侧柱)切断术 NOS
	Tractotomy (one stage) (two stage) of spinal cord		脊髓神经束切断术(一期)(二期)
	Transection of spinal cord tracts		脊髓神经束横断术

03.3 Diagnostic procedures on spinal cord and spinal canal structures

03.3 脊髓和椎管结构的诊断性操作

03.31 Spinal tap

Lumbar puncture for removal of dye

Excludes：lumbar puncture for injection of dye [myelogram] (87.21)

03.31 脊髓放液

为去除染色的腰椎穿刺

不包括：为注射染色[脊髓造影片]的腰椎穿刺(87.21)

03.32 Biopsy of spinal cord or spinal meninges

03.32 脊髓或脊膜活组织检查

03.39 Other diagnostic procedures on spinal cord and spinal canal structures

Excludes：microscopic examination of specimen from nervous system or of spinal fluid (90.01-90.09)

x-ray of spine (87.21-87.29)

03.39 脊髓和椎管结构的其他诊断性操作

不包括：神经系统标本或脊髓液的显微镜检查(90.01-90.09)

脊柱 X 线检查 (87.21-87.29)

03.4 Excision or destruction of lesion of spinal cord or spinal meninges

03.4 脊髓或脊膜病损的切除术或破坏术

Curettage of spinal cord or spinal meninges

脊髓或脊膜的刮除术

Debridement of spinal cord or spinal meninges

脊髓或脊膜的清创术

Marsupialization of cyst of spinal cord or spinal meninges

脊髓或脊膜囊肿的袋形缝合术[造袋术]

Resection of spinal cord or spinal meninges

脊髓或脊膜的部分切除术

Excludes：biopsy of spinal cord or meninges(03.32)

不包括：脊髓或脊膜的活组织检查(03.32)

03.5 Plastic operations on spinal cord structures

03.5 脊髓结构的整形手术

03.51 Repair of spinal meningocele

Repair of meningocele NOS

03.51 脊膜膨出修补术

脊膜膨出修补术 NOS

03.52 Repair of spinal myelomeningocele

03.52 脊髓脊膜膨出修补术

03.53 Repair of vertebral fracture

Elevation of spinal bone fragments

Reduction of fracture of vertebrae

03.53 脊椎骨折修补术

脊髓碎骨掀起术

脊椎骨折复位术

Removal of bony spicules from spinal canal	去除椎管内骨碎片

Excludes：kyphoplasty (81. 66)

         vertebroplasty (81. 65)

不包括：脊柱后凸成形术(81.66)

        脊椎成形术(81.65)

03. 59　Other repair and plastic operations on spinal cord structures

03. 59　脊髓结构的其他修补术和成形术

Repair of：

    diastematomyelia

    spina bifida NOS

    spinal cord NOS

    spinal meninges NOS

    vertebral arch defect

修补术：

    脊髓纵裂

    脊柱裂 NOS

    脊髓 NOS

    脊膜 NOS

    椎弓缺损

`03.6` **Lysis of adhesions of spinal cord and nerve roots**

`03.6` **脊髓和神经根粘连的松解术**

`03.7` **Shunt of spinal theca**

`03.7` **脊髓膜分流术**

Includes：that with valve

包括：采用有瓣分流管

03. 71　Spinal subarachnoid-peritoneal shunt

03. 71　脊髓蛛网膜下-腹腔分流术

03. 72　Spinal subarachnoid-ureteral shunt

03. 72　脊髓蛛网膜下-输尿管分流术

03. 79　Other shunt of spinal theca

    Lumbar-subarachnoid shunt NOS

    Pleurothecal anastomosis

    Salpingothecal anastomosis

03. 79　脊髓膜其他分流

    腰-蛛网膜下分流 NOS

    胸腔脊膜吻合术

    输卵管脊膜吻合术

`03.8` **Injection of destructive agent into spinal canal**

`03.8` **椎管内破坏性药物注射**

`03.9` **Other operations on spinal cord and spinal canal structures**

`03.9` **脊髓和椎管结构的其他手术**

03. 90　Insertion of catheter into spinal canal for infusion of therapeutic or palliative substances

03. 90　椎管的导管置入,为治疗性或姑息治疗性药物的输注

    Insertion of catheter into epidural, subarachnoid, or subdural space of spine with intermittent or continuous infusion of drug (with creation of any reservoir)

    脊髓硬膜外、脊髓蛛网膜下腔或脊髓硬脑膜下腔导管置入伴间歇性或持续性药物输注(伴建立任何药物储池)

Code also：any implantation of infusion pump (86. 06)

另编码：任何输注泵的置入(86.06)

03. 91　Injection of anesthetic into spinal canal for analgesia

03. 91　为止痛的椎管麻醉剂注射

Excludes：that for operative anesthesia - omit code

不包括：手术性麻醉—省略编码

03.92　Injection of other agent into spinal canal

Intrathecal injection of steroid

Subarachnoid perfusion of refrigerated saline

Excludes：injection of：

contrast material for myelogram (87.21)

destructive agent into spinal canal (03.8)

03.93　Implantation or replacement of spinal neurostimulator lead(s)

Code also：any insertion of neurostimulator pulse generator (86.94-86.98)

03.94　Removal of spinal neurostimulator lead (s)

Code also：any removal of neurostimulator pulse generator (86.05)

03.95　Spinal blood patch

03.96　Percutaneous denervation of facet

03.97　Revision of spinal thecal shunt

03.98　Removal of spinal thecal shunt

03.99　Other

04　**Operations on cranial and peripheral nerves**

04.0　**Incision, division, and excision of cranial and peripheral nerves**

Excludes： opticociliary neurectomy (12.79)

sympathetic ganglionectomy (05.21-05.29)

04.01　Excision of acoustic neuroma

That by craniotomy

Excludes：that by stereotactic radiosurgery (92.30-92.39)

04.02　Division of trigeminal nerve

Retrogasserian neurotomy

04.03　Division or crushing of other cranial and peripheral nerves

Excludes：that of：

glossopharyngeal nerve (29.92)

03.92　椎管其他药物的注射

脊髓鞘内类固醇注射

蛛网膜下灌注冷冻生理盐水

不包括：注射：

为脊髓造影片的对比剂(87.21)

椎管破坏性药物(03.8)

03.93　脊髓神经刺激器导线置入或置换

另编码：置入任何神经刺激脉冲发生器 (86.94-86.98)

03.94　去除脊髓神经刺激器导线

另编码：去除任何神经刺激脉冲发生器 (86.05)

03.95　脊髓血块补片

03.96　经皮的椎骨关节面去神经术

03.97　脊髓膜分流术的修复术

03.98　去除脊髓膜分流术

03.99　其他

04　**颅和周围神经的手术**

04.0　**颅和周围神经切开术、切断术和切除术**

不包括：视睫状神经切除术(12.79)

交感神经节切除术(05.21-05.29)

04.01　听神经瘤切除术

颅骨切开术的听神经瘤切除术

不包括：用立体定向放射外科方法(92.30-92.39)

04.02　切断三叉神经

半月神经节后神经切断术

04.03　其他颅的和周围神经切断术或压轧术

不包括：切断术或压轧术：

舌咽神经(29.92)

laryngeal nerve (31. 91)

nerves to adrenal glands (07. 42)

phrenic nerve for collapse of lung (33. 31)

vagus nerve (44. 00-44. 03)

04. 04　Other incision of cranial and peripheral nerves

04. 05　Gasserian ganglionectomy

04. 06　Other cranial or peripheral ganglionectomy

Excludes：sympathetic ganglionectomy (05. 21-05. 29)

04. 07　Other excision or avulsion of cranial and peripheral nerves

Curettage of peripheral nerve

Debridement of peripheral nerve

Resection of peripheral nerve

Excision of peripheral neuroma [Morton's]

Excludes：biopsy of cranial or peripheral nerve (04. 11-04. 12)

04.1　Diagnostic procedures on peripheral nervous system

04. 11　Closed [percutaneous] [needle] biopsy of cranial or peripheral nerve or ganglion

04. 12　Open biopsy of cranial or peripheral nerve or ganglion

04. 19　Other diagnostic procedures on cranial and peripheral nerves and ganglia

Excludes：microscopic examination of specimen from nervous system (90. 01-90. 09)

neurologic examination (89. 13)

04.2　Destruction of cranial and peripheral nerves

Destruction of cranial or peripheral nerves by：

cryoanalgesia

injection of neurolytic agent

radiofrequency

喉神经(31. 91)

至肾上腺的神经(07. 42)

膈神经,为肺萎陷(33. 31)

迷走神经(44. 00-44. 03)

04. 04　颅的和周围神经的其他切开术

04. 05　半月神经节切除术

04. 06　其他颅的或周围神经节切除术

不包括：交感神经节切除术 (05. 21-05. 29)

04. 07　颅的和周围神经的其他切除术或撕脱术

周围神经刮除术

周围神经清创术

周围神经切除术

周围神经瘤切除术[Morton's]

不包括：颅的或周围神经的活组织检查 (04. 11-04. 12)

04.1　周围神经系统的诊断性操作

04. 11　闭合性[经皮][针吸]颅的或周围神经或神经节的活组织检查

04. 12　开放性颅的或周围神经或神经节的活组织检查

04. 19　颅的和周围神经和神经节的其他诊断性操作

不包括：神经系统标本的显微镜检查 (90. 01-90. 09)

神经系统检查(89. 13)

04.2　颅的和周围神经的破坏术

颅或周围神经破坏术,用：

冷止痛

注射神经破坏药

射频

Radiofrequency ablation	射频消融

04.3 Suture of cranial and peripheral nerves

04.3 颅的和周围神经的缝合术

04.4 Lysis of adhesions and decompression of cranial and peripheral nerves

04.4 颅的和周围神经粘连的松解术和减压术

04.41　Decompression of trigeminal nerve root

04.41　三叉神经根的减压术

04.42　Other cranial nerve decompression

04.42　其他颅神经减压术

04.43　Release of carpal tunnel

04.43　腕管松解术

04.44　Release of tarsal tunnel

04.44　跗管松解术

04.49　Other peripheral nerve or ganglion decompression or lysis of adhesions

　　　　Peripheral nerve neurolysis NOS

04.49　其他周围神经或神经节粘连的减压术或松解术

　　　　周围神经神经松解术 NOS

04.5 Cranial or peripheral nerve graft

04.5 颅或周围神经移植术

04.6 Transposition of cranial and peripheral nerves

04.6 颅和周围神经的移位术

　　　　Nerve transplantation

　　　　神经移植术

04.7 Other cranial or peripheral neuroplasty

04.7 其他颅的或周围神经成形术

04.71　Hypoglossal-facial anastomosis

04.71　舌下神经-面神经吻合术

04.72　Accessory-facial anastomosis

04.72　副神经-面神经吻合术

04.73　Accessory-hypoglossal anastomosis

04.73　副神经-舌下神经吻合术

04.74　Other anastomosis of cranial or peripheral nerve

04.74　颅或周围神经的其他吻合术

04.75　Revision of previous repair of cranial and peripheral nerves

04.75　颅和周围神经以前修补术的修复术

04.76　Repair of old traumatic injury of cranial and peripheral nerves

04.76　颅的和周围神经陈旧性创伤的修补术

04.79　Other neuroplasty

04.79　其他神经成形术

04.8 Injection into peripheral nerve

　　　　Excludes：destruction of nerve（by injection of neurolytic agent）(04.2)

04.8 周围神经注射

　　　　不包括：神经破坏术(用注射神经破坏药)
　　　　　(04.2)

04.80　Peripheral nerve injection，not otherwise specified

04.80　周围神经注射 NOS

04.81　Injection of anesthetic into peripheral nerve for analgesia

　　　　Excludes：that for operative anesthesia － omit code

04.81　周围神经麻醉药注射，为了止痛

　　　　不包括：周围神经麻醉药注射，为了手术性麻醉—省略编码

04.89	Injection of other agent，except neurolytic	04.89	其他物质注射,除外神经破坏药
	Excludes：injection of neurolytic agent (04.2)		**不包括**:神经破坏药注射(04.2)

04.9 **Other operations on cranial and peripheral nerves**

04.9 颅和周围神经的其他手术

04.91	Neurectasis	04.91	神经牵伸术
04.92	Implantation or replacement of peripheral neurostimulator lead(s)	04.92	周围神经刺激器导线的置入或置换
	Code also：any insertion of neurostimulator pulse generator (86.94-86.98)		**另编码**:置入任何神经刺激脉冲发生器 (86.94-86.98)
04.93	Removal of peripheral neurostimulator lead(s)	04.93	去除周围神经刺激器导线
	Code also：any removal of neurostimulator pulse generator (86.05)		**另编码**:去除任何神经刺激脉冲发生器 (86.05)
04.99	Other	04.99	其他

05 **Operations on sympathetic nerves or ganglia**

05 交感神经或神经节的手术

Excludes：paracervical uterine denervation (69.3)

不包括:子宫颈周围子宫去神经术(69.3)

05.0 **Division of sympathetic nerve or ganglion**

05.0 交感神经或神经节的切断术

Excludes：that of nerves to adrenal glands (07.42)

不包括:至肾上腺的神经切断术(07.42)

05.1 **Diagnostic procedures on sympathetic nerves or ganglia**

05.1 交感神经或神经节的诊断性操作

05.11	Biopsy of sympathetic nerve or ganglion	05.11	交感神经或神经节的活组织检查
05.19	Other diagnostic procedures on sympathetic nerves or ganglia	05.19	交感神经或神经节的其他诊断性操作

05.2 **Sympathectomy**

05.2 交感神经切除术

05.21	Sphenopalatine ganglionectomy	05.21	蝶腭神经节切除术
05.22	Cervical sympathectomy	05.22	颈交感神经切除术
05.23	Lumbar sympathectomy	05.23	腰交感神经切除术
05.24	Presacral sympathectomy	05.24	骶前交感神经切除术
05.25	Periarterial sympathectomy	05.25	动脉周围交感神经切除术

05.29　Other sympathectomy and ganglionecto-my

　　　　Excision or avulsion of sympathetic nerve NOS

　　　　Sympathetic ganglionectomy NOS

　　　　Excludes：biopsy of sympathetic nerve or ganglion (05.11)

　　　　　　opticociliary neurectomy (12.79)

　　　　　　periarterial sympathectomy(05.25)

　　　　　　tympanosympathectomy (20.91)

05.3　**Injection into sympathetic nerve or ganglion**

　　　　Excludes：injection of ciliary sympa-thetic ganglion (12.79)

05.31　Injection of anesthetic into sympathetic nerve for analgesia

05.32　Injection of neurolytic agent into sympa-thetic nerve

05.39　Other injection into sympathetic nerve or ganglion

05.8　**Other operations on sympathetic nerves or ganglia**

05.81　Repair of sympathetic nerve or ganglion

05.89　Other

05.9　**Other operations on nervous system**

05.29　其他交感神经切除术和神经节切除术

　　　　交感神经的切除术或撕脱术 NOS

　　　　交感神经节切除术 NOS

　　　　不包括：交感神经或神经节的活组织检查（05.11）

　　　　　　视睫状神经切除术(12.79)

　　　　　　动脉周围交感神经切除术(05.25)

　　　　　　鼓室交感神经切除术(20.91)

05.3　**交感神经或神经节注射**

　　　　不包括：睫交感神经节注射(12.79)

05.31　麻醉药交感神经注射,为了止痛

05.32　神经破坏药交感神经注射

05.39　交感神经或神经节的其他注射

05.8　**交感神经或神经节的其他手术**

05.81　交感神经或神经节的修补术

05.89　其他

05.9　**神经系统的其他手术**

Chapter 3
OPERATIONS ON THE ENDOCRINE SYSTEM (06-07)

第三章
内分泌系统手术(06-07)

06 Operations on thyroid and parathyroid glands

06 甲状腺和甲状旁腺的手术

Includes：incidental resection of hyoid bone

包括:附带舌骨部分切除术

06.0 **Incision of thyroid field**
Excludes：division of isthmus (06.91)

06.0 甲状腺区切开术
不包括:切断峡部(06.91)

06.01 Aspiration of thyroid field
Percutaneous or needle drainage of thyroid field
Excludes：aspiration biopsy of thyroid (06.11)
drainage by incision (06.09)
postoperative aspiration of field (06.02)

06.01 甲状腺区抽吸
经皮或针刺甲状腺区引流术

不包括:甲状腺抽吸活组织检查(06.11)

切开引流术(06.09)
甲状腺区手术后抽吸(06.02)

06.02 Reopening of wound of thyroid field
Reopening of wound of thyroid field for：
control of (postoperative) hemorrhage
examination
exploration
removal of hematoma

06.02 甲状腺区伤口的再切开
甲状腺区伤口的再切开,为了:
控制(手术后)出血
检查
探查术
去除血肿

06.09 Other incision of thyroid field
Drainage of hematoma by incision
Drainage of thyroglossal tract by incision
Exploration：
neck by incision
thyroid (field) by incision
Removal of foreign body by incision
Thyroidotomy NOS by incision
Excludes：postoperative exploration (06.02)
removal of hematoma by aspiration (06.01)

06.09 甲状腺区的其他切开术
血肿切开引流术
甲状舌管切开引流术

探查术:
颈部切开术
甲状腺(区)切开术
异物切开去除术
甲状腺切开术 NOS
不包括:手术后探查术(06.02)

血肿抽吸去除(06.01)

06.1 **Diagnostic procedures on thyroid and parathyroid glands**

06.1 甲状腺和甲状旁腺的诊断性操作

06.11　Closed [percutaneous] [needle] biopsy of thyroid gland

Aspiration biopsy of thyroid

06.12　Open biopsy of thyroid gland

06.13　Biopsy of parathyroid gland

06.19　Other diagnostic procedures on thyroid and parathyroid glands

Excludes：radioisotope scan of：

parathyroid（92.13）

thyroid（92.01）

soft tissue x-ray of thyroid field（87.09）

06.11　闭合性［经皮］［针吸］甲状腺活组织检查

甲状腺抽吸活组织检查

06.12　开放性甲状腺活组织检查

06.13　甲状旁腺活组织检查

06.19　甲状腺和甲状旁腺的其他诊断性操作

不包括：放射性同位素扫描：

甲状旁腺（92.13）

甲状腺（92.01）

甲状腺区软组织 X 线检查（87.09）

06.2　**Unilateral thyroid lobectomy**

Complete removal of one lobe of thyroid （with removal of isthmus or portion of other lobe）

Hemithyroidectomy

Excludes：partial substernal thyroidectomy（06.51）

06.2　**单侧甲状腺叶切除术**

甲状腺一叶的全部去除（伴峡部或其他叶的部分去除）

偏侧甲状腺切除术

不包括：胸骨下的部分甲状腺切除术（06.51）

06.3　**Other partial thyroidectomy**

06.31　Excision of lesion of thyroid

Excludes：biopsy of thyroid （06.11-06.12）

06.39　Other

Isthmectomy

Partial thyroidectomy NOS

Excludes：partial substernal thyroidectomy（06.51）

06.3　**其他部分甲状腺切除术**

06.31　甲状腺病损切除术

不包括：甲状腺活组织检查（06.11-06.12）

06.39　其他

峡部切除术

甲状腺部分切除术 NOS

不包括：胸骨下的部分甲状腺切除术（06.51）

06.4　**Complete thyroidectomy**

Excludes：complete substernal thyroidectomy（06.52）

that with laryngectomy（30.3-30.4）

06.4　**甲状腺全部切除术**

不包括：胸骨下的甲状腺全部切除术（06.52）

甲状腺全部切除术伴喉切除术（30.3-30.4）

06.5　**Substernal thyroidectomy**

06.50　Substernal thyroidectomy，not otherwise specified

06.51　Partial substernal thyroidectomy

06.52　Complete substernal thyroidectomy

06.5　**胸骨下甲状腺切除术**

06.50　胸骨下甲状腺切除术 NOS

06.51　胸骨下甲状腺部分切除术

06.52　胸骨下甲状腺全部切除术

`06.6` **Excision of lingual thyroid**	`06.6` 舌部甲状腺切除术
Excision of thyroid by:	甲状腺切除术,经:
submental route	颏下入路
transoral route	口腔入路

`06.7` **Excision of thyroglossal duct or tract**	`06.7` 甲状舌管切除术
`06.8` **Parathyroidectomy**	`06.8` 甲状旁腺切除术
06.81 Complete parathyroidectomy	06.81 甲状旁腺全部切除术
06.89 Other parathyroidectomy	06.89 其他甲状旁腺切除术
Parathyroidectomy NOS	甲状旁腺切除术 NOS
Partial parathyroidectomy	甲状旁腺部分切除术
Excludes: biopsy of parathyroid (06.13)	不包括:甲状旁腺活组织检查(06.13)

`06.9` **Other operations on thyroid (region) and parathyroid**	`06.9` 甲状腺(区)和甲状旁腺的其他手术
06.91 Division of thyroid isthmus	06.91 切断甲状腺峡部
Transection of thyroid isthmus	甲状腺峡部横断术
06.92 Ligation of thyroid vessels	06.92 甲状腺血管结扎术
06.93 Suture of thyroid gland	06.93 甲状腺缝合术
06.94 Thyroid tissue reimplantation	06.94 甲状腺组织再植入
Autotransplantation of thyroid tissue	甲状腺组织自体移植[术]
06.95 Parathyroid tissue reimplantation	06.95 甲状旁腺组织再植入
Autotransplantation of parathyroid tissue	甲状旁腺组织自体移植[术]
06.98 Other operations on thyroid glands	06.98 甲状腺其他手术
06.99 Other operations on parathyroid glands	06.99 甲状旁腺其他手术

`07` **Operations on other endocrine glands**	`07` 其他内分泌腺手术
Includes: operations on:	包括:手术
adrenal glands	肾上腺
pineal gland	松果腺
pituitary gland	垂体腺
thymus	胸腺
Excludes: operations on:	不包括:手术
aortic and carotid bodies (39.8)	主动脉和颈动脉体(39.8)
ovaries (65.0-65.99)	卵巢(65.0-65.99)
pancreas (52.01-52.99)	胰腺(52.01-52.99)
testes (62.0-62.99)	睾丸(62.0-62.99)

`07.0` **Exploration of adrenal field**	`07.0` 肾上腺区探查术
Excludes: incision of adrenal (gland) (07.41)	不包括:肾上腺切开术(07.41)

07.00	Exploration of adrenal field, not otherwise specified	07.00	肾上腺区探查术 NOS
07.01	Unilateral exploration of adrenal field	07.01	单侧肾上腺区探查术
07.02	Bilateral exploration of adrenal field	07.02	双侧肾上腺区探查术

07.1 Diagnostic procedures on adrenal glands, pituitary gland, pineal gland, and thymus

07.1 肾上腺,垂体腺、松果腺和胸腺的诊断性操作

07.11	Closed [percutaneous] [needle] biopsy of adrenal gland	07.11	闭合性[经皮][针吸]肾上腺活组织检查
07.12	Open biopsy of adrenal gland	07.12	开放性肾上腺活组织检查
07.13	Biopsy of pituitary gland, transfrontal approach	07.13	垂体腺活组织检查,经前额入路
07.14	Biopsy of pituitary gland, transsphenoidal approach	07.14	垂体腺活组织检查,经蝶骨入路
07.15	Biopsy of pituitary gland, unspecified approach	07.15	垂体腺活组织检查,未特指入路
07.16	Biopsy of thymus	07.16	胸腺活组织检查
07.17	Biopsy of pineal gland	07.17	松果腺活组织检查
07.19	Other diagnostic procedures on adrenal glands, pituitary gland, pineal gland, and thymus	07.19	肾上腺、垂体、松果腺和胸腺的其他诊断性操作
	Excludes: microscopic examination of specimen from endocrine gland (90.11-90.19)		不包括:内分泌腺标本显微镜检查(90.11-90.19)
	radioisotope scan of pituitary gland (92.11)		垂体腺放射性同位素扫描(92.11)

07.2 Partial adrenalectomy

07.2 部分肾上腺切除术

07.21	Excision of lesion of adrenal gland	07.21	肾上腺病损切除术
	Excludes: biopsy of adrenal gland (07.11-07.12)		不包括:肾上腺活组织检查(07.11-07.12)
07.22	Unilateral adrenalectomy Adrenalectomy NOS	07.22	单侧肾上腺切除术 肾上腺切除术 NOS
	Excludes: excision of remaining adrenal gland (07.3)		不包括:残留肾上腺切除术(07.3)
07.29	Other partial adrenalectomy Partial adrenalectomy NOS	07.29	其他部分肾上腺切除术 肾上腺部分切除术 NOS

07.3 Bilateral adrenalectomy

Excision of remaining adrenal gland

07.3 双侧肾上腺切除术

残留肾上腺切除术

Excludes：bilateral partial adrenalecto-my（07.29）	**不包括**：双侧部分肾上腺切除术(07.29)

07.4	**Other operations on adrenal glands, nerves, and vessels**	**07.4** 肾上腺、神经和血管的其他手术
07.41	Incision of adrenal gland Adrenalotomy（with drainage）	07.41 肾上腺切开术 肾上腺切开术(伴引流)
07.42	Division of nerves to adrenal glands	07.42 肾上腺神经切断
07.43	Ligation of adrenal vessels	07.43 肾上腺血管结扎术
07.44	Repair of adrenal gland	07.44 肾上腺修补术
07.45	Reimplantation of adrenal tissue Autotransplantation of adrenal tissue	07.45 肾上腺组织再植入 肾上腺组织自体移植术
07.49	Other	07.49 其他

07.5	**Operations on pineal gland**	**07.5** 松果腺手术
07.51	Exploration of pineal field **Excludes**：that with incision of pineal gland（07.52）	07.51 松果腺区探查术 **不包括**：松果腺区的探查伴松果腺切开术（07.52）
07.52	Incision of pineal gland	07.52 松果腺切开术
07.53	Partial excision of pineal gland **Excludes**：biopsy of pineal gland（07.17）	07.53 松果腺部分切除术 **不包括**：松果腺活组织检查(07.17)
07.54	Total excision of pineal gland Pinealectomy（complete）（total）	07.54 松果腺全部切除术 松果腺切除术(完全的)(全部的)
07.59	Other operations on pineal gland	07.59 松果腺其他手术

07.6	**Hypophysectomy**	**07.6** 垂体切除术
07.61	Partial excision of pituitary gland, transfrontal approach	07.61 垂体腺部分切除术,经前额入路
	Cryohypophysectomy，partial transfrontal approach	垂体冷冻切除术，部分经前额入路
	Division of hypophyseal stalk transfrontal approach	经前额入路垂体蒂切断
	Excision of lesion of pituitary［hypophysis］transfrontal approach	经前额入路垂体[垂体]病损切除术
	Hypophysectomy，subtotal transfrontal approach	垂体次全切除术,前额入路
	Infundibulectomy，hypophyseal transfrontal approach	垂体漏斗部切除术,经前额入路
	Excludes：biopsy of pituitary gland, transfrontal approach（07.13）	**不包括**：垂体腺活组织检查,经前额入路（07.13）

07.62 Partial excision of pituitary gland, transsphenoidal approach

Excludes：biopsy of pituitary gland, transsphenoidal approach (07.14)

07.63 Partial excision of pituitary gland, unspecified approach

Excludes：biopsy of pituitary gland NOS (07.15)

07.64 Total excision of pituitary gland, transfrontal approach

Ablation of pituitary by implantation (strontium-yttrium) (Y) transfrontal approach

Cryohypophysectomy, complete transfrontal approach

07.65 Total excision of pituitary gland, transsphenoidal approach

07.68 Total excision of pituitary gland, other specified approach

07.69 Total excision of pituitary gland, unspecified approach

Hypophysectomy NOS

Pituitectomy NOS

07.7 Other operations on hypophysis

07.71 Exploration of pituitary fossa

Excludes：exploration with incision of pituitary gland (07.72)

07.72 Incision of pituitary gland

Aspiration of：

craniobuccal pouch

craniopharyngioma

hypophysis

pituitary gland

Rathke's pouch

07.79 Other

Insertion of pack into sella turcica

07.8 Thymectomy

07.80 Thymectomy, not otherwise specified

07.81 Partial excision of thymus

Excludes：biopsy of thymus (07.16)

07.62 垂体腺部分切除术,经蝶骨入路

不包括：垂体腺活组织检查,经蝶骨入路 (07.14)

07.63 垂体腺部分切除术,未特指入路

不包括：垂体腺活组织检查 NOS(07.15)

07.64 垂体腺全部切除术,经前额入路

植入式(锶-钇)(Y)垂体切除,经前额入路

冷冻垂体全部切除术,经前额入路

07.65 垂体腺全部切除术,经蝶骨入路

07.68 垂体腺全部切除术,其他特指入路

07.69 垂体腺全部切除术,未特指入路

垂体切除术 NOS

垂体切除术 NOS

07.7 垂体其他手术

07.71 垂体窝探查术

不包括：垂体腺探查术伴切开术(07.72)

07.72 垂体腺切开术

抽吸：

颅颊囊

颅咽管瘤

垂体

垂体腺

腊特克囊

07.79 其他

蝶鞍填塞

07.8 胸腺切除术

07.80 胸腺切除术 NOS

07.81 胸腺部分切除术

不包括：胸腺活组织检查(07.16)

07.82　Total excision of thymus

07.9　Other operations on thymus

07.91　Exploration of thymus field

　　　　Excludes：exploration with incision of thymus（07.92）

07.92　Incision of thymus

07.93　Repair of thymus

07.94　Transplantation of thymus

07.99　Other

　　　　Thymopexy

07.82　胸腺全部切除术

07.9　胸腺其他手术

07.91　胸腺区探查术

　　　　不包括：胸腺切开探查术（07.92）

07.92　胸腺切开术

07.93　胸腺修补术

07.94　胸腺移植术

07.99　其他

　　　　胸腺固定术

Chapter 4
OPERATIONS ON THE EYE
(08-16)

第四章
眼的手术(08-16)

08 **Operations on eyelids**

08 眼睑手术

Includes: operations on the eyebrow

包括: 眉手术

08.0 **Incision of eyelid**

08.0 眼睑切开术

08.01 Incision of lid margin

08.01 睑缘切开术

08.02 Severing of blepharorrhaphy

08.02 睑缝合后切开术

08.09 Other incision of eyelid

08.09 眼睑其他切开术

08.1 **Diagnostic procedures on eyelid**

08.1 眼睑诊断性操作

08.11 Biopsy of eyelid

08.11 眼睑活组织检查

08.19 Other diagnostic procedures on eyelid

08.19 眼睑其他诊断性操作

08.2 **Excision or destruction of lesion or tissue of eyelid**

08.2 眼睑病损或组织切除术或破坏术

Code also: any synchronous reconstruction (08.61-08.74)

另编码: 任何同时进行的重建术(08.61-08.74)

Excludes: biopsy of eyelid (08.11)

不包括: 眼睑活组织检查(08.11)

08.20 Removal of lesion of eyelid, not otherwise specified

Removal of meibomian gland NOS

08.20 去除眼睑病损 NOS

去除睑板腺 NOS

08.21 Excision of chalazion

08.21 睑板腺囊肿切除术

08.22 Excision of other minor lesion of eyelid

Excision of:
    verucca
    wart

08.22 眼睑其他较小的病损切除术

切除术:
    疣
    肉赘

08.23 Excision of major lesion of eyelid, partial-thickness

Excision involving one-fourth or more of lid margin, partial-thickness

08.23 眼睑较大的病损切除术,板层

睑缘 1/4 或以上切除术,板层

08.24 Excision of major lesion of eyelid, full-thickness

Excision involving one-fourth or more of lid margin, full-thickness

Wedge resection of eyelid

08.24 眼睑较大的病损切除术,全层

睑缘 1/4 或以上切除术,全层

眼睑楔形部分切除术

08.25 Destruction of lesion of eyelid

08.25 眼睑病损破坏术

08.3 Repair of blepharoptosis and lid retraction

08.31 Repair of blepharoptosis by frontalis muscle technique with suture

08.32 Repair of blepharoptosis by frontalis muscle technique with fascial sling

08.33 Repair of blepharoptosis by resection or advancement of levator muscle or aponeurosis

08.34 Repair of blepharoptosis by other levator muscle techniques

08.35 Repair of blepharoptosis by tarsal technique

08.36 Repair of blepharoptosis by other techniques

Correction of eyelid ptosis NOS

Orbicularis oculi muscle sling for correction of blepharoptosis

08.37 Reduction of overcorrection of ptosis

08.38 Correction of lid retraction

08.4 Repair of entropion or ectropion

08.41 Repair of entropion or ectropion by thermocauterization

08.42 Repair of entropion or ectropion by suture technique

08.43 Repair of entropion or ectropion with wedge resection

08.44 Repair of entropion or ectropion with lid reconstruction

08.49 Other repair of entropion or ectropion

08.5 Other adjustment of lid position

08.51 Canthotomy

Enlargement of palpebral fissure

08.52 Blepharorrhaphy

Canthorrhaphy

Tarsorrhaphy

08.59 Other

Canthoplasty NOS

Repair of epicanthal fold

08.6 Reconstruction of eyelid with flaps or grafts

08.3 睑下垂和睑退缩的修补术

08.31 睑下垂修补术,用额肌法伴缝合术

08.32 睑下垂修补术,用额肌法伴筋膜吊带法

08.33 睑下垂修补术,用部分切除术或上睑肌或腱膜前徙术

08.34 睑下垂修补术,用其他提上睑肌法

08.35 睑下垂修补术,用睑板法

08.36 睑下垂修补术,用其他方法

眼睑下垂矫正术 NOS

眼轮匝肌吊带法,为矫正睑下垂

08.37 睑下垂矫正过度复位术

08.38 睑退缩矫正术

08.4 睑内翻或睑外翻的修补术

08.41 睑内翻或睑外翻的修补术,用热灼法

08.42 睑内翻或睑外翻的修补术,用缝合术法

08.43 睑内翻或睑外翻的修补术伴楔形部分切除术

08.44 睑内翻或睑外翻的修补术伴睑重建术

08.49 睑内翻或睑外翻的其他修补术

08.5 其他眼睑位置调整术

08.51 眦切开术

眦裂增大术

08.52 睑缝合术

眦缝合术

睑缘缝合术

08.59 其他

眦成形术 NOS

内眦赘皮皱襞修补术

08.6 用皮瓣或移植物眼睑重建术

Excludes: that associated with repair of entropion and ectropion (08.44)			**不包括**:同时伴睑内翻和睑外翻的修补术 (08.44)	

08.61	Reconstruction of eyelid with skin flap or graft	08.61	用皮瓣或移植物的眼睑重建术
08.62	Reconstruction of eyelid with mucous membrane flap or graft	08.62	用黏膜瓣或移植物的眼睑重建术
08.63	Reconstruction of eyelid with hair follicle graft	08.63	用毛囊移植片的眼睑重建术
08.64	Reconstruction of eyelid with tarsoconjunctival flap	08.64	用结膜睑板移植片的眼睑重建术
	Transfer of tarsoconjunctival flap from opposing lid		用对侧眼睑的结膜睑板移植片
08.69	Other reconstruction of eyelid with flaps or grafts	08.69	用皮瓣或移植物的其他眼睑重建术

08.7 Other reconstruction of eyelid
Excludes: that associated with repair of entropion and ectropion (08.44)

08.7 其他眼睑重建术
不包括:同时伴睑内翻和睑外翻的修补术 (08.44)

08.70	Reconstruction of eyelid, not otherwise specified	08.70	眼睑重建术 NOS
08.71	Reconstruction of eyelid involving lid margin, partial-thickness	08.71	涉及睑缘,板层的眼睑重建术
08.72	Other reconstruction of eyelid, partial-thickness	08.72	其他板层的眼睑重建术
08.73	Reconstruction of eyelid involving lid margin, full-thickness	08.73	涉及睑缘全层的眼睑重建术
08.74	Other reconstruction of eyelid, full-thickness	08.74	其他全层眼睑重建术

08.8 Other repair of eyelid

08.8 眼睑其他修补术

08.81	Linear repair of laceration of eyelid or eyebrow	08.81	眼睑或眉裂伤的线形修补术
08.82	Repair of laceration involving lid margin, partial-thickness	08.82	涉及睑缘板层裂伤的修补术
08.83	Other repair of laceration of eyelid, partial-thickness	08.83	眼睑板层裂伤的其他修补术
08.84	Repair of laceration involving lid margin, full-thickness	08.84	涉及睑缘全层裂伤的修补术
08.85	Other repair of laceration of eyelid, full-thickness	08.85	眼睑全层裂伤的其他修补术
08.86	Lower eyelid rhytidectomy	08.86	下眼睑皱纹切除术
08.87	Upper eyelid rhytidectomy	08.87	上眼睑皱纹切除术

08.89	Other eyelid repair		08.89	其他眼睑修补术

08.9 Other operations on eyelids　　**08.9** 眼睑其他手术

08.91　Electrosurgical epilation of eyelid　　08.91　电子外科眼睑拔睫毛术

08.92　Cryosurgical epilation of eyelid　　08.92　冷冻外科眼睑拔睫毛术

08.93　Other epilation of eyelid　　08.93　其他眼睑拔睫毛术

08.99　Other　　08.99　其他

09 Operations on lacrimal system　　**09** 泪器系统手术

09.0 Incision of lacrimal gland　　**09.0** 泪腺切开术

　　Incision of lacrimal cyst（with drainage）　　　　泪囊切开术（伴引流）

09.1 Diagnostic procedures on lacrimal system　　**09.1** 泪器系统诊断性操作

09.11　Biopsy of lacrimal gland　　09.11　泪腺活组织检查

09.12　Biopsy of lacrimal sac　　09.12　泪囊活组织检查

09.19　Other diagnostic procedures on lacrimal system　　09.19　泪器系统其他诊断性操作

　　Excludes：contrast dacryocystogram (87.05) soft tissue x-ray of nasolacrimal duct (87.09)　　　　**不包括**：泪囊对比造影图(87.05)　鼻泪管软组织 X 线检查(87.09)

09.2 Excision of lesion or tissue of lacrimal gland　　**09.2** 泪腺病损或组织切除术

09.20　Excision of lacrimal gland，not otherwise specified　　09.20　泪腺切除术 NOS

09.21　Excision of lesion of lacrimal gland　　09.21　泪腺病损切除术

　　Excludes：biopsy of lacrimal gland (09.11)　　　　**不包括**：泪腺活组织检查(09.11)

09.22　Other partial dacryoadenectomy　　09.22　其他部分泪腺切除术

　　Excludes：biopsy of lacrimal gland (09.11)　　　　**不包括**：泪腺活组织检查(09.11)

09.23　Total dacryoadenectomy　　09.23　全部泪腺切除术

09.3 Other operations on lacrimal gland　　**09.3** 泪腺其他手术

09.4 Manipulation of lacrimal passage　　**09.4** 泪道操作

　　Includes：removal of calculus that with dilation　　　　**包括**：去除结石　伴扩张术

　　Excludes：contrast dacryocystogram (87.05)　　　　**不包括**：泪囊对比造影(87.05)

09.41　Probing of lacrimal punctum　　09.41　泪点探通术

09.42　Probing of lacrimal canaliculi　　09.42　泪小管探通术

09.43　Probing of nasolacrimal duct　　09.43　鼻泪管探通术

Excludes: that with insertion of tube or stent (09.44)

09.44　Intubation of nasolacrimal duct
　　　　Insertion of stent into nasolacrimal duct
09.49　Other manipulation of lacrimal passage

09.5　**Incision of lacrimal sac and passages**
09.51　Incision of lacrimal punctum
09.52　Incision of lacrimal canaliculi
09.53　Incision of lacrimal sac
09.59　Other incision of lacrimal passages
　　　　Incision (and drainage) of nasolacrimal duct NOS

09.6　**Excision of lacrimal sac and passage**
　　　　Excludes: biopsy of lacrimal sac (09.12)

09.7　**Repair of canaliculus and punctum**
　　　　Excludes: repair of eyelid (08.81-08.89)
09.71　Correction of everted punctum
09.72　Other repair of punctum
09.73　Repair of canaliculus

09.8　**Fistulization of lacrimal tract to nasal cavity**
09.81　Dacryocystorhinostomy [DCR]
09.82　Conjunctivocystorhinostomy
　　　　Conjunctivodacryocystorhinostomy [CDCR]
　　　　Excludes: that with insertion of tube or stent (09.83)
09.83　Conjunctivorhinostomy with insertion of tube or stent

09.9　**Other operations on lacrimal system**
09.91　Obliteration of lacrimal punctum
09.99　Other

10　**Operations on conjunctiva**

10.0　**Removal of embedded foreign body from conjunctiva by incision**

不包括:同时伴管或支架置入(09.44)

09.44　鼻泪管插管术
　　　　鼻泪管支架置入
09.49　泪道其他操作

09.5　泪囊和泪道切开术
09.51　泪点切开术
09.52　泪小管切开术
09.53　泪囊切开术
09.59　泪道其他切开术
　　　　鼻泪管切开术(和引流) NOS

09.6　泪囊和泪道切除术
　　　　不包括:泪囊活组织检查(09.12)

09.7　泪小管和泪点修补术
　　　　不包括:眼睑修补术(08.81-08.89)
09.71　泪点外翻矫正术
09.72　泪点其他修补术
09.73　泪小管修补术

09.8　泪道至鼻腔的造口术

09.81　泪囊鼻腔吻合术[DCR]
09.82　结膜泪囊鼻腔吻合术
　　　　结膜泪囊鼻腔吻合术[CDCR]

　　　　不包括:同时置入管或支架(09.83)

09.83　结膜鼻腔吻合术伴置入管或支架

09.9　泪器系统其他手术
09.91　泪点封闭术
09.99　其他

10　结膜手术

10.0　切开术去除嵌入结膜异物

Excludes：removal of：	**不包括**：去除
embedded foreign body without incision (98.22)	嵌入异物，无切开(98.22)
superficial foreign body (98.21)	表浅异物(98.21)

10.1 **Other incision of conjunctiva**　　**10.1** 结膜其他切开术

10.2 **Diagnostic procedures on conjunctiva**　　**10.2** 结膜诊断性操作

10.21　Biopsy of conjunctiva　　10.21　结膜活组织检查

10.29　Other diagnostic procedures on conjunctiva　　10.29　结膜其他诊断性操作

10.3 **Excision or destruction of lesion or tissue of conjunctiva**　　**10.3** 结膜病损或结膜组织的切除术或破坏术

10.31　Excision of lesion or tissue of conjunctiva
　　　　Excision of ring of conjunctiva around cornea
　　　　Excludes：biopsy of conjunctiva (10.21)

10.31　结膜病损或结膜组织的切除术
　　　　围绕角膜切除一圈结膜
　　　　不包括：结膜活组织检查(10.21)

10.32　Destruction of lesion of conjunctiva
　　　　Excludes：excision of lesion (10.31)
　　　　　　thermocauterization for entropion (08.41)

10.32　结膜病损破坏术
　　　　不包括：病损切除术(10.31)
　　　　　　睑内翻热灼术(08.41)

10.33　Other destructive procedures on conjunctiva
　　　　Removal of trachoma follicles

10.33　结膜其他破坏性操作
　　　　去除沙眼滤泡

10.4 **Conjunctivoplasty**　　**10.4** 结膜成形术

10.41　Repair of symblepharon with free graft　　10.41　用游离移植物的睑球粘连修补术

10.42　Reconstruction of conjunctival cul-de-sac with free graft
　　　　Excludes：revision of enucleation socket with graft (16.63)

10.42　用游离移植物的结膜穹窿重建术

　　　　不包括：用移植物修复（眼球）的摘除腔 (16.63)

10.43　Other reconstruction of conjunctival cul-de-sac
　　　　Excludes：revision of enucleation socket (16.64)

10.43　结膜穹窿其他重建术

　　　　不包括：摘除腔修复术(16.64)

10.44　Other free graft to conjunctiva　　10.44　结膜其他游离移植

10.49　Other conjunctivoplasty
　　　　Excludes：repair of cornea with conjunctival flap (11.53)

10.49　其他结膜成形术
　　　　不包括：用结膜瓣的角膜修补(11.53)

10.5 **Lysis of adhesions of conjunctiva and eyelid**　　**10.5** 结膜和眼睑粘连松解术

　　　Division of symblepharon (with insertion of conformer)　　睑球粘连分解术（伴嵌置体置入）

10.6 **Repair of laceration of conjunctiva**　　**10.6** 结膜裂伤修补术

Excludes：that with repair of sclera (12.81)	**不包括**：同时伴巩膜修补术(12.81)

10.9 Other operations on conjunctiva

10.91 Subconjunctival injection
10.99 Other

10.9 结膜其他手术

10.91 结膜下注射
10.99 其他

11 Operations on cornea

11 角膜手术

11.0 Magnetic removal of embedded foreign body from cornea

Excludes：that with incision (11.1)

11.0 磁吸法去除嵌入角膜异物

不包括：同时伴切开术(11.1)

11.1 Incision of cornea

Incision of cornea for removal of foreign body

11.1 角膜切开术

角膜切开去除异物

11.2 Diagnostic procedures on cornea

11.21 Scraping of cornea for smear or culture
11.22 Biopsy of cornea
11.29 Other diagnostic procedures on cornea

11.2 角膜诊断性操作

11.21 刮角膜做涂片或培养
11.22 角膜活组织检查
11.29 角膜其他诊断性操作

11.3 Excision of pterygium

11.31 Transposition of pterygium
11.32 Excision of pterygium with corneal graft
11.39 Other excision of pterygium

11.3 胬肉切除术

11.31 胬肉移位术
11.32 胬肉切除术伴角膜移植术
11.39 胬肉其他切除术

11.4 Excision or destruction of tissue or other lesion of cornea

11.41 Mechanical removal of corneal epithelium
That by chemocauterization
Excludes：that for smear or culture (11.21)

11.42 Thermocauterization of corneal lesion
11.43 Cryotherapy of corneal lesion
11.49 Other removal or destruction of corneal lesion
Excision of cornea NOS
Excludes：biopsy of cornea (11.22)

11.4 角膜组织或其他病损的切除术或破坏术

11.41 机械性去除角膜上皮
用化学烧烙术
不包括：为做涂片或培养的机械性去除角膜上皮(11.21)

11.42 角膜病损的热灼术
11.43 角膜病损的冷冻疗法
11.49 角膜病损的其他去除或破坏术

角膜切除术 NOS
不包括：角膜活组织检查(11.22)

11.5 Repair of cornea

11.51 Suture of corneal laceration

11.5 角膜修补术

11.51 角膜裂伤缝合术

11.52	Repair of postoperative wound dehiscence of cornea		11.52	角膜手术后伤口裂开修补术

11.53 Repair of corneal laceration or wound with conjunctival flap

11.53 用结膜瓣的角膜裂伤或伤口修补术

11.59 Other repair of cornea

11.59 角膜其他修补术

11.6 Corneal transplant

Excludes：excision of pterygium with corneal graft (11.32)

11.6 角膜移植

不包括：胬肉切除伴角膜移植术(11.32)

11.60 Corneal transplant，not otherwise specified

Keratoplasty NOS

Note：To report donor source-see codes 00.91-00.93

11.60 角膜移植 NOS

角膜成形术 NOS

注：要报告提供的材料来源－见编码 00.91-00.93

11.61 Lamellar keratoplasty with autograft

11.61 用自体移植物的板层角膜成形术

11.62 Other lamellar keratoplasty

11.62 其他板层角膜成形术

11.63 Penetrating keratoplasty with autograft

Perforating keratoplasty with autograft

11.63 用自体移植物的穿透性角膜成形术

用自体移植物的穿通性角膜成形术

11.64 Other penetrating keratoplasty

Perforating keratoplasty（with homograft）

11.64 其他穿透性角膜成形术

穿通性角膜成形术(用同种移植物)

11.69 Other corneal transplant

11.69 其他角膜移植

11.7 Other reconstructive and refractive surgery on cornea

11.7 角膜其他重建术和折射手术

11.71 Keratomileusis

11.71 屈光性角膜成形术

11.72 Keratophakia

11.72 角膜磨镶术

11.73 Keratoprosthesis

11.73 人工角膜

11.74 Thermokeratoplasty

11.74 角膜热成形术

11.75 Radial keratotomy

11.75 放射性角膜切开术

11.76 Epikeratophakia

11.76 表面角膜镜片术

11.79 Other

11.79 其他

11.9 Other operations on cornea

11.9 角膜其他手术

11.91 Tattooing of cornea

11.91 角膜黥墨法

11.92 Removal of artificial implant from cornea

11.92 去除角膜人工植入物

11.99 Other

11.99 其他

12 Operations on iris，ciliary body，sclera，and anterior chamber

12 虹膜、睫状体、巩膜和前房的手术

Excludes：operations on cornea（11.0-11.99）

不包括：角膜手术(11.0-11.99)

`12.0`　Removal of intraocular foreign body from anterior segment of eye

12.00　Removal of intraocular foreign body from anterior segment of eye，not otherwise specified

12.01　Removal of intraocular foreign body from anterior segment of eye with use of magnet

12.02　Removal of intraocular foreign body from anterior segment of eye without use of magnet

`12.0`　去除眼前节眼内异物去除

12.00　去除眼前节眼内异物 NOS

12.01　用磁吸法去除眼前节眼内异物

12.02　不用磁吸法的去除眼前节眼内异物

`12.1`　Iridotomy and simple iridectomy
Excludes：iridectomy associated with：
cataract extraction（13.11-13.69）
removal of lesion（12.41-12.42）
scleral fistulization（12.61-12.69）

12.11　Iridotomy with transfixion
12.12　Other iridotomy
Corectomy
Discission of iris
Iridotomy NOS
12.13　Excision of prolapsed iris
12.14　Other iridectomy
Iridectomy（basal）（peripheral）（total）

`12.1`　虹膜切开术和单纯性虹膜切除术
不包括：虹膜切除术伴有：
白内障摘出术(13.11-13.69)
病损去除(12.41-12.42)
巩膜造口术(12.61-12.69)

12.11　虹膜切开术伴贯穿术
12.12　其他虹膜切开术
虹膜切除术
虹膜挑开术
虹膜切开术 NOS
12.13　虹膜脱出切除术
12.14　其他虹膜切除术
虹膜切除术(基底性)(周围)(全部)

`12.2`　Diagnostic procedures on iris, ciliary body, sclera, and anterior chamber

12.21　Diagnostic aspiration of anterior chamber of eye
12.22　Biopsy of iris
12.29　Other diagnostic procedures on iris, ciliary body, sclera, and anterior chamber

`12.2`　虹膜、睫状体、巩膜和前房的诊断性操作

12.21　眼前房诊断性抽吸术
12.22　虹膜活组织检查
12.29　虹膜、睫状体、巩膜和前房其他诊断性操作

`12.3`　Iridoplasty and coreoplasty
12.31　Lysis of goniosynechiae
Lysis of goniosynechiae by injection of air or liquid

`12.3`　虹膜成形术和瞳孔成形术
12.31　虹膜前房角粘连松解术
虹膜前房角粘连松解术,注射空气或液体法

12.32	Lysis of other anterior synechiae		12.32	其他虹膜前粘连松解术

12.32 Lysis of other anterior synechiae
    Lysis of anterior synechiae:
      NOS
      by injection of air or liquid

12.33 Lysis of posterior synechiae
    Lysis of iris adhesions NOS

12.34 Lysis of corneovitreal adhesions

12.35 Coreoplasty
    Needling of pupillary membrane

12.39 Other iridoplasty

12.4 **Excision or destruction of lesion of iris and ciliary body**

12.40 Removal of lesion of anterior segment of eye, not otherwise specified

12.41 Destruction of lesion of iris, nonexcisional
    Destruction of lesion of iris by:
      cauterization
      cryotherapy
      photocoagulation

12.42 Excision of lesion of iris
    Excludes: biopsy of iris (12.22)

12.43 Destruction of lesion of ciliary body, nonexcisional

12.44 Excision of lesion of ciliary body

12.5 **Facilitation of intraocular circulation**

12.51 Goniopuncture without goniotomy

12.52 Goniotomy without goniopuncture

12.53 Goniotomy with goniopuncture

12.54 Trabeculotomy ab externo

12.55 Cyclodialysis

12.59 Other facilitation of intraocular circulation

12.6 **Scleral fistulization**
    Excludes: exploratory sclerotomy (12.89)

12.61 Trephination of sclera with iridectomy

12.62 Thermocauterization of sclera with iridectomy

12.63 Iridencleisis and iridotasis

12.64 Trabeculectomy ab externo

12.32 其他虹膜前粘连松解术
    虹膜前粘连松解术：
      NOS
      注射空气或液体法

12.33 虹膜后粘连松解术
    虹膜粘连松解术 NOS

12.34 角膜玻璃体粘连松解术

12.35 瞳孔成形术
    瞳孔膜穿刺

12.39 其他虹膜成形术

12.4 **虹膜和睫状体病损切除术或破坏术**

12.40 去除眼前节病损 NOS

12.41 虹膜病损破坏术,非切除法
    虹膜病损破坏术：
      烧灼术
      冷冻疗法
      光凝固法

12.42 虹膜病损切除术
    不包括:虹膜活组织检查(12.22)

12.43 睫状体病损破坏术,非切除法

12.44 睫状体病损切除术

12.5 **促进眼内循环**

12.51 眼前房角穿刺不伴眼前房角切开

12.52 眼前房角切开不伴眼前房角穿刺

12.53 眼前房角切开伴眼前房角穿刺

12.54 外路小梁切开术

12.55 睫状体分离术

12.59 其他的促进眼内循环

12.6 **巩膜造口术**
    不包括:探查性巩膜切开术(12.89)

12.61 巩膜环钻术伴虹膜切除术

12.62 巩膜热灼术伴虹膜切除术

12.63 虹膜箝顿术和虹膜牵引术

12.64 外路小梁切除术

12. 65	Other scleral fistulization with iridectomy		12. 65	其他巩膜造口术伴虹膜切除术

12. 66　Postoperative revision of scleral fistulization procedure

　　Revision of filtering bleb

　　Excludes：repair of fistula（12. 82）

12. 69　Other fistulizing procedure

12. 7　**Other procedures for relief of elevated intraocular pressure**

12. 71　Cyclodiathermy

12. 72　Cyclocryotherapy

12. 73　Cyclophotocoagulation

12. 74　Diminution of ciliary body, not otherwise specified

12. 79　Other glaucoma procedures

12. 8　**Operations on sclera**

　　Excludes：those associated with：

　　retinal reattachment（14. 41-14. 59）

　　scleral fistulization（12. 61-12. 69）

12. 81　Suture of laceration of sclera

　　Suture of sclera with synchronous repair of conjunctiva

12. 82　Repair of scleral fistula

　　Excludes：postoperative revision of scleral fistulization procedure（12. 66）

12. 83　Revision of operative wound of anterior segment, not elsewhere classified

　　Excludes：postoperative revision of scleral fistulization procedure（12. 66）

12. 84　Excision or destruction of lesion of sclera

12. 85　Repair of scleral staphyloma with graft

12. 86　Other repair of scleral staphyloma

12. 87　Scleral reinforcement with graft

12. 88　Other scleral reinforcement

12. 89　Other operations on sclera

　　Exploratory sclerotomy

12. 9　**Other operations on iris, ciliary body, and anterior chamber**

12. 91　Therapeutic evacuation of anterior chamber

　　Paracentesis of anterior chamber

12. 66　巩膜造口术后的修复术

　　滤泡修复术

　　不包括：造口修补术（12. 82）

12. 69　其他造口术

12. 7　其他高眼内压的缓解法

12. 71　睫状体透热凝固术

12. 72　睫状体冷冻疗法

12. 73　睫状体光凝固法

12. 74　缩减睫状体 NOS

12. 79　其他青光眼操作

12. 8　巩膜手术

　　不包括：伴：

　　视网膜再附着（14. 41-14. 59）

　　巩膜造口术（12. 61-12. 69）

12. 81　巩膜裂伤缝合术

　　巩膜缝合术同时伴结膜修补术

12. 82　巩膜造口修补术

　　不包括：巩膜造口术后修复术（12. 66）

12. 83　眼前节手术伤口修复术 NEC

　　不包括：巩膜造口术后修复术（12. 66）

12. 84　巩膜病损切除术或破坏术

12. 85　用移植物的巩膜葡萄肿修补术

12. 86　巩膜葡萄肿的其他修补术

12. 87　用移植物的巩膜加固术

12. 88　其他巩膜加固术

12. 89　巩膜其他手术

　　巩膜切开探查术

12. 9　虹膜、睫状体和前房的其他手术

12. 91　前房治疗性排空术

　　前房穿刺放液术

Excludes：diagnostic aspiration (12.21)		**不包括**：诊断性抽吸术(12.21)	

12.92　Injection into anterior chamber

　　　Injection of：

　　　　　air into anterior chamber

　　　　　liquid into anterior chamber

　　　　　medication into anterior chamber

12.93　Removal or destruction of epithelial downgrowth from anterior chamber

　　　Excludes：that with iridectomy (12.41-12.42)

12.97　Other operations on iris

12.98　Other operations on ciliary body

12.99　Other operations on anterior chamber

13　**Operations on lens**

13.0　**Removal of foreign body from lens**

　　　Excludes：removal of pseudophakos (13.8)

13.00　Removal of foreign body from lens, not otherwise specified

13.01　Removal of foreign body from lens with use of magnet

13.02　Removal of foreign body from lens without use of magnet

13.1　**Intracapsular extraction of lens**

　　　Code also：any synchronous insertion of pseudophakos (13.71)

13.11　Intracapsular extraction of lens by temporal inferior route

13.19　Other intracapsular extraction of lens

　　　Cataract extraction NOS

　　　Cryoextraction of lens

　　　Erysiphake extraction of cataract

　　　Extraction of lens NOS

13.2　**Extracapsular extraction of lens by linear extraction technique**

13.3　**Extracapsular extraction of lens by simple aspiration (and irrigation) technique**

12.92　前房注射

　　　前房注入：

　　　　　空气

　　　　　液体

　　　　　药物

12.93　前房上皮延生物的去除或破坏术

　　　不包括：同时伴虹膜切除术(12.41-12.42)

12.97　虹膜其他手术

12.98　睫状体其他手术

12.99　前房其他手术

13　**晶体手术**

13.0　**去除晶体异物**

　　　不包括：去除人工晶体(13.8)

13.00　去除晶体异物 NOS

13.01　用磁吸法的去除晶状体异物

13.02　不使用磁吸法的去除晶体异物

13.1　**晶体囊内摘出术**

　　　另编码：任何同时进行的人工晶体置入(13.71)

13.11　经颞下入路晶体囊内摘出术

13.19　晶体的其他囊内摘出术

　　　白内障摘出术 NOS

　　　晶体冷冻摘出术

　　　晶体白内障摘出术

　　　晶体摘出术 NOS

13.2　**晶体囊外摘出术,用线形摘出法**

13.3　**晶体囊外摘出术,用单纯抽吸(和冲洗术)法**

Irrigation of traumatic cataract　　　　　创伤性白内障冲洗术

13.4 **Extracapsular extraction of lens by fragmentation and aspiration technique**　　　　**13.4** 晶体囊外摘出术,用碎裂术和抽吸法

13.41　Phacoemulsification and aspiration of cataract　　　　13.41　白内障晶体乳化和抽吸

13.42　Mechanical phacofragmentation and aspiration of cataract by posterior route　　　　13.42　白内障晶体机械性碎裂术和抽吸,用后入路

Code also：any synchronous vitrectomy (14.74)　　　　**另编码**：任何同时进行的玻璃体切除术(14.74)

13.43　Mechanical phacofragmentation and other aspiration of cataract　　　　13.43　白内障晶体机械性碎裂术和其他抽吸

13.5 **Other extracapsular extraction of lens**　　　　**13.5** 晶体其他囊外摘出术

Code also：any synchronous insertion of pseudophakos (13.71)　　　　**另编码**：任何同时进行的人工晶体置入(13.71)

13.51 Extracapsular extraction of lens by temporal inferior route　　　　13.51　经颞下入路晶体囊外摘出术

13.59　Other extracapsular extraction of lens　　　　13.59　晶体其他囊外摘出术

13.6 **Other cataract extraction**　　　　**13.6** 其他白内障摘出术

Code also：any synchronous insertion of pseudophakos (13.71)　　　　**另编码**：任何同时进行的人工晶体置入(13.71)

13.64　Discission of secondary membrane [after cataract]　　　　13.64　后发膜刺开术[复发性白内障]

13.65　Excision of secondary membrane [after cataract]　　　　13.65　后发膜切除术[复发性白内障]

Capsulectomy　　　　晶体囊切除术

13.66　Mechanical fragmentation of secondary membrane [after cataract]　　　　13.66　后发膜机械性碎裂术[复发性白内障]

13.69　Other cataract extraction　　　　13.69　其他白内障摘出术

13.7 **Insertion of prosthetic lens [pseudophakos]**　　　　**13.7** 人工晶体置入术

Excludes：implantation of intraocular telescope prosthesis (13.91)　　　　**不包括**：置入眼内镜假体(13.91)

13.70　Insertion of pseudophakos, not otherwise specified　　　　13.70　置入人工晶体 NOS

13.71　Insertion of intraocular lens prosthesis at time of cataract extraction, one-stage　　　　13.71　眼内人工晶体置入伴白内障摘出术,一期

Code also：synchronous extraction of cataract (13.11-13.69)　　　　**另编码**：同时进行的白内障摘出术(13.11-13.69)

13.72　Secondary insertion of intraocular lens prosthesis

13.72　眼内人工晶体二期置入

13.8　Removal of implanted lens

Removal of pseudophakos

13.8　去除置入的晶体

去除人工晶体

13.9　Other operations on lens

13.90　Operation on lens,not elsewhere classified

13.91　Implantation of intraocular telescope prosthesis

Implantable miniature telescope

Includes removal of lens，any method

Excludes：secondary insertion of ocular implant (16.61)

13.9　晶体其他手术

13.90　晶体手术 NEC

13.91　眼内镜假体置入

可置入型微型望远镜

包括去除晶体,任何方法

不包括:眼植入物的二期置入（16.61）

14　Operations on retina, choroid, vitreous,and posterior chamber

14　视网膜、脉络膜、玻璃体和后房手术

14.0　Removal of foreign body from posterior segment of eye

Excludes：removal of surgically implanted material (14.6)

14.00　Removal of foreign body from posterior segment of eye，not otherwise specified

14.01　Removal of foreign body from posterior segment of eye with use of magnet

14.02　Removal of foreign body from posterior segment of eye without use of magnet

14.0　去除眼后节异物

不包括:去除手术植入物(14.6)

14.00　去除眼后节异物 NOS

14.01　用磁吸法去除眼后节异物

14.02　不用磁吸法去除眼后节异物

14.1　Diagnostic procedures on retina, choroid, vitreous, and posterior chamber

14.11　Diagnostic aspiration of vitreous

14.19　Other diagnostic procedures on retina， choroid，vitreous, and posterior chamber

14.1　视网膜、脉络膜、玻璃体和后房诊断性操作

14.11　玻璃体诊断性抽吸

14.19　视网膜、脉络膜、玻璃体和后房的其他诊断性操作

14.2　Destruction of lesion of retina and choroid

Includes：destruction of chorioretinopathy or isolated chorioretinal lesion

Excludes：that for repair of retina (14.31-14.59)

14.2　视网膜和脉络膜病损破坏术

包括:脉络膜视网膜病或孤立的脉络膜视网膜病损的破坏术

不包括:为了视网膜修补(14.31-14.59)

14.21 Destruction of chorioretinal lesion by diathermy

14.22 Destruction of chorioretinal lesion by cryotherapy

14.23 Destruction of chorioretinal lesion by xenon arc photocoagulation

14.24 Destruction of chorioretinal lesion by laser photocoagulation

14.25 Destruction of chorioretinal lesion by photocoagulation of unspecified type

14.26 Destruction of chorioretinal lesion by radiation therapy

14.27 Destruction of chorioretinal lesion by implantation of radiation source

14.29 Other destruction of chorioretinal lesion
Destruction of lesion of retina and choroid NOS

14.3 Repair of retinal tear
Includes：repair of retinal defect
Excludes：repair of retinal detachment (14.41-14.59)

14.31 Repair of retinal tear by diathermy

14.32 Repair of retinal tear by cryotherapy

14.33 Repair of retinal tear by xenon arc photocoagulation

14.34 Repair of retinal tear by laser photocoagulation

14.35 Repair of retinal tear by photocoagulation of unspecified type

14.39 Other repair of retinal tear

14.4 Repair of retinal detachment with scleral buckling and implant

14.41 Scleral buckling with implant

14.49 Other scleral buckling
Scleral buckling with：
air tamponade
resection of sclera
vitrectomy

14.5 Other repair of retinal detachment
Includes：that with drainage

14.21 用透热法的脉络膜视网膜病损破坏术

14.22 用冷冻疗法的脉络膜视网膜病损破坏术

14.23 用氙弧光凝固法的脉络膜视网膜病损破坏术

14.24 用激光光凝固法的脉络膜视网膜病损破坏术

14.25 用未特指类型光凝固法的脉络膜视网膜病损破坏术

14.26 用放射疗法的脉络膜视网膜病损破坏术

14.27 用放射源植入法的脉络膜视网膜病损破坏术

14.29 脉络膜视网膜病损的其他破坏术
视网膜和脉络膜病损破坏术 NOS

14.3 视网膜裂伤修补术
包括：视网膜缺损修补术
不包括：视网膜脱离修补术(14.41-14.59)

14.31 用透热疗法的视网膜裂伤修补术

14.32 用冷冻疗法的视网膜裂伤修补术

14.33 用氙弧光凝固法的视网膜裂伤修补术

14.34 用激光光凝固法的视网膜裂伤修补术

14.35 用未特指类型光凝固法的视网膜裂伤修补术

14.39 视网膜裂伤的其他修补术

14.4 用巩膜环扎和植入的视网膜脱离修补术

14.41 巩膜环扎术伴有植入物

14.49 其他巩膜环扎术
巩膜环扎伴：
空气填塞法
巩膜部分切除术
玻璃体切除术

14.5 视网膜脱离其他修补术
包括：同时伴引流术

14.51	Repair of retinal detachment with diathermy	14.51	用透热疗法的视网膜脱离修补术
14.52	Repair of retinal detachment with cryotherapy	14.52	用冷冻疗法的视网膜脱离修补术
14.53	Repair of retinal detachment with xenon arc photocoagulation	14.53	用氙弧光凝固法的视网膜脱离修补术
14.54	Repair of retinal detachment with laser photocoagulation	14.54	用激光光凝固法的视网膜脱离修补术
14.55	Repair of retinal detachment with photocoagulation of unspecified type	14.55	用未特指类型光凝固法的视网膜脱离修补术
14.59	Other	14.59	其他

14.6 Removal of surgically implanted material from posterior segment of eye

14.6 去除眼后节手术植入物

14.7 Operations on vitreous

14.7 玻璃体手术

14.71	Removal of vitreous，anterior approach Open sky technique Removal of vitreous，anterior approach（with replacement）	14.71	去除玻璃体,前入路 开窗式方法 去除玻璃体,前入路(伴置换)
14.72	Other removal of vitreous Aspiration of vitreous by posterior sclerotomy	14.72	玻璃体的其他去除法 经后入路巩膜切开术抽吸玻璃体
14.73	Mechanical vitrectomy by anterior approach	14.73	经前入路的机械性玻璃体切除术
14.74	Other mechanical vitrectomy Posterior approach	14.74	其他机械性玻璃体切除术,后入路
14.75	Injection of vitreous substitute **Excludes**：that associated with removal（14.71-14.72）	14.75	注射玻璃体替代物 **不包括**:同时伴去除(14.71-14.72)
14.79	Other operations on vitreous	14.79	玻璃体其他手术

14.9 Other operations on retina, choroid, and posterior chamber

14.9 视网膜、脉络膜和后房其他手术

15 Operations on extraocular muscles

15 眼外肌手术

15.0 Diagnostic procedures on extraocular muscles or tendons

15.0 眼外肌或腱的诊断性操作

15.01	Biopsy of extraocular muscle or tendon	15.01	眼外肌或腱的活组织检查
15.09	Other diagnostic procedures on extraocular muscles and tendons	15.09	眼外肌和腱的其他诊断性操作

15.1 Operations on one extraocular muscle involving temporary detachment from globe

15.1 一条眼外肌从眼球暂时脱离术

15.11	Recession of one extraocular muscle	15.11	一条眼外肌的后徙术
15.12	Advancement of one extraocular muscle	15.12	一条眼外肌的前徙术

15.13	Resection of one extraocular muscle	15.13	一条眼外肌的部分切除术
15.19	Other operations on one extraocular muscle involving temporary detachment from globe	15.19	一条眼外肌从眼球暂时脱离的其他手术
	Excludes：transposition of muscle (15.5)		**不包括**:眼肌移位术(15.5)

15.2 **Other operations on one extraocular muscle**　**15.2** 一条眼外肌的其他手术

15.21	Lengthening procedure on one extraocular muscle	15.21	一条眼外肌的延长术
15.22	Shortening procedure on one extraocular muscle	15.22	一条眼外肌的缩短术
15.29	Other	15.29	其他

15.3 **Operations on two or more extraocular muscles involving temporary detachment from globe, one or both eyes**

15.3 两条或两条以上眼外肌暂时从眼球脱离的手术,单眼或双眼

15.4 **Other operations on two or more extraocular muscles, one or both eyes**

15.4 两条或两条以上眼外肌的其他手术,单眼或双眼

15.5 **Transposition of extraocular muscles**
Excludes：that for correction of ptosis (08.31-08.36)

15.5 眼外肌移位术
不包括:为睑下垂矫正术的眼外肌移位术(08.31-08.36)

15.6 **Revision of extraocular muscle surgery**　**15.6** 眼外肌手术后的修复术

15.7 **Repair of injury of extraocular muscle**
Freeing of entrapped extraocular muscle
Lysis of adhesions of extraocular muscle
Repair of laceration of extraocular muscle, tendon, or Tenon's capsule

15.7 眼外肌损伤修补术
被夹住的眼外肌解脱术
眼外肌粘连松解术
眼外肌、肌腱或眼球囊裂伤修补术

15.9 **Other operations on extraocular muscles and tendons**　**15.9** 眼外肌和肌腱的其他手术

16 **Operations on orbit and eyeball**　**16** 眼眶和眼球手术

　Excludes：reduction of fracture of orbit (76.78-76.79)

　不包括:眼眶骨折复位术(76.78-76.79)

16.0 **Orbitotomy**　**16.0** 眼眶切开术

16.01	Orbitotomy with bone flap	16.01	眼眶切开术伴有骨瓣

Orbitotomy with lateral approach

经侧入路的眼眶切开术

16.02　Orbitotomy with insertion of orbital implant

16.02　眼眶切开术伴置入眼眶植入物

Excludes：that with bone flap（16.01）

不包括:同时伴骨瓣(16.01)

16.09　Other orbitotomy

16.09　其他眼眶切开术

16.1 **Removal of penetrating foreign body from eye, not otherwise specified**

16.1 **去除眼穿透性异物 NOS**

Excludes：removal of nonpenetrating foreign body（98.21）

不包括:去除非穿透性异物(98.21)

16.2 **Diagnostic procedures on orbit and eyeball**

16.2 **眼眶和眼球的诊断性操作**

16.21　Ophthalmoscopy

16.21　检眼镜检查法

16.22　Diagnostic aspiration of orbit

16.22　眼眶诊断性抽吸

16.23　Biopsy of eyeball and orbit

16.23　眼球和眼眶的活组织检查

16.29　Other diagnostic procedures on orbit and eyeball

16.29　眼眶和眼球的其他诊断性操作

Excludes：examination of form and structure of eye（95.11-95.16）

不包括:眼形状和结构的检查（95.11-95.16）

general and subjective eye examination（95.01-95.09）

普通和主观的眼检查(95.01-95.09)

microscopic examination of specimen from eye(90.21-90.29)

眼标本显微镜检查(90.21-90.29)

objective functional tests of eye（95.21-95.26）

眼客观功能性试验(95.21-95.26)

ocular thermography（88.82）

眼热影像图(88.82)

tonometry（89.11）

眼压测量法(89.11)

x-ray of orbit（87.14，87.16）

眼眶 X 线检查(87.14，87.16)

16.3 **Evisceration of eyeball**

16.3 **眼球内容物剜出术**

16.31　Removal of ocular contents with synchronous implant into scleral shell

16.31　去除眼内容物同时将植入物植入巩膜壳

16.39　Other evisceration of eyeball

16.39　眼球其他内容物剜摘出术

16.4 **Enucleation of eyeball**

16.4 **眼球摘除术**

16.41　Enucleation of eyeball with synchronous implant into Tenon′s capsule with attachment of muscles

16.41　眼球摘除同时伴眼移植物的球囊植入并行肌肉附着术

Integrated implant of eyeball

完整的眼球植入物植入眼球

16.42　Enucleation of eyeball with other synchronous implant

16.42　眼球摘除术伴其他植入物

16.49　Other enucleation of eyeball

16.49　眼球其他摘除术

Removal of eyeball NOS	眼球去除术 NOS

16.5 **Exenteration of orbital contents** | **16.5** 眼眶内容物剜出术

16.51　Exenteration of orbit with removal of adjacent structures

Radical orbitomaxillectomy

16.51　去除眼眶内容物剜出术伴去除邻近结构

根治性眶内容上颌骨切除术

16.52　Exenteration of orbit with therapeutic removal of orbital bone

16.52　眼眶内容物剜出术伴治疗性去除眶骨

16.59　Other exenteration of orbit

Evisceration of orbit NOS

Exenteration of orbit with temporalis muscle transplant

16.59　其他眼眶内容物剜出术

眼眶内容物剜出术 NOS

眼眶内容物剜出术伴颞肌移植

16.6 **Secondary procedures after removal of eyeball** | **16.6** 眼球去除术后二期操作

Excludes：that with synchronous：

enucleation of eyeball (16.41-16.42)

evisceration of eyeball (16.31)

不包括：同时伴：

眼球摘除术(16.41-16.42)

眼球内容物剜出术(16.31)

16.61　Secondary insertion of ocular implant | 16.61　二期眼植入物置入
16.62　Revision and reinsertion of ocular implant | 16.62　眼植入物的修复术和再置入术
16.63　Revision of enucleation socket with graft | 16.63　用移植物的眼摘除腔修复术
16.64　Other revision of enucleation socket | 16.64　眼摘除腔的其他修复术
16.65　Secondary graft to exenteration cavity | 16.65　内容物剜出腔的二期移植物置入术
16.66　Other revision of exenteration cavity | 16.66　内容物剜出腔的其他修复术
16.69　Other secondary procedures after removal of eyeball | 16.69　眼球去除后的其他二期操作

16.7 **Removal of ocular or orbital implant** | **16.7** 去除眼或眼眶的植入物

16.71　Removal of ocular implant | 16.71　去除眼植入物
16.72　Removal of orbital implant | 16.72　去除眼眶植入物

16.8 **Repair of injury of eyeball and orbit** | **16.8** 眼球和眼眶损伤修补术

16.81　Repair of wound of orbit

Excludes：reduction of orbital fracture (76.78-76.79)

repair of extraocular muscles (15.7)

16.81　眼眶伤口修补术

不包括：眼眶骨折复位术(76.78-76.79)

眼外肌修补术(15.7)

16.82　Repair of rupture of eyeball

Repair of multiple structures of eye

Excludes：repair of laceration of：

cornea (11.51-11.59)

sclera (12.81)

16.82　眼球破裂修补术

多种眼结构修补术

不包括：裂伤修补术：

角膜(11.51-11.59)

巩膜(12.81)

16.89　Other repair of injury of eyeball or orbit

16.9　Other operations on orbit and eyeball
　　Excludes：irrigation of eye (96.51)
　　　　prescription and fitting of low vision
　　　　　aids (95.31-95.33)
　　　　removal of：
　　　　　eye prosthesis NEC (97.31)
　　　　　nonpenetrating foreign body from eye
　　　　　　without incision (98.21)

16.91　Retrobulbar injection of therapeutic agent
　　Excludes：injection of radiographic con-
　　　　trast material (87.14)
　　　　opticociliary injection (12.79)

16.92　Excision of lesion of orbit
　　Excludes：biopsy of orbit (16.23)

16.93　Excision of lesion of eye，unspecified
　　　structure
　　Excludes：biopsy of eye NOS (16.23)

16.98　Other operations on orbit

16.99　Other operations on eyeball

16.89　眼球或眼眶损伤的其他修补术

16.9　眼眶和眼球的其他手术
　　不包括：眼冲洗术(96.51)
　　　　处方和安装低视力辅助装置(95.31-
　　　　　95.33)
　　　　去除：
　　　　　假眼 NEC(97.31)
　　　　　不切开的眼非穿透性异物(98.21)

16.91　球后注射治疗性药物
　　不包括：放射照相的对比剂注射(87.14)

　　　　视睫状神经注射(12.79)

16.92　眼眶病损切除术
　　不包括：眼眶活组织检查(16.23)

16.93　眼病损切除术，未特指结构

　　不包括：眼活组织检查 NOS(16.23)

16.98　眼眶其他手术

16.99　眼球其他手术

Chapter 5
OPERATIONS ON THE EAR (18-20)

第五章
耳部手术(18-20)

18 **Operations on external ear**

18 外耳手术

Includes：operations on：
    external auditory canal
    skin and cartilage of：
      auricle
      meatus

包括：手术：
    外耳道
    皮肤和软骨：
      耳廓
      外耳道

18.0 **Incision of external ear**
  Excludes：removal of intraluminal foreign body (98.11)

18.0 外耳切开术
  不包括：去除耳腔内异物(98.11)

18.01 Piercing of ear lobe
       Piercing of pinna
18.02 Incision of external auditory canal
18.09 Other incision of external ear

18.01 耳垂造孔(扎耳朵眼)
       耳廓造孔
18.02 外耳道切开术
18.09 外耳其他切开术

18.1 **Diagnostic procedures on external ear**

18.1 外耳诊断性操作

18.11 Otoscopy
18.12 Biopsy of external ear
18.19 Other diagnostic procedures on external ear
  Excludes：microscopic examination of specimen from ear (90.31-90.39)

18.11 耳镜检查
18.12 外耳活组织检查
18.19 外耳其他诊断性操作

  不包括：耳标本显微镜检查(90.31-90.39)

18.2 **Excision or destruction of lesion of external ear**

18.2 外耳病损切除术或破坏术

18.21 Excision of preauricular sinus
       Radical excision of preauricular sinus or cyst
  Excludes：excision of preauricular remnant [appendage] (18.29)

18.21 耳前窦道切除术
       耳前窦道或囊肿根治性切除术

  不包括：副耳切除术[附加耳](18.29)

18.29 Excision or destruction of other lesion of external ear
       Cauterization of external ear
       Coagulation of external ear
       Cryosurgery of external ear
       Curettage of external ear
       Electrocoagulation of external ear
       Enucleation of external ear

18.29 外耳其他病损切除术或破坏术

       外耳烧灼术
       外耳凝固术
       外耳冷冻手术
       外耳刮除术
       外耳电凝固术
       外耳摘除术

Excision of：

  exostosis of external auditory canal

  preauricular remnant〔appendage〕

  Partial excision of ear

Excludes： biopsy of external ear (18.12)

  radical excision of lesion (18.31)

  removal of cerumen (96.52)

切除术：

  外耳道外生骨疣

  副耳切除术〔附加耳〕

  耳部分切除术

不包括：外耳活组织检查(18.12)

  病损根治性切除术(18.31)

  去除耵聍(96.52)

18.3 **Other excision of external ear**

Excludes： biopsy of external ear (18.12)

18.3 **外耳其他切除术**

不包括：外耳活组织检查(18.12)

18.31 Radical excision of lesion of external ear

Excludes：radical excision of preauricular sinus (18.21)

18.31 外耳病损根治性切除术

不包括：耳前窦道根治性切除术(18.21)

18.39 Other

Amputation of external ear

Excludes： excision of lesion （18.21-18.29，18.31)

18.39 其他

外耳切断术

不包括：病损切除术（18.21-18.29，18.31)

18.4 **Suture of laceration of external ear**

18.4 **外耳裂伤缝合术**

18.5 **Surgical correction of prominent ear**

Ear：

  pinning

  setback

18.5 **耳前突矫正术**

耳：

  后贴

  后缩

18.6 **Reconstruction of external auditory canal**

Canaloplasty of external auditory meatus

Construction〔reconstruction〕of external meatus of ear：

  osseous portion

  skin-lined portion (with skin graft)

18.6 **外耳道重建术**

外耳道管道成形术

外耳道建造术〔重建术〕：

  骨质部分

  皮肤覆盖部分(伴皮肤移植片)

18.7 **Other plastic repair of external ear**

18.71 Construction of auricle of ear

Prosthetic appliance for absent ear

Reconstruction：

  auricle

  ear

18.72 Reattachment of amputated ear

18.79 Other plastic repair of external ear

18.7 **外耳其他整形术**

18.71 耳廓建造术

耳缺如假体修复

重建术：

  耳廓

  耳

18.72 断耳再接术

18.79 外耳其他整形术

Otoplasty NOS	耳成形术 NOS
Postauricular skin graft	耳后皮肤移植术
Repair of lop ear	下垂耳修补术

18.9 Other operations on external ear
Excludes：irrigation of ear（96.52）
　　packing of external auditory canal
　　（96.11）
　　removal of：
　　cerumen（96.52）
　　foreign body（without incision）（98.11）

18.9 外耳其他手术
不包括：耳冲洗术（96.52）
　　外耳道填塞（96.11）

　　去除：
　　盯聍（96.52）
　　异物（不伴切开术）（98.11）

**19 Reconstructive operations on middle
ear**

19 中耳重建术

19.0 Stapes mobilization
Division，otosclerotic：
　material
　process
Remobilization of stapes
Stapediolysis
Transcrural stapes mobilization
Excludes：that with synchronous stapedectomy
（19.11-19.19）

19.0 镫骨撼动术
分离,耳硬化：
　物质
　隆突
镫骨再撼动术
镫骨松动术
经镫骨脚的镫骨撼动术
不包括：同时伴镫骨切除术（19.11-
19.19）

19.1 Stapedectomy
Excludes：revision of previous stape-
dectomy（19.21-19.29）
stapes mobilization only（19.0）
19.11 Stapedectomy with incus replacement
Stapedectomy with incus：
　homograft
　prosthesis
19.19 Other stapedectomy

19.1 镫骨切除术
不包括：前镫骨切除术的修复术（19.21-
19.29）
单纯镫骨撼动术（19.0）
19.11 镫骨切除术伴砧骨置换
镫骨切除术的伴有砧骨：
　同种移植物
　假体
19.19 其他镫骨切除术

19.2 Revision of stapedectomy
19.21 Revision of stapedectomy with incus replacement
19.29 Other revision of stapedectomy

19.2 镫骨切除术的修复术
19.21 镫骨切除术伴砧骨置换的修复术
19.29 镫骨切除术的其他修复术

19.3 Other operations on ossicular chain
Incudectomy NOS
Ossiculectomy NOS

19.3 听骨链的其他手术
砧骨切除术 NOS
听骨切除术 NOS

Reconstruction of ossicles, second stage　　　听骨重建术,二期

19.4 **Myringoplasty**　　　　　　　　**19.4** 鼓膜成形术

Epitympanic，type Ⅰ　　　　　　　　上鼓室的，Ⅰ型

Myringoplasty by:　　　　　　　　　　鼓膜成形术:

　　cauterization　　　　　　　　　　　　烧灼术

　　graft　　　　　　　　　　　　　　　　移植物

Tympanoplasty（type Ⅰ）　　　　　　鼓室成形术(Ⅰ型)

19.5 **Other tympanoplasty**　　　　　**19.5** 其他鼓室成形术

19.52　Type Ⅱ tympanoplasty　　　　19.52　鼓室成形术,Ⅱ型

　　Closure of perforation with graft against　　　用移植物紧靠砧骨或锤骨封闭穿孔处

　　　incus or malleus

19.53　Type Ⅲ tympanoplasty　　　　19.53　鼓室成形术,Ⅲ型

　　Graft placed in contact with mobile and　　　放置移植物与活动和完整的镫骨相接触

　　　intact stapes

19.54　Type Ⅳ tympanoplasty　　　　19.54　鼓室成形术,Ⅳ型

　　Mobile footplate left exposed with air　　　暴露活动的镫骨底板,在圆窗和移植物之

　　　pocket between round window and　　　　间造含空气的小室

　　　graft

19.55　Type Ⅴ tympanoplasty　　　　19.55　鼓室成形术,Ⅴ型

　　Fenestra in horizontal semicircular canal　　　水平半规管开窗覆盖移植物

　　　covered by graft

19.6 **Revision of tympanoplasty**　　　**19.6** 鼓室成形术的修复术

19.9 **Other repair of middle ear**　　　**19.9** 中耳其他修补术

　　Closure of mastoid fistula　　　　　　乳突瘘闭合术

　　Mastoid myoplasty　　　　　　　　　乳突肌成形术

　　Obliteration of tympanomastoid cavity　　　中耳乳突腔封闭术

20 **Other operations on middle and inner ear**　　　**20** 中耳和内耳其他手术

20.0 **Myringotomy**　　　　　　　　**20.0** 鼓膜切开术

20.01　Myringotomy with insertion of tube　　　20.01　鼓膜切开术伴置管

　　Myringostomy　　　　　　　　　　　鼓膜造口术

20.09　Other myringotomy　　　　　　20.09　其他鼓膜切开术

　　Aspiration of middle ear NOS　　　　中耳抽吸术 NOS

20.1 **Removal of tympanostomy tube**　　**20.1** 去除鼓室造口术置管

20.2 **Incision of mastoid and middle ear**　　**20.2** 乳突和中耳切开术

20.21　Incision of mastoid　　　　　　20.21　乳突切开术

20.22	Incision of petrous pyramid air cells	20.22	岩锥气房切开术
20.23	Incision of middle ear	20.23	中耳切开术
	Atticotomy		上鼓室切开术
	Division of tympanum		鼓室分离术
	Lysis of adhesions of middle ear		中耳粘连松解术

20.23 段落：

Incision of middle ear
Atticotomy
Division of tympanum
Lysis of adhesions of middle ear
Excludes：division of otosclerotic process（19.0）
stapediolysis（19.0）
that with stapedectomy（19.11-19.19）

不包括：耳硬化病变分离术(19.0)

镫骨撼动术(19.0)
同时伴镫骨切除术(19.11-19.19)

20.3 **Diagnostic procedures on middle and inner ear**

20.3 中耳和内耳诊断性操作

20.31	Electrocochleography	20.31	耳蜗电图
20.32	Biopsy of middle and inner ear	20.32	中耳和内耳活组织检查
20.39	Other diagnostic procedures on middle and inner ear	20.39	中耳和内耳其他诊断性操作

Excludes：auditory and vestibular function tests（89.13，95.41-95.49）
microscopic examination of specimen from ear(90.31-90.39)

不包括：听觉和前庭功能试验(89.13，95.41-95.49)
耳标本显微镜检查(90.31-90.39)

20.4 **Mastoidectomy**
Code also any：
skin graft（18.79）
tympanoplasty（19.4-19.55）
Excludes：that with implantation of cochlear prosthetic device（20.96-20.98）

20.4 乳突切除术
另编码任何的：
皮肤移植术(18.79)
鼓室成形术(19.4-19.55)
不包括：伴置入耳蜗假体装置(20.96-20.98)

20.41	Simple mastoidectomy	20.41	单纯乳突切除术
20.42	Radical mastoidectomy	20.42	根治性乳突切除术
20.49	Other mastoidectomy	20.49	其他乳突切除术

Atticoantrostomy
Mastoidectomy：
NOS
modified radical

上鼓室鼓窦切开术
乳突切除术：
NOS
改良根治术

20.5 **Other excision of middle ear**
Excludes：that with synchronous mastoidectomy（20.41-20.49）

20.5 中耳其他切除术
不包括：同时伴乳突切除术(20.41-20.49)

20.51　Excision of lesion of middle ear
Excludes：biopsy of middle ear（20.32）

20.51　中耳病损切除术
不包括：中耳活组织检查(20.32)

20.59　Other

20.59　其他

Apicectomy of petrous pyramid	岩锥的岩尖切除术
Tympanectomy	鼓膜切除术

20.6 **Fenestration of inner ear** — **20.6** 内耳开窗术

20.61　Fenestration of inner ear (initial)

Fenestration with graft (skin) (vein) of:

labyrinth

semicircular canals

vestibule

Excludes：that with tympanoplasty, type Ⅴ (19.55)

20.62　Revision of fenestration of inner ear

20.61　内耳开窗术(初次)

伴移植物的开窗术(皮肤)(静脉)：

迷路

半规管

前庭

不包括：同时伴鼓室成形术，Ⅴ型 (19.55)

20.62　内耳开窗术的修复术

20.7 **Incision, excision, and destruction of inner ear** — **20.7** 内耳切开术、切除术和破坏术

20.71　Endolymphatic shunt

20.72　Injection into inner ear

Destruction by injection (alcohol)：

inner ear

semicircular canals

vestibule

20.79　Other incision, excision, and destruction of inner ear

Decompression of labyrinth

Drainage of inner ear

Fistulization：

endolymphatic sac

labyrinth

Incision of endolymphatic sac

Labyrinthectomy (transtympanic)

Opening of bony labyrinth

Perilymphatic tap

Excludes：biopsy of inner ear (20.32)

20.71　内淋巴分流术

20.72　内耳注射

用注射(乙醇)的破坏术：

内耳

半规管

前庭

20.79　内耳其他切开术、切除术和破坏术

迷路减压术

内耳引流术

造口术：

内淋巴囊

迷路

内淋巴囊切开术

迷路切除术(经鼓室)

骨迷路开放术

外淋巴穿刺放液术

不包括：内耳活组织检查(20.32)

20.8 **Operations on Eustachian tube** — **20.8** 咽鼓管手术

Catheterization of Eustachian tube

Inflation of Eustachian tube

Injection (Teflon paste) of Eustachian tube

Insufflation (boric acid-salicylic acid)

Intubation of Eustachian tube

咽鼓管导管置入术

咽鼓管吹张法

咽鼓管注射(硅胶糊)

咽鼓管注气法(硼酸-水杨酸)

咽鼓管插管术

Politzerization of Eustachian tube	咽鼓管吞咽吹气法

20.9 **Other operations on inner and middle ear**　　**20.9** 内耳和中耳其他手术

20.91	Tympanosympathectomy		20.91	鼓室交感神经切除术
20.92	Revision of mastoidectomy		20.92	乳突切除术的修复术
20.93	Repair of oval and round windows		20.93	卵圆窗和圆窗修补术

20.93　Repair of oval and round windows
Closure of fistula:
　oval window
　perilymph
　round window

20.93　卵圆窗和圆窗修补术
瘘闭合术:
　卵圆窗
　外淋巴
　圆窗

20.94　Injection of tympanum　　20.94　鼓室注射

20.95　Implantation of electromagnetic hearing device
Bone conduction hearing device
Excludes: cochlear prosthetic device (20.96-20.98)

20.95　电磁助听器置入
骨传导助听器
不包括:耳蜗假体装置(20.96-20.98)

20.96　Implantation or replacement of cochlear prosthetic device, not otherwise specified
Implantation of receiver (within skull) and insertion of electrode(s) in the cochlea
Includes: mastoidectomy
Excludes: electromagnetic hearing device (20.95)

20.96　耳蜗假体装置置入或置换术 NOS
接收装置的置入(颅内)和耳蜗电极置入术
包括:乳突切除术
不包括:电磁助听器(20.95)

20.97　Implantation or replacement of cochlear prosthetic device, single channel
Implantation of receiver (within skull) and insertion of electrode in the cochlea
Includes: mastoidectomy
Excludes: electromagnetic hearing device (20.95)

20.97　耳蜗假体装置置入或置换术,单道
接收装置的置入(颅内)和耳蜗电极置入术
包括:乳突切除术
不包括:电磁助听器(20.95)

20.98　Implantation or replacement of cochlear prosthetic device, multiple channel
Implantation of receiver (within skull) and insertion of electrodes in the cochlea
Includes: mastoidectomy
Excludes: electromagnetic hearing device (20.95)

20.98　耳蜗假体装置置入或置换术,多道
接收装置的置入(颅内)和耳蜗电极置入术
包括:乳突切除术
不包括:电磁助听器(20.95)

20.99 Other operations on middle and inner ear
Repair or removal of cochlear prosthetic device (receiver) (electrode)

Excludes：adjustment (external components) of cochlear prosthetic device (95.49)

fitting of hearing aid (95.48)

20.99 中耳和内耳其他手术
耳蜗假体装置切除或修补(接收器)(电极)术

不包括：耳蜗假体装置调节(耳外部分)(95.49)

助听器安装(95.48)

Chapter 6
OPERATIONS ON THE NOSE, MOUTH, AND PHARYNX (21-29)

第六章
鼻、口、咽手术(21-29)

■21■ Operations on nose

■21■ 鼻手术

Includes：operations on：
bone of nose
skin of nose

包括：手术：
鼻骨
鼻皮肤

■21.0■ Control of epistaxis
21.00　Control of epistaxis，not otherwise specified

21.01　Control of epistaxis by anterior nasal packing

21.02　Control of epistaxis by posterior(and anterior)packing

21.03　Control of epistaxis by cauterization(and packing)

21.04　Control of epistaxis by ligation of ethmoidal arteries

21.05　Control of epistaxis by (transantral) ligation of the maxillary artery

21.06　Control of epistaxis by ligation of the external carotid artery

21.07　Control of epistaxis by excision of nasal mucosa and skin grafting of septum and lateral nasal wall

21.09　Control of epistaxis by other means

■21.0■ 控制鼻出血
21.00　控制鼻出血 NOS

21.01　控制鼻出血,用前鼻孔填塞

21.02　控制鼻出血,用后鼻孔(和前鼻孔)填塞

21.03　控制鼻出血,用烧灼术(和填塞术)

21.04　控制鼻出血,用筛动脉结扎术

21.05　控制鼻出血,用(经上颌窦)颌动脉结扎术

21.06　控制鼻出血,用颈外动脉结扎术

21.07　控制鼻出血,用切除鼻黏膜并在鼻中隔和鼻侧壁植皮

21.09　控制鼻出血,用其他方法

■21.1■ Incision of nose
Chondrotomy
Incision of skin of nose
Nasal septotomy

■21.1■ 鼻切开术
软骨切开术
鼻皮肤切开术
鼻中隔切开术

■21.2■ Diagnostic procedures on nose
21.21　Rhinoscopy
21.22　Biopsy of nose
21.29　Other diagnostic procedures on nose
Excludes：microscopic examination of specimen from nose (90.31-90.39)
nasal：

■21.2■ 鼻诊断性操作
21.21　鼻镜检查
21.22　鼻活组织检查
21.29　鼻其他诊断性操作
不包括：鼻标本显微镜检查(90.31-90.39)

鼻的：

function study(89. 12)

x-ray(87. 16)

rhinomanometry(89. 12)

功能性检查(89. 12)

X 线检查(87. 16)

鼻测压法(89. 12)

21.3 **Local excision or destruction of lesion of nose**

Excludes: biopsy of nose(21. 22)

nasal fistulectomy(21. 82)

21. 30　Excision or destruction of lesion of nose, not otherwise specified

21. 31　Local excision or destruction of intranasal lesion

Nasal polypectomy

21. 32　Local excision or destruction of other lesion of nose

21.3 **鼻病损局部切除术或破坏术**

不包括:鼻活组织检查(21. 22)

鼻瘘管切除术(21. 82)

21. 30　鼻病损切除术或破坏术 NOS

21. 31　鼻内病损局部切除术或破坏术

鼻息肉切除术

21. 32　鼻其他病损局部切除术或破坏术

21.4 **Resection of nose**

Amputation of nose

21.4 **鼻部分切除术**

鼻切断术

21.5 **Submucous resection of nasal septum**

21.5 **鼻中隔黏膜下切除术**

21.6 **Turbinectomy**

21. 61　Turbinectomy by diathermy or cryosurgery

21. 62　Fracture of the turbinates

21. 69　Other turbinectomy

Excludes: turbinectomy associated with sinusectomy (22. 31-22. 39, 22. 42, 22. 60-22. 64)

21.6 **鼻甲切除术**

21. 61　用透热疗法或冷冻手术的鼻甲切除术

21. 62　鼻甲骨折术

21. 69　其他鼻甲切除术

不包括:鼻甲切除术伴鼻窦切除术(22. 31-22. 39, 22. 42, 22. 60-22. 64)

21.7 **Reduction of nasal fracture**

21. 71　Closed reduction of nasal fracture

21. 72　Open reduction of nasal fracture

21.7 **鼻骨折复位术**

21. 71　鼻骨折闭合性复位术

21. 72　鼻骨折开放性复位术

21.8 **Repair and plastic operations on the nose**

21. 81　Suture of laceration of nose

21. 82　Closure of nasal fistula

Nasolabial fistulectomy

Nasopharyngeal fistulectomy

Oronasal fistulectomy

21. 83　Total nasal reconstruction

21.8 **鼻修补术和整形术**

21. 81　鼻裂伤缝合术

21. 82　鼻瘘闭合术

鼻唇瘘管切除术

鼻咽瘘管切除术

口鼻瘘管切除术

21. 83　全鼻重建术

Reconstruction of nose with：　　　　　鼻重建术伴：

  arm flap　　　　　　　　　　　　　　臂部皮瓣

  forehead flap　　　　　　　　　　　　额部皮瓣

21.84　Revision rhinoplasty　　　　　21.84　修正性鼻成形术

      Rhinoseptoplasty　　　　　　　　　鼻中隔成形术

      Twisted nose rhinoplasty　　　　　　弯鼻鼻成形术

21.85　Augmentation rhinoplasty　　21.85　增补性鼻成形术

      Augmentation rhinoplasty with：　　　增补性鼻成形术伴：

        graft　　　　　　　　　　　　　　移植术

        synthetic implant　　　　　　　　人造植入物

21.86　Limited rhinoplasty　　　　　21.86　局限性鼻成形术

      Plastic repair of nasolabial flaps　　　鼻唇皮瓣整形修补术

      Tip rhinoplasty　　　　　　　　　　鼻尖成形术

21.87　Other rhinoplasty　　　　　　21.87　其他鼻成形术

      Rhinoplasty NOS　　　　　　　　　鼻成形术 NOS

21.88　Other septoplasty　　　　　　21.88　其他中隔成形术

      Crushing of nasal septum　　　　　　鼻中隔挤压术

      Repair of septal perforation　　　　　鼻中隔穿孔修补术

      Excludes：septoplasty associated with　**不包括**：鼻中隔成形术同时伴鼻中隔黏膜

        submucous resection of septum(21.5)　　下切除术(21.5)

21.89　Other repair and plastic operations on　21.89　鼻其他修补术和整形术

      nose

      Reattachment of amputated nose　　　切断鼻再接术

21.9　Other operations on nose　　21.9　鼻其他手术

21.91　Lysis of adhesions of nose　　21.91　鼻粘连松解术

      Posterior nasal scrub　　　　　　　　后鼻清除术

21.99　Other　　　　　　　　　　　　21.99　其他

      Excludes：dilation of frontonasal duct　**不包括**：额鼻管扩张(96.21)

        (96.21)

        irrigation of nasal passages(96.53)　　鼻道冲洗术(96.53)

        removal of：　　　　　　　　　　　去除：

          intraluminal foreign body without　　　鼻腔内异物，无切开(98.12)

          incision(98.12)

          nasal packing(97.32)　　　　　　　鼻腔填塞物(97.32)

        replacement of nasal packing(97.21)　　鼻腔填塞物置换(97.21)

22　Operations on nasal sinuses　　22　鼻窦手术

22.0　Aspiration and lavage of nasal sinus　　22.0　鼻窦抽吸和灌洗

22.00　Aspiration and lavage of nasal sinus, not　22.00　鼻窦抽吸和灌洗 NOS

      otherwise specified

22.01 Puncture of nasal sinus for aspiration or lavage

22.01 鼻窦穿刺,为抽吸或灌洗

22.02 Aspiration or lavage of nasal sinus through natural ostium

22.02 经自然孔的鼻窦抽吸或灌洗

22.1 Diagnostic procedures on nasal sinus

22.1 鼻窦诊断性操作

22.11 Closed [endoscopic] [needle] biopsy of nasal sinus

22.11 鼻窦闭合性[内镜的][针吸]活组织检查

22.12 Open biopsy of nasal sinus

22.12 鼻窦开放性活组织检查

22.19 Other diagnostic procedures on nasal sinuses

22.19 鼻窦其他诊断性操作

Endoscopy without biopsy

内镜检查不伴活组织检查

Excludes: transillumination of sinus (89.35)

不包括:鼻窦透照法(89.35)

x-ray of sinus(87.15-87.16)

鼻窦 X 线检查(87.15-87.16)

22.2 Intranasal antrotomy

22.2 鼻内上颌窦切开术

Excludes: antrotomy with external approach(22.31-22.39)

不包括:外入路上颌窦切开术(22.31-22.39)

22.3 External maxillary antrotomy

22.3 经鼻外上颌窦切开术

22.31 Radical maxillary antrotomy

22.31 根治性上颌窦切开术

Removal of lining membrane of maxillary sinus using Caldwell-Luc approach

经考德威尔-卢克入路去除上颌窦黏膜

22.39 Other external maxillary antrotomy

22.39 其他经鼻外上颌窦切开术

Exploration of maxillary antrum with Caldwell-Luc approach

经考德威尔-卢克入路的上颌窦探查术

22.4 Frontal sinusotomy and sinusectomy

22.4 额窦切开术和切除术

22.41 Frontal sinusotomy

22.41 额窦切开术

22.42 Frontal sinusectomy

22.42 额窦切除术

Excision of lesion of frontal sinus

额窦病损切除术

Obliteration of frontal sinus(with fat)

额窦封闭术(用脂肪)

Excludes: biopsy of nasal sinus(22.11-22.12)

不包括:鼻窦活组织检查(22.11-22.12)

22.5 Other nasal sinusotomy

22.5 其他鼻窦切开术

22.50 Sinusotomy, not otherwise specified

22.50 鼻窦切开术 NOS

22.51 Ethmoidotomy

22.51 筛窦切开术

22.52 Sphenoidotomy

22.52 蝶窦切开术

22.53	Incision of multiple nasal sinuses		22.53	多个鼻窦切开术

22.6 **Other nasal sinusectomy**
Includes：that with incidental turbinec-
tomy

Excludes：biopsy of nasal sinus(22.11-
22.12)

22.6 **其他鼻窦切除术**
包括：同时伴附带鼻甲切除术

不包括：鼻窦活组织检查(22.11-22.12)

22.60	Sinusectomy，not otherwise specified		22.60	鼻窦切除术 NOS
22.61	Excision of lesion of maxillary sinus with Caldwell-Luc approach		22.61	经考德威尔-卢克入路上颌窦病损切除术
22.62	Excision of lesion of maxillary sinus with other approach		22.62	经其他入路上颌窦病损切除术
22.63	Ethmoidectomy		22.63	筛窦切除术
22.64	Sphenoidectomy		22.64	蝶窦切除术

22.7 **Repair of nasal sinus**

22.71	Closure of nasal sinus fistula		22.71	鼻窦瘘闭合术
	Repair of oro-antral fistula			口腔-鼻窦瘘修补术
22.79	Other repair of nasal sinus		22.79	鼻窦其他修补术
	Reconstruction of frontonasal duct			额鼻管重建术
	Repair of bone of accessory sinus			鼻窦骨修补术

22.7 **鼻窦修补术**

22.9 **Other operations on nasal sinuses**
Exteriorization of maxillary sinus
Fistulization of sinus
Excludes：dilation of frontonasal duct
(96.21)

22.9 **鼻窦其他手术**
上颌窦外开放术
鼻窦造口术
不包括：额鼻管扩张(96.21)

23 **Removal and restoration of teeth**

23 **牙的拔除与修复**

23.0 **Forceps extraction of tooth**

23.01	Extraction of deciduous tooth		23.01	拔除乳牙
23.09	Extraction of other tooth		23.09	拔除其他牙
	Extraction of tooth NOS			拔牙 NOS

23.0 **齿钳拔牙**

23.1 **Surgical removal of tooth**

23.11	Removal of residual root		23.11	拔除残根
23.19	Other surgical extraction of tooth		23.19	其他手术拔牙
	Odontectomy NOS			齿切除术 NOS
	Removal of impacted tooth			拔除阻生智齿
	Tooth extraction with elevation of mu-coperiosteal flap			掀起黏膜骨膜瓣的拔牙

23.1 **手术拔牙**

23.2	**Restoration of tooth by filling**	

23.3	**Restoration of tooth by inlay**	

23.4	**Other dental restoration**	

23.41 Application of crown

23.42 Insertion of fixed bridge

23.43 Insertion of removable bridge

23.49 Other

23.5 **Implantation of tooth**

23.6 **Prosthetic dental implant**

Endosseous dental implant

23.7 **Apicoectomy and root canal therapy**

23.70 Root canal, not otherwise specified

23.71 Root canal therapy with irrigation

23.72 Root canal therapy with apicoectomy

23.73 Apicoectomy

24 **Other operations on teeth, gums, and alveoli**

24.0 **Incision of gum or alveolar bone**

Apical alveolotomy

24.1 **Diagnostic procedures on teeth, gums, and alveoli**

24.11 Biopsy of gum

24.12 Biopsy of alveolus

24.19 Other diagnostic procedures on teeth, gums, and alveoli

Excludes：dental：

examination(89.31)

x-ray：

full-mouth(87.11)

other(87.12)

microscopic examination of dental specimen(90.81-90.89)

24.2 **Gingivoplasty**

Gingivoplasty with bone or soft tissue graft

23.2 牙齿填充修复

23.3 牙齿镶嵌修复

23.4 其他牙修复

23.41 安装牙冠

23.42 置入固定桥

23.43 置入活动桥

23.49 其他

23.5 种植牙

23.6 假牙置入

骨内牙植入

23.7 根尖切除术和根管治疗

23.70 根管治疗 NOS

23.71 根管治疗,冲洗术

23.72 根管治疗伴根尖切除术

23.73 根尖切除术

24 其他牙、牙龈和牙槽的手术

24.0 牙龈或牙槽骨的切开术

根尖牙槽骨切开术

24.1 牙,牙龈和牙槽的诊断性操作

24.11 牙龈活组织检查

24.12 牙槽活组织检查

24.19 牙、牙龈和牙槽的其他诊断性操作

不包括:牙:

检查(89.31)

X线检查:

全口(87.11)

其他(87.12)

牙标本显微镜检查(90.81-90.89)

24.2 牙龈成形术

牙龈成形术,用骨或软组织移植物

`24.3` **Other operations on gum**

24.31　Excision of lesion or tissue of gum

　　Excludes：biopsy of gum(24.11)

　　　excision of odontogenic lesion(24.4)

24.32　Suture of laceration of gum

24.39　Other

`24.4` **Excision of dental lesion of jaw**

　　Excision of odontogenic lesion

`24.5` **Alveoloplasty**

　　Alveolectomy(interradicular)(intraseptal)(radical)(simple)(with graft or implant)

　　Excludes：biopsy of alveolus(24.12)

　　　en bloc resection of alveolar process and palate(27.32)

`24.6` **Exposure of tooth**

`24.7` **Application of orthodontic appliance**

　　Application, insertion, or fitting of：

　　　arch bars

　　　orthodontic obturator

　　　orthodontic wiring

　　　periodontal splint

　　Excludes：nonorthodontic dental wiring (93.55)

`24.8` **Other orthodontic operation**

　　Closure of diastema(alveolar)(dental)

　　Occlusal adjustment

　　Removal of arch bars

　　Repair of dental arch

　　Excludes：removal of nonorthodontic wiring(97.33)

`24.9` **Other dental operations**

24.91　Extension or deepening of buccolabial or lingual sulcus

24.99　Other

　　Excludes：dental：

　　　debridement(96.54)

`24.3` **牙龈其他手术**

24.31　牙龈病损或组织的切除术

　　不包括：牙龈活组织检查(24.11)

　　　牙源性病损切除术(24.4)

24.32　牙龈裂伤缝合术

24.39　其他

`24.4` **颌骨上牙病损切除术**

　　牙源性病损切除术

`24.5` **牙槽成形术**

　　牙槽切除术(根间的)(牙槽间隔内的)(根治性)(单纯性)(伴移植或植入物)

　　不包括：牙槽活组织检查(24.12)

　　　牙槽突和腭的整块切除术(27.32)

`24.6` **牙暴露**

`24.7` **牙矫正器的应用**

　　应用,置入或安装：

　　　弓形杆

　　　牙矫形堵塞器

　　　牙矫形钢丝

　　　牙周夹版

　　不包括：非牙矫形的牙钢丝栓(93.55)

`24.8` **其他牙矫形手术**

　　闭合间隙(牙槽)(牙)

　　咬合调整

　　去除弓形杆

　　牙弓修补术

　　不包括：去除非牙矫形钢丝(97.33)

`24.9` **其他牙手术**

24.91　唇颊沟或舌沟的延伸或加深术

24.99　其他

　　不包括：牙：

　　　清创术(96.54)

examination(89.31)	检查(89.31)
prophylaxis(96.54)	预防(96.54)
scaling and polishing(96.54)	洁牙和磨光(96.54)
wiring(93.55)	栓结术(93.55)
fitting of dental appliance〔denture〕(99.97)	安装牙矫形器[牙托](99.97)
microscopic examination of dental specimen(90.81-90.89)	牙标本显微镜检查(90.81-90.89)

removal of dental：

去除牙的：

packing(97.34)	填塞(97.34)
prosthesis(97.35)	假体(97.35)
wiring(97.33)	栓结(97.33)
replacement of dental packing(97.22)	置换牙填塞(97.22)

25 Operations on tongue

25 舌手术

25.0 Diagnostic procedures on tongue

25.01 Closed〔needle〕biopsy of tongue

25.02 Open biopsy of tongue

Wedge biopsy

25.09 Other diagnostic procedures on tongue

25.0 舌诊断性操作

25.01 闭合性[针吸]舌活组织检查

25.02 开放性舌活组织检查

楔形活组织检查

25.09 舌其他诊断性操作

25.1 Excision or destruction of lesion or tissue of tongue

Excludes：biopsy of tongue (25.01-25.02)

frenumectomy：
labial(27.41)
lingual(25.92)

25.1 舌病损或组织切除术或破坏术

不包括:舌活组织检查(25.01-25.02)

系带切除术：
唇(27.41)
舌部(25.92)

25.2 Partial glossectomy

25.2 舌部分切除术

25.3 Complete glossectomy

Glossectomy NOS

Code also：any neck dissection (40.40-40.42)

25.3 舌全部切除术

舌切除术 NOS

另编码:任何淋巴结清扫(40.40-40.42)

25.4 Radical glossectomy

Code also any：

neck dissection(40.40-40.42)

tracheostomy(31.1-31.29)

25.4 根治性舌切除术

另编码任何：

淋巴结清扫术(40.40-40.42)

气管造口术(31.1-31.29)

25.5 Repair of tongue and glossoplasty

25.5 舌修补术和舌成形术

25.51 Suture of laceration of tongue

25.59 Other repair and plastic operations on tongue

Fascial sling of tongue

Fusion of tongue(to lip)

Graft of mucosa or skin to tongue

Excludes：lysis of adhesions of tongue (25.93)

25.9 **Other operations on tongue**

25.91 Lingual frenotomy

Excludes：labial frenotomy(27.91)

25.92 Lingual frenectomy

Excludes：labial frenectomy(27.41)

25.93 Lysis of adhesions of tongue

25.94 Other glossotomy

25.99 Other

26 **Operations on salivary glands and ducts**

Includes：operations on：

lesser salivary gland and duct

parotid gland and duct

sublingual gland and duct

submaxillary gland and duct

Code also：any neck dissection(40.40-40.42)

26.0 **Incision of salivary gland or duct**

26.1 **Diagnostic procedures on salivary glands and ducts**

26.11 Closed [needle] biopsy of salivary gland or duct

26.12 Open biopsy of salivary gland or duct

26.19 Other diagnostic procedures on salivary glands and ducts

Excludes： x-ray of salivary gland (87.09)

26.2 **Excision of lesion of salivary gland**

26.21 Marsupialization of salivary gland cyst

26.29 Other excision of salivary gland lesion

25.51 舌裂伤缝合术

25.59 舌其他修补术和整形术

舌筋膜吊带法

舌(与唇)吻合术

黏膜或皮肤移植至舌

不包括：舌粘连松解术(25.93)

25.9 **舌的其他手术**

25.91 舌系带切开术

不包括：唇系带切开术(27.91)

25.92 舌系带切除术

不包括：唇系带切除术(27.41)

25.93 舌粘连松解术

25.94 其他舌切开术

25.99 其他

26 **涎腺和管的手术**

包括：手术：

小涎腺和管

腮腺和管

舌下腺和管

颌下腺和管

另编码：任何淋巴结清扫术(40.40-40.42)

26.0 **涎腺或管的切开术**

26.1 **涎腺和管的诊断性操作**

26.11 闭合性[针吸]涎腺或管的活组织检查

26.12 开放性涎腺或管的活组织检查

26.19 涎腺和管的其他诊断性操作

不包括：涎腺 X 线检查(87.09)

26.2 **涎腺病损切除术**

26.21 涎腺囊肿袋形缝合术[造袋术]

26.29 涎腺病损的其他切除术

Excludes：biopsy of salivary gland (26.11-26.12)	**不包括**：涎腺活组织检查(26.11-26.12)
salivary fistulectomy(26.42)	涎腺瘘管切除术(26.42)

26.3 **Sialoadenectomy**

26.30 Sialoadenectomy，not otherwise specified

26.31 Partial sialoadenectomy

26.32 Complete sialoadenectomy

En bloc excision of salivary gland lesion

Radical sialoadenectomy

26.3 **涎腺切除术**

26.30 涎腺切除术 NOS

26.31 部分涎腺切除术

26.32 全部涎腺切除术

涎腺病损整块切除术

根治性涎腺切除术

26.4 **Repair of salivary gland or duct**

26.41 Suture of laceration of salivary gland

26.42 Closure of salivary fistula

26.49 Other repair and plastic operations on salivary gland or duct

Fistulization of salivary gland

Plastic repair of salivary gland or duct NOS

Transplantation of salivary duct opening

26.4 **涎腺或管修补术**

26.41 涎腺裂伤缝合术

26.42 涎腺瘘闭合术

26.49 涎腺或管的其他修补术和整形术

涎腺造口术

涎腺或管的整形修补术 NOS

涎腺管口移植术

26.9 **Other operations on salivary gland or duct**

26.91 Probing of salivary duct

26.99 Other

26.9 **涎腺或管的其他手术**

26.91 涎腺管探通术

26.99 其他

27 **Other operations on mouth and face**

27 **口和面的其他手术**

Includes：operations on：

lips

palate

soft tissue of face and mouth，except tongue and gingiva

Excludes：operations on：

gingiva(24.0-24.99)

tongue(25.01-25.99)

包括：手术：

唇

腭

面和口的软组织，除外舌和牙龈

不包括：手术：

牙龈(24.0-24.99)

舌(25.01-25.99)

27.0 **Drainage of face and floor of mouth**

Drainage of：

facial region(abscess)

27.0 **面和口底引流术**

引流术：

面部(脓肿)

fascial compartment of face	面的筋膜间隙
Ludwig's angina	路德维希咽峡炎
Excludes：drainage of thyroglossal tract (06.09)	**不包括**：甲状舌管引流术(06.09)

27.1 Incision of palate

27.2 Diagnostic procedures on oral cavity

27.21　Biopsy of bony palate

27.22　Biopsy of uvula and soft palate

27.23　Biopsy of lip

27.24　Biopsy of mouth, unspecified structure

27.29　Other diagnostic procedures on oral cavity

　　Excludes：soft tissue x-ray(87.09)

27.3 Excision of lesion or tissue of bony palate

27.31　Local excision or destruction of lesion or tissue of bony palate

　　Local excision or destruction of palate by：

　　　cautery

　　　chemotherapy

　　　cryotherapy

　　Excludes： biopsy of bony palate (27.21)

27.32　Wide excision or destruction of lesion or tissue of bony palate

　　En bloc resection of alveolar process and palate

27.4 Excision of other parts of mouth

27.41　Labial frenectomy

　　Excludes： division of labial frenum (27.91)

27.42　Wide excision of lesion of lip

27.43　Other excision of lesion or tissue of lip

27.49　Other excision of mouth

　　Excludes： biopsy of mouth NOS (27.24)

　　excision of lesion of：

　　　palate(27.31-27.32)

　　　tongue(25.1)

　　　uvula(27.72)

27.1 腭切开术

27.2 口腔诊断性操作

27.21　硬腭活组织检查

27.22　悬雍垂和软腭的活组织检查

27.23　唇活组织检查

27.24　口活组织检查,未特指结构

27.29　口腔其他诊断性操作

　　不包括：软组织 X-线检查(87.09)

27.3 硬腭病损或组织切除术

27.31　硬腭病损或组织的局部切除术或破坏术

　　腭局部切除术或破坏术,用：

　　　烧灼术

　　　化学疗法

　　　冷冻疗法

　　不包括：硬腭活组织检查(27.21)

27.32　硬腭病损或组织的广泛切除术或破坏术

　　牙槽突和腭的整块切除术

27.4 口其他部分的切除术

27.41　唇系带切除术

　　不包括：唇系带切断术(27.91)

27.42　唇病损广泛切除术

27.43　唇病损或组织的其他切除术

27.49　口的其他切除术

　　不包括：口活组织检查 NOS(27.24)

　　病损切除术：

　　　腭(27.31-27.32)

　　　舌(25.1)

　　　悬雍垂(27.72)

fistulectomy of mouth(27.53)

frenectomy of:

    lip(27.41)

    tongue(25.92)

27.5 **Plastic repair of mouth**

    Excludes：palatoplasty(27.61-27.69)

27.51 Suture of laceration of lip

27.52 Suture of laceration of other part of mouth

27.53 Closure of fistula of mouth

    Excludes：fistulectomy：

      nasolabial(21.82)

      oro-antral(22.71)

      oronasal(21.82)

27.54 Repair of cleft lip

27.55 Full-thickness skin graft to lip and mouth

27.56 Other skin graft to lip and mouth

27.57 Attachment of pedicle or flap graft to lip and mouth

27.59 Other plastic repair of mouth

27.6 **Palatoplasty**

27.61 Suture of laceration of palate

27.62 Correction of cleft palate

    Correction of cleft palate by push-back operation

    Excludes：revision of cleft palate repair (27.63)

27.63 Revision of cleft palate repair

    Secondary：

      attachment of pharyngeal flap

      lengthening of palate

27.64 Insertion of palatal implant

27.69 Other plastic repair of palate

    Code also：any insertion of palatal implant (27.64)

    Excludes：fistulectomy of mouth(27.53)

27.7 **Operations on uvula**

27.71 Incision of uvula

27.72 Excision of uvula

    Excludes：biopsy of uvula(27.22)

口瘘管切除术(27.53)

系带切除术：

    唇(27.41)

    舌(25.92)

27.5 口整形修补术

    不包括：腭成形术(27.61-27.69)

27.51 唇裂伤缝合术

27.52 口的其他部分裂伤缝合术

27.53 口瘘管闭合术

    不包括：瘘管切除术：

      鼻唇(21.82)

      口腔-鼻窦(22.71)

      口鼻(21.82)

27.54 裂唇修补术

27.55 唇和口的全层皮肤移植

27.56 唇和口的其他皮肤移植

27.57 唇和口的带蒂皮瓣或皮瓣移植

27.59 口的其他整形修补术

27.6 腭成形术

27.61 腭裂伤缝合术

27.62 腭裂矫正术

    腭裂矫正术,用后推手术

    不包括：腭裂修补术后的修复术(27.63)

27.63 腭裂修补术后的修复术

    二期：

      咽瓣附着术

      腭延伸术

27.64 腭植入物置入术

27.69 腭的其他整形术

    另编码：其他腭植入物的置入术(27.64)

    不包括：口瘘管切除术(27.53)

27.7 悬雍垂手术

27.71 悬雍垂切开术

27.72 悬雍垂切除术

    不包括：悬雍垂活组织检查(27.22)

27.73　Repair of uvula

Excludes：that with synchronous cleft palate repair(27.62)

uranostaphylorrhaphy(27.62)

27.79　Other operations on uvula

27.9　**Other operations on mouth and face**

27.91　Labial frenotomy

Division of labial frenum

Excludes：lingual frenotomy(25.91)

27.92　Incision of mouth，unspecified structure

Excludes：incision of：

gum(24.0)

palate(27.1)

salivary gland or duct(26.0)

tongue(25.94)

uvula(27.71)

27.99　Other operations on oral cavity

Graft of buccal sulcus

Excludes：removal of：

intraluminal foreign body(98.01)

penetrating foreign body from mouth without incision(98.22)

28　**Operations on tonsils and adenoids**

28.0　**Incision and drainage of tonsil and peritonsillar structures**

Drainage(oral)(transcervical) of：

parapharyngeal abscess

peritonsillar abscess

retropharyngeal abscess

tonsillar abscess

28.1　**Diagnostic procedures on tonsils and adenoids**

28.11　**Biopsy of tonsils and adenoids**

28.19　**Other diagnostic procedures on tonsils and adenoids**

Excludes：soft tissue x-ray(87.09)

28.2　**Tonsillectomy without adenoidectomy**

27.73　悬雍垂修补术

不包括：同时伴有腭裂修补术(27.62)

软硬腭缝合术(27.62)

27.79　悬雍垂的其他手术

27.9　**口和面的其他手术**

27.91　唇系带切开术

唇系带切断

不包括：舌系带切开术(25.91)

27.92　口切开术，未特指结构

不包括：切开术：

牙龈(24.0)

腭(27.1)

唾液腺或管(26.0)

舌(25.94)

悬雍垂(27.71)

27.99　口腔其他手术

颊沟移植术

不包括：去除：

管腔内异物(98.01)

口穿透性异物，无切开(98.22)

28　**扁桃腺和腺样增殖体的手术**

28.0　**扁桃腺和扁桃腺周围结构的切开引流术**

引流术(经口腔)(经颈部)：

咽旁脓肿

扁桃腺周围脓肿

咽后脓肿

扁桃腺脓肿

28.1　**扁桃腺和腺样增殖体的诊断性操作**

28.11　**扁桃腺和腺样增殖体的活组织检查**

28.19　**扁桃腺和腺样增殖体的其他诊断性操作**

不包括：软组织 X 线检查(87.09)

28.2　**扁桃腺切除术不伴腺样增殖体切除术**

28.3	**Tonsillectomy with adenoidectomy**	**28.3**	扁桃腺切除术伴腺样增殖体切除术	

28.3 **Tonsillectomy with adenoidectomy**

28.4 **Excision of tonsil tag**

28.5 **Excision of lingual tonsil**

28.6 **Adenoidectomy without tonsillectomy**

Excision of adenoid tag

28.7 **Control of hemorrhage after tonsillectomy and adenoidectomy**

28.9 **Other operations on tonsils and adenoids**

28.91 Removal of foreign body from tonsil and adenoid by incision

Excludes：that without incision(98.13)

28.92 Excision of lesion of tonsil and adenoid

Excludes：biopsy of tonsil and adenoid (28.11)

28.99 Other

29 **Operations on pharynx**

Includes：operations on：

hypopharynx

nasopharynx

oropharynx

pharyngeal pouch

pyriform sinus

29.0 **Pharyngotomy**

Drainage of pharyngeal bursa

Excludes：incision and drainage of retropharyngeal abscess(28.0)

removal of foreign body(without incision)(98.13)

29.1 **Diagnostic procedures on pharynx**

29.11 Pharyngoscopy

29.12 Pharyngeal biopsy

Biopsy of supraglottic mass

29.19 Other diagnostic procedures on pharynx

Excludes：x-ray of nasopharynx：

contrast(87.06)

other(87.09)

28.3 扁桃腺切除术伴腺样增殖体切除术

28.4 扁桃腺残体切除术

28.5 舌扁桃腺切除术

28.6 腺样增殖体切除术不伴扁桃腺切除术

腺样增殖体残体切除术

28.7 扁桃腺切除术和腺样增殖体切除术后出血的控制

28.9 扁桃腺和腺样增殖体的其他手术

28.91 扁桃腺和腺样增殖体切开去除异物

不包括：不伴同时切开术(98.13)

28.92 扁桃腺和腺样增殖体病损的切除术

不包括：扁桃腺和腺样增殖体的活组织检查(28.11)

28.99 其他

29 咽部手术

包括：手术：

下咽部

鼻咽部

口咽部

咽囊

梨状隐窝

29.0 咽切开术

咽囊引流术

不包括：咽后脓肿切开引流术(28.0)

异物去除(不伴切开术)(98.13)

29.1 咽诊断性操作

29.11 咽镜检查

29.12 咽活组织检查

声门上肿块活组织检查

29.19 咽的其他诊断性操作

不包括：鼻咽X线检查：

对比剂(87.06)

其他(87.09)

| `29.2` | **Excision of branchial cleft cyst or vestige** Excludes：branchial cleft fistulectomy (29.52) | `29.2` | **鳃裂囊肿或遗迹切除术** 不包括：鳃裂瘘管切除术(29.52) |

| `29.3` | **Excision or destruction of lesion or tissue of pharynx** | `29.3` | **咽病损或组织的切除术或破坏术** |

29.31 Cricopharyngeal myotomy
Excludes：that with pharyngeal diverticulectomy(29.32)

29.32 Pharyngeal diverticulectomy

29.33 Pharyngectomy(partial)
Excludes：laryngopharyngectomy(30.3)

29.39 Other excision or destruction of lesion or tissue of pharynx

29.31 环咽肌切开术
不包括：同时伴咽憩室切除术(29.32)

29.32 咽憩室切除术

29.33 咽切除术(部分)
不包括：喉咽切除术(30.3)

29.39 咽病损或组织的其他切除术或破坏术

| `29.4` | **Plastic operation on pharynx** Correction of nasopharyngeal atresia Excludes： pharyngoplasty associated with cleft palate repair(27.62-27.63) | `29.4` | **咽整形术** 鼻咽闭锁矫正术 不包括：咽成形术伴腭裂修补术(27.62-27.63) |

| `29.5` | **Other repair of pharynx** | `29.5` | **咽的其他修补术** |

29.51 Suture of laceration of pharynx

29.52 Closure of branchial cleft fistula

29.53 Closure of other fistula of pharynx
Pharyngoesophageal fistulectomy

29.54 Lysis of pharyngeal adhesions

29.59 Other

29.51 咽裂伤缝合术

29.52 鳃裂瘘闭合术

29.53 咽其他瘘管的闭合术
咽食管瘘切除术

29.54 咽粘连松解术

29.59 其他

| `29.9` | **Other operations on pharynx** | `29.9` | **咽的其他手术** |

29.91 Dilation of pharynx
Dilation of nasopharynx

29.92 Division of glossopharyngeal nerve

29.99 Other
Excludes： insertion of radium into pharynx and nasopharynx(92.27)
removal of intraluminal foreign body (98.13)

29.91 咽扩张
鼻咽扩张

29.92 舌咽神经切断

29.99 其他
不包括：咽和鼻咽镭置入术(92.27)

去除管腔内异物(98.13)

Chapter 7
OPERATIONS ON THE RESPIRATORY SYSTEM(30-34)

第七章
呼吸系统手术(30-34)

30 Excision of larynx

30 喉切除术

30.0 Excision or destruction of lesion or tissue of larynx

30.01 Marsupialization of laryngeal cyst

30.09 Other excision or destruction of lesion or tissue of larynx

Stripping of vocal cords

Excludes：biopsy of larynx(31.43)

laryngeal fistulectomy(31.62)

laryngotracheal fistulectomy(31.62)

30.0 喉病损或组织的切除术或破坏术

30.01 喉囊肿的袋形缝合术[造袋术]

30.09 喉病损或组织的其他切除术或破坏术

声带剥脱术

不包括：喉活组织检查(31.43)

喉瘘管切除术(31.62)

喉气管瘘管切除术(31.62)

30.1 Hemilaryngectomy
30.2 Other partial laryngectomy

30.21 Epiglottidectomy

30.22 Vocal cordectomy

Excision of vocal cords

30.29 Other partial laryngectomy

Excision of laryngeal cartilage

30.1 半喉切除术
30.2 其他部分喉切除术

30.21 会厌切除术

30.22 声带切除术

声带切除术

30.29 其他部分喉切除术

喉软骨切除术

30.3 Complete laryngectomy

Block dissection of larynx(with thyroidectomy)(with synchronous tracheostomy)

Laryngopharyngectomy

Excludes：that with radical neck dissection(30.4)

30.3 全部喉切除术

喉大块清扫(伴甲状腺切除术)(同时伴气管造口术)

喉咽切除术

不包括：同时伴根治性淋巴结清扫术(30.4)

30.4 Radical laryngectomy

Complete[total]laryngectomy with radical neck dissection(with thyroidectomy)(with synchronous tracheostomy)

30.4 根治性喉切除术

完全[全部]喉切除术伴根治性淋巴结清扫术(伴甲状腺切除术)(同时伴气管造口术)

31 Other operations on larynx and trachea

31 喉和气管的其他手术

`31.0` **Injection of larynx**

Injection of inert material into larynx or vocal cords

`31.0` 喉注射

喉或声带惰性物质的注射

`31.1` **Temporary tracheostomy**

Tracheotomy for assistance in breathing

`31.1` 暂时性气管造口术

为帮助呼吸的气管切开术

`31.2` **Permanent tracheostomy**

31.21 Mediastinal tracheostomy

31.29 Other permanent tracheostomy

Excludes: that with laryngectomy (30.3-30.4)

`31.2` 永久性气管造口术

31.21 纵隔气管造口术

31.29 其他永久性气管造口术

不包括:同时伴喉切除术(30.3-30.4)

`31.3` **Other incision of larynx or trachea**

Excludes: that for assistance in breathing (31.1-31.29)

`31.3` 喉或气管的其他切开术

不包括:为帮助呼吸(31.1-31.29)

`31.4` **Diagnostic procedures on larynx and trachea**

31.41 Tracheoscopy through artificial stoma

Excludes: that with biopsy(31.43-31.44)

`31.4` 喉和气管的诊断性操作

31.41 气管镜检查,经人工造口

不包括:经人工造口的气管镜检查伴活组织检查(31.43-31.44)

31.42 Laryngoscopy and other tracheoscopy

Excludes: that with biopsy(31.43-31.44)

31.42 喉镜检查和其他气管镜检查

不包括:喉镜检查和其他气管镜检查伴活组织检查(31.43-31.44)

31.43 Closed [endoscopic] biopsy of larynx

31.44 Closed [endoscopic] biopsy of trachea

31.45 Open biopsy of larynx or trachea

31.48 Other diagnostic procedures on larynx

Excludes: contrast laryngogram(87.07)

microscopic examination of specimen from larynx(90.31-90.39)

soft tissue x-ray of larynx NEC (87.09)

31.43 闭合性[内镜]喉活组织检查

31.44 闭合性[内镜]气管活组织检查

31.45 开放性喉或气管活组织检查

31.48 喉的其他诊断性操作

不包括:对比剂喉造影图(87.07)

喉标本的显微镜检查(90.31-90.39)

喉软组织X线检查NEC(87.09)

31.49 Other diagnostic procedures on trachea

Excludes: microscopic examination of specimen from trachea (90.41-90.49)

x-ray of trachea(87.49)

31.49 气管的其他诊断性操作

不包括:气管标本的显微镜检查(90.41-90.49)

气管X线检查(87.49)

`31.5` **Local excision or destruction of lesion or tissue of trachea**

`31.5` 气管病损或组织的局部切除术或破坏术

Excludes：biopsy of trachea（31.44-31.45）

　　laryngotracheal fistulectomy(31.62)

　　tracheoesophageal fistulectomy(31.73)

不包括：气管活组织检查(31.44-31.45)

　　喉气管瘘管切除术(31.62)

　　气管食管瘘管切除术(31.73)

31.6　Repair of larynx

31.61　Suture of laceration of larynx

31.62　Closure of fistula of larynx

　　Laryngotracheal fistulectomy

　　Take-down of laryngostomy

31.63　Revision of laryngostomy

31.64　Repair of laryngeal fracture

31.69　Other repair of larynx

　　Arytenoidopexy

　　Graft of larynx

　　Transposition of vocal cords

Excludes：construction of artificial larynx（31.75）

31.6　喉修补术

31.61　喉裂伤缝合术

31.62　喉瘘闭合术

　　喉气管瘘管切除术

　　喉造口拆除

31.63　喉造口修复术

31.64　喉骨骨折修补术

31.69　喉的其他修补术

　　杓状软骨固定术

　　喉移植物

　　声带转位

不包括：人工喉建造术(31.75)

31.7　Repair and plastic operations on trachea

31.71　Suture of laceration of trachea

31.72　Closure of external fistula of trachea

　　Closure of tracheotomy

31.73　Closure of other fistula of trachea

　　Tracheoesophageal fistulectomy

Excludes：laryngotracheal fistulectomy（31.62）

31.74　Revision of tracheostomy

31.75　Reconstruction of trachea and construction of artificial larynx

　　Tracheoplasty with artificial larynx

31.79　Other repair and plastic operations on trachea

31.7　气管修补术和整形术

31.71　气管裂伤缝合术

31.72　气管外瘘管闭合术

　　气管切开的闭合术

31.73　气管其他瘘管的闭合术

　　气管食管瘘管切除术

不包括：喉气管瘘管切除术(31.62)

31.74　气管造口修复术

31.75　气管重建术和人工喉建造术

　　气管成形术伴人工喉

31.79　气管其他修补术和整形术

31.9　Other operations on larynx and trachea

31.91　Division of laryngeal nerve

31.92　Lysis of adhesions of trachea or larynx

31.93　Replacement of laryngeal or tracheal stent

31.94　Injection of locally-acting therapeutic substance into trachea

31.9　喉和气管的其他手术

31.91　喉神经切断术

31.92　气管或喉粘连的松解术

31.93　喉或气管支架置换术

31.94　气管注入局部作用的治疗性物质

31.95	Tracheoesophageal fistulization	31.95 气管食管造口术

31.98　Other operations on larynx

Dilation of larynx

Division of congenital web of larynx

Removal of keel or stent of larynx

Excludes：removal of intraluminal foreign body from larynx without incision (98.14)

31.99　Other operations on trachea

Excludes：removal of：

intraluminal foreign body from trachea without incision(98.15)

tracheostomy tube(97.37)

replacement of tracheostomy tube(97.23)

tracheostomy toilette(96.55)

31.98　喉的其他手术

喉扩张

先天性喉蹼切断术

去除喉龙骨或支架

不包括：非切开的喉管内异物去除术 （98.14）

31.99　气管的其他手术

不包括：去除：

气管管腔内异物,非切开(98.15)

气管造口管(97.37)

置换气管造口管(97.23)

气管造口清理(96.55)

32　Excision of lung and bronchus

Includes：rib resection as operative approach

sternotomy as operative approach

sternum-splitting incision as operative approach

thoracotomy as operative approach

Code also：any synchronous bronchoplasty(33.48)

32　肺和支气管切除术

包括：肋骨部分切除术,作为手术入路

胸骨切开术,作为手术入路

胸骨劈开术,作为手术入路

胸廓切开术,作为手术入路

另编码：任何同时进行的支气管成形术 （33.48）

32.0　Local excision or destruction of lesion or tissue of bronchus

Excludes：biopsy of bronchus (33.24-33.25)

bronchial fistulectomy(33.42)

32.01　Endoscopic excision or destruction of lesion or tissue of bronchus

32.09　Other local excision or destruction of lesion or tissue of bronchus

Excludes：that by endoscopic approach (32.01)

32.0　支气管病损或组织的局部切除术或破坏术

不包括：支气管活组织检查（33.24-33.25）

支气管瘘管切除术(33.42)

32.01　内镜下支气管病损或组织切除术或破坏术

32.09　支气管病损或支气管组织的其他局部切除术或破坏术

不包括：采用内镜入路(32.01)

32.1　Other excision of bronchus

Resection(wide sleeve) of bronchus

32.1　支气管的其他切除术

支气管部分切除术（宽袖形）

Excludes：radical dissection [excision]
　　　　　　of bronchus(32.6)

不包括：支气管根治性清扫术［切除术］
　　　　　(32.6)

32.2　**Local excision or destruction of lesion or tissue of lung**

32.2　**肺病损或肺组织的局部切除术或破坏术**

32.21　Plication of emphysematous bleb

32.21　肺大疱折叠术

32.22　Lung volume reduction surgery

32.22　肺容量减少术

32.23　Open ablation of lung lesion or tissue

32.23　开放性切除肺的病损或肺组织

32.24　Percutaneous ablation of lung lesion or tissue

32.24　经皮切除肺的病损或肺组织

32.25　Thoracoscopic ablation of lung lesion or tissue

32.25　胸腔镜下切除肺的病损或肺组织

32.26　Other and unspecified ablation of lung lesion or tissue

32.26　肺病损或肺组织的其他和未特指的切除

32.28　Endoscopic excision or destruction of lesion or tissue of lung

32.28　内镜下肺病损或肺组织的切除术或破坏术

　　　Excludes：ablation of lung lesion or tissue：
　　　　　open(32.23)
　　　　　other(32.26)
　　　　　percutaneous(32.24)
　　　　　thoracoscopic(32.25)
　　　　　biopsy of lung(33.26-33.27)

　　　不包括：切除肺的病损或肺组织：
　　　　　开放性(32.23)
　　　　　其他(32.26)
　　　　　经皮的(32.24)
　　　　　胸腔镜的(32.25)
　　　　　肺活组织检查(33.26-33.27)

32.29　Other local excision or destruction of lesion or tissue of lung
　　　Resection of lung：
　　　　　NOS
　　　　　wedge
　　　Excludes：ablation of lung lesion or tissue：
　　　　　open(32.23)
　　　　　other(32.26)
　　　　　percutaneous(32.24)
　　　　　thoracoscopic(32.25)
　　　　　biopsy of lung(33.26-33.27)
　　　　　that by endoscopic approach(32.28)
　　　　　wide excision of lesion of lung(32.3)

32.29　肺病损或组织的其他局部切除术或破坏术
　　　肺部分切除术：
　　　　　NOS
　　　　　楔形
　　　不包括：切除肺的病损或肺组织：
　　　　　开放性(32.23)
　　　　　其他(32.26)
　　　　　经皮的(32.24)
　　　　　胸腔镜的(32.25)
　　　　　肺活组织检查(33.26-33.27)
　　　　　肺部分切除术,经内镜入路(32.28)
　　　　　肺病损广泛切除术(32.3)

32.3　**Segmental resection of lung**
　　　Partial lobectomy

32.3　**肺节段切除术**
　　　部分肺叶切除术

32.4　**Lobectomy of lung**
　　　Lobectomy with segmental resection of adjacent lobes of lung

32.4　**肺叶切除术**
　　　肺叶切除术伴邻近肺叶节段切除术

Excludes：that with radical dissection [excision] of thoracic structures (32.6)	**不包括**：肺叶切除术伴胸腔结构的根治性清扫术[切除术](32.6)

32.5 **Complete pneumonectomy**
Excision of lung NOS
Pneumonectomy(with mediastinal dissection)

32.5 全肺切除术
肺切除术 NOS
肺切除术(伴纵隔清扫术)

32.6 **Radical dissection of thoracic structures**
Block [en bloc] dissection of bronchus, lobe of lung, brachial plexus, intercostal structure, ribs (transverse process), and sympathetic nerves

32.6 胸腔结构的根治性清扫术
支气管、肺叶、臂丛、肋间结构、肋骨(横突)和交感神经的大块[整块]清扫术

32.9 **Other excision of lung**
Excludes：biopsy of lung and bronchus (33.24-33.27)
pulmonary decortication(34.51)

32.9 其他的肺切除术
不包括：肺和支气管的活组织检查(33.24-33.27)
肺皮质剥脱术(34.51)

33 **Other operations on lung and bronchus**

33 肺和支气管的其他手术

Includes：rib resection as operative approach
sternotomy as operative approach
sternum-splitting incision as operative approach
thoracotomy as operative approach

包括：肋骨部分切除术作为手术入路
胸骨切开术作为手术入路
胸骨劈开术作为手术入路
胸廓切开术作为手术入路

33.0 **Incision of bronchus**
33.1 **Incision of lung**
Excludes：puncture of lung(33.93)

33.0 支气管切开术
33.1 肺切开术
不包括：肺穿刺(33.93)

33.2 **Diagnostic procedures on lung and bronchus**
33.21 Bronchoscopy through artificial stoma
Excludes：that with biopsy (33.24, 33.27)
33.22 Fiber-optic bronchoscopy
Excludes：that with biopsy (33.24, 33.27)

33.2 肺和支气管的诊断性操作
33.21 经人工造口的支气管镜检查
不包括：伴活组织检查(33.24,33.27)
33.22 光导纤维支气管镜检查
不包括：伴活组织检查(33.24,33.27)

33.23 Other bronchoscopy

Excludes:that for:

aspiration(96.05)

biopsy(33.24,33.27)

33.24 Closed [endoscopic] biopsy of bronchus

Bronchoscopy(fiberoptic)(rigid) with:

brush biopsy of "lung"

brushing or washing for specimen collection

excision(bite) biopsy

Diagnostic bronchoalveolar lavage(BAL)

Excludes:closed biopsy of lung, other than brush biopsy of "lung"(33.26, 33.27)

whole lung lavage(33.99)

33.25 Open biopsy of bronchus

Excludes:open biopsy of lung(33.28)

33.26 Closed [percutaneous] [needle] biopsy of lung

Excludes:endoscopic biopsy of lung (33.27)

33.27 Closed endoscopic biopsy of lung

Fiber-optic(flexible) bronchoscopy with fluoroscopic guidance with biopsy

Transbronchial lung biopsy

Excludes:brush biopsy of "lung" (33.24)

percutaneous biopsy of lung(33.26)

33.28 Open biopsy of lung

33.29 Other diagnostic procedures on lung and bronchus

Excludes:contrast bronchogram:

endotracheal(87.31)

other(87.32)

lung scan(92.15)

magnetic resonance imaging(88.92)

microscopic examination of specimen from bronchus or lung(90.41-90.49)

routine chest x-ray(87.44)

ultrasonography of lung(88.73)

vital capacity determination(89.37)

33.23 其他支气管镜检查

不包括:支气管镜检查,为了:

抽吸(96.05)

活组织检查(33.24,33.27)

33.24 闭合性[内镜的]支气管活组织检查

支气管镜检查(光导纤维的)(硬式的)伴:

肺刷洗活组织检查

为标本收集的刷洗或冲洗

切除术(咬切)的活组织检查

诊断性支气管肺泡灌洗(BAL)

不包括:闭合性肺活组织检查,除外肺刷洗性活组织检查(33.26,33.27)

全肺灌洗(33.99)

33.25 开放性支气管活组织检查

不包括:开放性肺活组织检查(33.28)

33.26 闭合性[经皮][针吸]肺活组织检查

不包括:肺内镜活组织检查(33.27)

33.27 闭合性肺内镜活组织检查

荧光显影的光导纤维(可屈性)支气管镜检查伴活组织检查

经支气管肺的活组织检查

不包括:肺刷洗活组织检查(33.24)

经皮肺活组织检查(33.26)

33.28 开放性肺活组织检查

33.29 肺和支气管的其他诊断性操作

不包括:对比剂支气管造影图:

气管内的(87.31)

其他(87.32)

肺扫描(92.15)

磁共振成像(88.92)

支气管或肺标本的显微镜检查(90.41-90.49)

常规胸部 X 线检查(87.44)

胸超声波检查(88.73)

肺活量测定(89.37)

x-ray of bronchus or lung NOS (87.49)	支气管或肺 X 线检查 NOS(87.49)

33.3 **Surgical collapse of lung** | **33.3** 肺手术性萎陷

33.31　Destruction of phrenic nerve for collapse of lung

33.31　膈神经破坏术用于肺萎陷

33.32　Artificial pneumothorax for collapse of lung

Thoracotomy for collapse of lung

33.32　人工气胸用于肺萎陷

胸廓切开术用于肺萎陷

33.33　Pneumoperitoneum for collapse of lung

33.33　气腹用于肺萎陷

33.34　Thoracoplasty

33.34　胸廓成形术

33.39　Other surgical collapse of lung

Collapse of lung NOS

33.39　肺的其他手术性萎陷

肺萎陷 NOS

33.4 **Repair and plastic operation on lung and bronchus** | **33.4** 肺和支气管的修补术和整形术

33.41　Suture of laceration of bronchus

33.41　支气管裂伤缝合术

33.42　Closure of bronchial fistula

Closure of bronchostomy

Fistulectomy：

　bronchocutaneous

　bronchoesophageal

　bronchovisceral

Excludes：closure of fistula：

　bronchomediastinal(34.73)

　bronchopleural(34.73)

　bronchopleuromediastinal(34.73)

33.42　支气管瘘闭合术

支气管造口闭合术

瘘管切除术：

　支气管皮肤

　支气管食管

　支气管内脏

不包括:瘘管闭合术：

　支气管纵隔(34.73)

　支气管胸膜(34.73)

　支气管胸膜纵隔(34.73)

33.43　Closure of laceration of lung

33.43　肺裂伤闭合术

33.48　Other repair and plastic operations on bronchus

33.48　支气管的其他修补术和整形术

33.49　Other repair and plastic operations on lung

Excludes：closure of pleural fistula(34.73)

33.49　肺其他修补术和整形术

不包括:胸膜瘘闭合术(34.73)

33.5 **Lung transplant**

Note：To report donor source — see codes 00.91-00.93

Excludes：combined heart-lung transplantation(33.6)

Code also：cardiopulmonary bypass［extracorporeal circulation］［heart-lung machine］(39.61)

33.5 肺移植

注:要报告提供的材料来源—见编码 00.91-00.93

不包括:心脏-肺联合移植术(33.6)

另编码:心肺搭桥［体外循环］［心肺机］(39.61)

33.50　Lung transplantation，not otherwise specified

33.50　肺移植术 NOS

33.51	Unilateral lung transplantation	33.51	单侧肺移植术
33.52	Bilateral lung transplantation	33.52	双侧肺移植术

33.52　Bilateral lung transplantation

Double-lung transplantation

En bloc transplantation

Code also：cardiopulmonary bypass［extracorporeal circulation］［heart-lung machine］(39.61)

33.52　双侧肺移植术

双-肺移植术

整块移植术

另编码：心肺搭桥［体外循环］［心肺机］(39.61)

33.6 **Combined heart-lung transplantation**

Note：To report donor source－see codes 00.91-00.93

Code also：cardiopulmonary bypass［extracorporeal circulation］［heart-lung machine］(39.61)

33.6 **心脏-肺联合移植术**

注：要报告提供的材料来源－见编码 00.91-00.93

另编码：心肺搭桥［体外循环］［心肺机］(39.61)

33.7 **Endoscopic insertion, replacement and removal of therapeutic device or substances in bronchus or lung**

Biologic Lung Volume Reduction (BLVR)

Excludes：insertion of tracheobronchial stent(96.05)

33.7 **内镜下置入、置换和去除支气管或肺内的治疗性装置或物质**

生物学肺容积减少术(BLVR)

不包括：气管支气管的支架置入(96.05)

33.71　Endoscopic insertion or replacement of bronchial valve(s)

Endobronchial airflow redirection valve

Intrabronchial airflow redirection valve

33.71　内镜下置入或置换支气管瓣膜

支气管镜气流改道瓣膜

支气管内气流改道瓣膜

33.78　Endoscopic removal of bronchial device(s) or substances

33.78　内镜下去除支气管装置或物质

33.79　Endoscopic insertion of other bronchial device or substances

Biologic Lung Volume Reduction NOS (BLVR)

33.79　内镜下置入其他支气管装置或物质

生物学肺容积减少术 NOS(BLVR)

33.9 **Other operations on lung and bronchus**

33.9 **肺和支气管的其他手术**

33.91　Bronchial dilation

33.91　支气管扩张

33.92　Ligation of bronchus

33.92　支气管结扎术

33.93　Puncture of lung

Excludes：needle biopsy(33.26)

33.93　肺穿刺

不包括：针吸活组织检查(33.26)

33.98　Other operations on bronchus

Excludes：bronchial lavage(96.56)

removal of intraluminal foreign body from bronchus without incision (98.15)

33.98　支气管的其他手术

不包括：支气管灌洗(96.56)

非切开的支气管腔内异物去除术(98.15)

33.99 Other operations on lung Whole lung lavage **Excludes**：other continuous mechanical ventilation(96.70-96.72) respiratory therapy(93.90-93.99)	33.99 肺的其他手术 全肺灌洗 **不包括**：其他持续性机械性通气(96.70- 96.72) 呼吸治疗(93.90-93.99)

34 **Operations on chest wall, pleura, mediastinum, and diaphragm**

34 **胸壁、胸膜、纵隔和横膈手术**

Excludes：operations on breast（85.0-85.99)

不包括：乳房手术(85.0-85.99)

34.0 **Incision of chest wall and pleura**
Excludes：that as operative approach – omit code

34.0 **胸壁和胸膜切开术**
不包括：作为手术入路—省略编码

34.01 Incision of chest wall Extrapleural drainage **Excludes**：incision of pleura(34.09)	34.01 胸壁切开术 胸膜外引流 **不包括**：胸膜切开术(34.09)
34.02 Exploratory thoracotomy	34.02 探查性胸廓切开术
34.03 Reopening of recent thoracotomy site	34.03 近期胸廓切开部位的再切开
34.04 Insertion of intercostal catheter for drainage Chest tube Closed chest drainage Revision of intercostal catheter (chest tube)(with lysis of adhesions)	34.04 肋间导管置入用于引流 胸导管 闭合性胸部引流 肋间导管修复术(胸导管)(伴粘连松解术)
34.05 Creation of pleuroperitoneal shunt	34.05 创建胸膜腹膜分流术
34.09 Other incision of pleura Creation of pleural window for drainage Intercostal stab Open chest drainage **Excludes**：thoracoscopy(34.21) thoracotomy for collapse of lung(33.32)	34.09 胸膜其他切开术 建立胸膜开窗用于引流 肋间戳孔 开放性胸部引流 **不包括**：胸腔镜检查(34.21) 胸廓切开术用于肺萎陷(33.32)

34.1 **Incision of mediastinum**
Excludes：mediastinoscopy(34.22)
mediastinotomy associated with pneumonectomy(32.5)

34.1 **纵隔切开术**
不包括：纵隔镜检查(34.22)
纵隔切开术伴肺切除术(32.5)

34.2 **Diagnostic procedures on chest wall, pleura, mediastinum, and diaphragm**

34.2 **胸壁、胸膜、纵隔和横膈的诊断性操作**

34.21 Transpleural thoracoscopy	34.21 经胸膜胸腔镜检查

34.22 Mediastinoscopy

Code also：any lymph node biopsy (40.11)

34.23 Biopsy of chest wall

34.24 Pleural biopsy

34.25 Closed ［percutaneous］［needle］ biopsy of mediastinum

34.26 Open mediastinal biopsy

34.27 Biopsy of diaphragm

34.28 Other diagnostic procedures on chest wall，pleura，and diaphragm

Excludes：angiocardiography（88.50-88.58)

aortography(88.42)

arteriography of：

intrathoracic vessels NEC(88.44)

pulmonary arteries(88.43)

microscopic examination of specimen from chest wall，pleura，and diaphragm (90.41-90.49)

phlebography of：

intrathoracic vessels NEC(88.63)

pulmonary veins(88.62)

radiological examinations of thorax：

C. A. T. scan(87.41)

diaphragmatic x-ray(87.49)

intrathoracic lymphangiogram(87.34)

routine chest x-ray(87.44)

sinogram of chest wall(87.38)

soft tissue x-ray of chest wall NEC (87.39)

tomogram of thorax NEC(87.42)

ultrasonography of thorax (88.73)

34.29 Other diagnostic procedures on mediastinum

Excludes：mediastinal：

pneumogram(87.33)

x-ray NEC(87.49)

34.3 **Excision or destruction of lesion or tissue of mediastinum**

34.22 纵隔镜检查

另编码：其他淋巴结活组织检查(40.11)

34.23 胸壁活组织检查

34.24 胸膜活组织检查

34.25 闭合性纵隔［经皮］［针吸]活组织检查

34.26 开放性纵隔活组织检查

34.27 横膈活组织检查

34.28 胸壁,胸膜和横膈的其他诊断性操作

不包括：心血管造影术(88.50-88.58)

主动脉造影术(88.42)

动脉造影术：

胸内血管 NEC(88.44)

肺动脉(88.43)

胸壁、胸膜和横膈标本的显微镜检查 (90.41-90.49)

静脉造影［术］：

胸内血管 NEC(88.63)

肺静脉(88.62)

胸放射检查：

计算机轴向断层照相(87.41)

横膈 X 线检查(87.49)

胸内淋巴管造影片(87.34)

常规胸部 X 线检查(87.44)

胸壁窦腔 X 线照相(87.38)

胸壁软组织 X 线检查 NEC(87.39)

胸 X 线断层照相 NEC(87.42)

胸超声波检查(88.73)

34.29 纵隔其他诊断性操作

不包括：纵隔：

充气造影图(87.33)

X 线检查 NEC(87.49)

34.3 **纵隔病损或组织的切除术或破坏术**

Excludes: biopsy of mediastinum (34.25-34.26)

mediastinal fistulectomy(34.73)

不包括:纵隔的活组织检查(34.25-34.26)

纵隔瘘管切除术(34.73)

34.4 Excision or destruction of lesion of chest wall

Excision of lesion of chest wall NOS (with excision of ribs)

Excludes: biopsy of chest wall(34.23)

costectomy not incidental to thoracic procedure(77.91)

excision of lesion of:

breast(85.20-85.25)

cartilage(80.89)

skin(86.2-86.3)

fistulectomy(34.73)

34.4 胸壁病损的切除术或破坏术

胸壁病损切除术 NOS(伴肋骨切除术)

不包括:胸壁活组织检查(34.23)

肋骨切除术不附带胸的其他操作(77.91)

病损切除术:

乳房(85.20-85.25)

软骨(80.89)

皮肤(86.2-86.3)

瘘管切除术(34.73)

34.5 Pleurectomy

34.51 Decortication of lung

34.59 Other excision of pleura

Excision of pleural lesion

Excludes: biopsy of pleura(34.24)

pleural fistulectomy(34.73)

34.5 胸膜切除术

34.51 肺皮质剥除术

34.59 胸膜其他切除术

胸膜病损切除术

不包括:胸膜活组织检查(34.24)

胸膜瘘管切除术(34.73)

34.6 Scarification of pleura

Pleurosclerosis

Excludes: injection of sclerosing agent (34.92)

34.6 胸膜划痕术

胸膜硬化术

不包括:硬化药注射(34.92)

34.7 Repair of chest wall

34.71 Suture of laceration of chest wall

Excludes: suture of skin and subcutaneous tissue alone(86.59)

34.72 Closure of thoracostomy

34.73 Closure of other fistula of thorax

Closure of:

bronchopleural fistula

bronchopleurocutaneous fistula

bronchopleuromediastinal fistula

34.74 Repair of pectus deformity

Repair of:

pectus carinatum(with implant)

34.7 胸壁修补术

34.71 胸壁裂伤缝合术

不包括:单纯皮肤和皮下组织缝合术(86.59)

34.72 胸廓造口闭合术

34.73 胸其他瘘管闭合术

闭合术:

支气管胸膜瘘

支气管胸膜皮肤瘘

支气管胸膜纵隔瘘

34.74 胸变形修补术

修补术:

鸡胸(用植入物)

	pectus excavatum(with implant)		漏斗胸(用植入物)
34.79	Other repair of chest wall	34.79	胸壁其他修补术
	Repair of chest wall NOS		胸壁修补术 NOS

34.8　**Operations on diaphragm**　　　　**34.8**　**横膈手术**

34.81	Excision of lesion or tissue of diaphragm	34.81	横膈病损或横膈组织切除术
	Excludes：biopsy of diaphragm(34.27)		**不包括**：横膈活组织检查(34.27)
34.82	Suture of laceration of diaphragm	34.82	横膈裂伤缝合术
34.83	Closure of fistula of diaphragm	34.83	横膈瘘闭合术
	Thoracicoabdominal fistulectomy		胸腹瘘管切除术
	Thoracicogastric fistulectomy		胸胃瘘管切除术
	Thoracicointestinal fistulectomy		胸肠瘘管切除术
34.84	Other repair of diaphragm	34.84	横膈其他修补术
	Excludes：repair of diaphragmatic hernia(53.7-53.82)		**不包括**：膈疝修补术(53.7-53.82)
34.85	Implantation of diaphragmatic pacemaker	34.85	横膈起搏器置入
34.89	Other operations on diaphragm	34.89	横膈其他手术

34.9　**Other operations on thorax**　　　　**34.9**　**胸其他手术**

34.91	Thoracentesis	34.91	胸腔穿刺术
34.92	Injection into thoracic cavity	34.92	胸腔内注射
	Chemical pleurodesis		化学胸膜固定术
	Injection of cytotoxic agent or tetracycline		细胞毒素或四环素注射
	Instillation into thoracic cavity		胸腔内滴注
	Requires additional code for any cancer chemotherapeutic substance(99.25)		要求对任何癌化学治疗药物附加编码(99.25)
	Excludes：that for collapse of lung(33.32)		**不包括**：胸腔内注射为肺萎陷(33.32)
34.93	Repair of pleura	34.93	胸膜修补术
34.99	Other	34.99	其他
	Excludes：removal of：		**不包括**：去除：
	mediastinal drain(97.42)		纵隔引流(97.42)
	sutures(97.43)		缝合术(97.43)
	thoracotomy tube(97.41)		胸廓切开术引流管(97.41)

Chapter 8
OPERATIONS ON THE CARDIO-VASCULAR SYSTEM(35-39)

35 Operations on valves and septa of heart

Includes：sternotomy（median）（transverse）as operative approach
thoracotomy as operative approach
Code also：cardiopulmonary bypass［extracorporeal circulation］［heart-lung machine］(39.61)

35.0 Closed heart valvotomy
Excludes：percutaneous（balloon）valvuloplasty(35.96)

35.00　Closed heart valvotomy，unspecified valve

35.01　Closed heart valvotomy，aortic valve

35.02　Closed heart valvotomy，mitral valve

35.03　Closed heart valvotomy，pulmonary valve

35.04　Closed heart valvotomy，tricuspid valve

35.1 Open heart valvuloplasty without replacement
Includes：open heart valvotomy
Excludes：that associated with repair of：
endocardial cushion defect（35.54，35.63，35.73）
valvular defect associated with atrial and ventricular septal defects（35.54，35.63，35.73）
percutaneous(balloon) valvuloplasty(35.96)
Code also：cardiopulmonary bypass if performed［extracorporeal circulation］［heart-lung machine］(39.61)

35.10　Open heart valvuloplasty without replacement，unspecified valve

第八章
心血管系统手术(35-39)

35 心脏瓣膜和间隔手术

包括：胸骨切开术（正中）（横断的），作为手术入路
胸廓切开术，作为手术入路
另编码：心肺搭桥［体外循环］［心肺机］(39.61)

35.0 闭合性心脏瓣膜切开术
不包括：经皮（球囊）瓣膜成形术(35.96)

35.00　闭合性心脏瓣膜切开术，瓣膜未特指

35.01　闭合性心脏瓣膜切开术，主动脉瓣

35.02　闭合性心脏瓣膜切开术，二尖瓣

35.03　闭合性心脏瓣膜切开术，肺动脉瓣

35.04　闭合性心脏瓣膜切开术，三尖瓣

35.1 无置换的开放性心脏瓣膜成形术

包括：开放性心脏瓣膜切开术
不包括：同时伴修补术：

心内膜垫缺损（35.54，35.63，35.73）

瓣膜缺损伴心房和心室间隔缺损（35.54，35.63，35.73）

经皮（球囊）瓣膜成形术(35.96)
另编码：心肺搭桥［体外循环］［心肺机］(39.61)

35.10　无置换的开放性心脏瓣膜成形术，瓣膜未特指

35.11 Open heart valvuloplasty of aortic valve without replacement

35.12 Open heart valvuloplasty of mitral valve without replacement

35.13 Open heart valvuloplasty of pulmonary valve without replacement

35.14 Open heart valvuloplasty of tricuspid valve without replacement

35.2 Replacement of heart valve

Includes：excision of heart with replacement

Code also：cardiopulmonary bypass ［extracorporeal circulation］［heart-lung machine］(39.61)

Excludes：that associated with repair of:
endocardial cushion defect（35.54, 35.63, 35.73）
valvular defect associated with atrial and ventricular septal defects（35.54, 35.63, 35.73）

35.20 Replacement of unspecified heart valve
Repair of unspecified heart valve with tissue graft or prosthetic implant

35.21 Replacement of aortic valve with tissue graft
Repair of aortic valve with tissue graft（autograft）（heterograft）（homograft）

35.22 Other replacement of aortic valve
Repair of aortic valve with replacement：
NOS
prosthetic(partial)(synthetic)(total)

35.23 Replacement of mitral valve with tissue graft
Repair of mitral valve with tissue graft（autograft）（heterograft）（homograft）

35.24 Other replacement of mitral valve
Repair of mitral valve with replacement：
NOS
prosthetic(partial)(synthetic)(total)

35.25 Replacement of pulmonary valve with tissue graft

35.11 无置换的开放性主动脉瓣成形术

35.12 无置换的开放性二尖瓣成形术

35.13 无置换的开放性肺动脉瓣成形术

35.14 无置换的开放性三尖瓣成形术

35.2 心脏瓣膜置换术
包括：心脏瓣膜切除术伴置换

另编码：心肺搭桥［体外循环］［心肺机］（39.61）

不包括：同时伴修补术：
心内膜垫缺损(35.54，35.63，35.73)

瓣膜缺损伴心房和心室间隔缺损(35.54，35.63，35.73)

35.20 未特指心脏瓣膜置换术
未特指心脏瓣膜修补术,用组织移植物或假体植入

35.21 用组织移植物的主动脉瓣置换

用组织移植物的主动脉瓣修补术(自体移植物)(异体移植物)(同种移植物)

35.22 主动脉瓣其他置换术
主动脉瓣修置换补术：
NOS
假体(部分)(合成)(全部)

35.23 用组织移植物的二尖瓣置换术

用组织移植物的二尖瓣修补术(自体移植物)(异体移植物)(同种移植物)

35.24 二尖瓣其他置换术
二尖瓣置换修补术：
NOS
假体(部分)(合成)(全部)

35.25 用组织移植物的肺动脉瓣置换术

Repair of pulmonary valve with tissue graft(autograft)(heterograft)(homograft)

用组织移植物的肺动脉瓣修补术(自体移植物)(异体移植物)(同种移植物)

35.26 Other replacement of pulmonary valve

Repair of pulmonary valve with replacement:

NOS

prosthetic(partial)(synthetic)(total)

35.26 肺动脉瓣其他置换术

肺动脉瓣置换修补术:

NOS

假体(部分)(合成)(全部)

35.27 Replacement of tricuspid valve with tissue graft

Repair of tricuspid valve with tissue graft(autograft)(heterograft)(homograft)

35.27 用组织移植物的三尖瓣置换术

用组织移植物的三尖瓣修补术(自体移植物)(异体移植物)(同种移植物)

35.28 Other replacement of tricuspid valve

Repair of tricuspid valve with replacement:

NOS

prosthetic(partial)(synthetic)(total)

35.28 三尖瓣其他置换术

三尖瓣置换修补术:

NOS

假体(部分)(合成)(全部)

35.3 **Operations on structures adjacent to heart valves**

Code also:cardiopulmonary bypass〔extracorporeal circulation〕〔heart-lung machine〕(39.61)

35.3 **心脏瓣膜邻近结构的手术**

另编码:心肺搭桥〔体外循环〕〔心肺机〕(39.61)

35.31 Operations on papillary muscle

Division of papillary muscle

Reattachment of papillary muscle

Repair of papillary muscle

35.31 乳头肌手术

乳头肌切断

乳头肌再附着

乳头肌修补术

35.32 Operations on chordae tendineae

Division of chordae tendineae

Repair of chordae tendineae

35.32 腱索手术

腱索切断术

腱索修补术

35.33 Annuloplasty

Plication of annulus

35.33 瓣环成形术

瓣环折叠术

35.34 Infundibulectomy

Right ventricular infundibulectomy

35.34 动脉圆锥切除术

右心室动脉圆锥切除术

35.35 Operations on trabeculae carneae cordis

Division of trabeculae carneae cordis

Excision of trabeculae carneae cordis

Excision of aortic subvalvular ring

35.35 心肉柱手术

心肉柱切断术

心肉柱切除术

主动脉瓣膜下环切除术

35.39 Operations on other structures adjacent to valves of heart

35.39 心脏瓣膜其他邻近结构的手术

Repair of sinus of Valsalva(aneurysm)　　　　　瓦耳萨耳瓦窦(动脉瘤)修补术

35.4 **Production of septal defect in heart**　　**35.4** **创建心脏间隔缺损**

35.41　Enlargement of existing atrial septal defect　　35.41　已存在的房间隔缺损扩大术

　　Rashkind procedure　　　　　　　　　　拉什坎德操作

　　Septostomy(atrial)(balloon)　　　　　　间隔造口术(心房)(球囊)

35.42　Creation of septal defect in heart　　　35.42　建造心脏间隔缺损

　　Blalock-Hanlon operation　　　　　　　布莱洛克-汉隆手术

35.5 **Repair of atrial and ventricular septa with prosthesis**　　**35.5** **心房和心室间隔假体修补术**

　　Includes：repair of septa with synthetic implant or patch　　**包括**：间隔合成植入物或补片修补术

　　Code also：cardiopulmonary bypass［extracorporeal circulation］［heart-lung machine］(39.61)　　**另编码**：心肺搭桥［体外循环］［心肺机］(39.61)

35.50　Repair of unspecified septal defect of heart with prosthesis　　35.50　未特指心脏间隔缺损的假体修补术

　　Excludes：that associated with repair of：　　**不包括**：同时伴修补术：

　　　endocardial cushion defect(35.54)　　　　心内膜垫缺损(35.54)

　　　septal defect associated with valvular defect(35.54)　　　间隔缺损合并瓣膜缺损(35.54)

35.51　Repair of atrial septal defect with prosthesis，open technique　　35.51　心房间隔缺损的假体修补术,切开法

　　Atrioseptoplasty with prosthesis　　　　房间隔成形术,用假体

　　Correction of atrial septal defect with prosthesis　　心房间隔缺损假体矫正术

　　Repair：　　　　　　　　　　　　　修补术：

　　　foramen ovale(patent)　　　　　　　卵圆孔(未闭)

　　　ostium secundum defect with prosthesis　　　第二中隔孔缺损,用假体

　　Excludes：that associated with repair of：　　**不包括**：修补术：

　　　atrial septal defect associated with valvular and ventricular septal defects(35.54)　　　心房间隔缺损同时伴瓣膜和心室间隔缺损(35.54)

　　　endocardial cushion defect(35.54)　　　心内膜垫缺损(35.54)

35.52　Repair of atrial septal defect with prosthesis，closed technique　　35.52　心房间隔缺损假体修补术,闭合法

Insertion of atrial septal umbrella [King-Mills]	心房间隔伞[金-米尔斯]植入

35.53　Repair of ventricular septal defect with prosthesis，open technique

Correction of ventricular septal defect with prosthesis

Repair of supracristal defect with prosthesis

Excludes：that associated with repair of：

endocardial cushion defect(35.54)

ventricular defect associated with valvular and atrial septal defects(35.54)

35.54　Repair of endocardial cushion defect with prosthesis

Repair：

atrioventricular canal with prosthesis (grafted to septa)

ostium primum defect with prosthesis (grafted to septa)

valvular defect associated with atrial and ventricular septal defects with prosthesis(grafted to septa)

Excludes：repair of isolated：

atrial septal defect(35.51-35.52)

valvular defect(35.20，35.22，35.24，35.26，35.28)

ventricular septal defect(35.53)

35.55　Repair of ventricular septal defect with prosthesis，closed technique

35.6　**Repair of atrial and ventricular septa with tissue graft**

Code also：cardiopulmonary bypass [extracorporeal circulation] [heart-lung machine](39.61)

35.60　Repair of unspecified septal defect of heart with tissue graft

Excludes：that associated with repair of：

endocardial cushion defect(35.63)

35.53　心室间隔缺损假体修补术，切开法

心室间隔缺损假体矫正术

嵴上缺损假体修补术

不包括：同时伴修补术：

心内膜垫缺损(35.54)
心室间隔缺损合并瓣膜和心房间隔缺损(35.54)

35.54　心内膜垫缺损假体修补术

修补术：

房室通道，用假体(移植至间隔)

原中隔孔缺损用假体(移植至间隔)

瓣膜缺损合并心房间隔和心室间隔缺损，用假体(移植至间隔)

不包括：单纯修补术：

心房间隔缺损(35.51-35.52)

瓣膜缺损（35.20，35.22，35.24，35.26，35.28)

心室间隔缺损(35.53)

35.55　假体心室间隔修补术，闭合法

35.6　**心房和心室间隔修补术，用组织移植物**

另编码：心肺搭桥[体外循环][心肺机] (39.61)

35.60　心脏未特指间隔缺损修补术，用组织移植物

不包括：同时伴修补术：

心内膜垫缺损(35.63)

septal defect associated with valvular defect(35.63)	间隔缺损合并瓣膜缺损(35.63)
35.61 Repair of atrial septal defect with tissue graft	35.61 用组织移植物的心房间隔缺损修补术
Atrioseptoplasty with tissue graft	用组织移植物的房间隔成形术
Correction of atrial septal defect with tissue graft	用组织移植物的心房间隔缺损矫正术
Repair：	修补术：
foramen ovale（patent）with tissue graft	卵圆孔(未闭),用组织移植物
ostium secundum defect with tissue graft	第二中隔孔缺损,用组织移植物
Excludes：that associated with repair of：	**不包括**:同时伴修补术:
atrial septal defect associated with valvular and ventricular septal defects(35.63)	心房间隔缺损伴瓣膜和心室间隔缺损（35.63）
endocardial cushion defect(35.63)	心内膜垫缺损(35.63)
35.62 Repair of ventricular septal defect with tissue graft	35.62 用组织移植物的心室间隔缺损修补术
Correction of ventricular septal defect with tissue graft	用组织移植物的心室间隔缺损矫正术
Repair of supracristal defect with tissue graft	用组织移植物的嵴上缺损修补术
Excludes：that associated with repair of：	**不包括**:同时伴修补术:
endocardial cushion defect(35.63)	心内膜垫缺损(35.63)
ventricular defect associate with valvular and atrial septal defects(35.63)	心室缺损伴瓣膜和心房间隔缺损（35.63）
35.63 Repair of endocardial cushion defect with tissue graft	35.63 用组织移植物的心内膜垫缺损修补术
Repair of：	修补术：
atrioventricular canal with tissue graft	房室通道,用组织移植物
ostium primum defect with tissue graft	第一(原)中隔孔缺损,用组织移植物
valvular defect associated with atrial and ventricular septal defects with tissue graft	瓣膜缺损伴心房间隔和心室间隔缺损,用组织移植物
Excludes：repair of isolated：	**不包括**:单纯修补术:
atrial septal defect(35.61)	心房间隔缺损(35.61)
valvular defect（35.20-35.21，35.23，35.25，35.27)	瓣膜缺损（35.20-35.21，35.23，35.25，35.27)

ventricular septal defect(35.62)　　　　　　　心室间隔缺损(35.62)

35.7 **Other and unspecified repair of atrial and ventricular septa**

Code also：cardiopulmonary bypass［extracorporeal circulation］［heart-lung machine］(39.61)

35.70　Other and unspecified repair of unspecified septal defect of heart

Repair of septal defect NOS

Excludes：that associated with repair of：

endocardial cushion defect(35.73)

septal defect associated with valvular defect(35.73)

35.71　Other and unspecified repair of atrial septal defect

Repair NOS：

atrial septum

foramen ovale(patent)

ostium secundum defect

Excludes：that associated with repair of：

atrial septal defect associated with valvular ventricular septal defects (35.73)

endocardial cushion defect(35.73)

35.72　Other and unspecified repair of ventricular septal defect

Repair NOS：

supracristal defect

ventricular septum

Excludes：that associated with repair of：

endocardial cushion defect(35.73)

ventricular septal defect associated with valvular and atrial septal defects (35.73)

35.73　Other and unspecified repair of endocardial cushion defect

Repair NOS：

atrioventricular canal

ostium primum defect

35.7 **心房间隔和心室间隔的其他和未特指的修补术**

另编码：心肺搭桥［体外循环］［心肺机］(39.61)

35.70　心脏未特指间隔缺损的其他和未特指的修补术

间隔缺损修补术 NOS

不包括：同时伴修补术：

心内膜垫缺损(35.73)

间隔缺损伴瓣膜缺损(35.73)

35.71　心房间隔缺损的其他和未特指的修补术

修补术 NOS：

房间隔

卵圆孔(未闭)

第二型中隔缺损

不包括：同时伴修补术：

心房间隔缺损合并瓣膜心室间隔缺损 (35.73)

心内膜垫缺损(35.73)

35.72　心室间隔缺损的其他和未特指的修补术

修补术 NOS：

嵴上缺损

室间隔

不包括：同时伴修补术：

心内膜垫缺损(35.73)

室间隔缺损合并瓣膜和房间隔缺损 (35.73)

35.73　心内膜垫缺损的其他和未特指的修补术

修补术 NOS：

房室通道

原中隔孔缺损

valvular defect associated with atrial and ventricular septal defects	瓣膜缺损合并心房和心室间隔缺损
Excludes：repair of isolated：	**不包括**：单纯修补术：
atrial septal defect(35.71)	房间隔缺损(35.71)
valvular defect(35.20，35.22，35.24，35.26，35.28)	瓣膜缺损(35.20，35.22，35.24，35.26，35.28)
ventricular septal defect(35.72)	室间隔缺损(35.72)

35.8 **Total repair of certain congenital cardiac anomalies**

35.8 **某些先天性心脏异常的全部修补术**

Note：For partial repair of defect〔e.g. repair of atrial septal defect in tetralogy of Fallot〕—code to specific procedure

注：为缺损部分修补术〔例，法洛四联症的心房间隔缺损修补术〕—对具体操作进行编码

35.81　Total repair of tetralogy of Fallot

One stage total correction of tetralogy of Fallot with or without：

commissurotomy of pulmonary valve

infundibulectomy

outflow tract prosthesis

patch graft of outflow tract

prosthetic tube for pulmonary artery

repair of ventricular septal defect (with prosthesis)

take down of previous systemic-pulmonary artery anastomosis

35.81　法洛四联症全部修补术

法洛四联症一期全部矫正术伴有或不伴有：

肺动脉瓣联合部切开术

动脉圆锥切除术

流出道修补术

流出道补片移植

肺动脉假体管修复

室间隔缺损修补术(用假体)

拆除以前的体-肺动脉吻合术

35.82　Total repair of total anomalous pulmonary venous connection

One stage total correction of total anomalous pulmonary venous connection with or without：

anastomosis between(horizontal) common pulmonary trunk and posterior wall of left atrium(side-to-side)

enlargement of foramen ovale

incision〔excision〕of common wall between posterior left atrium and coronary sinus and roofing of resultant defect with patch graft (synthetic)

ligation of venous connection(descending anomalous vein)(to left innominate vein)(to superior vena cava)

35.82　全部异常肺静脉连接的修补术

肺静脉完全异常连接的一期矫正术伴有或不伴：

肺总干(水平)和左心房后壁(侧对侧)吻合术

卵圆孔扩大术

左心房后和冠状动脉窦共同壁切开术〔切除术〕并用补片移植物(合成)遮蔽造成的缺损

静脉连接的结扎术(异常降静脉)(至左无名静脉)(至上腔静脉)

repair of atrial septal defect (with prosthesis)	房间隔缺损修补术(用假体)

35.83 Total repair of truncus arteriosus

One stage total correction of truncus arteriosus with or without：

construction (with aortic homograft) (with prosthesis) of a pulmonary artery placed from right ventricle to arteries supplying the lung

ligation of connections between aorta and pulmonary artery

repair of ventricular septal defect (with prosthesis)

35.84 Total correction of transposition of great vessels，not elsewhere classified

Arterial switch operation [Mustard]

Total correction of transposition of great arteries at the arterial level by switching the great arteries，including the left or both coronary arteries，implanted in the wall of the pulmonary artery

Excludes：baffle operation [Mustard] [Senning](35.91)

creation of shunt between right ventricle and pulmonary artery [Rastelli] (35.92)

35.9 **Other operations on valves and septa of heart**

Code also：cardiopulmonary bypass，if performed [extracorporeal circulation] [heart-lung machine](39.61)

35.91 Interatrial transposition of venous return

Baffle：

atrial

interatrial

Mustard's operation

Resection of atrial septum and insertion of patch to direct systemic venous return to tricuspid valve and pulmonary venousreturn to mitral valve

35.83 动脉干全部修补术

动脉干一期全部矫正术伴或不伴：

右心室替代动脉肺动脉供应肺动脉血流建造术(用主动脉同种移植物)(用假体)

主动脉和肺动脉间连接的结扎术

室间隔缺损的修补术(用假体)

35.84 大血管移位的全部矫正术 NEC

动脉转换手术[Jatene]

动脉水平上的大血管移位的全部矫正术，用转流大动脉法，包括左或双冠状动脉植入肺动脉壁

不包括：折流手术[马斯塔德][森宁] (35.91)

建立右心室和肺动脉[Rastelli]分流 (35.92)

35.9 **心脏瓣膜和间隔的其他手术**

另编码：心肺搭桥[体外循环][心肺机] (39.61)

35.91 心房内静脉回流转位术

折流：

心房

心房内

马斯塔德手术

房间隔部分切除术和补片植入，使体静脉直接回流至三尖瓣和肺静脉回流至二尖瓣

35.92 Creation of conduit between right ventricle and pulmonary artery

Creation of shunt between right ventricle and(distal) pulmonary artery

Excludes：that associated with total repair of truncus arteriosus(35.83)

35.93 Creation of conduit between left ventricle and aorta

Creation of apicoaortic shunt

Shunt between apex of left ventricle and aorta

35.94 Creation of conduit between atrium and pulmonary artery

Fontan procedure

35.95 Revision of corrective procedure on heart

Replacement of prosthetic heart valve poppet

Resuture of prosthesis of：

septum

valve

Excludes：complete revision — code to specific procedure

replacement of prosthesis or graft of：

septum(35.50-35.63)

valve(35.20-35.28)

35.96 Percutaneous valvuloplasty

Percutaneous balloon valvuloplasty

35.98 Other operations on septa of heart

35.99 Other operations on valves of heart

36 **Operations on vessels of heart**

Includes：sternotomy（median）（transverse）as operative approach

thoracotomy as operative approach

Code also any：

injection or infusion of platelet inhibitor（99.20）

injection or infusion of thrombolytic agent(99.10)

35.92 建立右心室和肺动脉通道

建立右心室和(末端)肺动脉间分流术

不包括：伴全部动脉干修补术(35.83)

35.93 建立左心室和主动脉间通道

建立主动脉根部分流
左心室尖和主动脉间分流

35.94 建立心房和肺动脉间通道

方坦操作(右心房-肺动脉带瓣管道转流术)

35.95 心脏矫正性操作的修复术
假体的心脏瓣膜阀置换

假体的再缝合术：
间隔
瓣膜

不包括：全部修复术-对具体操作进行编码
假体或移植物的置换：
间隔(35.50-35.63)
瓣膜(35.20-35.28)

35.96 经皮瓣膜成形术
经皮球囊瓣膜成形术

35.98 心脏间隔的其他手术

35.99 心脏瓣膜的其他手术

36 **心脏血管手术**

包括：作为手术入路的胸骨切开术(正中)(横断的)

作为手术入路的胸廓切开术

另编码任何：

血小板抑制剂注射或输注(99.20)

溶栓药注射或灌注(99.10)

code also cardiopulmonary bypass, if
performed [extracorporeal circulation]
[heart-lung machine](39.61)

如果做了心肺搭桥[体外循环][心肺
机],应另编码(39.61)

36.0 **Removal of coronary artery obstruction and insertion of stent(s)**

36.0 去除冠状动脉梗阻并置入支架

36.03　Open chest coronary artery angioplasty

Coronary(artery):

endarterectomy(with patch graft)

thromboendarterectomy (with patch graft)

Open surgery for direct relief of coronary artery obstruction

Excludes: that with coronary artery bypass graft(36.10-36.19)

Code also any:

insertion of drug-eluting coronary stent(s)(36.07)

insertion of non-drug-eluting coronary stent(s)(36.06)

number of vascular stents inserted (00.45-00.48)

number of vessels treated(00.40-00.43)

procedure on vessel bifurcation(00.44)

36.03　开胸冠状动脉血管成形术

冠状动脉(动脉):

动脉内膜切除术(伴补片移植术)

血栓动脉内膜切除术(伴补片移植术)

切开手术用于直接去除冠状动脉梗阻

不包括:同时伴冠状动脉搭桥术(36.10-36.19)

另编码任何:

置入药物洗脱冠状动脉支架(36.07)

置入非药物洗脱冠状动脉支架(36.06)

置入血管支架的数量(00.45-00.48)

治疗血管的数量(00.40-00.43)

分支血管操作(00.44)

36.04　Intracoronary artery thrombolytic infusion

That by direct coronary artery injection, infusion, or catheterization

Enzyme infusion

Platelet inhibitor

Excludes: infusion of platelet inhibitor (99.20)

infusion of thrombolytic agent(99.10)

that associated with any procedure in 36.03

36.04　冠状动脉内血栓溶解药输注

冠状动脉内血栓溶解药直接由冠状动脉
注射、输注或导管插入

酶输注

血小板抑制药

不包括:血小板抑制药输注(99.20)

血栓溶解药输注(99.10)

同时进行任何36.03的操作

36.06　Insertion of non-drug-eluting coronary artery stent(s)

Bare stent(s)

Bonded stent(s)

Drug-coated stent(s), i. e. heparin coated

Endograft(s)

Endovascular graft(s)

36.06　非-药物洗脱冠状动脉支架置入

裸支架

Bonded支架

药物涂层支架,如,肝磷脂涂抹

血管腔内移植物

血管内移植物

Stent grafts

Code also any：

  number of vascular stents inserted (00. 45-00. 48)

  number of vessels treated (00. 40-00. 43)

  open chest coronary artery angioplasty (36. 03)

  percutaneous transluminal coronary angioplasty ［PTCA］ or coronary atherectomy(00. 66)

  procedure on vessel bifurcation (00. 44)

  Excludes：insertion of drug-eluting coronary artery stent(s)(36. 07)

36. 07 Insertion of drug-eluting coronary artery stent(s)

Endograft(s)

Endovascular graft(s)

Stent graft(s)

Code also any：

  number of vascular stents inserted (00. 45-00. 48)

  number of vessels treated (00. 40-00. 43)

  open chest coronary artery angioplasty (36. 03)

  percutaneous transluminal coronary angioplasty ［PTCA］ or coronary atherectomy(00. 66)

  procedure on vessel bifurcation (00. 44)

  Excludes：drug-coated stents，e. g.，heparin coated(36. 06)

  insertion of non-drug-eluting coronary artery stent(s)(36. 06)

36. 09 Other removal of coronary artery obstruction

Coronary angioplasty NOS

Code also any：

  number of vascular stents inserted (00. 45-00. 48)

支架置入术

另编码任何：

  置入血管支架的数量(00. 45-00. 48)

  治疗血管的数量(00. 40-00. 43)

  开胸冠状动脉血管成形术(36. 03)

  经皮冠状动脉腔内血管成形术［PTCA］或冠状粥样硬化切除术(00. 66)

  分支血管操作(00. 44)

  不包括：药物洗脱冠状动脉支架置入(36. 07)

36. 07 药物洗脱冠状动脉支架置入

血管腔内移植物

血管内移植物

支架置入物

另编码任何：

  置入血管支架的数量(00. 45-00. 48)

  治疗血管的数量(00. 40-00. 43)

  开胸冠状动脉血管成形术(36. 03)

  经皮冠状动脉腔内血管成形术［PTCA］或冠状粥样硬化切除术(00. 66)

  分支血管操作(00. 44)

  不包括：药物涂层支架,例,肝磷脂涂抹 (36. 06)

  非药物洗脱冠状动脉支架置入(36. 06)

36. 09 冠状动脉梗阻的其他去除术

冠状动脉血管成形术 NOS

另编码任何：

  置入血管支架的数量(00. 45-00. 48)

number of vessels treated (00.40-00.43)

procedure on vessel bifurcation (00.44)

Excludes：that by open angioplasty (36.03)

that by percutaneous transluminal coronary angioplasty ［PTCA］ or coronary atherectomy(00.66)

治疗血管的数量(00.40-00.43)

分支血管操作(00.44)

不包括:采用开放性血管成形术(36.03)

采用经皮冠状动脉腔内血管成形术［PTCA］或冠状粥样硬化切除术(00.66)

36.1 **Bypass anastomosis for heart revascularization**

Note：Do not assign codes from series 00.40-00.43 with codes from series 36.10-36.19

Code also：cardiopulmonary bypass ［extracorporeal circulation］ ［heart-lung machine］(39.61)

pressurized treatment of venous bypass graft ［conduit］ with pharmaceutical substance，if performed(00.16)

36.1 搭桥吻合术,为心脏血管再形成术

注:对于 36.10-36.19 之间的编码,不要编码 00.40-00.43。

另编码:心肺搭桥[体外循环][心肺机](39.61)

如果已执行操作,编码静脉搭桥移植物的加压治疗[引导]伴药物(00.16)

36.10 Aortocoronary bypass for heart revascularization, not otherwise specified

Direct revascularization：

cardiac with catheter stent, prosthesis, or vein graft

coronary with catheter stent, prosthesis, or vein graft

heart muscle with catheter stent, prosthesis, or vein graft

myocardial with catheter stent, prosthesis, or vein graft

Heart revascularization NOS

36.10 主动脉冠状动脉搭桥,为心脏血管再形成术 NOS

直接血管再形成术:

心脏伴导管支架、假体或静脉移植

冠状动脉伴导管支架、假体或静脉移植

心肌伴导管支架、假体或静脉移植

心肌伴导管支架、假体或静脉移植

心脏血管再形成术 NOS

36.11 (Aorto)coronary bypass of one coronary artery

36.11 一根冠状动脉的(主动脉)冠状动脉搭桥

36.12 (Aorto)coronary bypass of two coronary arteries

36.12 二根冠状动脉的(主动脉)冠状动脉搭桥

36.13 (Aorto)coronary bypass of three coronary arteries

36.13 三根冠状动脉的(主动脉)冠状动脉搭桥

36.14 (Aorto)coronary bypass of four or more coronary arteries

36.14 四根或以上冠状动脉的(主动脉)冠状动脉搭桥

36.15　Single internal mammary-coronary artery bypass

Anastomosis(single)：

mammary artery to coronary artery

thoracic artery to coronary artery

36.16　Double internal mammary-coronary artery bypass

Anastomosis，double：

mammary artery to coronary artery

thoracic artery to coronary artery

36.17　Abdominal-coronary artery bypass

Anastomosis：

gastroepiploic-coronary artery

36.19　Other bypass anastomosis for heart revascularization

36.2　Heart revascularization by arterial implant

Implantation of：

aortic branches [ascending aortic branches] into heart muscle

blood vessels into myocardium

internal mammary artery [internal thoracic artery] into：

heart muscle

myocardium

ventricle

ventricular wall

Indirect heart revascularization NOS

36.3　Other heart revascularization

36.31　Open chest transmyocardial revascularization

36.32　Other transmyocardial revascularization

36.33　Endoscopic transmyocardial revascularization

Robot-assisted transmyocardial revascularization

Thoracoscopic transmyocardial revascularization

36.34　Percutaneous transmyocardial revascularization

36.15　单乳房内动脉-冠状动脉搭桥

吻合术(单一)：

乳房动脉与冠状动脉

胸动脉与冠状动脉

36.16　双乳房内动脉-冠状动脉搭桥

吻合术，双：

乳房动脉与冠状动脉

胸动脉与冠状动脉

36.17　腹动脉-冠状动脉搭桥

吻合术：

胃网膜-冠状动脉

36.19　其他搭桥吻合术,为心脏血管再形成术

36.2　动脉植入的心脏血管再形成术

植入术：

主动脉支[升主动脉分支]至心肌

血管至心肌

乳房内动脉[胸内动脉]至：

心肌

心肌

心室

心室壁

间接心脏血管再形成术 NOS

36.3　其他心脏血管再形成术

36.31　开胸经心肌的血管再形成术

36.32　其他经心肌的血管再形成术

36.33　内镜下经心肌血管再形成术

机器人辅助的经心肌血管再形成术

经心肌胸腔镜下血管再形成术

36.34　经皮经心肌血管再形成术

Endovascular transmyocardial revascu-larization

血管内经心肌血管再形成术

| 36.39 | Other heart revascularization | 36.39 | 其他心脏血管再形成术 |

Abrasion of epicardium

心外膜擦除术

Cardio-omentopexy

心脏-网膜固定术

Intrapericardial poudrage

心包内撒粉法

Myocardial graft：

心肌移植物：

mediastinal fat

纵隔脂肪

omentum

网膜

pectoral muscles

胸肌

36.9 Other operations on vessels of heart

36.9 心脏血管的其他手术

Code also：cardiopulmonary bypass［ex-tracorporeal circulation］［heart-lung machine］(39.61)

另编码：心肺搭桥［体外循环］［心肺机］(39.61)

| 36.91 | Repair of aneurysm of coronary vessel | 36.91 | 冠状血管动脉瘤修补术 |
| 36.99 | Other operations on vessels of heart | 36.99 | 心脏血管的其他手术 |

Exploration of coronary artery

冠状动脉探查术

Incision of coronary artery

冠状动脉切开术

Ligation of coronary artery

冠状动脉结扎术

Repair of arteriovenous fistula

动静脉瘘修补术

37 Other operations on heart and pericardium

37 心脏和心包的其他手术

Code also：any injection or infusion of platelet inhibitor(99.20)

另编码：任何血小板抑制药的注射或输注(99.20)

37.0 Pericardiocentesis

37.0 心包穿刺术

37.1 Cardiotomy and pericardiotomy

37.1 心脏切开术和心包切开术

Code also：cardiopulmonary bypass ［extracorporeal circulation］［heart-lung machine］(39.61)

另编码：心肺搭桥［体外循环］［心肺机］(39.61)

| 37.10 | Incision of heart，not otherwise specified | 37.10 | 心脏切开术 NOS |

Cardiolysis NOS

心脏松解术 NOS

| 37.11 | Cardiotomy | 37.11 | 心脏切开术 |

Incision of：

切开术：

atrium

心房

endocardium

心内膜

myocardium

心肌

ventricle

心室

| 37.12 | Pericardiotomy | 37.12 | 心包切开术 |

Pericardial window operation	心包开窗手术
Pericardiolysis	心包穿刺术
Pericardiotomy	心包切开术

37.2 **Diagnostic procedures on heart and pericardium**

37.2 **心脏和心包的诊断性操作**

37.20 Noninvasive programmed electrical stimulation(NIPS)

Excludes:that as part of intraoperative testing-omit code

catheter based invasive electrophysiologic testing(37.26)

device interrogation only without arrhythmia induction(bedside check)(89.45-89.49)

37.20 非侵入性程序化电刺激(NIPS)

不包括:作为手术期间监测的一部分一省略编码

侵入性电生理测定导管术(37.26)

仅装置感知而不诱发心律失常(床旁检查)(89.45-89.49)

37.21 Right heart cardiac catheterization

Cardiac catheterization NOS

Excludes:that with catheterization of left heart(37.23)

37.21 右心导管置入

心导管置入 NOS

不包括:同时伴置入左心导管(37.23)

37.22 Left heart cardiac catheterization

Excludes:that with catheterization of right heart(37.23)

37.22 左心导管置入

不包括:同时伴置入右心导管(37.23)

37.23 Combined right and left heart cardiac catheterization

37.23 联合的右心和左心导管置入

37.24 Biopsy of pericardium

37.24 心包活组织检查

37.25 Biopsy of heart

37.25 心脏活组织检查

37.26 Catheter based invasive electrophysiologic testing

Electrophysiologic studies[EPS]

Code also:any concomitant procedure

Excludes:that as part of intraoperative testing-omit code

device interrogation only without arrhythmia induction(bedside check)(89.45-89.49)

His bundle recording(37.29)

Non-invasive programmed electrical stimulation(NIPS)(37.20)

37.26 侵入性电生理测定导管术

电生理测定[EPS]

另编码:任何伴随操作

不包括:作为手术期间监测的一部分一省略编码

仅装置感知而不诱发心律失常(89.45-89.49)

希斯束记录(37.29)

非侵入性程序化电刺激(NIPS)(37.20)

37.27 Cardiac mapping

Code also:any concomitant procedure

Excludes:electrocardiogram(89.52)

His bundle recording(37.29)

37.27 心脏标测图

另编码:任何伴随的操作

不包括:心电图(89.52)

希斯束记录(37.29)

37.28　Intracardiac echocardiography

　　　　Echocardiography of heart chambers

　　　　ICE

　　　　Code also：any synchronous Doppler flow mapping(88.72)

　　　　Excludes：intravascular imaging of coronary vessels(intravascular ultrasound)(IVUS)(00.24)

37.29　Other diagnostic procedures on heart and pericardium

　　　　Excludes：angiocardiography(88.50-88.58)

　　　　cardiac function tests(89.41-89.69)

　　　　cardiovascular radioisotopic scan and function study(92.05)

　　　　coronary arteriography(88.55-88.57)

　　　　diagnostic pericardiocentesis(37.0)

　　　　diagnostic ultrasound of heart(88.72)

　　　　x-ray of heart(87.49)

37.3　**Pericardiectomy and excision of lesion of heart**

　　　　Code also：cardiopulmonary bypass [extracorporeal circulation] [heart-lung machine](39.61)

37.31　Pericardiectomy

　　　　Excision of：

　　　　adhesions of pericardium constricting scar of：

　　　　epicardium

　　　　pericardium

37.32　Excision of aneurysm of heart

　　　　Repair of aneurysm of heart

37.33　Excision or destruction of other lesion or tissue of heart,open approach

　　　　Ablation of heart tissue(cryoablation)(electrocurrent)(laser)(microwave)(radiofrequency)(resection),open chest approach

　　　　Cox-maze procedure

　　　　Maze procedure

37.28　心内超声心动图

　　　　心脏超声心动图

　　　　ICE

　　　　另编码：任何同时进行的彩色多普乐血流速标测图(88.72)

　　　　不包括：冠状血管(血管内超声)的血管内显像(IVUS)(00.24)

37.29　心脏和心包的其他诊断性操作

　　　　不包括：心血管造影术(88.50-88.58)

　　　　心脏心功能试验(89.41-89.69)

　　　　心血管放射性同位素扫描和功能性检查(92.05)

　　　　冠状动脉造影术(88.55-88.57)

　　　　诊断性心包穿刺术(37.0)

　　　　心脏诊断性超声波检查(88.72)

　　　　心脏X线检查(87.49)

37.3　**心包切除术和心脏病损切除术**

　　　　另编码：心肺搭桥[体外循环][心肺机](39.61)

37.31　心包切除术

　　　　切除术：

　　　　心包缩窄性瘢痕粘连：

　　　　心外膜

　　　　心包

37.32　心脏动脉瘤切除术

　　　　心脏动脉瘤修补术

37.33　心脏其他病损或组织的切除术或破坏术,开放性入路

　　　　心脏组织切除(冷冻切除)(电流)(激光)(微波)(射频)(部分切除术),开胸入路

　　　　Cox-maze操作(一种治疗心房纤颤的手术方法)

　　　　Maze操作

Modified maze procedure, trans-thoracic approach

Excludes：ablation, excision or destruction of lesion or tissue of heart, endovascular approach(37.34)

37.34　Excision or destruction of other lesion or tissue of heart, other approach

Ablation of heart tissue (cryoablation) (electrocurrent) (laser) (microwave) (radiofrequency) (resection), via peripherally inserted catheter

Modified maze procedure, endovascular approach

37.35　Partial ventriculectomy

Ventricular reduction surgery

Ventricular remodeling

Code also：any synchronous：mitral valve repair(35.02, 35.12)

mitral valve replacement(35.23-35.24)

37.4 **Repair of heart and pericardium**

37.41　Implantation of prosthetic cardiac support device around the heart

Cardiac support device(CSD)

Epicardial support device

Fabric(textile) (mesh) device

Ventricular support device on surface of heart

Code also any：

cardiopulmonary bypass [extracorporeal circulation] [heart-lung machine] if performed(39.61)

mitral valve repair(35.02, 35.12)

mitral valve replacement(35.23-35.24)

transesophageal echocardiography(88.72)

Excludes：

circulatory assist systems (37.61-37.68)

37.49　Other repair of heart and pericardium

37.5 **Heart replacement procedures**

37.51　Heart transplantation

改良 maze 操作,经胸入路

不包括：心脏病损或组织的消融、切除术或破坏术,血管内入路(37.34)

37.34　心脏其他病损或组织的切除术或破坏术,其他入路

心脏组织切除(冷冻切除)(电流)(激光)(微波)(射频)(部分切除术),经周围循环置入的导管

改良 maze 操作,血管内入路

37.35　部分心室切除术

心室减缩术

心室重新塑造

另编码：任何同时进行的：二尖瓣修补术(35.02, 35.12)

二尖瓣置换(35.23-35.24)

37.4 **心脏和心包修补术**

37.41　围绕心脏的心脏假体支持装置植入术

心脏支持装置(CSD)

心外膜支持装置

纤维(纺织品)(网孔)装置

心脏表面的心室支持装置

另编码任何：

心肺搭桥[体外循环][心肺机],如果已执行(39.61)

二尖瓣修补术(35.02, 35.12)

二尖瓣置换(35.23-35.24)

经食管超声心动图(88.72)

不包括：

循坏辅助系统(37.61-37.68)

37.49　心脏和心包的其他修补术

37.5 **心脏置换操作**

37.51　心脏移植术

Excludes：combined heart-lung trans-plantation(33.6)

不包括:联合的心脏-肺移植术(33.6)

37.52　Implantation of total replacement heart system

Artificial heart

Implantation of fully implantable total replacement heart system，including ventriculectomy

Excludes：implantation of heart assist system ［VAD］（37.62，37.65，37.66）

37.52　置入全部置换的心脏系统

人工心脏

置入全部置换的心脏系统,包括心室切除术

不包括:心脏辅助系统的置入术[VAD](37.62,37.65,37.66)

37.53　Replacement or repair of thoracic unit of total replacement heart system

Excludes：replacement and repair of heart assist system［VAD］(37.63)

37.53　置换或修补全部置换心脏系统的胸腔装置

不包括:心脏辅助系统的置换和修补术[VAD](37.63)

37.54　Replacement or repair of other implant-able component of total replacement heart system

Implantable battery

Implantable controller

Transcutaneous energy transfer［TET］device

Excludes：replacement and repair of heart assist system［VAD］(37.63)

replacement or repair of thoracic unit of total replacement heart system (37.53)

37.54　全部置换心脏系统的其他可置入成分置换或修补术

可置入的电池

可置入的控制器

经皮的能量转移[TET]装置

不包括:心脏辅助系统的置换和修补术[VAD](37.63)

全部置换心脏系统胸内置换或修补术(37.53)

37.6 **Implantation of heart and circulatory assist system**

Excludes：implantation of prosthetic cardiac support system(37.41)

37.6 **心脏和循环辅助系统的置入术**

不包括:置入心脏假体支持装置(37.41)

37.61　Implant of pulsation balloon

37.61　置入搏动性球囊

37.62　Insertion of non-implantable heart assist system

Insertion of heart assist system，NOS

Insertion of heart pump

Excludes：implantation of total replace-ment heart system(37.52)

insertion of percutaneous external heart assist device(37.68)

37.62　非植入型的心脏辅助系统的置入

心脏辅助系统的置入 NOS

心脏泵置入

不包括:全部置换心脏系统的置入术(37.52)

置入经皮外部心脏辅助装置(37.68)

37.63　Repair of heart assist system

37.63　心脏辅助系统修补术

	Replacement of parts of an existing ventricular assist device(VAD)	置换部分现有的心室辅助装置(VAD)
	Excludes：replacement or repair of other implantable component of total replacement heart system [artificial heart](37.54)	**不包括**：置换或修补全部置换心脏系统〔人造心脏〕的其他可置入成分(37.54)
	replacement or repair of thoracic unit of total replacement heart system [artificial heart](37.53)	置换或修补全部置换心脏系统〔人造心脏〕的胸腔装置(37.53)
37.64	Removal of heart assist system	37.64 去除心脏辅助系统
	Excludes：that with replacement of implant(37.63)	**不包括**：同时伴植入物置换(37.63)
	explantation [removal] of percutaneous external heart assist device(97.44)	取出〔去除〕经皮的外部心脏辅助装置(97.44)
	nonoperative removal of heart assist system(97.44)	非手术性去除心脏辅助系统(97.44)
37.65	Implant of external heart assist system	37.65 外挂心脏辅助系统置入
	Note：Device (outside the body but connected to heart) with external circulation and pump	**注**：外循环和泵装置(体外但与心脏联接)
	Includes：open chest(sternotomy) procedure for cannulae attachments	**包括**：开胸(胸骨切开术)操作用于置入套管的附加装置
	Excludes：implant of pulsation balloon (37.61)	**不包括**：置入搏动性球囊(37.61)
	implantation of total replacement heart system(37.52)	置入全部置换心脏系统(37.52)
	insertion of percutaneous external heart assist device(37.68)	置入经皮的外部心脏辅助装置(37.68)
37.66	Insertion of implantable heart assist system	37.66 置入可置入型心脏的辅助系统
	Note：Device directly connected to the heart and implanted in the upper left quadrant of peritoneal cavity	**注**：直接与心脏连接装置并置入于腹膜腔左上象限
	Note：This device can be used for either destination therapy(DT) or bridge-to-transplant(BTT)	**注**：此装置既可用于终点治疗(DT),也可用于等待换心时的桥梁(BTT)
	Axial flow heart assist system	轴流心脏辅助系统
	Diagonal pump heart assist system	斜泵心脏辅助系统
	Left ventricular assist device(LVAD)	左心室辅助装置(LAVD)
	Pulsatile heart assist system	脉动心脏辅助系统
	Right ventricular assist device(RVAD)	右心室辅助装置(RVAD)
	Rotary pump heart assist system	旋转泵心脏辅助系统

Transportable, implantable heart assist system

便携式,可置入型心脏辅助系统

Ventricular assist device(VAD) not otherwise specified

心室辅助装置(VAD)NOS

Excludes: implant of pulsation balloon (37.61)

不包括:置入搏动性球囊(37.61)

implantation of total replacement heart system [artificial heart] (37.52)

置入全部置换心脏系统[人造心脏] (37.52)

insertion of percutaneous external heart assist device(37.68)

置入经皮外部心脏辅助装置(37.68)

37.67 Implantation of cardiomyostimulation system

37.67 置入心脏刺激系统

Note: Two-step open procedure consisting of transfer of one end of the latissimus dorsi muscle; wrapping it around the heart; rib resection; implantation of epicardial cardiac pacing leads into the right ventricle; tunneling and pocket creation for the cadiomyostimulator

注:两步开放性操作,包括背阔肌一端的转位;用它包缠心脏;肋骨部分切除术;置入右心室的心外膜心脏起搏导线;创建心脏刺激器的通道和囊袋

37.68 Insertion of percutaneous external heart assist device

37.68 经皮置入外部心脏辅助装置

Includes: percutaneous [femoral] insertion of cannulae attachments

包括:经皮[大腿]置入套管附加装置

Circulatory assist device

循环辅助装置

Extrinsic heart assist device pVAD

外部心脏辅助装置 pVAD

Percutaneous heart assist device

经皮心脏辅助装置

37.7 **Insertion, revision, replacement, and removal of leads; insertion of temporary pacemaker system; or revision of cardiac device pocket**

37.7 导线的置入、修复术、置换和去除,临时起搏器系统置入,或心脏装置的囊袋修复术

Code also: any insertion and replacement of pacemaker device (37.80-37.87)

另编码:任何起搏器装置的置入和置换(37.80-37.87)

Excludes: implantation or replacement of transvenous lead [electrode] into left ventricular cardiac venous system (00.52)

不包括:置入或置换经静脉入左心室心脏静脉系统的导线[电极](00.52)

37.70 Initial insertion of lead [electrode], not otherwise specified

37.70 首次置入导线[电极]NOS

Excludes：insertion of temporary transvenous pacemaker system(37. 78)

replacement of atrial and/or ventricular lead(s)(37. 76)

37. 71　Initial insertion of transvenous lead [electrode] into ventricle

Excludes：insertion of temporary transvenous pacemaker system(37. 78)

replacement of atrial and/or ventricular lead(s)(37. 76)

37. 72　Initial insertion of transvenous leads [electrodes] into atrium and ventricle

Excludes：insertion of temporary transvenous pacemaker system(37. 78)

replacement of atrial and/or ventricular lead(s)(37. 76)

37. 73　Initial insertion of transvenous lead [electrode] into atrium

Excludes：insertion of temporary transvenous pacemaker system(37. 78)

replacement of atrial and/or ventricular lead(s)(37. 76)

37. 74　Insertion or replacement of epicardial lead [electrode] into epicardium

Insertion or replacement of epicardial by：

sternotomy

thoracotomy

Excludes：replacement of atrial and/or ventricular lead(s)(37. 76)

37. 75　Revision of lead [electrode]

Repair of electrode [removal with reinsertion]

Repositioning of lead(s)(AICD)(cardiac device)(CRT-D)(CRT-P)(defibrillator)(pacemaker)(pacing)(sensing)[electrode]

Revision of lead NOS

Excludes：repositioning of temporary transvenous pacemaker system—omit code

不包括：暂时性经静脉置入起搏器系统(37. 78)

置换心房和(或)心室导线(37. 76)

37. 71　首次经静脉入心室置入导线[电极]

不包括：暂时性经静脉置入起搏器系统(37. 78)

置换心房和(或)心室导线(37. 76)

37. 72　首次经静脉入心房和心室置入导线[电极]

不包括：暂时性经静脉置入起搏器系统(37. 78)

心房和(或)心室导线的置换(37. 76)

37. 73　首次经静脉入心房置入导线[电极]

不包括：暂时性经静脉置入起搏器系统(37. 78)

置换心房和(或)心室导线(37. 76)

37. 74　置入或置换心外膜导线[电极]

心外膜的置入或置换,经：

胸骨切开

胸廓切开

不包括：置换心房和(或)心室导线(37. 76)

37. 75　导线[电极]修复术

电极[去除伴再置入]的修补术

导线复位(AICD)(心脏装置)(CRT-D)(CRT-P)(除颤器)(起搏器)(起搏)(感知)[电极]

导线修复术 NOS

不包括：暂时性经静脉起搏器系统的复位—省略编码

37.76　Replacement of transvenous atrial and/
　　　　or ventricular lead(s) [electrode]

　　　　Removal or abandonment of existing
　　　　transvenous or epicardial lead(s) with
　　　　transvenous lead(s) replacement

　　　　Excludes：replacement of epicardial lead
　　　　[electrode](37.74)

37.77　Removal of lead(s) [electrode] without
　　　　replacement

　　　　Removal：
　　　　　epicardial lead(transthoracic approach)
　　　　　transvenous lead(s)

　　　　Excludes：removal of temporary trans-
　　　　venous pacemaker system — omit
　　　　code

　　　　that with replacement of：
　　　　　atrial and/or ventricular lead(s) [e-
　　　　　lectrode](37.76)
　　　　　epicardial lead [electrode](37.74)

37.78　Insertion of temporary transvenous
　　　　pacemaker system

　　　　Excludes：intraoperative cardiac pace-
　　　　maker(39.64)

37.79　Revision or relocation of cardiac device
　　　　pocket

　　　　Debridement and reforming pocket(skin
　　　　and subcutaneous tissue)

　　　　Insertion of loop recorder

　　　　Relocation of pocket [creation of new
　　　　pocket] pacemaker or CRT-P

　　　　Removal of cardiac device/pulse genera-
　　　　tor without replacement

　　　　Removal of the implantable hemodynam-
　　　　ic presssure sensor(lead) and monitor
　　　　device

　　　　Removal without replacement of cardiac
　　　　resynchronization defibrillator device

　　　　Repositioning of implantable hemody-
　　　　namic pressure sensor(lead) and mo-
　　　　nitor device

　　　　Repositioning of pulse generator

37.76　经静脉心房和（或）心室导线[电极]的置
　　　　换

　　　　去除或放弃现有的经静脉或心外膜导线
　　　　伴经静脉导线置换

　　　　不包括：心外膜导线[电极]的置换(37.74)

37.77　去除导线[电极],不伴置换

　　　　去除：
　　　　　心外膜导线（经胸入路）
　　　　　经静脉导线

　　　　不包括：去除经暂时性静脉起搏器系统—
　　　　省略编码

　　　　同时伴置换：
　　　　　心房和（或）心室导线[电极](37.76)

　　　　　心外膜导线[电极](37.74)

37.78　暂时性经静脉起搏器系统的置入

　　　　不包括：手术中心脏起搏器(39.64)

37.79　心脏装置的囊袋修复术或再定位术

　　　　清理和重整囊袋（皮肤和皮下组织）

　　　　置入循环记录器

　　　　起搏器或 CRT-P[创建新囊袋]囊袋的再
　　　　定位术

　　　　去除心脏装置或脉冲发生器,不伴置换

　　　　去除置入型血流动力学压力感受器（导
　　　　线）和监控装置

　　　　心脏再同步化除颤器装置的去除,不伴置
　　　　换

　　　　可置入型血流动力学压力感受器（导线）
　　　　和监测装置的复位

　　　　脉冲发生器复位

Revision of cardioverter/defibrillator (automatic) pocket

复律器或除颤器(自动)囊袋修复术

Revision of pocket for intracardiac hemodynamic monitoring

心内血流动力学监测的囊袋修复术

Revision or relocation of CRT-D pocket

CRT-D 囊袋修复或再定位

Revision or relocation of pacemaker, defibrillator, or other implanted cardiac device pocket

起搏器、除颤器或其他置入型心脏装置囊袋的修复或再定位

Excludes：removal of loop recorder (86.05)

不包括：去除循环记录器(86.05)

37.8 **Insertion, replacement, removal, and revision of pacemaker device**

37.8 起搏器装置的置入、置换、去除和修复术

Note：Device testing during procedure-omit code

注：操作时的装置测试 — 省略编码

Code also：any lead insertion, lead replacement, lead removal and/or lead revision (37.70-37.77)

另编码：任何导线置入、导线置换、导线去除和(或)导线修复术(37.70-37.77)

Excludes：implantation of cardiac resynchronization pacemaker［CRT-P］(00.50)

不包括：心脏再同步起搏器的置入[CRT-P](00.50)

implantation or replacement of cardiac resynchronization pacemaker pulse generator only [CRT-P](00.53)

仅置入或置换心脏再同步起搏器脉冲发生器[CRT-P](00.53)

37.80　Insertion of permanent pacemaker, initial or replacement, type of device not specified

37.80　首次或置换永久起搏器置入,装置类型未特指

37.81　Initial insertion of single-chamber device, not specified as rate responsive

37.81　首次单腔装置置入,未特指节律反应

Excludes：replacement of existing pacemaker device(37.85- 37.87)

不包括：置换现用的起搏器装置(37.85-37.87)

37.82　Initial insertion of single-chamber device, rate responsive

37.82　首次单腔装置置入,节律反应

Rate responsive to physiologic stimuli other than atrial rate

对生理刺激节律反应,除心率外

Excludes：replacement of existing pacemaker device(37.85- 37.87)

不包括：置换现用的起搏器装置(37.85-37.87)

37.83　Initial insertion of dual-chamber device
Atrial ventricular sequential device

37.83　首次置入双腔装置
心房心室顺序装置

Excludes：replacement of existing pacemaker device(37.85- 37.87)

不包括：置换现用的起搏器装置(37.85-37.87)

37.85　Replacement of any type pacemaker device with single-chamber device, not specified as rate responsive

37.85　置换任何类型的带有单腔装置的起搏装置,未特指节律反应

37.86	Replacement of any type of pacemaker device with single-chamber device, rate responsive	37.86	置换任何类型带有单腔装置的起搏器装置,节律反应
	Rate responsive to physiologic stimuli other than atrial rate		对生理刺激节律反应,除心率外
37.87	Replacement of any type pacemaker device with dual-chamber device	37.87	置换任何类型带有双腔装置的起搏器装置
	Atrial ventricular sequential device		心房心室顺序装置
37.89	Revision or removal of pacemaker device	37.89	起搏器装置的校正或去除
	Removal without replacement of cardiac resynchronization pacemaker device [CRT-P]		心脏再同步起搏器装置去除不伴置换[CRT-P]
	Repair of pacemaker device		起搏器装置修复术
	Excludes:removal of temporary trans-venous pacemaker system — omit code		**不包括**:去除暂时性经静脉起搏器系统—省略编码
	replacement of existing pacemaker device (37.85-37.87)		置换现用的起搏器装置(37.85-37.87)
	replacement of existing pacemaker device with CRT-P pacemaker device(00.53)		置换现用带有 CRT-P 起搏装置的起搏器装置(00.53)

37.9 **Other operations on heart and pericardium**

37.9 **心脏和心包的其他手术**

37.90	Insertion of left atrial appendage device	37.90	左心附加装置的置入
	Left atrial filter		左心过滤器
	Left atrial occluder		左心封堵
	Transseptal catheter technique		经间隔导管技术
37.91	Open chest cardiac massage	37.91	开胸心脏按摩
	Excludes:closed chest cardiac massage (99.63)		**不包括**:闭合性胸部心脏按摩(99.63)
37.92	Injection of therapeutic substance into heart	37.92	治疗性物质注入心脏
37.93	Injection of therapeutic substance into pericardium	37.93	治疗性物质注入心包
37.94	Implantation or replacement of automatic cardioverter/defibrillator, total system [AICD]	37.94	自动心脏复律器或除颤器的置入或置换,全系统[AICD]
	Implantation of defibrillator with leads(epicardial patches), formation of pocket(abdominal fascia)(subcutaneous), any transvenous leads, intraoperative procedures for evaluation of lead signals, and obtaining defibrillator threshold measurements		除颤器伴导线置入(心外膜补片),囊形成(腹筋膜)(皮下),任何经静脉导线,手术时用于导线信息评估和获得除颤器阈值测量(电生理检测[EPS])

Techniques：
  lateral thoracotomy
  medial sternotomy
  subxiphoid procedure
  Note：Device testing during procedure-omit code
  Code also：extracorporeal circulation，if performed(39. 61)
  Code also：any concomitant procedure[e. g. ，coronary bypass](36. 00-36. 19)
  Excludes：implantation of cardiac resynchronization defibrillator，total system[CRT-D](00. 51)

37. 95　Implantation of automatic cardioverter/defibrillator lead(s) only

37. 96　Implantation of automatic cardioverter/defibrillator pulse generator only
  Note：Device testing during procedure-omit code
  Excludes：implantation or replacement of cardiac resynchronization defibrillator，pulse generator device only [CRT-D](00. 54)

37. 97　Replacement of automatic cardioverter/defibrillator lead(s) only
  Excludes：replacement of epicardial lead [electrode] into epicardium(37. 74)
  replacement of transvenous lead [electrode] into left ventricular coronary venous system(00. 52)

37. 98　Replacement of automatic cardioverter/defibrillator pulse generator only
  Note：Device testing during procedure-omit code
  Excludes：replacement of cardiac resynchronization defibrillator，pulse generator device only [CRT-D](00. 54)

37. 99　Other
  Excludes：cardiac retraining(93. 36)
  conversion of cardiac rhythm (99. 60-99. 69)

方法：
  外侧胸廓切开术
  正中胸骨切开术
  剑突下操作
  注：操作时的装置测试 — 省略编码

  另编码：体外循环(39. 61)

  另编码：任何伴随操作[例，冠状动脉搭桥](36. 00-36. 19)

  不包括：心脏再同步除颤器的置入，全系统[CRT-D](00. 51)

37. 95　仅自动心脏复律器或除颤器导线的置入术

37. 96　仅自动心脏复律器或除颤器脉冲发生器的置入术
  注：操作时的装置测试 — 省略编码

  不包括：心脏再同步除颤器，脉冲发生器的置入或置换术

  仅[CRT-D]装置(00. 54)

37. 97　仅自动心脏复律器或除颤器导线的置换术
  不包括：置换心外膜的导线[电极](37. 74)

  经静脉入左心室置换冠状静脉系统的导线[电极](00. 52)

37. 98　仅自动心脏复律器或除颤器脉冲发生器的置换
  注：操作时的装置测试 — 省略编码

  不包括：仅心脏再同步除颤器，脉冲发生器装置的置换[CRT-D](00. 54)

37. 99　其他
  不包括：心脏的再训练(93. 36)
  心律复转(99. 60-99. 69)

implantation of prosthetic cardiac support device(37.41)	假体的心脏支持装置置入(37.41)
insertion of left atrial appendage device (37.90)	左心附加装置的置入(37.90)
maze procedure(Cox-maze), open(37.33)	maze 操作(Cox-maze),开放性(37.33)
maze procedure, endovascular approach (37.34)	maze 操作,血管内入路(37.34)
repositioning of pulse generator (37.79)	脉冲发生器的复位术(37.79)
revision of lead(s)(37.75)	修复导线(37.75)
revision or relocation of pacemaker, defibrillator or other implanted cardiac device pocket(37.79)	起搏器、除颤器或其他置入型心脏装置囊袋的修复或再定位术(37.79)

38 Incision, excision, and occlusion of vessels

38 血管的切开、切除和闭合术

Code also：

　　any application or administration of an adhesion barrier substance(99.77)

　　cardiopulmonary bypass〔extracorporeal circulation〕〔heart-lung machine〕(39.61)

Excludes：that of coronary vessels(00.66, 36.03, 36.04, 36.09, 36.10-36.99)

The following fourth-digit subclassification is for use with appropriate categories in section 38.0, 38.1, 38.3, 38.5, 38.6, 38.8, and 38.9 according to site. Valid fourth-digits are in〔brackets〕at the end of each code/description.

0. unspecified site
1. intracranial vessels
　　Cerebral(anterior)(middle)
　　Circle of Willis
　　Posterior communicating artery
2. other vessels of head and neck
　　Carotid artery(common)(external)(internal)
　　Jugular vein(external)(internal)
3. upper limb vessels
　　Axillary

另编码：

　　任何粘连屏障物的使用或给予(99.77)

　　心肺搭桥〔体外循环〕〔心肺机〕(39.61)

不包括：冠状血管的切开、切除和闭合(00.66, 36.03, 36.04, 36.09, 36.10-36.99)

下列四位数细目与 38.0, 38.1, 38.3, 38.5, 38.6, 38.8 和 38.9 亚目配合使用。在每一编码或描述后的方括号中标有可以使用的四位数细目数字。

0. 未特指的部位
1. 颅内的血管
　　大脑(前的)(中的)
　　韦利斯环
　　后交通动脉
2. 头和颈部的其他血管
　　颈动脉(总)(外)(内)
　　颈静脉(外)(内)
3. 上肢血管
　　腋

Brachial	肱
Radial	桡
Ulnar	尺
4. aorta	4. 主动脉
5. other thoracic vessels	5. 其他胸部血管
Innominate	无名
Pulmonary(artery)(vein)	肺(动脉)(静脉)
Subclavian	锁骨下
Vena cava,superior	上腔静脉
6. abdominal arteries	6. 腹动脉
Celiac	腹腔
Gastric	胃
Hepatic	肝
Iliac	髂
Mesenteric	肠系膜
Renal	肾
Splenic	脾
Umbilical	脐
Excludes：abdominal aorta(4)	不包括:腹主动脉(4)
7. abdominal veins	7. 腹静脉
Iliac	髂
Portal	门
Renal	肾
Splenic	脾
Vena cava(inferior)	下腔静脉
8. lower limb arteries	8. 下肢动脉
Femoral(common)(superficial)	股(总)(浅)
Popliteal	腘
Tibial	胫
9. lower limb veins	9. 下肢静脉
Femoral	股
Popliteal	腘
Saphenous	隐
Tibial	胫

38.0 **Incision of vessel**

[0-9]

Embolectomy

Thrombectomy

Excludes：endovascular removal of obstruction from head and neck vessel(s)(39.74)

38.0 **血管切开术**

[0-9]

栓子切除术

血栓切除术

不包括：血管内去除头和颈部血管梗阻(39.74)

puncture or catheterization of any:	其他穿刺或导管插入术:
artery(38.91, 38.98)	动脉(38.91, 38.98)
vein(38.92-38.95, 38.99)	静脉(38.92-38.95, 38.99)

38.1 Endarterectomy

[0-6, 8]

Endarterectomy with:

embolectomy

patch graft

temporary bypass during procedure

thrombectomy

Code also any:

number of vascular stents inserted (00.45-00.48)

number of vessels treated (00.40-00.43)

Procedure on vessel bifurcation(00.44)

38.2 Diagnostic procedures on blood vessels

Excludes: adjunct vascular system procedures(00.40-00.43)

38.21 Biopsy of blood vessel

38.22 Percutaneous angioscopy

Excludes: angioscopy of eye(95.12)

38.29 Other diagnostic procedures on blood vessels

Excludes: blood vessel thermography (88.86)

circulatory monitoring(89.61-89.69)

contrast:

angiocardiography(88.50-88.58)

arteriography(88.40-88.49)

phlebography(88.60-88.67)

impedance phlebography(88.68)

peripheral vascular ultrasonography (88.77)

plethysmogram(89.58)

38.3 Resection of vessel with anastomosis

[0-9]

Angiectomy

38.1 动脉内膜切除术

[0-6, 8]

动脉内膜切除术,伴:

栓子切除术

补片移植术

操作中暂时性搭桥

血栓切除术

另编码任何:

置入血管支架的数量(00.45-00.48)

治疗血管的数量(00.40-00.43)

分支血管操作(00.44)

38.2 血管诊断性操作

不包括: 附属血管系统操作(00.40-00.43)

38.21 血管活组织检查

38.22 经皮血管镜检查

不包括: 眼血管镜检查(95.12)

38.29 血管其他诊断性操作

不包括: 血管热影像图(88.86)

循环监测(89.61-89.69)

对比剂:

心血管造影术(88.50-88.58)

动脉造影术(88.40-88.49)

静脉造影术(88.60-88.67)

阻抗性静脉造影术(88.68)

周围血管超声波检查(88.77)

体积描记图(89.58)

38.3 血管部分切除术伴吻合术

[0-9]

血管切除术

Excision of：

    aneurysm （arteriovenous） with anas-

      tomosis

    blood vessel （lesion） with anastomo-

      sis

切除术：

    动脉瘤(动静脉)伴吻合术

    血管(病损)伴吻合术

38.4 **Resection of vessel with replacement**

    [0-9]

    Angiectomy

    Excision of：

      aneurysm （arteriovenous） or blood

        vessel （lesion） with replacement

    Partial resection with replacement

    Excludes：endovascular repair of aneu-

      rysm （39. 71-39. 79）

    Requires the use of one of the following

      fourth-digit subclassifications to iden-

      tify site：

0. unspecified site

1. intracranial vessels

    Cerebral （anterior） （middle）

    Circle of Willis

    Posterior communicating artery

2. other vessels of head and neck

    Carotid artery （common） （external）

      （internal）

    Jugular vein （external） （internal）

3. upper limb vessels

    Axillary

    Brachial

    Radial

    Ulnar

4. aorta, abdominal

    Code also：any thoracic vessel involve-

      ment （thoracoabdominal procedure）

      （38. 45）

5. thoracic vessels

    Aorta （thoracic）

    Innominate

    Pulmonary （artery） （vein）

    Subclavian

    Vena cava, superior

38.4 **血管部分切除术伴置换术**

    [0-9]

    血管切除术

    切除术：

      动脉瘤(动静脉)或血管(病损)伴置换

    部分切除伴置换

    不包括：动脉瘤血管内修补术(39.71-

      39.79)

    需要用下列四位数细目之一的编码标注

      部位：

0. 未特指的部位

1. 颅内的血管

    脑的(前的)(中的)

    韦利斯环

    后交通动脉

2. 头和颈部的其他血管

    颈动脉(总)(外)(内)

    颈静脉(外)(内)

3. 上肢血管

    腋

    肱

    桡

    尺

4. 腹主动脉

    另编码：任何累及胸部血管(胸腹部操作)

      (38.45)

5. 胸血管

    主动脉(胸)

    无名

    肺(动脉)(静脉)

    锁骨下

    上腔静脉

Code also: any abdominal aorta involvement (thoracoabdominal procedure) (38.44)	**另编码**:任何累及腹主动脉(胸腹部操作) (38.44)

6. abdominal arteries

   Celiac

   Gastric

   Hepatic

   Iliac

   Mesenteric

   Renal

   Splenic

   Umbilical

   Excludes: abdominal aorta (4)

7. abdominal veins

   Iliac

   Portal

   Renal

   Splenic

   Vena cava (inferior)

8. lower limb arteries

   Femoral (common) (superficial)

   Popliteal

   Tibial

9. lower limb veins

   Femoral

   Popliteal

   Saphenous

   Tibial

6. 腹动脉

   腹腔

   胃

   肝

   髂

   肠系膜

   肾

   脾

   脐

   不包括:腹主动脉(4)

7. 腹静脉

   髂

   门

   肾

   脾

   下腔静脉

8. 下肢动脉

   股(总)(浅)

   腘

   胫

9. 下肢静脉

   股

   腘

   隐

   胫

38.5 **Ligation and stripping of varicose veins**

[0-3,5,7,9]

   Excludes: ligation of varices:

     esophageal (42.91)

     gastric (44.91)

38.5 **静脉曲张的结扎术和剥脱术**

[0-3、5、7、9]

   不包括:静脉曲张结扎术:

     食管(42.91)

     胃(44.91)

38.6 **Other excision of vessel**

[0-9]

   Excision of blood vessel (lesion) NOS

   Excludes: excision of vessel for aorto-coronary bypass (36.10-36.14)

     excision with:

       anastomosis (38.30-38.39)

       graft replacement (38.40-38.49)

38.6 **血管的其他切除术**

[0-9]

   血管(病损)切除术 NOS

   不包括:血管切除术为了主动脉冠状动脉搭桥(36.10-36.14)

     切除术伴:

       吻合术(38.30-38.39)

       移植物置换(38.40-38.49)

implant (38.40-38.49)	植入(38.40-38.49)

38.7 **Interruption of the vena cava**

Insertion of implant or sieve in vena cava

Ligation of vena cava (inferior) (superior)

Plication of vena cava

38.7 腔静脉截断

腔静脉植入物或滤器的置入

腔静脉(下)(上)结扎术

腔静脉折叠术

38.8 **Other surgical occlusion of vessels**

[0-9]

Clamping of blood vessel

Division of blood vessel

Ligation of blood vessel

Occlusion of blood vessel

Excludes：adrenal vessels (07.43)

esophageal varices (42.91)

gastric or duodenal vessel for ulcer (44.40-44.49)

gastric varices (44.91)

meningeal vessel (02.13)

percutaneous transcatheter infusion embolization(99.29)

spermatic vein for varicocele (63.1)

surgical occlusion of vena cava (38.7)

that for chemoembolization (99.25)

that for control of (postoperative) hemorrhage：

anus (49.95)

bladder (57.93)

following vascular procedure (39.41)

nose (21.00-21.09)

prostate (60.94)

tonsil (28.7)

thyroid vessel (06.92)

transcatheter (infusion)99.29

38.8 血管的其他手术闭合

[0-9]

血管钳夹

血管切断

血管结扎术

血管闭合

不包括：肾上腺血管(07.43)

食管静脉曲张(42.91)

为治疗溃疡的胃或十二指肠血管 (44.40-44.49)

胃静脉曲张(44.91)

脑膜血管(02.13)

经皮经导管输注栓塞(99.29)

精索静脉为治疗精索静脉曲张(63.1)

手术闭合腔静脉(38.7)

化学栓塞的血管闭合手术(99.25)

为控制(手术后)出血的血管闭合手术：

肛门(49.95)

膀胱(57.93)

血管操作后(39.41)

鼻(21.00-21.09)

前列腺(60.94)

扁桃腺(28.7)

甲状腺血管(06.92)

经导管(输注)99.29

38.9 **Puncture of vessel**

Excludes：that for circulatory monitoring (89.60-89.69)

38.91 Arterial catheterization

38.92 Umbilical vein catheterization

38.9 血管穿刺

不包括：为循环监测的血管穿刺(89.60-89.69)

38.91 动脉导管插入术

38.92 脐静脉导管插入术

38.93 Venous catheterization, not elsewhere classified

  Excludes: that for cardiac catheterization (37.21-37.23)

   that for renal dialysis (38.95)

38.94 Venous cutdown

38.95 Venous catheterization for renal dialysis

  Excludes: insertion of totally implantable vascular access device [VAD] (86.07)

38.98 Other puncture of artery

  Excludes: that for:

   arteriography (88.40-88.49)

   coronary arteriography (88.55-88.57)

38.99 Other puncture of vein

 Phlebotomy

  Excludes: that for:

   angiography (88.60-88.69)

   extracorporeal circulation (39.61, 50.92)

   injection or infusion of:

    sclerosing solution (39.92)

    therapeutic or prophylactic substance (99.11-99.29)

   perfusion (39.96-39.97)

   phlebography (88.60-88.69)

   transfusion (99.01-99.09)

39 Other operations on vessels

  Excludes: those on coronary vessels (36.00-36.99)

39.0 Systemic to pulmonary artery shunt

 Descending aorta-pulmonary artery anastomosis(graft)

 Left to right anastomosis (graft)

 Subclavian-pulmonary anastomosis (graft)

  Code also: cardiopulmonary bypass [extracorporeal circulation] [heart-lung machine] (39.61)

38.93 静脉导管插入术 NEC

  不包括：为了心脏导管插入术(37.21-37.23)

   为了肾透析(38.95)

38.94 静脉缩短

38.95 静脉导管插入术，为肾透析

  不包括：全部可置入型血管通路装置[VAD]的置入(86.07)

38.98 动脉其他穿刺

  不包括：动脉穿刺为了：

   动脉造影术(88.40-88.49)

   冠状动脉造影(88.55-88.57)

38.99 静脉其他穿刺

 静脉切开

  不包括：静脉穿刺为了：

   血管造影术(88.60-88.69)

   体外循环(39.61, 50.92)

   注射或输注：

    硬化药溶液(39.92)

    治疗性或预防性物质(99.11-99.29)

   灌注(39.96-39.97)

   静脉造影术(88.60-88.69)

   输血(99.01-99.09)

39 血管其他手术

  不包括：冠状血管手术(36.00-36.99)

39.0 体动脉至肺动脉的分流术

 降主动脉-肺动脉吻合术(移植物)

 左至右吻合术(移植物)

 锁骨下-肺吻合术(移植术)

  另编码：心肺搭桥术[体外循环][心肺机](39.61)

39.1 **Intra-abdominal venous shunt**

Anastomosis：

    mesocaval

    portacaval

    portal vein to inferior vena cava

    splenic and renal veins

    transjugular intrahepatic portosystem-

     ic shunt（TIPS）

  Excludes：peritoneovenous shunt

  （54.94）

39.2 **Other shunt or vascular bypass**

  Code also：pressurized treatment of venous

  bypass graft [conduit] with pharmaceuti-

  cal substance，if performed（00.16）

39.21 Caval-pulmonary artery anastomosis

  Code also：cardiopulmonary bypass

  （39.61）

39.22 Aorta-subclavian-carotid bypass

  Bypass（arterial）：

    aorta to carotid and brachial

    aorta to subclavian and carotid

    carotid to subclavian

39.23 Other intrathoracic vascular shunt or

  bypass

  Intrathoracic（arterial）bypass graft

  NOS

  Excludes：coronary artery bypass

  （36.10-36.19）

39.24 Aorta-renal bypass

39.25 Aorta-iliac-femoral bypass

  Bypass：

    aortofemoral

    aortoiliac

    aortoiliac to popliteal

    aortopopliteal

    iliofemoral [iliac-femoral]

39.26 Other intra-abdominal vascular shunt or

  bypass

  Bypass：

    aortoceliac

    aortic-superior mesenteric

39.1 **腹内静脉分流术**

吻合术：

    肠系膜腔静脉

    门静脉腔静脉

    门静脉至下腔静脉

    脾和肾静脉

    经颈静脉肝内门体静脉分流术（TIPS）

  不包括：腹腔静脉分流术（54.94）

39.2 **其他分流术或血管搭桥**

  另编码：静脉旁路移植术[引导]的用药加

  压治疗（00.16）。

39.21 腔静脉-肺动脉吻合术

  另编码：心肺搭桥（39.61）

39.22 主动脉-锁骨下-颈动脉搭桥

  搭桥（动脉）：

    主动脉至颈动脉和肱

    主动脉至锁骨下和颈动脉

    颈动脉至锁骨下动脉

39.23 其他胸内血管分流术或搭桥

  胸内（动脉）搭桥移植 NOS

  不包括：冠状动脉搭桥（36.10-36.19）

39.24 主动脉-肾动脉搭桥

39.25 主动脉-髂动脉-股动脉搭桥

  搭桥：

    主股

    主髂

    主髂至腘

    主腘

    髂股[髂-股]

39.26 其他腹内血管分流术或搭桥

  搭桥：

    主动脉腹动脉

    主动脉-肠系膜上动脉

common hepatic-common iliac-renal	肝总动脉-髂-肾总动脉
Intra-abdominal arterial bypass graft NOS	腹内动脉搭桥移植 NOS
Excludes：peritoneovenous shunt (54. 94)	**不包括**：腹腔静脉分流术(54. 94)

39. 27　Arteriovenostomy for renal dialysis

Anastomosis for renal dialysis

Formation of (peripheral) arteriovenous fistula for renal [kidney] dialysis

Code also：any renal dialysis (39. 95)

39. 27　动静脉吻合术,为肾透析

吻合术,为肾透析

建立(周围)动静脉瘘为肾透析

另编码：任何肾透析(39. 95)

39. 28　Extracranial-intracranial (EC-IC) vascular bypass

39. 28　颅外-颅内(EC-IC)血管搭桥

39. 29　Other (peripheral) vascular shunt or bypass

Bypass (graft)：

axillary-brachial

axillary-femoral [axillofemoral] (superficial)

brachial

femoral-femoral

femoroperoneal

femoropopliteal (arteries)

femorotibial (anterior) (posterior)

popliteal

vascular NOS

Excludes：peritoneovenous shunt (54. 94)

39. 29　其他(周围)血管分流术或搭桥

搭桥(旁路移植)：

腋-肱

腋-股(表浅)

肱

股-股

股腓

股腘(动脉)

股胫(前)(后)

腘

血管 NOS

不包括：腹腔静脉分流术(54. 94)

`39. 3`　Suture of vessel

Repair of laceration of blood vessel

Excludes：any other vascular puncture closure device-omit code

suture of aneurysm (39. 52)

that for control of hemorrhage (postoperative)：

anus (49. 95)

bladder (57. 93)

following vascular procedure (39. 41)

nose (21. 00-21. 09)

prostate (60. 94)

tonsil (28. 7)

`39. 3`　血管缝合术

血管裂伤修补术

不包括：任何其他血管穿刺为关闭装置—省略编码

动脉瘤缝合术(39. 52)

血管缝合为了控制出血(手术后)：

肛门(49. 95)

膀胱(57. 93)

血管手术后(39. 41)

鼻(21. 00-21. 09)

前列腺(60. 94)

扁桃腺(28. 7)

39. 30　Suture of unspecified blood vessel

39. 31　Suture of artery

39. 30　未特指血管缝合术

39. 31　动脉缝合术

39.32 Suture of vein

39.32 静脉缝合术

39.4 **Revision of vascular procedure**

39.4 **血管操作的修复术**

39.41 Control of hemorrhage following vascular surgery

Excludes：that for control of hemorrhage (post operative)：

anus (49.95)

bladder (57.93)

nose (21.00-21.09)

prostate (60.94)

tonsil (28.7)

39.41 血管手术后的出血控制

不包括：为控制出血(手术后)：

肛门(49.95)

膀胱(57.93)

鼻(21.00-21.09)

前列腺(60.94)

扁桃腺(28.7)

39.42 Revision of arteriovenous shunt for renal dialysis

Conversion of renal dialysis：

end to end anastomosis to end to side

end to side anastomosis to end to end

vessel to vessel cannula to arteriovenous shunt

Removal of old arteriovenous shunt and creation of new shunt

Excludes：replacement of vessel-to-vessel cannula (39.94)

39.42 动静脉分流术的修复术,为肾透析

肾透析变换：

端对端吻合术改为端对侧

端对侧吻合术改为端对端

血管-血管的套管术改为动静脉分流术

去除原先动静脉分流和创建新分流

不包括：血管-血管套管的置换(39.94)

39.43 Removal of arteriovenous shunt for renal dialysis

Excludes：that with replacement [revision] of shunt (39.42)

39.43 去除动静脉分流,为肾透析

不包括：同时伴分流置换[修复术](39.42)

39.49 Other revision of vascular procedure

Declotting (graft)

Revision of：

anastomosis of blood vessel

vascular procedure (previous)

39.49 血管操作的其他修复术

去除血凝块(移植物)

修复术：

血管吻合术

血管操作(以前的)

39.5 **Other repair of vessels**

39.5 **血管其他修补术**

39.50 Angioplasty or atherectomy of other noncoronary vessel(s)

Percutaneous transluminal angioplasty (PTA) of non-coronary vessels：

Lower extremity vessels

Mesenteric artery

Renal artery

Upper extremity vessels

39.50 其他非冠状血管成形术或粥样斑块切除术

经皮非冠状血管腔内血管成形术(PTA)：

下肢血管

肠系膜动脉

肾动脉

上肢血管

Code also any：

injection or infusion of thrombolytic agent（99.10）

Insertion of non-coronary stent(s) or stent grafts(s)（39.90）

number of vascular stents inserted（00.45-00.48）

number of vessels treated（00.40-00.43）

Procedure on vessel bifurcation（00.44）

Excludes：percutaneous angioplasty or atherectomy of precerebral or cerebral vessel(s)（00.61 -00.62）

39.51 Clipping of aneurysm

Excludes：clipping of arteriovenous fistula（39.53）

39.52 Other repair of aneurysm

Repair of aneurysm by：

coagulation

electrocoagulation

filipuncture

methyl methacrylate

suture

wiring

wrapping

Excludes：endovascular repair of aneurysm（39.71-39.79）

re-entry operation（aorta）（39.54）

that with：

graft replacement（38.40-38.49）

resection （38.30-38.49， 38.60-38.69）

39.53 Repair of arteriovenous fistula

Embolization of carotid cavernous fistula

Repair of arteriovenous fistula by：

clipping

coagulation

ligation and division

Excludes：repair of ：

arteriovenous shunt for renal dialysis（39.42）

另编码任何：

血栓溶解药注射或输注（99.10）

非冠状血管支架或支架移植物的置入（39.90）

置入血管支架的数量（00.45-00.48）

治疗血管的数量（00.40-00.43）

分支血管操作（00.44）

不包括：入脑前或脑的血管经皮血管成形术或粥样斑块切除术（00.61-00.62）

39.51 钳夹动脉瘤

不包括：动静脉瘘钳夹（39.53）

39.52 动脉瘤其他修补术

动脉瘤修补术,采用：

凝固术

电凝固术

穿丝法

甲基丙烯酸甲酯

缝合术

栓结术

包裹术

不包括：动脉瘤血管内修补术（39.71-39.79）

再进入手术（主动脉）（39.54）

同时伴：

置换移植物（38.40-38.49）

部分切除术（38.30-38.49，38.60-38.69）

39.53 动静脉瘘修补术

颈动静脉瘘栓塞

动静脉瘘修补术,采用：

钳夹

凝固术

结扎术和切断术

不包括：修补术：

为肾透析的动静脉分流术（39.42）

head and neck vessels，endovascular approach (39.72)

that with：

    graft replacement (38.40-38.49)

    resection (38.30-38.49，38.60-38.69)

39.54　Re-entry operation (aorta)

Fenestration of dissecting aneurysm of thoracic aorta

Code also：cardiopulmonary bypass [extracorporeal circulation]［heart-lung machine] (39.61)

39.55　Reimplantation of aberrant renal vessel

39.56　Repair of blood vessel with tissue patch graft

Excludes：that with resection (38.40-38.49)

39.57　Repair of blood vessel with synthetic patch graft

Excludes：that with resection (38.40-38.49)

39.58　Repair of blood vessel with unspecified type of patch graft

Excludes：that with resection (38.40-38.49)

39.59　Other repair of vessel

Aorticopulmonary window operation

Arterioplasty NOS

Construction of venous valves (peripheral)

Plication of vein (peripheral)

Reimplantation of artery

Code also：cardiopulmonary bypass [extracorporeal circulation]［heart-lung machine] (39.61)

Excludes：interruption of the vena cava (38.7)

    reimplantation of renal artery (39.55)

    that with：

        graft (39.56-39.58)

        resection (38.30-38.49，38.60-38.69)

头和颈血管，血管内入路(39.72)

同时伴：

    置换移植物(38.40-38.49)

    部分切除术(38.30-38.49，38.60-38.69)

39.54　再进入手术(主动脉)

胸主动脉夹层动脉瘤开窗术

另编码：心肺搭桥［体外循环］［心肺机］(39.61)

39.55　迷走肾血管的再植入

39.56　用组织补片移植物的血管修补术

不包括：同时伴部分切除术(38.40-38.49)

39.57　用合成补片移植物的血管修补术

不包括：同时伴部分切除术(38.40-38.49)

39.58　用未特指类型补片移植物的血管修补术

不包括：同时伴部分切除术(38.40-38.49)

39.59　血管其他修补术

主动脉肺动脉开窗手术

动脉成形术 NOS

静脉瓣膜建造术(周围)

静脉折叠术(周围)

动脉再植入术

另编码：心肺搭桥［体外循环］［心肺机］(39.61)

不包括：腔静脉折叠术(38.7)

    肾动脉再植入(39.55)

    同时伴：

        移植术(39.56-39.58)

        部分切除术(38.30-38.49，38.60-38.69)

39.6	Extracorporeal circulation and procedures auxiliary to heart surgery		**39.6**	体外循环和操作辅助心脏手术

39.61　Extracorporeal circulation auxiliary to open heart surgery

      Artificial heart and lung

      Cardiopulmonary bypass

      Pump oxygenator

      Excludes：extracorporeal hepatic assistance (50.92)

          extracorporeal membrane oxygenation [ECMO] (39.65)

          hemodialysis (39.95)

          percutaneous cardiopulmonary bypass (39.66)

39.62　Hypothermia（systemic）incidental to open heart surgery

39.63　Cardioplegia

      Arrest：

        anoxic

        circulatory

39.64　Intraoperative cardiac pacemaker

      Temporary pacemaker used during and immediately following cardiac surgery

39.65　Extracorporeal membrane oxygenation [ECMO]

      Excludes：extracorporeal circulation auxiliary to open heart surgery (39.61)

          percutaneous cardiopulmonary bypass (39.66)

39.66　Percutaneous cardiopulmonary bypass

      Closed chest

      Excludes：extracorporeal circulation auxiliary to open heart surgery (39.61)

          extracorporeal hepatic assistance (50.92)

          extracorporeal membrane oxygenation [ECMO] (39.65)

          hemodialysis (39.95)

39.7　Endovascular repair of vessel

39.61　体外循环辅助开放性心脏手术

      人工心和肺

      心肺搭桥

      氧合泵

      不包括：体外肝辅助(50.92)

          体外膜氧合[ECMO](39.65)

          血液透析(39.95)

          经皮心肺搭桥(39.66)

39.62　低温(全身性)下开放性心脏手术

39.63　心麻痹

      停搏：

        缺氧性

        循环性

39.64　手术中心脏起搏器

      手术中和术后立即使用临时心脏起搏器

39.65　体外膜氧合[ECMO]

      不包括：体外循环辅助开放性心脏手术(39.61)

          经皮心肺搭桥(39.66)

39.66　经皮心肺搭桥

      闭合性胸

      不包括：体外循环辅助开放性心脏手术(39.61)

          体外肝辅助(50.92)

          体外膜氧合[ECMO](39.65)

          血液透析(39.95)

39.7　血管内修补术

Endoluminal repair

Excludes: angioplasty or atherectomy of other non-coronary vessel(s) (39.50)

insert of non-drug-eluting peripheral vessel stent(s) (39.90)

other repair of aneurysm (39.52)

percutaneous insertion of carotid artery stent(s) (00.63)

percutaneous insertion of intracranial stent(s) (00.65)

percutaneous insertion of other precerebral artery stent(s) (00.64)

resection of abdominal aorta with replacement (38.44)

resection of lower limb arteries with replacement (38.48)

resection of thoracic aorta with replacement (38.45)

resection of upper limb vessels with replacement (38.43)

39.71 Endovascular implantation of graft in abdominal aorta

Endovascular repair of abdominal aortic aneurysm with graft

Stent graft(s)

39.72 Endovascular repair or occlusion of head and neck vessels

Coil embolization or occlusion

Endograft(s)

Endovascular graft(s)

Liquid tissue adhesive (glue) embolization or occlusion

Other implant or substance for repair, embolization or occlusion

That for repair of aneurysm, arteriovenous malformation[AVM] or fistula

Excludes: mechanical thrombectomy of precerebral and cerebral vessels (39.74)

39.73 Endovascular implantation of graft in thoracic aorta

Endograft(s)

腔内修补术

不包括:其他非冠状血管成形术或粥样斑块切除术(39.50)

周围血管非药物洗脱支架的置入(39.90)

动脉瘤其他修补术(39.52)

颈动脉支架经皮置入术(00.63)

颅内支架经皮置入术(00.65)

经皮其他入脑前动脉支架置入术(00.64)

腹主动脉部分切除伴置换术(38.44)

下肢动脉部分切除伴置换术(38.48)

胸主动脉部分切除伴置换术(38.45)

上肢血管部分切除伴置换术(38.43)

39.71 腹主动脉血管内移植物的植入

腹主动脉动脉瘤用移植物的血管内修补术

支架置入术

39.72 头和颈部血管内修补或闭合术

螺旋圈栓塞或闭合术

血管腔内移植物

血管内移植物

液体组织粘连(粘合)栓塞或闭合术

其他植入物或物质用于修补、栓塞或闭合术

为动脉瘤、动静脉畸形[AVM]或瘘的修补术

不包括:入脑前和脑的血管梗阻的机械性血栓切除术(39.74)

39.73 胸主动脉移植物的血管内植入术

血管腔内移植物

	Endovascular graft(s)	血管内移植物
	Endovascular repair of defect of thoracic aorta with graft(s) or device(s)	用移植物或装置的胸主动脉缺损血管内修补术
	Stent graft(s) or device(s)	置入支架或装置
	That for repair of aneurysm, dissection, or injury	为修补(主动脉)动脉瘤,夹层动脉瘤或损伤
	Excludes：fenestration of dissecting aneurysm of thoracic aorta (39.54)	**不包括**：胸主动脉夹层动脉瘤开窗术(39.54)
39.74	Endovascular removal of obstruction from head and neck vessel(s)	39.74　头和颈部血管梗阻的血管内去除术
	Endovascular embolectomy	血管内栓子切除术
	Endovascular thrombectomy of pre-cerebral and cerebral vessels	入脑前和脑血管的血管内血栓切除术
	Mechanical embolectomy or thrombectomy	机械性栓子切除术或血栓切除术
	Code also：any injection or infusion of thrombolytic agent (99.10)	**另编码**:任何血栓溶解药注射或灌注(99.10)
	number of vessels treated (00.40-00.43)	治疗血管的数量(00.40-00.43)
	Procedure on vessel bifurcation(00.44)	分支血管操作(00.44)
	Excludes：endarterectomy of intracranial vessels and other vessels of head and neck (38.11-38.12)	**不包括**：颅内血管和头、颈部的其他血管动脉内膜切除术(38.11-38.12)
	occlusive endovascular repair of head or neck vessels (39.72)	头和颈部血管的闭合性血管内修补术(39.72)
	open embolectomy or thrombectomy (38.01-38.02)	开放性栓子切除术或血栓切除术(38.01-38.02)
39.79	Other endovascular repair (of aneurysm) of other vessels	39.79　其他血管的其他血管内修补术(动脉瘤)
	Coil embolization or occlusion	螺旋圈栓塞或闭合术
	Endograft(s)	血管腔内移植物
	Endovascular graft(s)	血管内移植物
	Liquid tissue adhesive (glue) embolization or occlusion	液体组织粘连(粘合)栓塞或闭合术
	Other implant or substance for repair, embolization or occlusion	其他植入物或物质用于修补、栓塞或闭合术
	Excludes：endovascular implantation of graft in thoracic aorta (39.73)	**不包括**:胸主动脉移植物的血管内植入术(39.73)
	endovascular repair or occlusion of head and neck vessels (39.72)	头和颈部血管内修补闭合术(39.72)
	insertion of drug-eluting peripheral vessel stent(s) (00.55)	周围血管药物洗脱支架置入术(00.55)
	insertion of non-drug-eluting peripheral vessel(s) (for other than aneurysm repair) (39.90)	周围血管非药物洗脱支架置入术(除外动脉瘤修补术)(39.90)

non-endovascular repair of arteriove-nous fistula (39.53)	动静脉瘘非血管内修补术(39.53)
other surgical occlusion of vessels-see category(38.8)	血管的其他手术性闭合-见类目(38.8)
percutaneous transcatheter infusion (99.29)	经皮经导管输注(99.29)
transcatheter embolization for gastric or duodenal bleeding(44.44)	经导管栓塞,用于胃或十二指肠出血 (44.44)

39.8　Operations on carotid body and other vascular bodies

39.8　颈动脉体和其他血管体的手术

Chemodectomy

化学感受组织切除术

Denervation of:

去神经术:

  aortic body

  主动脉体

  carotid body

  颈动脉体

Glomectomy, carotid

颈动脉球切除术

Implantation into carotid body:

植入颈动脉体:

  electronic stimulator

  电子刺激器

  pacemaker

  起搏器

Excludes: excision of glomus jugular (20.51)

不包括:颈静脉球切除术(20.51)

39.9　Other operations on vessels

39.9　血管的其他手术

39.90　Insertion of non-drug-eluting peripheral vessel stent(s)

39.90　周围血管非药物洗脱支架置入术

Bare stent(s)

裸支架

Bonded stent(s)

Bonded 支架

Drug-coated stent (s), i.e., heparin coated

药物涂层支架,如,肝磷脂涂抹

Endograft(s)

血管腔内移植物

Endovascular graft(s)

血管内移植物

Endovascular recanalization techniques

血管内再通法

Stent graft(s)

支架置入术

Code also any:

另编码任何:

  non-coronary angioplasty or atherec-tomy (39.50)

  非冠状血管成形术或粥样斑块切除术 (39.50)

  number of vascular stents inserted (00.45-00.48)

  置入血管支架的数量(00.45-00.48)

  number of vessels treated (00.40-00.43)

  治疗血管的数量(00.40-00.43)

  Procedure on vessel bifurcation (00.44)

  分支血管操作(00.44)

Excludes: insertion of drug-eluting peripheral vessel stent(s) (00.55)

percutaneous insertion of carotid artery stent(s) (00.63)

percutaneous insertion of intracranial stent(s) (00.65)

percutaneous insertion of other precerebral artery stent(s) (00.64)

that for aneurysm repair (39.71-39.79)

不包括：周围血管药物洗脱支架置入术(00.55)

颈动脉支架经皮置入术(00.63)

颅内支架经皮置入术(00.65)

其他入脑前动脉支架经皮置入术(00.64)

用于动脉瘤修补术(39.71-39.79)

39.91 Freeing of vessel

Dissection and freeing of adherent tissue：

artery-vein-nerve bundle

vascular bundle

39.91 血管松解

清扫和松解粘连组织：

动脉-静脉-神经束

血管束

39.92 Injection of sclerosing agent into vein

Excludes：injection：

esophageal varices (42.33)

hemorrhoids (49.42)

39.92 静脉注射硬化药

不包括：注射：

食管静脉曲张(42.33)

痔(49.42)

39.93 Insertion of vessel-to-vessel cannula

Formation of：

arteriovenous：

fistula by external cannula

shunt by external cannula

Code also：any renal dialysis (39.95)

39.93 血管-血管的套管的置入术

形成：

动静脉：

瘘管,用外套管

分流,用外套管

另编码：任何肾透析(39.95)

39.94 Replacement of vessel to vessel cannula

Revision of vessel to vessel cannula

39.94 血管-血管套管的置换术

血管-血管套管修复术

39.95 Hemodialysis

Artificial kidney

Hemodiafiltration

Hemofiltration

Renal dialysis

Excludes: peritoneal dialysis (54.98)

39.95 血液透析

人工肾

血液透析

血过滤

肾透析

不包括：腹膜透析(54.98)

39.96 Total body perfusion

Code also：substance perfused (99.21-99.29)

39.96 全身灌注法

另编码：药物灌注(99.21-99.29)

39.97 Other perfusion

Perfusion NOS

Perfusion, local [regional] of：

carotid artery

coronary artery

head

lower limb

39.97 其他灌注术

灌注 NOS

灌注,局部[区域性]：

颈动脉

冠状动脉

头

下肢

	neck		颈
	upper limb		上肢

Code also：substance perfused（99.21-99.29）

另编码：灌注药物(99.21-99.29)

Excludes：perfusion of：

不包括：灌注：

    kidney (55.95)

    肾(55.95)

    large intestine (46.96)

    大肠(46.96)

    liver (50.93)

    肝(50.93)

    small intestine (46.95)

    小肠(46.95)

39.98　Control of hemorrhage，not otherwise specified

39.98　出血控制 NOS

    Angiotripsy

    血管压轧术

    Control of postoperative hemorrhage NOS

    手术后出血的控制 NOS

    Venotripsy

    静脉压轧术

    Excludes：control of hemorrhage（postoperative）：

    不包括：出血控制(手术后)：

    anus (49.95)

    肛门(49.95)

    bladder (57.93)

    膀胱(57.93)

    following vascular procedure (39.41)

    血管手术后(39.41)

    nose (21.00-21.09)

    鼻(21.00-21.09)

    prostate (60.94)

    前列腺(60.94)

    tonsil (28.7)

    扁桃腺(28.7)

    that by：

    出血控制，用：

    ligation (38.80-38.89)

    结扎术(38.80-38.89)

    suture (39.30-39.32)

    缝合术(39.30-39.32)

39.99　Other operations on vessels

39.99　血管其他手术

    Excludes：injection or infusion of therapeutic or prophylactic substance (99.11-99.29)

    不包括：治疗性或预防性药物的注射或输注(99.11-99.29)

    transfusion of blood and blood components (99.01-99.09)

    输血和输血成分(99.01-99.09)

Chapter 9
OPERATIONS ON THE HEMIC AND LYMPHATIC SYSTEM (40-41)

第九章
血液和淋巴系统手术(40-41)

40 **Operations on lymphatic system**

40 淋巴系统手术

40.0 **Incision of lymphatic structures**

40.1 **Diagnostic procedures on lymphatic structures**

40.11 Biopsy of lymphatic structure

40.19 Other diagnostic procedures on lymphatic structures

Excludes: lymphangiogram:
abdominal (88.04)
cervical (87.08)
intrathoracic (87.34)
lower limb (88.36)
upper limb (88.34)
microscopic examination of specimen (90.71-90.79)
radioisotope scan (92.16)
thermography (88.89)

40.0 淋巴结构切开术

40.1 淋巴结构的诊断性操作

40.11 淋巴结构的活组织检查

40.19 淋巴结构的其他诊断性操作

不包括:淋巴管造影图:
腹(88.04)
颈(87.08)
胸内(87.34)
下肢(88.36)
上肢(88.34)
标本的显微镜检查(90.71-90.79)

放射性同位素扫描(92.16)
热影像图(88.89)

40.2 **Simple excision of lymphatic structure**
Excludes: biopsy of lymphatic structure (40.11)

40.21 Excision of deep cervical lymph node

40.22 Excision of internal mammary lymph node

40.23 Excision of axillary lymph node

40.24 Excision of inguinal lymph node

40.29 Simple excision of other lymphatic structure
Excision of:
cystic hygroma
lymphangioma
Simple lymphadenectomy

40.2 淋巴结构的单纯性切除术
不包括:淋巴结构的活组织检查(40.11)

40.21 深部颈淋巴结切除术

40.22 乳房内淋巴结切除术

40.23 腋淋巴结切除术

40.24 腹股沟淋巴结切除术

40.29 其他淋巴结构单纯性切除术
切除术:
水囊状淋巴管
淋巴管瘤
单纯淋巴结切除术

40.3 **Regional lymph node excision**
Extended regional lymph node excision
Regional lymph node excision with excision of lymphatic drainage area including skin, subcutaneous tissue, and fat

40.3 区域性淋巴结切除术
扩大区域性淋巴结切除术
区域性淋巴结切除术伴淋巴引流区切除,包括皮肤、皮下组织和脂肪切除

| 40.4 | **Radical excision of cervical lymph nodes** | 40.4 | 颈淋巴结根治性切除术 |

Resection of cervical lymph nodes down to muscle and deep fascia

深达肌层和深部筋膜颈淋巴结切除术

Excludes：that associated with radical laryngectomy (30.4)

不包括：伴根治性喉切除术(30.4)

40.40　Radical neck dissection, not otherwise specified

40.40　根治性颈淋巴结清扫 NOS

40.41　Radical neck dissection, unilateral

40.41　根治性颈淋巴结清扫,单侧

40.42　Radical neck dissection, bilateral

40.42　根治性颈淋巴结清扫,双侧

| 40.5 | **Radical excision of other lymph nodes** | 40.5 | 其他淋巴结根治性切除术 |

Excludes：that associated with radical mastectomy (85.45-85.48)

不包括：合并根治性乳房切除术(85.45-85.48)

40.50　Radical excision of lymph nodes, not otherwise specified

40.50　淋巴结根治性切除术 NOS

Radical (lymph) node dissection NOS

根治性淋巴结清扫术 NOS

40.51　Radical excision of axillary lymph nodes

40.51　腋下淋巴结根治性切除术

40.52　Radical excision of periaortic lymph nodes

40.52　主动脉旁淋巴结根治性切除术

40.53　Radical excision of iliac lymph nodes

40.53　髂淋巴结根治性切除术

40.54　Radical groin dissection

40.54　根治性腹股沟清扫术

40.59　Radical excision of other lymph nodes

40.59　其他淋巴结根治性切除术

Excludes：radical neck dissection (40.40-40.42)

不包括：根治性颈淋巴结清扫(40.40-40.42)

| 40.6 | **Operations on thoracic duct** | 40.6 | 胸导管手术 |

40.61　Cannulation of thoracic duct

40.61　胸导管套管置入术

40.62　Fistulization of thoracic duct

40.62　胸导管造瘘术

40.63　Closure of fistula of thoracic duct

40.63　胸导管瘘口闭合术

40.64　Ligation of thoracic duct

40.64　胸导管结扎术

40.69　Other operations on thoracic duct

40.69　胸导管其他手术

| 40.9 | **Other operations on lymphatic structures** | 40.9 | 淋巴结构其他手术 |

Anastomosis of peripheral lymphatics

周围淋巴吻合术

Dilation of peripheral lymphatics

周围淋巴扩张术

Ligation of peripheral lymphatics

周围淋巴结扎术

Obliteration of peripheral lymphatics

周围淋巴封闭术

Reconstruction of peripheral lymphatics

周围淋巴重建术

Repair of peripheral lymphatics

周围淋巴修补术

Transplantation of peripheral lymphatics	周围淋巴移植术
Correction of lymphedema of limb，NOS	肢体淋巴水肿矫正术 NOS
Excludes：reduction of elephantiasis of scrotum (61.3)	**不包括**：阴囊象皮肿缩小术(61.3)

41 Operations on bone marrow and spleen

41 骨髓和脾脏手术

41.0 Bone marrow or hematopoietic stem cell transplant

Note：To report donor source-see codes 00.91-00.93

Excludes：aspiration of bone marrow from donor (41.91)

41.0 骨髓或造血干细胞移植

注：要报告提供的材料来源-见编码 00.91-00.93

不包括：来自供者骨髓的抽吸(41.91)

41.00　Bone marrow transplant，not otherwise specified

41.00　骨髓移植 NOS

41.01　Autologous bone marrow transplant without purging

Excludes：that with purging (41.09)

41.01　自体骨髓移植不伴净化

不包括：同时伴净化(41.09)

41.02　Allogeneic bone marrow transplant with purging

Allograft of bone marrow with in vitro removal (purging) of T-cells

41.02　异体骨髓移植伴净化

异体骨髓移植术伴体外去除(净化)T-细胞

41.03　Allogeneic bone marrow transplant without purging

Allograft of bone marrow NOS

41.03　异体骨髓移植不伴净化

异体骨髓移植术 NOS

41.04　Autologous hematopoietic stem cell transplant without purging

Excludes：that with purging (41.07)

41.04　自体造血干细胞移植不伴净化

不包括：同时伴净化(41.07)

41.05　Allogeneic hematopoietic stem cell transplant without purging

Excludes：that with purging (41.08)

41.05　异体造血干细胞移植不伴净化

不包括：同时伴净化(41.08)

41.06　Cord blood stem cell transplant

41.06　脐血干细胞移植

41.07　Autologous hematopoietic stem cell transplant with purging

Cell depletion

41.07　自体造血干细胞移植伴净化

细胞损耗

41.08　Allogeneic hematopoietic stem cell transplant

Cell depletion

41.08　移植异体造血干细胞

细胞损耗

41.09　Autologous bone marrow transplant with purging

41.09　自体骨髓移植伴净化

With extracorporeal purging of malignant cells from marrow	伴体外净化骨髓恶性细胞
Cell depletion	细胞损耗

41.1 Puncture of spleen

Excludes：aspiration biopsy of spleen (41.32)

41.1 脾穿刺

不包括：脾抽吸活组织检查(41.32)

41.2 Splenotomy

41.3 Diagnostic procedures on bone marrow and spleen

41.2 脾切开术

41.3 骨髓和脾的诊断性操作

41.31 Biopsy of bone marrow

41.31 骨髓活组织检查

41.32 Closed［aspiration］［percutaneous］biopsy of spleen

41.32 闭合性［抽吸］［经皮］脾活组织检查

41.33 Open biopsy of spleen

41.33 开放性脾活组织检查

41.38 Other diagnostic procedures on bone marrow

Excludes：microscopic examination of specimen from bone marrow (90.61-90.69)

radioisotope scan (92.05)

41.38 骨髓其他诊断性操作

不包括：骨髓标本的显微镜检查(90.61-90.69)

放射性同位素扫描(92.05)

41.39 Other diagnostic procedures on spleen

Excludes：microscopic examination of specimen from spleen (90.61-90.69)

radioisotope scan (92.05)

41.39 脾其他诊断性操作

不包括：脾标本的显微镜检查(90.61-90.69)

放射性核素扫描(92.05)

41.4 Excision or destruction of lesion or tissue of spleen

Code also：any application or administration of an adhesion barrier substance (99.77)

Excludes：excision of accessory spleen (41.93)

41.4 脾病损或组织的切除术或破坏术

另编码：任何粘连屏障物质的使用或给予(99.77)

不包括：副脾切除术(41.93)

41.41 Marsupialization of splenic cyst

41.41 脾囊肿袋形缝术［造袋术］

41.42 Excision of lesion or tissue of spleen

Excludes：biopsy of splccn (41.32-41.33)

41.42 脾病损或组织切除术

不包括：脾活组织检查(41.32-41.33)

41.43 Partial splenectomy

41.43 部分脾切除术

41.5 Total splenectomy

Splenectomy NOS

41.5 全脾切除术

脾切除术 NOS

Code also：any application or adminis-
tration of an adhesion barrier sub-
stance（99.77）

另编码：任何粘连屏障物质的使用或给予
（99.77）

41.9 **Other operations on spleen and bone marrow**

Code also：any application or administration
of an adhesion barrier substance（99.77）

41.91 Aspiration of bone marrow from donor
for transplant

Excludes： biopsy of bone marrow
（41.31）

41.92 Injection into bone marrow

Excludes： bone marrow transplant
（41.00-41.03）

41.93 Excision of accessory spleen
41.94 Transplantation of spleen
41.95 Repair and plastic operations on spleen
41.98 Other operations on bone marrow
41.99 Other operations on spleen

41.9 **脾和骨髓的其他手术**

另编码：任何粘连屏障物质的使用或给予
（99.77）

41.91 供者骨髓抽吸，为了移植

不包括：骨髓活组织检查（41.31）

41.92 骨髓注入
不包括：骨髓移植（41.00-41.03）

41.93 副脾切除术
41.94 脾移植术
41.95 脾修补术和整形术
41.98 骨髓其他手术
41.99 脾其他手术

Chapter 10
OPERATIONS ON THE DIGESTIVE SYSTEM (42-54)

42 Operations on esophagus

42.0 Esophagotomy
42.01 Incision of esophageal web
42.09 Other incision of esophagus
Esophagotomy NOS
Excludes：esophagomyotomy（42.7）
esophagostomy（42.10-42.19）

42.1 Esophagostomy
42.10 Esophagostomy，not otherwise specified
42.11 Cervical esophagostomy
42.12 Exteriorization of esophageal pouch
42.19 Other external fistulization of esophagus
Thoracic esophagostomy
Code also：any resection（42.40-42.42）

42.2 Diagnostic procedures on esophagus
42.21 Operative esophagoscopy by incision
42.22 Esophagoscopy through artificial stoma
Excludes：that with biopsy（42.24）
42.23 Other esophagoscopy
Excludes：that with biopsy（42.24）
42.24 Closed［endoscopic］biopsy of esophagus
Brushing or washing for specimen collection
Esophagoscopy with biopsy
Suction biopsy of the esophagus
Excludes： esophagogastroduodenoscopy［EGD］with closed biopsy（45.16）
42.25 Open biopsy of esophagus
42.29 Other diagnostic procedures on esophagus
Excludes：barium swallow（87.61）
esophageal manometry（89.32）
microscopic examination of specimen from esophagus（90.81-90.89）

42 食管手术

42.0 食管切开术
42.01 食管蹼切开术
42.09 食管其他切开术
食管切开术 NOS
不包括:食管肌层切开术(42.7)
食管造口术(42.10-42.19)

42.1 食管造口术
42.10 食管造口术 NOS
42.11 颈部食管造口术
42.12 食管憩室外置术
42.19 食管其他外造口术
胸部食管造口术
另编码:任何部分切除术(42.40-42.42)

42.2 食管的诊断性操作
42.21 经手术切开的食管镜检查
42.22 经人工造口的食管镜检查
不包括:伴活组织检查(42.24)
42.23 其他食管镜检查
不包括:伴活组织检查(42.24)
42.24 闭合性［内镜的］食管活组织检查

为标本收集的刷洗或冲洗

食管镜检查伴活组织检查
食管抽吸活组织检查
不包括:食管胃十二指肠镜检查［EGD］
伴闭合性活组织检查(45.16)
42.25 开放性食管活组织检查
42.29 食管的其他诊断性操作
不包括:吞钡(87.61)
食管压力测定(89.32)
食管标本的显微镜检查（90.81-90.89）

42.3 Local excision or destruction of lesion or tissue of esophagus

42.31 Local excision of esophageal diverticulum

42.32 Local excision of other lesion or tissue of esophagus

Excludes：biopsy of esophagus（42.24-42.25）

esophageal fistulectomy（42.84）

42.33 Endoscopic excision or destruction of lesion or tissue of esophagus

Ablation of esophageal neoplasm by endoscopic approach

Control of esophageal bleeding by endoscopic approach

Esophageal polypectomy by endoscopic approach

Esophageal varices by endoscopic approach

Injection of esophageal varices by endoscopic approach

Excludes：biopsy of esophagus（42.24-42.25）

fistulectomy（42.84）

open ligation of esophageal varices（42.91）

42.39 Other destruction of lesion or tissue of esophagus

Excludes：that by endoscopic approach（42.33）

42.4 Excision of esophagus

Excludes：esophagogastrectomy NOS（43.99）

42.40 Esophagectomy，not otherwise specified

42.41 Partial esophagectomy

Code also：any synchronous：

anastomosis other than end to end（42.51-42.69）

esophagostomy（42.10-42.19）

gastrostomy（43.11-43.19）

42.42 Total esophagectomy

Code also：any synchronous：

42.3 食管病损或食管组织的局部切除术或破坏术

42.31 食管憩室局部切除术

42.32 食管的其他病损或食管组织的局部切除术

不包括：食管活组织检查（42.24-42.25）

食管瘘管切除术（42.84）

42.33 内镜食管病损或食管组织切除术或破坏术

食管肿物切除，经内镜入路

食管出血控制，经内镜入路

食管息肉切除术，经内镜入路

食管静脉曲张，经内镜入路

食管静脉曲张注射，经内镜入路

不包括：食管活组织检查（42.24-42.25）

瘘管切除术（42.84）

开放性食管静脉曲张结扎术（42.91）

42.39 食管病损或食管组织的其他破坏术

不包括：经内镜入路（42.33）

42.4 食管切除术

不包括：食管胃切除术 NOS（43.99）

42.40 食管切除术 NOS

42.41 部分食管切除术

另编码：任何同时进行的：

非端对端吻合术（42.51-42.69）

食管造口术（42.10-42.19）

胃造口术（43.11-43.19）

42.42 全食管切除术

另编码：任何同时进行的：

gastrostomy (43. 11-43. 19)

    interposition or anastomosis other than end to end (42. 51-42. 69)

Excludes：esophagogastrectomy (43. 99)

42.5 **Intrathoracic anastomosis of esophagus**

    Code also：any synchronous：

        esophagectomy(42. 40-42. 42)

        gastrostomy (43. 1)

42. 51 Intrathoracic esophagoesophagostomy

42. 52 Intrathoracic esophagogastrostomy

42. 53 Intrathoracic esophageal anastomosis with interposition of small bowel

42. 54 Other intrathoracic esophagoenterostomy

    Anastomosis of esophagus to intestinal segment NOS

42. 55 Intrathoracic esophageal anastomosis with interposition of colon

42. 56 Other intrathoracic esophagocolostomy

    Esophagocolostomy NOS

42. 58 Intrathoracic esophageal anastomosis with other interposition

    Construction of artificial esophagus

    Retrosternal formation of reversed gastric tube

42. 59 Other intrathoracic anastomosis of esophagus

42.6 **Antesternal anastomosis of esophagus**

    Code also：any synchronous：

        esophagectomy(42. 40-42. 42)

        gastrostomy(43. 1)

42. 61 Antesternal esophagoesophagostomy

42. 62 Antesternal esophagogastrostomy

42. 63 Antesternal esophageal anastomosis with interposition of small bowel

42. 64 Other antesternal esophagoenterostomy

    Antethoracic：

        esophagoenterostomy

        esophagoileostomy

        esophagojejunostomy

胃造口术(43. 11-43. 19)

    非端对端的间置术或吻合术(42. 51-42. 69)

不包括：食管胃切除术(43. 99)

42.5 食管胸内吻合术

    另编码：任何同时进行的：

        食管切除术(42. 40-42. 42)

        胃造口术(43. 1)

42. 51 胸内食管食管造口术

42. 52 胸内食管胃造口术

42. 53 胸内食管吻合术伴小肠间置术

42. 54 其他胸内食管小肠吻合术

    食管小肠段吻合术 NOS

42. 55 胸内食管吻合术伴结肠间置术

42. 56 其他胸内食管结肠吻合术

    食管结肠吻合术 NOS

42. 58 胸内食管吻合术伴其他间置术

    人工食管建造术

    胸骨后形成反向胃管

42. 59 食管其他胸内吻合术

42.6 胸骨前食管吻合术

    另编码：任何同时进行的：

        食管切除术(42. 40-42. 42)

        胃造口术(43. 1)

42. 61 胸骨前食管食管造口术

42. 62 胸骨前食管胃造口术

42. 63 胸骨前食管吻合术伴小肠间置术

42. 64 其他胸骨前食管小肠吻合术

    胸前：

        食管小肠吻合术

        食管回肠吻合术

        食管空肠吻合术

42.65	Antesternal esophageal anastomosis with interposition of colon		42.65	胸骨前食管吻合术伴结肠间置术

42.66 Other antesternal esophagocolostomy
Antethoracic esophagocolostomy

42.66 其他胸骨前食管结肠吻合术
胸骨前食管结肠吻合术

42.68 Other antesternal esophageal anastomosis with interposition

42.68 其他胸骨前食管吻合术伴间置术

42.69 Other antesternal anastomosis of esop-hagus

42.69 其他胸骨前食管吻合术

42.7 Esophagomyotomy

42.7 食管肌层切开术

42.8 Other repair of esophagus

42.8 食管其他修补术

42.81 Insertion of permanent tube into esop-hagus

42.81 食管置入永久性管

42.82 Suture of laceration of esophagus

42.82 食管裂伤缝合术

42.83 Closure of esophagostomy

42.83 食管造口闭合术

42.84 Repair of esophageal fistula, not elsewhere classified

42.84 食管瘘修补术 NEC

Excludes：repair of fistula：
bronchoesophageal (33.42)
esophagopleurocutaneous (34.73)
pharyngoesophageal (29.53)
tracheoesophageal (31.73)

不包括:瘘修补术：
支气管食管(33.42)
食管胸膜皮肤(34.73)
咽食管(29.53)
气管食管(31.73)

42.85 Repair of esophageal stricture

42.85 食管狭窄修补术

42.86 Production of subcutaneous tunnel without esophageal anastomosis

42.86 皮下隧道制造不伴食管吻合术

42.87 Other graft of esophagus

42.87 食管其他移植术

Excludes：antesternal esophageal anastomosis with interposition of：
colon (42.65)
small bowel (42.63)
antesternal esophageal anastomosis with other interposition (42.68)
intrathoracic esophageal anastomosis with interposition of：
colon (42.55)
small bowel (42.53)
intrathoracic esophageal anastomosis with other interposition (42.58)

不包括:胸骨前食管吻合术伴间置术：

结肠(42.65)
小肠(42.63)
胸骨前食管吻合术伴其他间置术(42.68)

胸内食管吻合术伴间置术：

结肠(42.55)
小肠(42.53)
胸内食管吻合术伴其他间置术(42.58)

42.89 Other repair of esophagus

42.89 食管其他修补术

42.9 Other operations on esophagus

42.9 食管其他手术

42.91 Ligation of esophageal varices

42.91 食管静脉曲张结扎术

Excludes：that by endoscopic approach (42.33)

不包括:经内镜食管静脉曲张结扎术(42.33)

42.92 Dilation of esophagus

Dilation of cardiac sphincter

Excludes：intubation of esophagus (96.03，96.06-96.08)

42.99 Other

Excludes：insertion of Sengstaken tube (96.06)

intubation of esophagus （96.03，96.06-96.08)

removal of intraluminal foreign body from esophagus without incision (98.02)

tamponade of esophagus (96.06)

43 **Incision and excision of stomach**

Code also：any application or administration of an adhesion barrier substance (99.77)

43.0 **Gastrotomy**

Excludes：gastrostomy (43.11-43.19) that for control of hemorrhage (44.49)

43.1 **Gastrostomy**

43.11 Percutaneous [endoscopic] gastrostomy [PEG]

Percutaneous transabdominal gastrostomy

43.19 Other gastrostomy

Excludes：percutaneous [endoscopic] gastrostomy [PEG] (43.11)

43.3 **Pyloromyotomy**

43.4 **Local excision or destruction of lesion or tissue of stomach**

43.41 Endoscopic excision or destruction of lesion or tissue of stomach

Gastric polypectomy by endoscopic approach

Gastric varices by endoscopic approach

Excludes：biopsy of stomach （44.14-44.15)

42.92 食管扩张术

食管括约肌扩张术

不包括:食管插管术(96.03，96.06-96.08)

42.99 其他

不包括:置入森斯塔管(96.06)

食管插管术(96.03，96.06-96.08)

非切开的食管腔内异物去除(98.02)

食管填塞(96.06)

43 **胃切开术和切除术**

另编码:任何粘连屏障物质的使用或给予 (99.77)

43.0 **胃切开术**

不包括:胃造口术(43.11-43.19)

为控制出血(44.49)

43.1 **胃造口术**

43.11 经皮[内镜的]胃造口术[PEG]

经皮经腹胃造口术

43.19 其他胃造口术

不包括:经皮[内镜的]胃造口术[PEG] (43.11)

43.3 **幽门肌层切开术**

43.4 **胃病损或胃组织的局部切除术或破坏术**

43.41 内镜下胃病损或胃组织切除术或破坏术

胃息肉切除术,经内镜入路

胃静脉曲张切除术,经内镜入路

不包括:胃活组织检查(44.14-44.15)

control of hemorrhage (44.43)　　　　　　控制出血(44.43)

open ligation of gastric varices (44.91)　　开放性胃静脉曲张结扎术(44.91)

43.42　Local excision of other lesion or tissue of stomach

43.42　胃其他病损或胃组织的局部切除术

Excludes: biopsy of stomach (44.14-44.15)

不包括:胃活组织检查(44.14-44.15)

gastric fistulectomy (44.62-44.63)　　　　胃瘘管切除术(44.62-44.63)

partial gastrectomy (43.5-43.89)　　　　　胃部分切除术(43.5-43.89)

43.49　Other destruction of lesion or tissue of stomach

43.49　胃病损或胃组织的其他破坏术

Excludes: that by endoscopic approach (43.41)

不包括:经内镜入路(43.41)

43.5　**Partial gastrectomy with anastomosis to esophagus**

43.5　**胃部分切除术伴食管胃吻合术**

Proximal gastrectomy　　　　　　　　　　近端胃切除术

43.6　**Partial gastrectomy with anastomosis to duodenum**

43.6　**胃部分切除术伴胃十二指肠吻合术**

Billroth Ⅰ operation　　　　　　　　　　毕罗特Ⅰ式手术

Distal gastrectomy　　　　　　　　　　　　远端胃切除术

Gastropylorectomy　　　　　　　　　　　　胃幽门切除术

43.7　**Partial gastrectomy with anastomosis to jejunum**

43.7　**胃部分切除术伴胃空肠吻合术**

Billroth Ⅱ operation　　　　　　　　　　毕罗特Ⅱ式手术

43.8　**Other partial gastrectomy**

43.8　**其他胃部分切除术**

43.81　Partial gastrectomy with jejunal transposition

43.81　胃部分切除术伴空肠移位术

Henley jejunal transposition operation　　亨利空肠移位术

Code also: any synchronous intestinal resection (45.51)

另编码:任何同时进行的肠切除术(45.51)

43.89　Other

43.89　其他

Partial gastrectomy with bypass gastro-gastrostomy

胃部分切除术伴搭桥性的胃胃吻合术

Sleeve resection of stomach　　　　　　　胃袖状切除术

43.9　**Total gastrectomy**

43.9　**胃全部切除术**

43.91　Total gastrectomy with intestinal interposition

43.91　胃全部切除术伴肠间置术

43.99　Other total gastrectomy

43.99　其他胃全部切除术

Complete gastroduodenectomy	全部胃十二指肠切除术
Esophagoduodenostomy with complete gastrectomy	胃全部切除术伴食管十二指肠吻合术
Esophagogastrectomy NOS	食管胃切除术 NOS
Esophagojejunostomy with complete gastrectomy	胃全部切除术伴食管空肠吻合术
Radical gastrectomy	根治性胃切除术

44 Other operations on stomach

Code also: any application or administration of an adhesion barrier substance (99.77)

44 胃的其他手术

另编码: 任何粘连屏障物质的使用或给予(99.77)

44.0 Vagotomy

44.00 Vagotomy，not otherwise specified
　　　　Division of vagus nerve NOS
44.01 Truncal vagotomy
44.02 Highly selective vagotomy
　　　　Parietal cell vagotomy
　　　　Selective proximal vagotomy
44.03 Other selective vagotomy

44.0 迷走神经切断术

44.00 迷走神经切断术 NOS
　　　　迷走神经切断 NOS
44.01 迷走神经干切断术
44.02 高选择性迷走神经切断术
　　　　壁细胞迷走神经切断术
　　　　选择性近端迷走神经切断术
44.03 其他选择性迷走神经切断术

44.1 Diagnostic procedures on stomach

44.11 Transabdominal gastroscopy
　　　　Intraoperative gastroscopy
　　　　Excludes: that with biopsy (44.14)
44.12 Gastroscopy through artificial stoma
　　　　Excludes: that with biopsy (44.14)
44.13 Other gastroscopy
　　　　Excludes: that with biopsy (44.14)
44.14 Closed [endoscopic] biopsy of stomach
　　　　Brushing or washing for specimen collection
　　　　Excludes: esophagogastroduodenoscopy [EGD] with closed biopsy (45.16)
44.15 Open biopsy of stomach
44.19 Other diagnostic procedures on stomach
　　　　Excludes: gastric lavage (96.33)
　　　　microscopic examination of specimen from stomach (90.81-90.89)

44.1 胃的诊断性操作

44.11 经腹胃镜检查
　　　　手术中胃镜检查
　　　　不包括: 同时伴活组织检查(44.14)
44.12 经人工造口胃镜检查
　　　　不包括: 同时伴活组织检查(44.14)
44.13 其他胃镜检查
　　　　不包括: 同时伴活组织检查(44.14)
44.14 闭合性[内镜的]胃活组织检查
　　　　为标本收集的刷洗或冲洗

　　　　不包括: 食管胃十二指肠镜检查[EGD]伴闭合性活组织检查(45.16)
44.15 开放性胃活组织检查
44.19 胃其他诊断性操作
　　　　不包括: 胃灌洗(96.33)
　　　　胃标本的显微镜检查(90.81-90.89)

upper GI series (87.62)　　　　　　　　　　　上胃肠道系列造影(87.62)

44.2 **Pyloroplasty**　　　　　　　　　　**44.2** 幽门成形术

44.21　Dilation of pylorus by incision　　　44.21　经切开术的幽门扩张术

44.22　Endoscopic dilation of pylorus　　　44.22　内镜下幽门扩张

　　　　Dilation with balloon endoscope　　　　　　用球囊内镜扩张

　　　　Endoscopic dilation of gastrojejunostomy　　　　　内镜下胃空肠吻合术部位的扩张
　　　　　site

44.29　Other pyloroplasty　　　　　　　　44.29　其他幽门成形术

　　　　Pyloroplasty NOS　　　　　　　　　　　幽门成形术 NOS

　　　　Revision of pylorus　　　　　　　　　　　幽门修复术

44.3 **Gastroenterostomy without gastrectomy**　　**44.3** 胃肠吻合术不伴胃切除术

44.31　High gastric bypass　　　　　　　44.31　高位胃搭桥术

　　　　Printen and Mason gastric bypass　　　　　普林特和梅森胃搭桥术

44.32　Percutaneous [endoscopic] gastrojejunostomy　44.32　经皮[内镜的]胃空肠吻合术

　　　　Endoscopic conversion of gastrostomy to　　　　　内镜下胃造口术与空肠造口术转位
　　　　　jejunostomy

　　　　PEG　　　　　　　　　　　　　　　　经皮内镜下胃造口术(PEG)

44.38　Laparoscopic gastroenterostomy　　44.38　腹腔镜下胃肠吻合术

　　　　Bypass:gastroduodenostomy　　　　　　　旁路:胃十二指肠吻合术

　　　　gastroenterostomy　　　　　　　　　　　胃肠吻合术

　　　　gastrogastrostomy　　　　　　　　　　　胃胃吻合术

　　　　Laparoscopic gastrojejunostomy without　　　　　腹腔镜下胃空肠吻合术不伴胃切除术
　　　　　gastrectomy NEC　　　　　　　　　　　 NEC

　　　　Excludes:gastroenterostomy, open ap-　　　**不包括**:胃肠吻合术,开放入路(44.39)
　　　　　proach (44.39)

44.39　Other gastroenterostomy　　　　　44.39　其他胃肠吻合术

　　　　Bypass:　　　　　　　　　　　　　　　旁路:

　　　　　gastroduodenostomy　　　　　　　　　　胃十二指肠吻合术

　　　　　gastroenterostomy　　　　　　　　　　　胃肠吻合术

　　　　　gastrogastrostomy　　　　　　　　　　　胃胃吻合术

　　　　Gastrojejunostomy without gastrectomy　　　　　胃空肠吻合术不伴胃切除术 NOS
　　　　　NOS

44.4 **Control of hemorrhage and suture of**　　**44.4** 胃或十二指肠溃疡的出血控制和缝合术
　　　　ulcer of stomach or duodenum

44.40　Suture of peptic ulcer, not otherwise　44.40　消化性溃疡缝合术 NOS
　　　　　specified

44.41　Suture of gastric ulcer site　　　　44.41　胃溃疡部位的缝合术

　　　　Excludes: ligation of gastric varices　　　**不包括**:胃静脉曲张结扎术(44.91)
　　　　　(44.91)

44.42	Suture of duodenal ulcer site		44.42	十二指肠溃疡部位的缝合术

44.42　Suture of duodenal ulcer site

44.43　Endoscopic control of gastric or duodenal bleeding

44.44　Transcatheter embolization for gastric or duodenal bleeding

Excludes：surgical occlusion of abdominal vessels (38.86-38.87)

44.49　Other control of hemorrhage of stomach or duodenum

That with gastrotomy

44.5　**Revision of gastric anastomosis**

Closure of：

gastric anastomosis

gastroduodenostomy

gastrojejunostomy

Pantaloon operation

44.6　**Other repair of stomach**

44.61　Suture of laceration of stomach

Excludes：that of ulcer site (44.41)

44.62　Closure of gastrostomy

44.63　Closure of other gastric fistula

Closure of：

gastrocolic fistula

gastrojejunocolic fistula

44.64　Gastropexy

44.65　Esophagogastroplasty

Belsey operation

Esophagus and stomach cardioplasty

44.66　Other procedures for creation of esophagogastric sphincteric competence

Fundoplication

Gastric cardioplasty

Nissen's fundoplication

Restoration of cardio-esophageal angle

Excludes：that by laparoscopy (44.67)

44.67　Laparoscopic procedures for creation of esophagogastric sphincteric competence

Fundoplication

Gastric cardioplasty

44.42　十二指肠溃疡部位的缝合术

44.43　内镜下胃或十二指肠出血控制

44.44　经导管栓塞,用于胃或十二指肠出血

不包括：腹部血管的手术闭合(38.86-38.87)

44.49　其他胃或十二指肠出血的控制

伴胃切开术

44.5　**胃吻合术的修复术**

闭合术：

胃吻合术

胃十二指肠吻合术

胃空肠吻合术

马裤式手术

44.6　**胃的其他修补术**

44.61　胃裂伤缝合术

不包括：胃溃疡部位缝合术(44.41)

44.62　胃造口闭合术

44.63　其他胃瘘闭合术

闭合术：

胃结肠瘘

胃空肠瘘

44.64　胃固定术

44.65　胃十二指肠成形术

贝尔希手术

食管和胃贲门成形术

44.66　其他操作,用于创建食管胃括约肌功能

胃底折叠术

胃贲门成形术

尼森胃底折叠术

贲门食管角修复术

不包括：采用腹腔镜(44.67)

44.67　腹腔镜操作用于创建食管胃括约肌功能

胃底折叠术

胃贲门成形术

Nissen's fundoplication	尼森胃底折叠术
Restoration of cardio-esophageal angle	贲门食管角修复术

44.68　Laparoscopic gastroplasty

Banding

Silastic vertical banding

Vertical banded gastroplasty (VBG)

Code also: any synchronous laparoscopic gastroenterostomy (44.38)

Excludes: insertion, laparoscopic adjustable gastric band (restrictive procedure) (44.95)

other repair of stomach, open approach (44.61-44.65, 44.69)

44.69　Other

Inversion of gastric diverticulum

Repair of stomach NOS

44.9　**Other operations on stomach**

44.91　Ligation of gastric varices

Excludes: that by endoscopic approach (43.41)

44.92　Intraoperative manipulation of stomach

Reduction of gastric volvulus

44.93　Insertion of gastric bubble (balloon)

44.94　Removal of gastric bubble (balloon)

44.95　Laparoscopic gastric restrictive procedure

Adjustable gastric band and port insertion

Excludes: laparoscopic gastroplasty (44.68)

other repair of stomach (44.69)

44.96　Laparoscopic revision of gastric restrictive procedure

Revision or replacement of:

adjustable gastric band

subcutaneous gastric port device

44.97　Laparoscopic removal of gastric restrictive device(s)

Removal of either or both:

adjustable gastric band

subcutaneous port device

44.68　腹腔镜下胃成形术

(胃)束带

矽胶垂直(胃)束带

垂直束带胃成形术(VBG)

另编码：任何同时进行的腹腔镜胃肠吻合术(44.38)

不包括：置入，腹腔镜下可调节的胃束带(限制性操作)(44.95)

其他胃修补术,开放入路(44.61—44.65, 44.69)

44.69　其他

胃憩室折入术

胃修补术 NOS

44.9　**胃的其他手术**

44.91　胃静脉曲张结扎术

不包括：经内镜的胃静脉曲张结扎术(43.41)

44.92　胃的手术中操作

胃扭转复位术

44.93　胃泡(球囊)置入

44.94　胃泡(球囊)去除

44.95　腹腔镜下胃限制性操作

可调节的胃束带和端口置入

不包括：腹腔镜下胃成形术(44.68)

其他胃修补术(44.69)

44.96　腹腔镜下胃限制性操作的修复术

修复术或置换术：

可调节的胃束带

皮下胃端口装置

44.97　腹腔镜下去除胃限制性装置

去除其中一个或去除两个：

可调节的胃束带

皮下端口装置

Excludes：nonoperative removal of gastric restrictive device(s) (97.86)

open removal of gastric restrictive device(s) (44.99)

44.98 (Laparoscopic) adjustment of size of adjustable gastric restrictive device

Infusion of saline for device tightening

Withdrawal of saline for device loosening

Code also：

abdominal ultrasound (88.76)

abdominal wall fluoroscopy (88.09)

barium swallow (87.61)

44.99 Other

Excludes：change of gastrostomy tube (97.02)

dilation of cardiac sphincter(42.92)

gastric：

cooling (96.31)

freezing (96.32)

gavage (96.35)

hypothermia (96.31)

lavage (96.33)

insertion of nasogastric tube(96.07)

irrigation of gastrostomy(96.36)

irrigation of nasogastric tube(96.34)

removal of：

gastrostomy tube (97.51)

intraluminal foreign body from stomach without incision (98.03)

replacement of：

gastrostomy tube (97.02)

(naso-)gastric tube (97.01)

45 Incision, excision, and anastomosis of intestine

Code also：any application or administration of an adhesion barrier substance (99.77)

45.0 Enterotomy

不包括：非手术性去除胃限制性装置 (97.86)

开放去除胃限制性装置(44.99)

44.98 (腹腔镜)调节可调节的胃限制性装置的体积

盐水灌注用于装置加紧

盐水撤收用于装置放松

另编码任何：

腹部超声(88.76)

腹壁荧光镜检(88.09)

吞钡(87.61)

44.99 其他

不包括：胃造口管更换(97.02)

食管括约肌扩张(42.92)

胃：

冷却(96.31)

冰冻(96.32)

强饲法胃管(96.35)

低温(96.31)

灌洗(96.33)

鼻胃管插入(96.07)

胃造口冲洗术(96.36)

鼻胃管冲洗术(96.34)

去除：

胃造口管(97.51)

无切开的胃管腔内异物(98.03)

置换：

胃造口管(97.02)

(鼻)胃管(97.01)

45 肠切开术、切除术和吻合术

另编码：任何粘连屏障物质的使用或给予 (99.77)

45.0 肠切开术

Excludes：duodenocholedochotomy（51.41-51.42，51.51)

         that for destruction of lesion（45.30-45.34)

         that of exteriorized intestine（46.14，46.24，46.31)

45.00 Incision of intestine, not otherwise specified

45.01 Incision of duodenum

45.02 Other incision of small intestine

45.03 Incision of large intestine

Excludes：proctotomy（48.0)

45.1 Diagnostic procedures on small intestine

Code also：any laparotomy（54.11-54.19)

45.11 Transabdominal endoscopy of small intestine

Intraoperative endoscopy of small intestine

Excludes：that with biopsy（45.14)

45.12 Endoscopy of small intestine through artificial stoma

Excludes：that with biopsy（45.14)

45.13 Other endoscopy of small intestine

窥 Esophagogastroduodenoscopy [EGD]

Excludes：that with biopsy（45.14，45.16)

45.14 Closed [endoscopic] biopsy of small intestine

Brushing or washing for specimen collection

Excludes：esophagogastroduodenoscopy [EGD] with closed biopsy（45.16)

45.15 Open biopsy of small intestine

45.16 Esophagogastroduodenoscopy [EGD] with closed biopsy

Biopsy of one or more sites involving esophagus, stomach, and/or duodenum

45.19 Other diagnostic procedures on small intestine

不包括：十二指肠胆总管切开术(51.41-51.42，51.51)

    肠切开术，为了病损破坏(45.30-45.34)

    外置肠的肠切开术(46.14，46.24，46.31)

45.00 肠切开术 NOS

45.01 十二指肠切开术

45.02 小肠的其他切开术

45.03 大肠切开术

不包括：直肠切开术(48.0)

45.1 小肠诊断性操作

另编码：任何开腹手术(54.11-54.19)

45.11 经腹的小肠内镜检查

术中小肠内镜检查

不包括：同时伴活组织检查(45.14)

45.12 小肠内镜检查,经人工造口

不包括：同时伴活组织检查(45.14)

45.13 小肠其他内镜检查
食管胃十二指肠镜检查[EGD]
不包括：同时伴活组织检查(45.14，45.16)

45.14 闭合性[内镜]小肠活组织检查

为标本收集的刷洗或冲洗

不包括：食管胃十二指肠镜检查[EGD]伴闭合性活组织检查(45.16)

45.15 开放性小肠活组织检查

45.16 食管胃十二指肠镜检查[EGD]伴活组织检查

一个或多个部位的活组织检查,涉及食管、胃和(或)十二指肠

45.19 小肠其他诊断性操作

Excludes：microscopic examination of specimen from small intestine (90.91-90.99)

radioisotope scan (92.04)

ultrasonography (88.74)

x-ray (87.61-87.69)

不包括：小肠标本的显微镜检查(90.91-90.99)

放射性同位素扫描(92.04)

超声波检查(88.74)

X线(87.61-87.69)

45.2 **Diagnostic procedures on large intestine**

Code：any laparotomy (54.11-54.19)

45.2 **肠的诊断性操作**

另编码：任何开腹手术(54.11-54.19)

45.21 Transabdominal endoscopy of large intestine

Intraoperative endoscopy of large intestine

Excludes：that with biopsy (45.25)

45.21 经腹大肠内镜检查

手术中大肠内镜检查

不包括：同时伴活组织检查(45.25)

45.22 Endoscopy of large intestine through artificial stoma

Excludes：that with biopsy (45.25)

45.22 大肠内镜检查,经人工造口

不包括：同时伴活组织检查(45.25)

45.23 Colonoscopy

Flexible fiberoptic colonoscopy

Excludes：endoscopy of large intestine through artificial stoma (45.22)

flexible sigmoidoscopy (45.24)

rigid proctosigmoidoscopy (48.23)

transabdominal endoscopy of large intestine (45.21)

45.23 结肠镜检查

可曲性光学纤维性结肠镜检查

不包括：大肠内镜检查,经人工造口(45.22)

可曲性乙状结肠镜检查(45.24)

强直性直肠乙状结肠镜检查(48.23)

经腹大肠内镜检查(45.21)

45.24 Flexible sigmoidoscopy

Endoscopy of descending colon

Excludes：rigid proctosigmoidoscopy (48.23)

45.24 可曲性乙状结肠镜检查

降结肠内镜检查

不包括：强直性直肠乙状结肠镜检查(48.23)

45.25 Closed [endoscopic] biopsy of large intestine

Biopsy, closed, of unspecified intestinal site

Brushing or washing for specimen collection

Colonoscopy with biopsy

Excludes：proctosigmoidoscopy with biopsy(48.24)

45.25 闭合性[内镜的]大肠活组织检查

闭合性活组织检查,未特指肠部位

为标本收集的刷洗或冲洗

结肠镜检查伴活组织检查

不包括：直肠乙状结肠镜检查伴活组织检查(48.24)

45.26 Open biopsy of large intestine

45.26 开放性大肠活组织检查

45.27 Intestinal biopsy, site unspecified

45.27 肠活组织检查 NOS

45.28 Other diagnostic procedures on large intestine

45.28 大肠其他诊断性操作

45.29 Other diagnostic procedures on intestine, site unspecified

Excludes：microscopic examination of specimen (90.91-90.99)

45.29 肠的其他诊断性操作,部位未特指

不包括：标本的显微镜检查(90.91-90.99)

scan and radioisotope function study (92.04)

ultrasonography (88.74)

x-ray (87.61-87.69)

扫描和放射性同位素功能性检查(92.04)

超声波检查(88.74)

X线(87.61-87.69)

45.3 Local excision or destruction of lesion or tissue of small intestine

45.3 小肠病损或小肠组织的局部切除术或破坏术

45.30 Endoscopic excision or destruction of lesion of duodenum

Excludes：biopsy of duodenum (45.14-45.15)

control of hemorrhage (44.43)

fistulectomy (46.72)

45.30 内镜下十二指肠病损切除术或破坏术

不包括：十二指肠活组织检查(45.14-45.15)

出血控制(44.43)

瘘管切除术(46.72)

45.31 Other local excision of lesion of duodenum

Excludes：biopsy of duodenum (45.14-45.15)

fistulectomy (46.72)

multiple segmental resection(45.61)

that by endoscopic approach(45.30)

45.31 十二指肠病损的其他局部切除术

不包括：十二指肠活组织检查(45.14-45.15)

瘘管切除术(46.72)

小肠多节段部分切除术(45.61)

经内镜入路的十二指肠病损的其他局部切除术(45.30)

45.32 Other destruction of lesion of duodenum

Excludes：that by endoscopic approach (45.30)

45.32 十二指肠病损的其他破坏术

不包括：经内镜入路的十二指肠病损的其他破坏术(45.30)

45.33 Local excision of lesion or tissue of small intestine，except duodenum

Excision of redundant mucosa of ileostomy

Excludes：biopsy of small intestine (45.14-45.15)

fistulectomy (46.74)

multiple segmental resection(45.61)

45.33 小肠病损或小肠组织的局部切除术,除外十二指肠

回肠造口多余黏膜切除术

不包括：小肠活组织检查(45.14-45.15)

瘘管切除术(46.74)

小肠多节段部分切除术(45.61)

45.34 Other destruction of lesion of small intestine，except duodenum

45.34 小肠病损的其他破坏术,除外十二指肠

45.4 Local excision or destruction of lesion or tissue of large intestine

45.4 大肠病损或大肠组织的局部切除术或破坏术

45.41 Excision of lesion or tissue of large intestine

Excision of redundant mucosa of colostomy

Excludes：biopsy of large intestine (45.25-45.27)

45.41 大肠病损或大肠组织的切除术

结肠造口多余黏膜切除术

不包括：大肠活组织检查(45.25-45.27)

endoscopic polypectomy of large intes-
tine (45.42)

fistulectomy (46.76)

multiple segmental resection(45.71)

that by endoscopic approach (45.42-
45.43)

45.42 Endoscopic polypectomy of large intes-
tine

Excludes:that by open approach
(45.41)

45.43 Endoscopic destruction of other lesion or
tissue of large intestine

Endoscopic ablation of tumor of large
intestine

Endoscopic control of colonic bleeding

Excludes:endoscopic polypectomy of
large intestine (45.42)

45.49 Other destruction of lesion of large intestine

Excludes:that by endoscopic approach
(45.43)

45.5 **Isolation of intestinal segment**

Code also:any synchronous:

anastomosis other than end-to-end
(45.90-45.94)

enterostomy (46.10-46.39)

45.50 Isolation of intestinal segment,not oth-
erwise specified

Isolation of intestinal pedicle flap

Reversal of intestinal segment

45.51 Isolation of segment of small intestine

Isolation of ileal loop

Resection of small intestine for interpo-
sition

45.52 Isolation of segment of large intestine

Resection of colon for interposition

45.6 **Other excision of small intestine**

Code also:any synchronous:

anastomosis other than end-to-end
(45.90-45.93,45.95)

colostomy (46.10-46.13)

内镜下大肠息肉切除术(45.42)

瘘管切除术(46.76)

多节段部分切除术(45.71)

经内镜的大肠病损或大肠组织的切除
术(45.42-45.43)

45.42 内镜下大肠息肉切除术

不包括:经开放性入路(45.41)

45.43 经内镜下大肠其他病损或大肠组织的破
坏术

内镜下大肠肿瘤切除

内镜下结肠出血控制

不包括:内镜下大肠息肉切除术(45.42)

45.49 大肠病损的其他破坏术

不包括:经内镜入路的大肠病损的其他破
坏术(45.43)

45.5 **肠段分离术**

另编码:任何同时进行的:

非端对端的吻合术(45.90-45.94)

肠造口术(46.10-46.39)

45.50 肠段分离术 NOS

肠带蒂瓣的分离术

肠段反转

45.51 小肠段分离术

回肠袢分离术

小肠部分切除术用于间置术

45.52 大肠段分离术

结肠部分切除术用于间置术

45.6 **小肠的其他切除术**

另编码:任何同时进行的:

非端对端的吻合术(45.90-45.93,
45.95)

结肠造口术(46.10-46.13)

enterostomy（46.10-46.39）

Excludes：cecectomy（45.72）

enterocolectomy（45.79）

gastroduodenectomy（43.6-43.99）

ileocolectomy（45.73）

pancreatoduodenectomy（52.51-52.7）

45.61　Multiple segmental resection of small intestine

Segmental resection for multiple traumatic lesions of small intestine

45.62　Other partial resection of small intestine

Duodenectomy

Ileectomy

Jejunectomy

Excludes：duodenectomy with synchro-nous pancreatectomy（52.51-52.7）

resection of cecum and terminal ileum（45.72）

45.63　Total removal of small intestine

45.7　Partial excision of large intestine

Code also：any synchronous：

anastomosis other than end to end（45.92-45.94）

enterostomy（46.10-46.39）

45.71　Multiple segmental resection of large intestine

Segmental resection for multiple trau-matic lesions of large intestine

45.72　Cecectomy

Resection of cecum and terminal ileum

45.73　Right hemicolectomy

Ileocolectomy

Right radical colectomy

45.74　Resection of transverse colon

45.75　Left hemicolectomy

Excludes：proctosigmoidectomy（48.41-48.69）

second stage Mikulicz operation（46.04）

45.76　Sigmoidectomy

45.79　Other partial excision of large intestine

肠造口术(46.10-46.39)

不包括：盲肠切除术(45.72)

小肠结肠切除术(45.79)

胃十二指肠切除术(43.6-43.99)

回肠切除术(45.73)

胰十二指肠切除术(52.51-52.7)

45.61　小肠多节段部分切除术

节段切除术用于小肠多处创伤性病损

45.62　小肠其他部分切除术

十二指肠切除术

回肠切除术

空肠切除术

不包括：十二指肠切除术同时伴胰切除术（52.51-52.7）

盲肠和末端回肠切除术(45.72)

45.63　小肠全部切除术

45.7　大肠部分切除术

另编码：任何同时进行的：

非端对端的吻合术(45.92-45.94)

肠造口术(46.10-46.39)

45.71　大肠多节段切除术

节段切除术用于大肠多处创伤病损

45.72　盲肠切除术

盲肠和末端回肠切除术

45.73　右半结肠切除术

回肠结肠切除术

右半结肠根治性切除术

45.74　横结肠切除术

45.75　左半结肠切除术

不包括：直肠乙状结肠切除术（48.41-48.69）

二期米库利奇手术(46.04)

45.76　乙状结肠切除术

45.79　大肠的其他部分切除术

Enterocolectomy NEC	小肠结肠切除术 NEC

45.8 **Total intra-abdominal colectomy**

Excision of cecum, colon, and sigmoid

Excludes：coloproctectomy （48.41-48.69）

45.8 **腹内全结肠切除术**

盲肠，结肠和乙状结肠切除术

不包括：结肠直肠切除术(48.41-48.69)

45.9 **Intestinal anastomosis**

Code also：any synchronous resection （45.31-45.8，48.41-48.69）

Excludes：end to end anastomosis — omit code

45.9 **肠吻合术**

另编码：任何同时进行的切除术（45.31-45.8，48.41-48.69）

不包括：端对端吻合术—省略编码

45.90 Intestinal anastomosis, not otherwise specified

45.90 肠吻合术 NOS

45.91 Small to small intestinal anastomosis

45.91 小肠小肠吻合术

45.92 Anastomosis of small intestine to rectal stump

Hampton procedure

45.92 小肠直肠残端吻合术

汉普顿操作

45.93 Other small to large intestinal anastomosis

45.93 其他小肠大肠吻合术

45.94 Large-to-large intestinal anastomosis

Excludes：rectorectostomy （48.74）

45.94 大肠-大肠吻合术

不包括：直肠-直肠吻合术(48.74)

45.95 Anastomosis to anus

Formation of endorectal ileal pouch （H-pouch）（J-pouch）（S-pouch）with anastomosis of small intestine to anus

45.95 肛门吻合术

直肠内回肠凹的形成(H 形凹)（J 形凹）（S 形凹)伴小肠-肛门吻合术

46 **Other operations on intestine**

Code also：any application or administration of an adhesion barrier substance （99.77）

46 **肠其他手术**

另编码：任何粘连屏障物质的使用或给予（99.77）

46.0 **Exteriorization of intestine**

Includes：loop enterostomy

multiple stage resection of intestine

46.0 **肠外置术**

包括：袢式肠造口术

肠多期切除术

46.01 Exteriorization of small intestine

Loop ileostomy

46.01 小肠外置术

袢式回肠造口术

46.02 Resection of exteriorized segment of small intestine

46.02 小肠外置段切除术

46.03 Exteriorization of large intestine

Exteriorization of intestine NOS

46.03 大肠外置术

肠外置术 NOS

	First stage Mikulicz exteriorization of intestine		肠一期米库利奇外置术
	Loop colostomy		袢式结肠造口术
46.04	Resection of exteriorized segment of large intestine	46.04	大肠外置段的切除术
	Resection of exteriorized segment of intestine NOS		肠外置段的切除术 NOS
	Second stage Mikulicz operation		二期米库利奇手术

46.1　Colostomy

Code also：any synchronous resection (45.49，45.71-45.79，45.8)

Excludes：loop colostomy (46.03)

that with abdominoperineal resection of rectum (48.5)

that with synchronous anterior rectal resection (48.62)

46.10　Colostomy, not otherwise specified

46.11　Temporary colostomy

46.13　Permanent colostomy

46.14　Delayed opening of colostomy

46.2　Ileostomy

Code also：any synchronous resection (45.34，45.61-45.63)

Excludes：loop ileostomy (46.01)

46.20　Ileostomy, not otherwise specified

46.21　Temporary ileostomy

46.22　Continent ileostomy

46.23　Other permanent ileostomy

46.24　Delayed opening of ileostomy

46.3　Other enterostomy

Code also：any synchronous resection (45.61-45.8)

46.31　Delayed opening of other enterostomy

46.32　Percutaneous (endoscopic) jejunostomy [PEJ]

46.39　Other

Duodenostomy

Feeding enterostomy

46.1　结肠造口术

另编码：任何同时进行的结肠部分切除术 (45.49，45.71-45.79，45.8)

不包括：袢式结肠造口术(46.03)

同时伴腹会阴直肠切除术(48.5)

同时伴直肠前切除术(48.62)

46.10　结肠造口术 NOS

46.11　暂时性结肠造口术

46.13　永久性结肠造口术

46.14　结肠造口的延迟性切开

46.2　回肠造口术

另编码：任何同时进行的回肠部分切除术 (45.34，45.61-45.63)

不包括：袢式回肠造口术(46.01)

46.20　回肠造口术 NOS

46.21　暂时性回肠造口术

46.22　节制性回肠造口术

46.23　其他永久性回肠造口术

46.24　回肠造口的延迟性切开

46.3　其他肠造口术

另编码：任何同时进行的肠切除术(45.61-45.8)

46.31　其他肠造口的延迟性切开

46.32　经皮(内镜的)空肠造口术[PEJ]

46.39　其他

十二指肠造口术

喂养性肠造口术

46.4 **Revision of intestinal stoma**

46.40　Revision of intestinal stoma，not otherwise specified

　　　　Plastic enlargement of intestinal stoma

　　　　Reconstruction of stoma of intestine

　　　　Release of scar tissue of intestinal stoma

　　　　Excludes：excision of redundant mucosa（45.41）

46.41　Revision of stoma of small intestine

　　　　Excludes：excision of redundant mucosa（45.33）

46.42　Repair of pericolostomy hernia

46.43　Other revision of stoma of large intestine

　　　　Excludes：excision of redundant mucosa（45.41）

46.5 **Closure of intestinal stoma**

　　　　Code also：any synchronous resection（45.34，45.49，45.61-45.8）

46.50　Closure of intestinal stoma，not otherwise specified

46.51　Closure of stoma of small intestine

46.52　Closure of stoma of large intestine

　　　　Closure or take-down of：

　　　　　　cecostomy

　　　　　　colostomy

　　　　　　sigmoidostomy

46.6 **Fixation of intestine**

46.60　Fixation of intestine,not otherwise specified

　　　　Fixation of intestine to abdominal wall

46.61　Fixation of small intestine to abdominal wall

　　　　Ileopexy

46.62　Other fixation of small intestine

　　　　Noble plication of small intestine

　　　　Plication of jejunum

46.63　Fixation of large intestine to abdominal wall

　　　　Cecocoloplicopexy

　　　　Sigmoidopexy（Moschowitz）

46.4 **肠造口修复术**

46.40　肠造口修复术 NOS

　　　　肠造口整形扩大术

　　　　肠造口重建术

　　　　肠造口瘢痕组织松解术

　　　　不包括：多余黏膜切除术(45.41)

46.41　小肠造口修复术

　　　　不包括：多余黏膜切除术(45.33)

46.42　结肠造口周围疝修补术

46.43　大肠造口的其他修复术

　　　　不包括：多余黏膜切除术(45.41)

46.5 **肠造口闭合术**

　　　　另编码：任何同时进行的肠切除术（45.34,45.49，45.61-45.8）

46.50　肠造口闭合术 NOS

46.51　小肠造口闭合术

46.52　大肠造口闭合术

　　　　闭合或拆除：

　　　　　　盲肠造口术

　　　　　　结肠造口术

　　　　　　乙状结肠造口术

46.6 **肠固定术**

46.60　肠固定术 NOS

　　　　肠固定至腹壁

46.61　小肠固定至腹壁

　　　　回肠固定术

46.62　小肠其他固定术

　　　　小肠诺布尔折叠术

　　　　空肠折叠术

46.63　大肠固定至腹壁

　　　　盲肠升结肠固定术

　　　　乙状结肠固定术(莫斯科维茨)

46.64	Other fixation of large intestine	46.64	大肠其他固定术
	Cecofixation		盲肠固定术
	Colofixation		结肠固定术

46.7 **Other repair of intestine** **46.7** 肠的其他修补术

Excludes：closure of：　　　　　　不包括：闭合术：

ulcer of duodenum（44.42）　　　十二指肠溃疡(44.42)

vesicoenteric fistula（57.83）　　膀胱肠瘘(57.83)

46.71	Suture of laceration of duodenum	46.71	十二指肠裂伤缝合术
46.72	Closure of fistula of duodenum	46.72	十二指肠瘘的闭合术
46.73	Suture of laceration of small intestine, except duodenum	46.73	小肠裂伤缝合术,除外十二指肠
46.74	Closure of fistula of small intestine, except duodenum	46.74	小肠瘘闭合术,除外十二指肠

Excludes：closure of：　　　　　　不包括：闭合术：

artificial stoma（46.51）　　　　　人工造口(46.51)

vaginal fistula（70.74）　　　　　阴道瘘(70.74)

repair of gastrojejunocolic fistula（44.63）　　胃空肠瘘修补术(44.63)

46.75	Suture of laceration of large intestine	46.75	大肠裂伤缝合术
46.76	Closure of fistula of large intestine	46.76	大肠瘘闭合术

Excludes：closure of：　　　　　　不包括：闭合术：

gastrocolic fistula（44.63）　　　胃结肠瘘(44.63)

rectal fistula（48.73）　　　　　直肠瘘(48.73)

sigmoidovesical fistula（57.83）　膀胱乙状结肠瘘(57.83)

stoma（46.52）　　　　　　　　造口(46.52)

vaginal fistula（70.72-70.73）　　阴道瘘(70.72-70.73)

vesicocolic fistula（57.83）　　　膀胱结肠瘘(57.83)

vesicosigmoidovaginal fistula（57.83）　膀胱乙状结肠阴道瘘(57.83)

46.79	Other repair of intestine	46.79	肠的其他修补术
	Duodenoplasty		十二指肠成形术

46.8 **Dilation and manipulation of intestine** **46.8** 肠的扩张和操作

46.80	Intra-abdominal manipulation of intestine, not otherwise specified	46.80	腹内肠操作 NOS
	Correction of intestinal malrotation		肠旋转不良矫正术
	Reduction of：		复位术：
	intestinal torsion		肠扭转
	intestinal volvulus		肠扭结
	intussusception		肠套叠

Excludes：reduction of intussusception with：　不包括：肠套叠复位术伴：

fluoroscopy（96.29）　　　　　　荧光镜透视法(96.29)

	ionizing radiation enema (96.29)		电离辐射的灌肠药(96.29)	
	ultrasonography guidance (96.29)		超声波检查引导(96.29)	
46.81	Intra-abdominal manipulation of small intestine	46.81	小肠腹内操作	
46.82	Intra-abdominal manipulation of large intestine	46.82	大肠腹内操作	
46.85	Dilation of intestine	46.85	肠扩张	
	Dilation (balloon) of duodenum		十二指肠扩张(球囊)	
	Dilation (balloon) of jejunum		空肠扩张(球囊)	
	Endoscopic dilation (balloon) of large intestine		大肠内镜扩张(球囊)	
	That through rectum or colostomy		经直肠或结肠造口的肠扩张	

46.9 Other operations on intestines

46.9 肠的其他手术

46.91	Myotomy of sigmoid colon	46.91	乙状结肠肌切开术
46.92	Myotomy of other parts of colon	46.92	结肠其他部分肌切开术
46.93	Revision of anastomosis of small intestine	46.93	小肠吻合修复术
46.94	Revision of anastomosis of large intestine	46.94	大肠吻合修复术
46.95	Local perfusion of small intestine	46.95	小肠局部灌注
	Code also：substance perfused (99.21-99.29)		**另编码**：灌注物质(99.21-99.29)
46.96	Local perfusion of large intestine	46.96	大肠局部灌注
	Code also：substance perfused (99.21-99.29)		**另编码**：灌注物质(99.21-99.29)
46.97	Transplant of intestine	46.97	肠移植
	Note：To report donor source-see codes 00.91-00.93		**注**：要报告提供的材料来源-见编码 00.91-00.93
46.99	Other	46.99	其他
	Ileoentectropy		回肠外翻
	Excludes：diagnostic procedures on intestine (45.11-45.29)		**不包括**：肠的诊断性操作(45.11-45.29)
	dilation of enterostomy stoma (96.24)		肠造口扩张(96.24)
	intestinal intubation (96.08)		肠插管术(96.08)
	removal of：		去除：
	intraluminal foreign body from large intestine without incision (98.04)		大肠管腔内异物不伴切开术(98.04)
	intraluminal foreign body from small intestine without incision (98.03)		小肠管腔内异物不伴切开术(98.03)
	tube from large intestine (97.53)		大肠导管(97.53)
	tube from small intestine (97.52)		小肠导管(97.52)
	replacement of：		置换：

large intestine tube or enterostomy device (97.04)

small intestine tube or enterostomy device (97.03)

大肠导管或肠造口装置(97.04)

小肠导管或肠造口装置(97.03)

47　Operations on appendix

Includes: appendiceal stump

Code also: any application or administration of an adhesion barrier substance (99.77)

47　阑尾手术

包括:阑尾残端

另编码:任何粘连屏障物质的使用或给予(99.77)

47.0　Appendectomy

Excludes: incidental appendectomy, so described

　laparoscopic (47.11)

　other (47.19)

47.01　Laparoscopic appendectomy

47.09　Other appendectomy

47.0　阑尾切除术

不包括:描述为附带阑尾切除术

　腹腔镜下(47.11)

　其他(47.19)

47.01　腹腔镜下阑尾切除术

47.09　其他阑尾切除术

47.1　Incidental appendectomy

47.11　Laparoscopic incidental appendectomy

47.19　Other incidental appendectomy

47.1　附带阑尾切除术

47.11　腹腔镜下附带阑尾切除术

47.19　其他的附带阑尾切除术

47.2　Drainage of appendiceal abscess

Excludes: that with appendectomy (47.0)

47.2　阑尾脓肿引流术

不包括:同时伴阑尾切除术(47.0)

47.9　Other operations on appendix

47.91　Appendicostomy

47.92　Closure of appendiceal fistula

47.99　Other

　Anastomosis of appendix

Excludes: diagnostic procedures on appendix (45.21-45.29)

47.9　阑尾其他手术

47.91　阑尾造口术

47.92　阑尾瘘管闭合术

47.99　其他

　阑尾吻合术

不包括:阑尾的诊断性操作(45.21-45.29)

48　Operations on rectum, rectosigmoid and perirectal tissue

Code also: any application or administration of an adhesion barrier substance (99.77)

48　直肠,直肠乙状结肠和直肠周围组织的手术

另编码:任何粘连屏障物质的使用或给予(99.77)

48.0 **Proctotomy**

Decompression of imperforate anus

Panas' operation [linear proctotomy]

Excludes：incision of perirectal tissue (48.81)

48.1 **Proctostomy**

48.2 **Diagnostic procedures on rectum, rectosigmoid and perirectal tissue**

48.21 Transabdominal proctosigmoidoscopy

Intraoperative proctosigmoidoscopy

Excludes：that with biopsy (48.24)

48.22 Proctosigmoidoscopy through artificial stoma

Excludes：that with biopsy (48.24)

48.23 Rigid proctosigmoidoscopy

Excludes：flexible sigmoidoscopy (45.24)

48.24 Closed [endoscopic] biopsy of rectum

Brushing or washing for specimen collection

Proctosigmoidoscopy with biopsy

48.25 Open biopsy of rectum

48.26 Biopsy of perirectal tissue

48.29 Other diagnostic procedures on rectum, rectosigmoid and perirectal tissue

Excludes：digital examination of rectum (89.34)

lower GI series (87.64)

microscopic examination of specimen from rectum (90.91-90.99)

48.3 **Local excision or destruction of lesion or tissue of rectum**

48.31 Radical electrocoagulation of rectal lesion or tissue

48.32 Other electrocoagulation of rectal lesion or tissue

48.33 Destruction of rectal lesion or tissue by laser

48.34 Destruction of rectal lesion or tissue by cryosurgery

48.35 Local excision of rectal lesion or tissue

48.0 直肠切开术

肛门闭锁减压术

帕纳手术[直肠直线切开术]

不包括：直肠周围组织切开术(48.81)

48.1 直肠造口

48.2 直肠、直肠乙状结肠和直肠周围组织的诊断性操作

48.21 经腹直肠乙状结肠镜检查

手术中直肠乙状结肠镜检查

不包括：同时伴活组织检查(48.24)

48.22 直肠乙状结肠镜检查经人工造口

不包括：同时伴活组织检查(48.24)

48.23 强直性直肠乙状结肠镜检查

不包括：可曲性乙状结肠镜检查(45.24)

48.24 闭合性[内镜的]直肠活组织检查

为标本收集的刷洗或冲洗

直肠乙状结肠镜检查伴活组织检查

48.25 开放性直肠活组织检查

48.26 直肠周围组织活组织检查

48.29 直肠、直肠乙状结肠和直肠周围组织的其他诊断性操作

不包括：直肠指检(89.34)

下胃肠道系列造影(87.64)

直肠标本的显微镜检查(90.91-90.99)

48.3 直肠病损或直肠组织的局部切除术或破坏术

48.31 直肠病损或直肠组织的根治性电凝固术

48.32 直肠病损或直肠组织的其他电凝固术

48.33 直肠病损或直肠组织的激光破坏术

48.34 直肠病损或直肠组织的冷冻破坏术

48.35 直肠病损或直肠组织的局部切除

Excludes：biopsy of rectum （48.24-48.25）

　　excision of perirectal tissue （48.82）

　　hemorrhoidectomy （49.46）

　　［endoscopic］ polypectomy of rectum （48.36）

　　rectal fistulectomy （48.73）

48.36　［Endoscopic］ polypectomy of rectum

48.4　Pull through resection of rectum

Code also：any synchronous anastomosis other than end to end （45.90,45.92-45.95）

48.41　Soave submucosal resection of rectum

　　Endorectal pull through operation

48.49　Other pull through resection of rectum

　　Abdominoperineal pull through

　　Altemeier operation

　　Swenson proctectomy

　　Excludes：Duhamel abdominoperineal pull through （48.65）

48.5　Abdominoperineal resection of rectum

Includes：with synchronous colostomy

Combined abdominoendorectal resection

Complete proctectomy

Code also：any synchronous anastomosis other than end to end （45.90,45.92-45.95）

Excludes：Duhamel abdominoperineal pull through （48.65）

　　that as part of pelvic exenteration （68.8）

48.6　Other resection of rectum

Code also：any synchronous anastomosis other than end-to-end （45.90,45.92-45.95）

48.61　Transsacral rectosigmoidectomy

48.62　Anterior resection of rectum with synchronous colostomy

不包括：直肠活组织检查(48.24-48.25)

　　直肠周围组织切除术(48.82)

　　痔切除术(49.46)

　　直肠[内镜的]息肉切除术(48.36)

　　直肠瘘管切除术(48.73)

48.36　直肠[内镜的]息肉切除术

48.4　直肠拖出切除术

另编码：任何同时进行的非端对端吻合术 (45.90,45.92-45.95)

48.41　索夫直肠黏膜下切除术

　　直肠内拖出手术

48.49　直肠其他拖出切除术

　　直肠腹会阴拖出

　　阿尔特迈耶手术

　　斯温林直肠切除术

　　不包括：杜哈梅尔腹会阴拖出(48.65)

48.5　腹会阴直肠切除术

包括：同时伴结肠造口术

腹内直肠联合切除术

直肠全部切除术

另编码：任何同时进行的非端对端吻合术 (45.90,45.92-45.95)

不包括：杜哈梅尔腹会阴拖出(48.65)

　　作为盆腔内容物剜出的一部分(68.8)

48.6　直肠其他切除术

另编码：任何同时进行的非端对端吻合术 (45.90,45.92-45.95)

48.61　经骶直肠乙状结肠切除术

48.62　直肠前切除术同时伴结肠造口术

48.63　Other anterior resection of rectum

Excludes：that with synchronous colostomy (48.62)

48.64　Posterior resection of rectum

48.65　Duhamel resection of rectum

Duhamel abdominoperineal pull-through

48.69　Other

Partial proctectomy

Rectal resection NOS

48.7　**Repair of rectum**

Excludes：repair of：

current obstetric laceration (75.62)

vaginal rectocele (70.50，70.52)

48.71　Suture of laceration of rectum

48.72　Closure of proctostomy

48.73　Closure of other rectal fistula

Excludes：fistulectomy：

perirectal (48.93)

rectourethral (58.43)

rectovaginal (70.73)

rectovesical (57.83)

rectovesicovaginal (57.83)

48.74　Rectorectostomy

Rectal anastomosis NOS

48.75　Abdominal proctopexy

Frickman procedure

Ripstein repair of rectal prolapse

48.76　Other proctopexy

Delorme repair of prolapsed rectum

Proctosigmoidopexy

Puborectalis sling operation

Excludes：manual reduction of rectal prolapse (96.26)

48.79　Other repair of rectum

Repair of old obstetric laceration of rectum

Excludes：anastomosis to：

large intestine (45.94)

small intestine (45.92-45.93)

repair of：

current obstetric laceration (75.62)

48.63　其他直肠前切除术

不包括：同时伴结肠造口术(48.62)

48.64　直肠后切除术

48.65　杜哈梅尔直肠切除术

杜哈梅尔腹会阴拖出

48.69　其他

部分直肠切除术

直肠切除术 NOS

48.7　**直肠修补术**

不包括：修补术：

近期产科裂伤(75.62)

阴道直肠膨出(70.50，70.52)

48.71　直肠裂伤缝合术

48.72　直肠造口闭合术

48.73　其他直肠瘘闭合术

不包括：瘘管切除术：

直肠周围(48.93)

直肠尿道(58.43)

直肠阴道(70.73)

直肠膀胱(57.83)

直肠膀胱阴道(57.83)

48.74　直肠直肠吻合术

直肠吻合术 NOS

48.75　腹直肠固定术

弗里克曼操作

直肠脱垂里普斯坦修补术

48.76　其他直肠固定术

直肠脱垂德洛姆修补术

直肠乙状结肠固定术

耻骨直肠悬吊术

不包括：直肠脱垂手法复位术(96.26)

48.79　直肠其他修补术

陈旧性产科直肠裂伤修补术

不包括：吻合术：

大肠(45.94)

小肠(45.92-45.93)

修补术：

近期产科裂伤(75.62)

vaginal rectocele (70.50，70.52) | 阴道直肠膨出(70.50，70.52)

48.8 **Incision or excision of perirectal tissue or lesion**

Includes：pelvirectal tissue

rectovaginal septum

48.81　Incision of perirectal tissue

Incision of rectovaginal septum

48.82　Excision of perirectal tissue

Excludes：perirectal biopsy (48.26)

perirectofistulectomy (48.93)

rectal fistulectomy (48.73)

48.9 **Other operations on rectum and perirectal tissue**

48.91　Incision of rectal stricture

48.92　Anorectal myectomy

48.93　Repair of perirectal fistula

Excludes：that opening into rectum (48.73)

48.99　Other

Excludes：digital examination of rectum (89.34)

dilation of rectum (96.22)

insertion of rectal tube (96.09)

irrigation of rectum (96.38-96.39)

manual reduction of rectal prolapse (96.26)

proctoclysis (96.37)

rectal massage (99.93)

rectal packing (96.19)

removal of：

impacted feces (96.38)

intraluminal foreign body from rectum without incision (98.05)

rectal packing (97.59)

transanal enema (96.39)

49 **Operations on anus**

Code also：any application or administration of an adhesion barrier substance (99.77)

48.8 **直肠周围组织或直肠病损的切开术或切除术**

包括：盆腔直肠组织

直肠阴道中隔

48.81　直肠周围组织切开术

直肠阴道隔膜切开术

48.82　直肠周围组织切除术

不包括：直肠周围活组织检查(48.26)

直肠周围瘘管切除术(48.93)

直肠瘘管切除术(48.73)

48.9 **直肠和直肠周围组织的其他手术**

48.91　直肠狭窄切开术

48.92　肛门直肠肌切开术

48.93　直肠周围瘘的修补术

不包括：切开进入直肠的直肠周围瘘修补术(48.73)

48.99　其他

不包括：直肠指检(89.34)

直肠扩张(96.22)

直肠导管置入(96.09)

直肠冲洗术(96.38-96.39)

直肠脱垂手法复位术(96.26)

直肠滴注法(96.37)

直肠按摩(99.93)

直肠填塞(96.19)

去除：

嵌塞的粪便(96.38)

直肠管腔内异物，无切开(98.05)

直肠填塞(97.59)

经肛门灌肠(96.39)

49 **肛门手术**

另编码：任何粘连屏障物质的使用或给予(99.77)

49.0 **Incision or excision of perianal tissue**

49.01 Incision of perianal abscess

49.02 Other incision of perianal tissue

Undercutting of perianal tissue

Excludes：anal fistulotomy (49.11)

49.03 Excision of perianal skin tags

49.04 Other excision of perianal tissue

Excludes：anal fistulectomy (49.12)

biopsy of perianal tissu (49.22)

49.1 **Incision or excision of anal fistula**

Excludes：closure of anal fistula (49.73)

49.11 Anal fistulotomy

49.12 Anal fistulectomy

49.2 **Diagnostic procedures on anus and perianal tissue**

49.21 Anoscopy

49.22 Biopsy of perianal tissue

49.23 Biopsy of anus

49.29 Other diagnostic procedures on anus and perianal tissue

Excludes：microscopic examination of specimen from anus (90.91-90.99)

49.3 **Local excision or destruction of other lesion or tissue of anus**

Anal cryptotomy

Cauterization of lesion of anus

Excludes：biopsy of anus (49.23)

control of (postoperative) hemorrhage of anus (49.95)

hemorrhoidectomy (49.46)

49.31 Endoscopic excision or destruction of lesion or tissue of anus

49.39 Other local excision or destruction of lesion or tissue of anus

Excludes：that by endoscopic approach (49.31)

49.4 **Procedures on hemorrhoids**

49.41 Reduction of hemorrhoids

49.42 Injection of hemorrhoids

49.0 肛周组织的切开术或切除术

49.01 肛周脓肿切开术

49.02 肛周组织的其他切开术

肛周组织下部切开

不包括:肛门瘘管切开术(49.11)

49.03 肛周皮赘切除术

49.04 肛周组织的其他切除术

不包括:肛门瘘管切除术(49.12)

肛周组织的活组织检查(49.22)

49.1 肛门瘘管的切开术或切除术

不包括:肛门瘘管闭合术(49.73)

49.11 肛门瘘管切开术

49.12 肛门瘘管切除术

49.2 肛门和肛周组织的诊断性操作

49.21 肛门镜检查

49.22 肛周组织的活组织检查

49.23 肛门活组织检查

49.29 肛门和肛周组织的其他诊断性操作

不包括:肛门标本的显微镜检查(90.91-90.99)

49.3 肛门其他病损或肛门组织的局部切除术或破坏术

肛门隐窝切开术

肛门病损烧灼术

不包括:肛门活组织检查(49.23)

肛门(手术后)出血控制(49.95)

痔切除术(49.46)

49.31 内镜下肛门病损或肛门组织切除术或破坏术

49.39 肛门病损或肛门组织的其他局部切除术或破坏术

不包括:经内镜入路(49.31)

49.4 痔操作

49.41 痔复位术

49.42 痔注射

49.43	Cauterization of hemorrhoids	49.43	痔烧灼术	
	Clamp and cautery of hemorrhoids		痔钳夹和烧灼术	
49.44	Destruction of hemorrhoids by cryotherapy	49.44	痔冷冻破坏术	
49.45	Ligation of hemorrhoids	49.45	痔结扎术	
49.46	Excision of hemorrhoids	49.46	痔切除术	
	Hemorrhoidectomy NOS		痔切除术 NOS	
49.47	Evacuation of thrombosed hemorrhoids	49.47	血栓性痔清除术	
49.49	Other procedures on hemorrhoids	49.49	痔的其他操作	
	Lord procedure		洛德操作	

49.5 Division of anal sphincter | **49.5 肛门括约肌切断**

49.51	Left lateral anal sphincterotomy	49.51	左侧肛门括约肌切开术
49.52	Posterior anal sphincterotomy	49.52	后肛门括约肌切开术
49.59	Other anal sphincterotomy	49.59	其他肛门括约肌切开术
	Division of sphincter NOS		括约肌切断术 NOS

49.6 Excision of anus | **49.6 肛门切除术**

49.7 Repair of anus | **49.7 肛门修补术**

Excludes：repair of current obstetric laceration (75.62) | 不包括:近期产科裂伤修补术(75.62)

49.71	Suture of laceration of anus	49.71	肛门裂伤缝合术
49.72	Anal cerclage	49.72	肛门环扎术
49.73	Closure of anal fistula	49.73	肛门瘘管闭合术

Excludes：excision of anal fistula (49.12) | 不包括:肛门瘘管切除术(49.12)

49.74	Gracilis muscle transplant for anal incontinence	49.74	股薄肌移植用于肛门失禁
49.75	Implantation or revision of artificial anal sphincter	49.75	人工肛门括约肌的植入术或修复术
	Removal with subsequent replacement		去除伴随后的置换
	Replacement during same or subsequent operative episode		同期手术中或随后的置换
49.76	Removal of artificial anal sphincter	49.76	人工肛门括约肌去除
	Explantation or removal without replacement		移出或去除不伴置换

Excludes：revision with implantation during same operative episode (49.75) | 不包括:修复术伴植入,同期术中(49.75)

49.79 Other repair of anal sphincter | 49.79 肛门括约肌的其他修补术

Repair of old obstetric laceration of anus | 肛门陈旧性产科裂伤的修补术

Excludes：anoplasty with synchronous hemorrhoidectomy (49.46) | 不包括:肛门成形术同时伴痔切除术 (49.46)

repair of current obstetric laceration (75.62) | 近期产科裂伤的修补术(75.62)

49.9 Other operations on anus

Excludes：dilation of anus（sphincter）（96.23）

49.91 Incision of anal septum

49.92 Insertion of subcutaneous electrical anal stimulator

49.93 Other incision of anus

Removal of：

foreign body from anus with incision

seton from anus

Excludes：anal fistulotomy（49.11）

removal of intraluminal foreign body without incision（98.05）

49.94 Reduction of anal prolapse

Excludes：manual reduction of rectal prolapse（96.26）

49.95 Control of（postoperative）hemorrhage of anus

49.99 Other

50 Operations on liver

Code also：any application or administration of an adhesion barrier substance（99.77）

50.0 Hepatotomy

Incision of abscess of liver

Removal of gallstones from liver

Stromeyer-Little operation

50.1 Diagnostic procedures on liver

50.11 Closed（percutaneous）[needle] biopsy of liver

Diagnostic aspiration of liver

50.12 Open biopsy of liver

Wedge biopsy

50.19 Other diagnostic procedures on liver

Laparoscopic liver biopsy

Excludes：liver scan and radioisotope function study（92.02）

49.9 肛门的其他手术

不包括：肛门（括约肌）扩张（96.23）

49.91 肛门隔膜切开术

49.92 皮下电子肛门刺激器的置入

49.93 肛门的其他切开术

去除：

肛门异物伴切开术

去除肛门挂线

不包括：肛门瘘管切开术（49.11）

去除管腔内异物不伴切开术（98.05）

49.94 肛门脱垂复位术

不包括：直肠脱垂手法复位术（96.26）

49.95 肛门（手术后）出血控制

49.99 其他

50 肝脏手术

另编码：任何粘连屏障物质的使用或给予（99.77）

50.0 肝切开术

肝脓肿切开术

肝结石去除

Stromeyer-Little 手术

50.1 肝的诊断性操作

50.11 闭合性（经皮）[针吸]肝活组织检查

肝诊断性抽吸

50.12 开放性肝活组织检查

楔形活组织检查

50.19 肝的其他诊断性操作

腹腔镜肝活组织检查

不包括：肝扫描和放射性同位素功能性检查（92.02）

microscopic examination of specimen from liver (91.01-91.09)	肝标本的显微镜检查(91.01-91.09)

50.2 **Local excision or destruction of liver tissue or lesion**

50.2 肝组织或肝病损的局部切除术或破坏术

50.21 Marsupialization of lesion of liver

50.21 肝病损的袋形缝术[造袋术]

50.22 Partial hepatectomy

Wedge resection of liver

Excludes：biopsy of liver （50.11-50.12）

hepatic lobectomy (50.3)

50.22 部分肝切除术

肝楔形切除术

不包括:肝活组织检查(50.11-50.12)

肝叶切除术(50.3)

50.23 Open ablation of liver lesion or tissue

50.23 肝病损或肝组织的开放性切除

50.24 Percutaneous ablation of liver lesion or tissue

50.24 肝病损或肝组织的经皮切除术

50.25 Laparoscopic ablation of liver lesion or tissue

50.25 肝病损或肝组织的腹腔镜下切除术

50.26 Other and unspecified ablation of liver lesion or tissue

50.26 肝病损或肝组织的其他和未特指切除术

50.29 Other destruction of lesion of liver

Cauterization of hepatic lesion

Enucleation of hepatic lesion

Evacuation of hepatic lesion

Excludes:ablation of liver lesion or tissue

laparoscopic (50.25)

open (50.23)

other (50.26)

percutaneous (50.24)

percutaneous aspiration of lesion (50.91)

50.29 肝病损的其他破坏术

肝病损烧灼术

肝病损摘除术

肝病损排空术

不包括:肝病损或肝组织切除

腹腔镜的(50.25)

开放性(50.23)

其他(50.26)

经皮的(50.24)

经皮病损抽吸(50.91)

50.3 **Lobectomy of liver**

Total hepatic lobectomy with partial excision of other lobe

50.3 肝叶切除术

全肝叶切除术伴其他肝叶部分切除术

50.4 **Total hepatectomy**

50.4 全肝切除术

50.5 **Liver transplant**

50.5 肝移植

Note：To report donor source-see codes 00.91-00.93

注：要报告提供的材料来源-见编码 00.91-00.93

50.51 Auxiliary liver transplant

Auxiliary hepatic transplantation leaving patient's own liver in situ

50.51 辅助肝移植

辅助肝移植,病人肝仍遗留在原位

50.59	Other transplant of liver		50.59	肝的其他移植术

50.6 Repair of liver

50.61 Closure of laceration of liver

50.69 Other repair of liver

Hepatopexy

50.9 Other operations on liver

Excludes：lysis of adhesions (54.5)

50.91 Percutaneous aspiration of liver

Excludes：percutaneous biopsy (50.11)

50.92 Extracorporeal hepatic assistance

Liver dialysis

50.93 Localized perfusion of liver

50.94 Other injection of therapeutic substance into liver

50.99 Other

51 Operations on gallbladder and biliary tract

Includes：operations on：

ampulla of Vater

common bile duct

cystic duct

hepatic duct

intrahepatic bile duct

sphincter of Oddi

Code also：any application or administration of an adhesion barrier substance (99.77)

51.0 Cholecystotomy and cholecystostomy

51.01 Percutaneous aspiration of gallbladder

Percutaneous cholecystotomy for drainage

That by：needle or catheter

Excludes：needle biopsy (51.12)

51.02 Trocar cholecystostomy

51.03 Other cholecystostomy

51.04 Other cholecystotomy

50.6 肝修补术

50.61 肝裂伤闭合术

50.69 肝其他修补术

肝固定术

50.9 肝的其他手术

不包括：粘连松解术(54.5)

50.91 经皮肝抽吸术

不包括：经皮活组织检查(50.11)

50.92 体外肝辅助

肝透析

50.93 肝局部灌注

50.94 肝注射其他治疗性物质

50.99 其他

51 胆囊和胆管手术

包括：手术：

法特壶腹

胆总管

胆囊管

肝管

肝内胆管

奥狄括约肌

另编码：任何粘连屏障物质的使用或给予(99.77)

51.0 胆囊切开术和胆囊造口术

51.01 经皮胆囊抽吸

经皮胆囊切开术用于引流

经皮胆囊抽吸：针吸或导管

不包括：针吸活组织检查(51.12)

51.02 套管胆囊造口术

51.03 其他胆囊造口术

51.04 其他胆囊切开术

Cholelithotomy NOS

胆石切除术 NOS

51.1 **Diagnostic procedures on biliary tract**

Excludes：that for endoscopic procedures classifiable to 51.64, 51.84-51.88, 52.14, 52.21, 52.93-52.94, 52.97-52.98

51.1 胆管诊断性操作

不包括：分类于 51.64，51.84-51.88，52.14，52.21，52.93-52.94，52.97-52.98 的胆管内镜操作

51.10　Endoscopic retrograde cholangiopancreatography［ERCP］

Excludes：endoscopic retrograde：

cholangiography［ERC］(51.11)

pancreatography［ERP］(52.13)

51.10　内镜逆行胰胆管造影术［ERCP］

不包括：内镜逆行：

胆管造影术［ERC］(51.11)

胰管造影术［ERP］(52.13)

51.11　Endoscopic retrograde cholangiography［ERC］

Laparoscopic exploration of common bile duct

Excludes：endoscopic retrograde：

cholangiopancreatography［ERCP］(51.10)

pancreatography［ERP］(52.13)

51.11　内镜逆行胆管造影术［ERC］

腹腔镜胆总管探查术

不包括：内镜逆行：

胰胆管造影术［ERCP］(51.10)

胰管造影术［ERP］(52.13)

51.12　Percutaneous biopsy of gallbladder or bile ducts

Needle biopsy of gallbladder

51.12　经皮胆囊或胆管活组织检查

针吸胆囊活组织检查

51.13　Open biopsy of gallbladder or bile ducts

51.13　开放性胆囊或胆管活组织检查

51.14　Other closed［endoscopic］biopsy of biliary duct or sphincter of Oddi

Brushing or washing for specimen collection

Closed biopsy of biliary duct or sphincter of Oddi by procedures classifiable to 51.10-51.11, 52.13

51.14　其他闭合性［内镜的］胆管或奥狄括约肌活组织检查

为标本收集的刷洗或冲洗

闭合性胆管或奥狄括约肌活组织检查,经分类于 51.10-51.11，52.13 的操作

51.15　Pressure measurement of sphincter of Oddi

Pressure measurement of sphincter by procedures classifiable to 51.10-51.11, 52.13

51.15　奥狄括约肌的压力测量

分类于 51.10-51.11，52.13 的括约肌压力测量

51.19　Other diagnostic procedures on biliary tract

Excludes：biliary tract x-ray（87.51-87.59）

microscopic examination of specimen from biliary tract（91.01-91.09）

51.19　胆管的其他诊断性操作

不包括：胆管 X 线检查(87.51-87.59)

胆管标本的显微镜检查(91.01-91.09)

51.2 **Cholecystectomy**

51.21 Other partial cholecystectomy

Revision of prior cholecystectomy

Excludes：that by laparoscope (51.24)

51.22 Cholecystectomy

Excludes：laparoscopic cholecystectomy (51.23)

51.23 Laparoscopic cholecystectomy

That by laser

51.24 Laparoscopic partial cholecystectomy

51.3 **Anastomosis of gallbladder or bile duct**

Excludes：resection with end to end anastomosis(51.61-51.69)

51.31 Anastomosis of gallbladder to hepatic ducts

51.32 Anastomosis of gallbladder to intestine

51.33 Anastomosis of gallbladder to pancreas

51.34 Anastomosis of gallbladder to stomach

51.35 Other gallbladder anastomosis

Gallbladder anastomosis NOS

51.36 Choledochoenterostomy

51.37 Anastomosis of hepatic duct to gastrointestinal tract

Kasai portoenterostomy

51.39 Other bile duct anastomosis

Anastomosis of bile duct NOS

Anastomosis of unspecified bile duct to：

intestine

liver

pancreas

stomach

51.4 **Incision of bile duct for relief of obstruction**

51.41 Common duct exploration for removal of calculus

Excludes： percutaneous extraction (51.96)

51.2 **胆囊切除术**

51.21 其他部分胆囊切除术

以前胆囊切除术的修复术

不包括：腹腔镜下胆囊部分切除术 (51.24)

51.22 胆囊切除术

不包括：腹腔镜下胆囊切除术(51.23)

51.23 腹腔镜下胆囊切除术

激光胆囊切除术

51.24 腹腔镜下部分胆囊切除术

51.3 **胆囊或胆管的吻合术**

不包括：切除术伴端对端吻合术(51.61-51.69)

51.31 胆囊肝管吻合术

51.32 胆囊肠吻合术

51.33 胆囊胰腺吻合术

51.34 胆囊胃吻合术

51.35 其他胆囊吻合术

胆囊吻合术 NOS

51.36 胆总管肠吻合术

51.37 肝管胃肠道吻合术

卡塞肝门肠道吻合术

51.39 其他胆管吻合术

胆管吻合术 NOS

未特指胆管吻合术,至：

肠

肝

胰腺

胃

51.4 **胆管切开术,用于解除梗阻**

51.41 胆总管探查术,用于去除结石

不包括：经皮抽吸(51.96)

51.42 Common duct exploration for relief of other obstruction	51.42 胆总管探查术,用于解除其他梗阻
51.43 Insertion of choledochohepatic tube for decompression	51.43 胆总管肝管的导管置入,用于减压术
Hepatocholedochostomy	肝胆总管吻合术
51.49 Incision of other bile ducts for relief of obstruction	51.49 其他胆管切开术,用于解除梗阻

51.5 Other incision of bile duct
Excludes: that for relief of obstruction (51.41-51.49)

51.51 Exploration of common duct
Incision of common bile duct
51.59 Incision of other bile duct

51.6 Local excision or destruction of lesion or tissue of biliary ducts and sphincter of Oddi
Code also: anastomosis other than end to end (51.31,51.36-51.39)
Excludes: biopsy of bile duct (51.12-51.13)

51.61 Excision of cystic duct remnant
51.62 Excision of ampulla of Vater (with reimplantation of common duct)
51.63 Other excision of common duct
Choledochectomy
Excludes: fistulectomy (51.72)
51.64 Endoscopic excision or destruction of lesion of biliary ducts or sphincter of Oddi
Excision or destruction of lesion of biliary duct by procedures classifiable to 51.10-51.11, 52.13
51.69 Excision of other bile duct
Excision of lesion of bile duct NOS
Excludes: fistulectomy (51.79)

51.7 Repair of bile ducts
51.71 Simple suture of common bile duct
51.72 Choledochoplasty
Repair of fistula of common bile duct
51.79 Repair of other bile ducts

51.5 胆管的其他切开术
不包括:为解除胆管梗阻的其他切除术 (51.41-51.49)

51.51 胆总管探查术
胆总管切开术
51.59 其他胆管的切开术

51.6 胆管和奥狄括约肌的病损或组织的局部切除术或破坏术

另编码:非端对端的吻合术(51.31, 51.36-51.39)
不包括:胆管活组织检查(51.12-51.13)

51.61 胆囊管残端切除术
51.62 法特壶腹切除术(伴胆总管再植入)

51.63 胆总管的其他切除术
胆总管切除术
不包括:瘘管切除术(51.72)
51.64 内镜下胆管或奥狄括约肌病损的切除术或破坏术
分类于51.10-51.11,52.13的胆管病损切除术或破坏术

51.69 其他胆管切除术
胆管病损切除术 NOS
不包括:瘘管切除术(51.79)

51.7 胆管修补术
51.71 胆总管单纯缝合术
51.72 胆总管成形术
胆总管瘘的修补术
51.79 其他胆管的修补术

Closure of artificial opening of bile duct NOS

胆管人工切口的闭合术 NOS

Suture of bile duct NOS

胆管缝合术 NOS

Excludes：operative removal of prosthetic device (51.95)

不包括：手术去除假体装置(51.95)

51.8 **Other operations on biliary ducts and sphincter of Oddi**

51.8 **胆管和奥狄括约肌的其他手术**

51.81　Dilation of sphincter of Oddi

Dilation of ampulla of Vater

Excludes：that by endoscopic approach (51.84)

51.81　奥狄括约肌扩张

法特壶腹扩张

不包括：经内镜入路的奥狄括约肌扩张 (51.84)

51.82　Pancreatic sphincterotomy

Incision of pancreatic sphincter

Transduodenal ampullary sphincterotomy

Excludes：that by endoscopic approach (51.85)

51.82　胰括约肌切开术

胰括约肌切开术

经十二指肠壶腹括约肌切开术

不包括：经内镜入路胰括约肌切开术 (51.85)

51.83　Pancreatic sphincteroplasty

51.83　胰括约肌成形术

51.84　Endoscopic dilation of ampulla and biliary duct

Dilation of ampulla and biliary duct by procedures classifiable to 51.10-51.11，52.13

51.84　内镜下壶腹和胆管扩张术

壶腹和胆管扩张术，经分类于 51.10-51.11，52.13 的操作

51.85　Endoscopic sphincterotomy and papillotomy

Sphincterotomy and papillotomy by procedures classifiable to 51.10-51.11，52.13

51.85　内镜括约肌切开术和十二指肠乳头切开术

括约肌切开术和十二指肠乳头切开术，经分类于51.10-51.11，52.13 的操作

51.86　Endoscopic insertion of nasobiliary drainage tube

Insertion of nasobiliary tube by procedures classifiable to 51.10-51.11，52.13

51.86　内镜下鼻胆引流管置入

鼻胆管置入，经分类于 51.10-51.11，52.13 的操作

51.87　Endoscopic insertion of stent (tube) into bile duct

Endoprosthesis of bile duct

Insertion of stent into bile duct by procedures classifiable to 51.10-51.11，52.13

Excludes：nasobiliary drainage tube (51.86)

replacement of stent (tube) (97.05)

51.87　内镜下支架(管)置入至胆管

胆管内用假体

胆管支架置入，经分类于 51.10 51.11，52.13 的操作

不包括：鼻胆引流管(51.86)

支架(管)置换(97.05)

51.88　Endoscopic removal of stone(s) from biliary tract

Laparoscopic removal of stone(s) from biliary tract

Removal of biliary tract stone(s) by procedures classifiable to 51.10-51.11, 52.13

Excludes：percutaneous extraction of common duct stones (51.96)

51.89　Other operations on sphincter of Oddi

51.9　**Other operations on biliary tract**

51.91　Repair of laceration of gallbladder

51.92　Closure of cholecystostomy

51.93　Closure of other biliary fistula

Cholecystogastroenteric fistulectomy

51.94　Revision of anastomosis of biliary tract

51.95　Removal of prosthetic device from bile duct

Excludes：nonoperative removal (97.55)

51.96　Percutaneous extraction of common duct stones

51.98　Other percutaneous procedures on biliary tract

Percutaneous biliary endoscopy via existing T-tube or other tract for：

dilation of biliary duct stricture

removal of stone(s) except common duct stone

exploration (postoperative)

Percutaneous transhepatic biliary drainage

Excludes：percutaneous aspiration of gallbladder (51.01)

percutaneous biopsy and (or) collection of specimen by brushing or washing (51.12)

percutaneous removal of common duct stone(s) (51.96)

51.99　Other

Insertion or replacement of biliary tract prosthesis

51.88　内镜去除胆管结石

腹腔镜的去除胆管结石

胆管结石去除术，经分类于51.10-51.11, 52.13的操作

不包括：经皮抽吸胆总管结石(51.96)

51.89　奥狄括约肌的其他手术

51.9　**胆管的其他手术**

51.91　胆囊裂伤的修补术

51.92　胆囊造口闭合术

51.93　其他胆瘘的闭合术

胆囊胃肠瘘管切除术

51.94　胆管吻合的修复术

51.95　胆管假体装置去除

不包括：非手术性去除(97.55)

51.96　经皮抽吸胆总管结石

51.98　其他经皮胆管操作

通过原有的"T"形管或其他管经皮胆管内镜检查用于：

胆管狭窄扩张

去除结石，除外胆总管结石

探查术（手术后）

经皮经肝胆管引流

不包括：经皮胆囊抽吸(51.01)

经皮活组织检查和（或）标本收集，采用刷洗或冲洗法(51.12)

经皮去除胆总管结石(51.96)

51.99　其他

置入或置换胆管假体

Excludes：biopsy of gallbladder (51. 12-51. 13)

irrigation of cholecystostomy and other biliary tube (96. 41)

lysis of peritoneal adhesions (54. 5)

nonoperative removal of：

cholecystostomy tube (97. 54)

tube from biliary tract or liver (97. 55)

不包括:胆囊活组织检查(51.12-51.13)

胆囊造口和其他胆管的冲洗术(96.41)

腹膜粘连松解术(54.5)
非手术性去除：
胆囊造口导管(97.54)
胆管或肝导管(97.55)

52 **Operations on pancreas**

52 **胰腺手术**

Includes：operations on pancreatic duct
Code also：any application or administration of an adhesion barrier substance (99. 77)

包括:胰管手术
另编码:其他粘连屏障物的使用或给予(99.77)

52. 0 **Pancreatotomy**

52. 01 Drainage of pancreatic cyst by catheter

52. 09 Other pancreatotomy

Pancreatolithotomy

Excludes：drainage by anastomosis (52. 4, 52. 96)

incision of pancreatic sphincte (51. 82)

marsupialization of cyst (52. 3)

52. 0 **胰腺切开术**

52. 01 胰囊肿导管引流术

52. 09 其他胰腺切开术

胰腺切开取石术

不包括:吻合引流术(52.4,52.96)

胰括约肌切开术(51.82)

囊肿袋形缝术[造袋术](52.3)

52. 1 **Diagnostic procedures on pancreas**

52. 11 Closed [aspiration] [needle] [percutaneous] biopsy of pancreas

52. 12 Open biopsy of pancreas

52. 13 Endoscopic retrograde pancreatography [ERP]

Excludes：endoscopic retrograde：

cholangiography [ERC] (51. 11)

cholangiopancreatography [ERCP] (51. 10)

that for procedures classifiabl to 51. 14-51. 15, 51. 64, 51. 84-51. 88, 52. 14, 52. 21, 52. 92-52. 94, 52. 97-52. 98

52. 14 Closed [endoscopic] biopsy of pancreatic duct

52. 1 **胰腺的诊断性操作**

52. 11 闭合性[抽吸][针吸][经皮]胰腺活组织检查

52. 12 开放性胰腺活组织检查

52. 13 内镜逆行胰管造影[ERP]

不包括:内镜逆行

胆管造影术[ERC](51.11)

胰胆管造影术[ERCP](51.10)

为分类于51.14-51.15,51.64,51.84-51.88,52.14,52.21,52.92-52.94,52.97-52.98的操作所做的内镜逆行胰管造影术[ERP]

52. 14 闭合性[内镜的]胰管活组织检查

	Closed biopsy of pancreatic duct by procedures classifiable to 51.10-51.11, 52.13		闭合性胰管活组织检查,经分类于 51.10-51.11,52.13 的操作
52.19	Other diagnostic procedures on pancreas	52.19	胰腺的其他诊断性操作

52.19　Other diagnostic procedures on pancreas
　　Excludes：contrast pancreatogram (87.66)
　　　　endoscopic retrograde pancreatography [ERP] (52.13)
　　　　microscopic examination of specimen from pancreas (91.01-91.09)

52.19　胰腺的其他诊断性操作
　　不包括：对比剂胰腺造影图(87.66)
　　　　内镜逆行胰管造影术[ERP](52.13)

　　　　胰腺标本的显微镜检查(91.01-91.09)

52.2 Local excision or destruction of pancreas and pancreatic duct
　　Excludes：biopsy of pancreas (52.11-52.12，52.14)
　　　　pancreatic fistulectomy (52.95)

52.2 胰腺和胰管的局部切除术或破坏术
　　不包括：胰腺活组织检查(52.11-52.12,52.14)
　　　　胰瘘管切除术(52.95)

52.21　Endoscopic excision or destruction of lesion or tissue of pancreatic duct
　　Excision or destruction of lesion or tissue of pancreatic duct by procedures classifiable to 51.10-51.11，52.13

52.21　内镜下胰管病损或胰管组织的切除术或破坏术
　　胰管病损或胰管组织的切除术或破坏术,经分类于 51.10-51.11,52.13 操作

52.22　Other excision or destruction of lesion or tissue of pancreas or pancreatic duct

52.22　胰腺或胰管病损或组织的其他切除术或破坏术

52.3 Marsupialization of pancreatic cyst
　　Excludes：drainage of cyst by catheter (52.01)

52.3 胰囊肿袋形缝术[造袋术]
　　不包括：囊肿(胰)导管引流术(52.01)

52.4 Internal drainage of pancreatic cyst
　　Pancreaticocystoduodenostomy
　　Pancreaticocystogastrostomy
　　Pancreaticocystojejunostomy

52.4 胰囊肿内引流术
　　胰腺囊肿十二指肠吻合术
　　胰腺囊肿胃吻合术
　　胰腺囊肿空肠吻合术

52.5 Partial pancreatectomy
　　Excludes：pancreatic fistulectomy (52.95)

52.5 部分胰腺切除术
　　不包括：胰瘘管切除术(52.95)

52.51　Proximal pancreatectomy
　　Excision of head of pancreas (with part of body)
　　Proximal pancreatectomy with synchronous duodenectomy

52.51　近端胰腺切除术
　　胰头切除术(伴部分胰体)

　　近端胰腺切除术同时伴十二指肠切除术

52.52　Distal pancreatectomy
　　Excision of tail of pancreas (with part of body)

52.52　远端胰腺切除术
　　胰腺尾部切除术(伴部分胰体)

52.53 Radical subtotal pancreatectomy

52.59 Other partial pancreatectomy

52.6 Total pancreatectomy

Pancreatectomy with synchronous duodenectomy

52.7 Radical pancreaticoduodenectomy

One stage pancreaticoduodenal resection with choledochojejunal anastomosis, pancreaticojejunal anastomosis, and gastrojejunostomy

Two stage pancreaticoduodenal resection (first stage) (second stage)

Radical resection of the pancreas

Whipple procedure

Excludes：radical subtotal pancreatectomy (52.53)

52.8 Transplant of pancreas

Note：To report donor source-see codes 00.91-00.93

52.80 Pancreatic transplant，not otherwise specified

52.81 Reimplantation of pancreatic tissue

52.82 Homotransplant of pancreas

52.83 Heterotransplant of pancreas

52.84 Autotransplantation of cells of Islets of Langerhans

Homotransplantation of islet cells of pancreas

52.85 Allotransplantation of cells of Islets of Langerhans

Heterotransplantation of islet cells of pancreas

52.86 Transplantation of cells of Islets of Langerhans, not otherwise specified

52.9 Other operations on pancreas

52.92 Cannulation of pancreatic duct

Excludes：that by endoscopic approach (52.93)

52.53 根治性胰腺次全切除术

52.59 其他部分胰腺切除术

52.6 全胰切除术

胰腺切除术同时伴十二指肠切除术

52.7 根治性胰十二指肠切除术

一期胰十二指肠部分切除术伴胆总管空肠吻合术、胰空肠吻合术和胃空肠吻合术

二期胰十二指肠部分切除术（一期）（二期）

根治性胰腺切除术

惠普尔操作

不包括：根治性胰腺次全切除术(52.53)

52.8 胰腺移植

注：要报告提供的材料来源-见编码 00.91-00.93

52.80 胰腺移植 NOS

52.81 胰腺组织再植入

52.82 胰腺同种移植

52.83 胰腺异种移植

52.84 朗格汉斯胰岛细胞自体移植

胰岛细胞同种移植

52.85 朗格汉斯胰岛细胞异体移植

胰腺胰岛细胞异体移植

52.86 朗格汉斯胰岛细胞移植术 NOS

52.9 胰腺其他手术

52.92 胰管套管置入术

不包括：经内镜入路的胰管套管置入术 (52.93)

52.93 Endoscopic insertion of stent (tube) into pancreatic duct	52.93 内镜下胰管支架(管)置入

52.93 Endoscopic insertion of stent (tube) into pancreatic duct

Insertion of cannula or stent into pancreatic duct by procedures classifiable to 51.10-51.11, 52.13

Excludes: endoscopic insertion of nasopancreatic drainage tube (52.97)

replacement of stent (tube) (97.05)

52.94 Endoscopic removal of stone(s) from pancreatic duct

Removal of stone(s) from pancreatic duct by procedures classifiable to 51.10-51.11, 52.13

52.95 Other repair of pancreas

Fistulectomy of pancreas

Simple suture of pancreas

52.96 Anastomosis of pancreas

Anastomosis of pancreas (duct) to:

intestine

jejunum

stomach

Excludes: anastomosis to:

bile duct (51.39)

gallbladder (51.33)

52.97 Endoscopic insertion of nasopancreatic drainage tube

Insertion of nasopancreatic drainage tube by procedures classifiable to 51.10-51.11, 52.13

Excludes: drainage of pancreatic cyst by catheter (52.01)

replacement of stent (tube) (97.05)

52.98 Endoscopic dilation of pancreatic duct

Dilation of Wirsung's duct by procedures classifiable to 51.10-51.11, 52.13

52.99 Other

Dilation of pancreatic [Wirsung's] duct by open approach

Repair of pancreatic [Wirsung's] duct by open approach

Excludes: irrigation of pancreatic tube (96.42)

52.93 内镜下胰管支架(管)置入

胰管套管或支架置入,经分类于51.10-51.11,52.13操作

不包括:内镜下鼻胰引流管置入(52.97)

支架(管)置换(97.05)

52.94 内镜下胰管结石去除术

胰管结石去除,经分类于51.10-51.11,52.13操作

52.95 胰腺的其他修补术

胰腺瘘管切除术

胰腺单纯缝合术

52.96 胰腺吻合术

胰腺(管)吻合至:

肠

空肠

胃

不包括:吻合至:

胆管(51.39)

胆囊(51.33)

52.97 内镜下鼻胰引流管置入

鼻胰引流管置入,经分类于51.10-51.11,52.13操作

不包括:胰囊肿导管引流术(52.01)

支架(管)置换(97.05)

52.98 内镜下胰管扩张

维尔松管扩张,经分类于51.10-51.11,52.13操作

52.99 其他

胰[维尔松]管扩张,经开放性入路

胰[维尔松]管修补术,经开放性入路

不包括:胰管冲洗术(96.42)

removal of pancreatic tube (97.56)　　　　　　胰管去除术(97.56)

53 Repair of hernia

Includes: hernioplasty
herniorrhaphy
Code also: any application or administration of an adhesion barrier substance (99.77)
Excludes: manual reduction of hernia (96.27)

53 疝修补术

包括: 疝修复术
疝缝合术
另编码: 任何粘连屏障物质的使用或给予(99.77)

不包括: 疝手法复位术(96.27)

53.0 Unilateral repair of inguinal hernia

53.00 Unilateral repair of inguinal hernia, not otherwise specified
Inguinal herniorrhaphy NOS

53.01 Repair of direct inguinal hernia

53.02 Repair of indirect inguinal hernia

53.03 Repair of direct inguinal hernia with graft or prosthesis

53.04 Repair of indirect inguinal hernia with graft or prosthesis

53.05 Repair of inguinal hernia with graft or prosthesis, not otherwise specified

53.0 腹股沟疝单侧修补术

53.00 腹股沟疝单侧修补术 NOS

腹股沟疝缝合术 NOS

53.01 腹股沟直疝修补术

53.02 腹股沟斜疝修补术

53.03 用移植物或假体的腹股沟直疝修补术

53.04 用移植物或假体的腹股沟斜疝修补术

53.05 用移植物或假体的腹股沟疝修补术 NOS

53.1 Bilateral repair of inguinal hernia

53.10 Bilateral repair of inguinal hernia, not otherwise specified

53.11 Bilateral repair of direct inguinal hernia

53.12 Bilateral repair of indirect inguinal hernia

53.13 Bilateral repair of inguinal hernia, one direct and one indirect

53.14 Bilateral repair of direct inguinal hernia with graft or prosthesis

53.15 Bilateral repair of indirect inguinal hernia with graft or prosthesis

53.16 Bilateral repair of inguinal hernia, one direct and one indirect, with graft or prosthesis

53.17 Bilateral inguinal hernia repair with graft or prosthesis, not otherwise specified

53.1 双侧腹股沟疝修补术

53.10 双侧腹股沟疝修补术 NOS

53.11 双侧腹股沟直疝修补术

53.12 双侧腹股沟斜疝修补术

53.13 双侧腹股沟疝修补术,一侧直疝和一侧斜疝

53.14 用移植物或假体的双侧腹股沟直疝修补术

53.15 用移植物或假体的双侧腹股沟斜疝修补术

53.16 用移植物或假体的双侧腹股沟疝修补术,一侧直疝和一侧斜疝

53.17 用移植物或假体的双侧腹股沟疝修补术 NOS

53.2 **Unilateral repair of femoral hernia**

53.21 Unilateral repair of femoral hernia with graft or prosthesis

53.29 Other unilateral femoral herniorrhaphy

53.3 **Bilateral repair of femoral hernia**

53.31 Bilateral repair of femoral hernia with graft or prosthesis

53.39 Other bilateral femoral herniorrhaphy

53.4 **Repair of umbilical hernia**

Excludes：repair of gastroschisis (54.71)

53.41 Repair of umbilical hernia with prosthesis

53.49 Other umbilical herniorrhaphy

53.5 **Repair of other hernia of anterior abdominal wall（without graft or prosthesis）**

53.51 Incisional hernia repair

53.59 Repair of other hernia of anterior abdominal wall

Repair of hernia：
  epigastric
  hypogastric
  spigelian
  ventral

53.6 **Repair of other hernia of anterior abdominal wall with graft or prosthesis**

53.61 Incisional hernia repair with prosthesis

53.69 Repair of other hernia of anterior abdominal wall with prosthesis

53.7 **Repair of diaphragmatic hernia, abdominal approach**

53.8 **Repair of diaphragmatic hernia, thoracic approach**

53.80 Repair of diaphragmatic hernia with thoracic approach, not otherwise specified

---

53.2 单侧股疝修补术

53.21 用移植物或假体的单侧股疝修补术

53.29 其他单侧股疝缝合术

53.3 双侧股疝修补术

53.31 用移植物或假体的双侧股疝修补术

53.39 其他双侧股疝缝合术

53.4 脐疝修补术

不包括：腹裂修补术(54.71)

53.41 脐疝假体修补术

53.49 其他脐疝缝合术

53.5 其他前腹壁疝修补术(不伴移植物或假体)

53.51 切口疝修补术

53.59 其他前腹壁疝的修补术

疝修补术：
  上腹
  下腹
  斯皮格耳(半月线疝)
  腹壁

53.6 其他用移植物或假体的前腹壁疝的修补术

53.61 切口疝假体修补术

53.69 其他用假体的前腹壁疝修补术

53.7 横膈疝修补术,腹入路

53.8 横膈疝修补术,胸入路

53.80 横膈疝修补术,经胸入路 NOS

Thoracoabdominal repair of diaphragmatic hernia

横膈疝的胸腹修补术

53.81 Plication of the diaphragm

53.82 Repair of parasternal hernia

53.81 横膈折叠术

53.82 胸骨旁疝修补术

53.9 Other hernia repair

Repair of hernia:

    ischiatic

    ischiorectal

    lumbar

    obturator

    omental

    retroperitoneal

    sciatic

Excludes: relief of strangulated hernia with exteriorization of intestine (46.01, 46.03)

repair of pericolostomy hernia (46.42)

repair of vaginal enterocele (70.92)

53.9 其他疝修补术

疝修补术:

    坐骨孔疝

    坐骨直肠窝

    腰

    闭孔

    网膜

    腹膜后

    坐骨大孔

不包括:肠外置的绞窄性疝松解术(46.01,46.03)

结肠造口周围疝修补术(46.42)

阴道后疝修补术(70.92)

54 Other operations on abdominal region

Includes: operations on:

    epigastric region

    flank

    groin region

    hypochondrium

    inguinal region

    loin region

    male pelvic cavity

    mesentery

    omentum

    peritoneum

    retroperitoneal tissue space

Code also: any application or administration of an adhesion barrier substance (99.77)

Excludes: female pelvic cavity (69.01-70.92)

hernia repair (53.00-53.9)

obliteration of cul-de-sac (70.92)

54 腹部其他手术

包括:手术:

    上腹部

    胁腹

    腹股沟区

    季胁部

    腹股沟区

    腰部

    男性盆腔

    肠系膜

    网膜

    腹膜

    腹膜后组织腔

另编码:任何粘连屏障物质的使用或给予(99.77)

不包括:女性盆腔(69.01-70.92)

疝修补术(53.00-53.9)

直肠子宫陷凹封闭术(70.92)

retroperitoneal tissue dissection (59.00-59.09)

腹膜后组织清扫术(59.00-59.09)

skin and subcutaneous tissue of abdominal wall (86.01-86.99)

腹壁皮肤和皮下组织(86.01-86.99)

54.0　**Incision of abdominal wall**

Drainage of：

abdominal wall

extraperitoneal abscess

retroperitoneal abscess

Excludes：incision of peritoneum (54.95)

laparotomy (54.11-54.19)

54.0　腹壁切开术

引流术：

腹壁

腹膜外脓肿

腹膜后脓肿

不包括:腹膜切开术(54.95)

开腹手术(54.11-54.19)

54.1　**Laparotomy**

54.11　Exploratory laparotomy

Excludes：exploration incidental to intra-abdominal surgery — omit code

54.12　Reopening of recent laparotomy site

Reopening of recent laparotomy site for：

control of hemorrhage

exploration

incision of hematoma

54.19　Other laparotomy

Drainage of intraperitoneal abscess or hematoma

Excludes：culdocentesis (70.0)

drainage of appendiceal abscess (47.2)

exploration incidental to intra-abdominal surgery — omit code

Ladd operation (54.95)

percutaneous drainage of abdomen (54.91)

removal of foreign body (54.92)

54.1　开腹手术

54.11　开腹探查术

不包括:附属于腹内手术的探查术—省略编码

54.12　近期开腹手术部位的再切开

近期开腹手术部位的再切开：

出血控制

探查术

血肿切开术

54.19　其他开腹手术

腹膜内脓肿或血肿引流术

不包括:后穹窿穿刺术(70.0)

阑尾脓肿引流术(47.2)

附属于腹内手术的探查术—省略编码

拉德手术(54.95)

经皮腹部引流术(54.91)

异物去除术(54.92)

54.2　**Diagnostic procedures of abdominal region**

54.21　Laparoscopy

Peritoneoscopy

Excludes：laparoscopic cholecystectomy (51.23)

54.2　腹部诊断性操作

54.21　腹腔镜检查

腹膜镜检查

不包括:腹腔镜下胆囊切除术(51.23)

that incidental to destruction of Fallo-
pian tubes (66.21-66.29)

腹腔镜检查附带输卵管破坏术(66.21-
66.29)

54.22　Biopsy of abdominal wall or umbilicus

54.22　腹壁或脐的活组织检查

54.23　Biopsy of peritoneum

Biopsy of：

mesentery

omentum

peritoneal implant

Excludes：closed biopsy of：

omentum(54.24)

peritoneum(54.24)

54.23　腹膜活组织检查

活组织检查：

肠系膜

网膜

腹膜移植物

不包括:闭合性活组织检查：

网膜(54.24)

腹膜(54.24)

54.24　Closed [percutaneous] [needle] biopsy
of intra-abdominal mass

Closed biopsy of：

omentum

peritoneal implant

peritoneum

Excludes： that of：

fallopian tube (66.11)

ovary (65.11)

uterine ligaments (68.15)

uterus (68.16)

54.24　闭合性[经皮][针吸]腹内肿块活组织检
查

闭合性活组织检查：

网膜

腹膜植入

腹膜

不包括:闭合性活组织检查：

输卵管(66.11)

卵巢(65.11)

子宫韧带(68.15)

子宫(68.16)

54.25　Peritoneal lavage

Diagnostic peritoneal lavage

Excludes：peritoneal dialysis (54.98)

54.25　腹膜灌洗

诊断性腹膜灌洗

不包括:腹膜透析(54.98)

54.29　Other diagnostic procedures on abdomi-
nal region

Excludes： abdominal lymphangiogram
(88.04)

abdominal x-ray NEC (88.19)

angiocardiography of venae cava (88.51)

C. A. T. scan of abdomen (88.01)

contrast x-ray of abdominal cavity
(88.11-88.15)

intra-abdominal arteriography NEC
(88.47)

microscopic examination of peritoneal and
retroperitoneal specimen (91.11-91.19)

phlebography of：

intra-abdominal vessels NEC (88.65)

portal venous system (88.64)

sinogram of abdominal wall (88.03)

54.29　腹部其他诊断性操作

不包括:腹淋巴管造影图(88.04)

腹 X 线 NEC (88.19)

腔静脉心血管造影术(88.51)

腹部计算机轴向断层照相(88.01)

腹腔对比剂 X 线造影(88.11-88.15)

腹内动脉造影术 NEC (88.47)

腹膜和腹膜后标本的显微镜检查(91.11-
91.19)

静脉造影术：

腹内血管 NEC(88.65)

门静脉系统(88.64)

腹壁窦腔 X 线照相(88.03)

soft tissue x-ray of abdominal wall NEC (88.09)	腹壁软组织 X 线检查 NEC(88.09)
tomography of abdomen NEC(88.02)	腹部断层照相术 NEC(88.02)
ultrasonography of abdomen and retroperitoneum (88.76)	腹部和腹膜后超声波检查(88.76)

54.3 **Excision or destruction of lesion or tissue of abdominal wall or umbilicus**

Debridement of abdominal wall

Omphalectomy

Excludes：biopsy of abdominal wall or umbilicus(54.22)

size reduction operation (86.83)

that of skin of abdominal wall (86.22, 86.26，86.3)

54.3 腹壁或脐病损或组织的切除术或破坏术

腹壁清创术

脐切除术

不包括：腹壁或脐的活组织检查(54.22)

缩小手术(86.83)

腹壁皮肤的切除术或破坏术(86.22, 86.26，86.3)

54.4 **Excision or destruction of peritoneal tissue**

Excision of：

appendices epiploicae

falciform ligament

gastrocolic ligament

lesion of：

mesentery

omentum

peritoneum

presacral lesion NOS

retroperitoneal lesion NOS

Excludes：biopsy of peritoneum (54.23)

endometrectomy of cul-de-sac (70.32)

54.4 腹膜组织的切除术或破坏术

切除术：

肠脂垂

镰状韧带

胃结肠韧带

病损：

肠系膜

网膜

腹膜

骶前病损 NOS

腹膜后病损 NOS

不包括：腹膜活组织检查(54.23)

直肠子宫陷凹的子宫内膜切除术(70.32)

54.5 **Lysis of peritoneal adhesions**

Freeing of adhesions of：

biliary tract

intestines

liver

pelvic peritoneum

peritoneum

spleen

uterus

Excludes：lysis of adhesions of：

bladder (59.11)

54.5 腹膜粘连松解术

粘连松解术：

胆管

肠

肝

盆腔腹膜

腹膜

脾

子宫

不包括：粘连松解术：

膀胱(59.11)

fallopian tube and ovary (65.81.65.89)   输卵管和卵巢(65.81.65.89)

kidney (59.02)   肾(59.02)

ureter (59.02)   输尿管(59.02)

54.51   Laparoscopic lysis of peritoneal adhesions   54.51   腹腔镜下腹膜粘连松解术

54.59   Other lysis of peritoneal adhesions   54.59   腹膜粘连的其他松解术

54.6 Suture of abdominal wall and peritoneum   **54.6 腹壁和腹膜缝合术**

54.61   Reclosure of postoperative disruption of abdominal wall   54.61   腹壁手术后裂开再闭合术

54.62   Delayed closure of granulating abdominal wound   54.62   肉芽性腹部伤口的延迟性闭合术

      Tertiary subcutaneous wound closure   三期皮下伤口闭合

54.63   Other suture of abdominal wall   54.63   其他腹壁缝合术

      Suture of laceration of abdominal wall   腹壁裂伤缝合术

      Excludes：closure of operative wound —omit code   **不包括**：手术伤口闭合术—省略编码

54.64   Suture of peritoneum   54.64   腹膜缝合术

      Secondary suture of peritoneum   腹膜二期缝合术

      Excludes：closure of operative wound —omit code   **不包括**：手术伤口闭合术—省略编码

54.7 Other repair of abdominal wall and peritoneum   **54.7 腹壁和腹膜的其他修补术**

54.71   Repair of gastroschisis   54.71   腹裂(畸形)修补术

54.72   Other repair of abdominal wall   54.72   腹壁其他修补术

54.73   Other repair of peritoneum   54.73   腹膜其他修补术

      Suture of gastrocolic ligament   胃结肠韧带缝合术

54.74   Other repair of omentum   54.74   网膜其他修补术

      Epiplorrhaphy   网膜缝合术

      Graft of omentum   网膜移植术

      Omentopexy   网膜固定术

      Reduction of torsion of omentum   网膜扭转复位术

      Excludes：cardio-omentopexy (36.39)   **不包括**：心脏-网膜固定术(36.39)

54.75   Other repair of mesentery   54.75   肠系膜其他修补术

      Mesenteric plication   肠系膜折叠术

      Mesenteropexy   肠系膜固定术

54.9 Other operations of abdominal region   **54.9 腹部的其他手术**

      Excludes：removal of ectopic pregnancy (74.3)   **不包括**：异位妊娠去除术(74.3)

54.91   Percutaneous abdominal drainage   54.91   经皮腹部引流术

      Paracentesis   穿刺术

Excludes：creation of cutaneoperitoneal
fistula（54.93）

54.92　Removal of foreign body from peritoneal
cavity

54.93　Creation of cutaneoperitoneal fistula

54.94　Creation of peritoneovascular shunt
Peritoneovenous shunt

54.95　Incision of peritoneum
Exploration of ventriculoperitoneal
shunt at peritoneal site

Ladd operation

Revision of distal catheter of ventricular
shunt

Revision of ventriculoperitoneal shunt at
peritoneal site

Excludes：that incidental to laparotomy
（54.11-54.19）

54.96　Injection of air into peritoneal cavity
Pneumoperitoneum

Excludes：that for：
collapse of lung（33.33）
radiography（88.12-88.13，88.15）

54.97　Injection of locally-acting therapeutic
substance into peritoneal cavity

Excludes：peritoneal dialysis（54.98）

54.98　Peritoneal dialysis

Excludes：peritoneal lavage（diagnos-
tic）（54.25）

54.99　Other

Excludes：removal of：
abdominal wall suture（97.83）
peritoneal drainage device（97.82）
retroperitoneal drainage device
（97.81）

不包括：皮肤腹膜造口术（54.93）

54.92　腹腔异物去除

54.93　皮肤腹膜造口术

54.94　腹腔血管分流术
腹腔静脉分流术

54.95　腹膜切开术
在腹膜部位的脑室腹膜分流探查术

拉德手术
心室分流的末端导管修复术

在腹膜部位的脑室腹膜分流修复术

不包括：开腹手术的附带腹膜切开术
（54.11-54.19）

54.96　空气注入腹膜腔
气腹
不包括：空气注入腹膜腔，用于：
肺萎陷（33.33）
放射照相术（88.12-88.13，88.15）

54.97　腹膜腔注入局部作用的治疗性物质

不包括：腹膜透析（54.98）

54.98　腹膜透析
不包括：腹膜灌洗（诊断性）（54.25）

54.99　其他
不包括：去除：
腹壁缝线（97.83）
腹膜引流装置（97.82）
腹膜后引流装置（97.81）

Chapter 11
OPERATIONS ON THE URINARY SYSTEM (55-59)

55 Operations on kidney

Includes: operations on renal pelvis

Code also: any application or administration of an adhesion barrier substance (99.77)

Excludes: perirenal tissue (59.00-59.09, 59.21-59.29, 59.91-59.92)

55.0 Nephrotomy and nephrostomy

Excludes: drainage by:

anastomosis (55.86)

aspiration (55.92)

incision of kidney pelvis (55.11-55.12)

55.01 Nephrotomy

Evacuation of renal cyst

Exploration of kidney

Nephrolithotomy

55.02 Nephrostomy

55.03 Percutaneous nephrostomy without fragmentation

Nephrostolithotomy, percutaneous (nephroscopic)

Percutaneous removal of kidney stone(s) by:

basket extraction

forceps extraction (nephroscopic)

Pyelostolithotomy, percutaneous (nephroscopic)

With placement of catheter down ureter

Excludes: percutaneous removal by fragmentation (55.04)

repeat nephroscopic removal during current episode (55.92)

55.04 Percutaneous nephrostomy with fragmentation

第十一章
泌尿系统手术(55-59)

55 肾手术

包括:肾盂手术

另编码:任何粘连屏障物的使用或给予 (99.77)

不包括:肾周组织(59.00-59.09, 59.21-59.29, 59.91-59.92)

55.0 肾切开术和肾造口术

不包括:引流术:

吻合术(55.86)

抽吸(55.92)

肾盂切开术(55.11-55.12)

55.01 肾切开术

肾囊肿排空术

肾探查术

肾石切除术

55.02 肾造口术

55.03 经皮肾造口术不伴碎裂术

肾造口结石切除术,经皮(肾镜的)

经皮肾结石去除通过:

网取出

钳取出(肾镜的)

肾盂造口结石切除术,经皮(肾镜的)

伴导管沿输尿管往下的放置

不包括:经皮去除,用碎裂术(55.04)

重复性肾镜的去除,在本次发作期内 (55.92)

55.04 经皮肾造口术伴碎裂术

Percutaneous nephrostomy with disruption of kidney stone by ultrasonic energy and extraction（suction）through endoscope

用超声能经皮肾造口破碎肾结石,并经内镜取出(抽吸)

With placement of catheter down ureter

伴导管沿输尿管往下的放置

With fluoroscopic guidance

伴荧光显影

Excludes：repeat fragmentation during current episode（59.95）

不包括:重复性碎裂术,本次发作期间(59.95)

55.1 **Pyelotomy and pyelostomy**

55.1 肾盂切开术和肾盂造口术

Excludes：drainage by anastomosis（55.86）

不包括:吻合引流术(55.86)

percutaneous pyelostolithotomy（55.03）

经皮肾盂造口结石切除术(55.03)

removal of calculus without incision（56.0）

结石去除不伴切开术(56.0)

55.11 Pyelotomy

55.11 肾盂切开术

Exploration of renal pelvis

肾盂探查术

Pyelolithotomy

肾盂造口结石切除术

55.12 Pyelostomy

55.12 肾盂造口术

Insertion of drainage tube into renal pelvis

肾盂置入引流管

55.2 **Diagnostic procedures on kidney**

55.2 肾诊断性操作

55.21 Nephroscopy

55.21 肾镜检查

55.22 Pyeloscopy

55.22 肾盂对比 X 线透视检查

55.23 Closed ［percutaneous］［needle］biopsy of kidney

55.23 闭合性[经皮][针吸]肾活组织检查

Endoscopic biopsy via existing nephrostomy, nephrotomy, pyelostomy, or pyelotomy

内镜活组织检查,经已存在的肾造口、肾切开口,肾盂造口或肾盂切开口

55.24 Open biopsy of kidney

55.24 开放性肾活组织检查

55.29 Other diagnostic procedures on kidney

55.29 肾其他诊断性操作

Excludes：microscopic examination of specimen from kidney （91.21-91.29）

不包括:肾标本的显微镜检查(91.21-91.29)

pyelogram：

肾盂造影图:

intravenous（87.73）

静脉内(87.73)

percutaneous（87.75）

经皮(87.75)

retrograde（87.74）

逆行(87.74)

radioisotope scan（92.03）

放射性同位素扫描(92.03)

renal arteriography（88.45）

肾动脉造影术(88.45)

tomography：

断层照相:

C.A.T. scan（87.71）

计算机轴向断层照相(87.71)

other (87.72)	其他(87.72)

55.3 Local excision or destruction of lesion or tissue of kidney

55.3 肾病损或肾组织的切除术或破坏术

55.31　Marsupialization of kidney lesion

55.31　肾病损袋形缝合术[造袋术]

55.32　Open ablation of renal lesion or tissue

55.32　肾病损或组织的开放性切除

55.33　Percutaneous ablation of renal lesion or tissue

55.33　肾病损或组织的经皮切除

55.34　Laparoscopic ablation of renal lesion or tissue

55.34　肾病损或组织的腹腔镜下切除

55.35　Other and unspecified ablation of renal lesion or tissue

55.35　肾病损或组织的其他和未特指切除

55.39　Other local destruction or excision of renal lesion or tissue

55.39　肾病损或组织的其他局部破坏术或切除术

Obliteration of calyceal diverticulum

肾盏憩室封闭术

Excludes：ablation of renal lesion or tissue：

不包括：肾病损或组织切除：

laparoscopic (55.34)

腹腔镜的(55.34)

open (55.32)

开放性(55.32)

other (55.35)

其他(55.35)

percutaneous (55.33)

经皮的(55.33)

biopsy of kidney (55.23-55.24)

肾活组织检查(55.23-55.24)

partial nephrectomy (55.4)

部分肾切除术(55.4)

percutaneous aspiration of kidney (55.92)

经皮肾抽吸(55.92)

wedge resection of kidney (55.4)

肾楔形切除术(55.4)

55.4 Partial nephrectomy

55.4 部分肾切除术

Calycetomy

肾盏切除术

Wedge resection of kidney

肾楔形切除术

Code also：any synchronous resection of ureter (56.40-56.42)

另编码：任何同时进行的输尿管切除术 (56.40-56.42)

55.5 Complete nephrectomy

55.5 全部肾切除术

Code also：any synchronous excision of：

另编码：任何同时进行的切除术：

adrenal gland (07.21-07.3)

肾上腺(07.21-07.3)

bladder segment (57.6)

部分膀胱(57.6)

lymph nodes (40.3, 40.52-40.59)

淋巴结(40.3, 40.52-40.59)

55.51　Nephroureterectomy

55.51　肾输尿管切除术

Nephroureterectomy with bladder cuff

肾输尿管切除术伴膀胱反折

Total nephrectomy (unilateral)

全部肾切除术(单侧)

Excludes： removal of transplanted kidney(55.53)

不包括：去除移植肾(55.53)

| 55.52 | Nephrectomy of remaining kidney | 55.52 | 残留肾切除术 |

55.52 Nephrectomy of remaining kidney

Removal of solitary kidney

Excludes：removal of transplanted kidney(55.53)

55.53 Removal of transplanted or rejected kidney

55.54 Bilateral nephrectomy

Excludes：complete nephrectomy NOS (55.51)

55.6 **Transplant of kidney**

Note：To report donor source-see codes 00.91-00.93

55.61 Renal autotransplantation

55.69 Other kidney transplantation

55.7 **Nephropexy**

Fixation or suspension of movable [floating] kidney

55.8 **Other repair of kidney**

55.81 Suture of laceration of kidney

55.82 Closure of nephrostomy and pyelostomy

55.83 Closure of other fistula of kidney

55.84 Reduction of torsion of renal pedicle

55.85 Symphysiotomy for horseshoe kidney

55.86 Anastomosis of kidney

Nephropyeloureterostomy

Pyeloureterovesical anastomosis

Ureterocalyceal anastomosis

Excludes：nephrocystanastomosis NOS (56.73)

55.87 Correction of ureteropelvic junction

55.89 Other

55.9 **Other operations on kidney**

Excludes：lysis of perirenal adhesions (59.02)

55.91 Decapsulation of kidney

Capsulectomy of kidney

Decortication of kidney

55.92 Percutaneous aspiration of kidney (pelvis)

Aspiration of renal cyst

55.52 残留肾切除术

切除孤立肾

不包括：切除移植肾(55.53)

55.53 移植或排斥肾的切除

55.54 双侧肾切除术

不包括：全部肾切除术 NOS (55.51)

55.6 **肾移植**

注：要报告提供的材料来源-见编码 00.91-00.93

55.61 肾自体移植术

55.69 其他肾移植术

55.7 **肾固定术**

游动[浮游]肾的固定术或悬吊术

55.8 **肾的其他修补术**

55.81 肾裂伤缝合术

55.82 肾造口术和肾盂造口闭合术

55.83 其他肾瘘管闭合术

55.84 肾带蒂扭转的复位术

55.85 马蹄形肾联合部切开术

55.86 肾吻合术

肾盂输尿管吻合术

肾盂输尿管膀胱吻合术

输尿管肾盏吻合术

不包括：肾膀胱吻合术 NOS(56.73)

55.87 输尿管肾盂接合处矫正术

55.89 其他

55.9 **肾的其他手术**

不包括：肾周粘连松解术(59.02)

55.91 肾包膜剥脱术

肾囊切除术

肾剥皮术

55.92 经皮肾(肾盂)抽吸术

肾囊肿抽吸术

Renipuncture

　　Excludes：percutaneous biopsy of kidney (55.23)

55.93	Replacement of nephrostomy tube			

肾穿刺

　　不包括:经皮肾活组织检查(55.23)

55.93　Replacement of nephrostomy tube

55.94　Replacement of pyelostomy tube

55.95　Local perfusion of kidney

55.96　Other injection of therapeutic substance into kidney

　　　　Injection into renal cyst

55.97　Implantation or replacement of mechanical kidney

55.98　Removal of mechanical kidney

55.99　Other

　　Excludes：removal of pyelostomy or nephrostomy tube (97.61)

55.93　肾造口导管置换

55.94　肾盂造口导管置换

55.95　肾局部灌注

55.96　其他治疗性物质注入肾

　　　　肾囊肿注入

55.97　机械肾植入或置换

55.98　机械肾去除

55.99　其他

　　不包括:肾盂造口导管或肾造口导管的去除(97.61)

56　**Operations on ureter**

　　Code also：any application or administration of an adhesion barrier substance (99.77)

56　**输尿管手术**

　　另编码:任何粘连屏障物质的使用或给予(99.77)

56.0　**Transurethral removal of obstruction from ureter and renal pelvis**

　　Removal of：

　　　　blood clot from ureter or renal pelvis without incision

　　　　calculus from ureter or renal pelvis without incision

　　　　foreign body from ureter or renal pelvis without incision

　　Excludes：manipulation without removal of obstruction(59.8)

　　　　that by incision (55.11, 56.2)

　　　　transurethral insertion of ureteral stent for passage of calculus (59.8)

56.0　**经尿道输尿管和肾盂梗阻去除**

　　去除:

　　　　输尿管或肾盂血块不伴切开术

　　　　输尿管或肾盂结石不伴切开术

　　　　输尿管或肾盂异物不伴切开术

　　不包括:无梗阻去除的处置(59.8)

　　　　经切开术的输尿管和肾盂梗阻去除(55.11, 56.2)

　　　　经尿道输尿管支架置入用于结石排出(59.8)

56.1　**Ureteral meatotomy**

56.2　**Ureterotomy**

　　Incision of ureter for：

56.1　**输尿管尿道口切开术**

56.2　**输尿管切开术**

　　输尿管切开术,为了:

drainage	引流	
exploration	探查术	
removal of calculus	去除结石	

Excludes：cutting of ureterovesical orifice (56. 1)

removal of calculus without incision (56. 0)

transurethral insertion of ureteral stent for passage of calculus (59. 8)

urinary diversion (56. 51-56. 79)

不包括：输尿管膀胱口切开(56.1)

非切开术去除结石(56.0)

经尿道输尿管支架置入用于结石排出(59.8)

尿路转流术(56.51-56.79)

56.3 Diagnostic procedures on ureter

56. 31　Ureteroscopy

56. 32　Closed percutaneous biopsy of ureter

　　　Excludes：endoscopic biopsy of ureter (56. 33)

56. 33　Closed endoscopic biopsy of ureter

　　　Cystourethroscopy with ureteral biopsy

　　　Transurethral biopsy of ureter

　　　Ureteral endoscopy with biopsy through ureterotomy

　　　Ureteroscopy with biopsy

　　　Excludes：percutaneous biopsy of ureter (56. 32)

56. 34　Open biopsy of ureter

56. 35　Endoscopy (cystoscopy) (looposcopy) of ileal conduit

56. 39　Other diagnostic procedures on ureter

　　　Excludes：microscopic examination of specimen from ureter (91. 21-91. 29)

56.3 诊断性操作

56. 31　输尿管镜检查

56. 32　闭合性经皮输尿管组织检查

　　　不包括：内镜下输尿管活组织检查(56.33)

56. 33　闭合性内镜下输尿管活组织检查

　　　膀胱输尿管镜检查伴输尿管活组织检查

　　　经尿道输尿管活组织检查

　　　经输尿管切开的输尿管内镜检查伴活组织检查

　　　输尿管镜检查伴活组织检查

　　　不包括：经皮输尿管活组织检查(56.32)

56. 34　开放性输尿管活组织检查

56. 35　回肠通道内镜检查(膀胱镜检查)(袢镜检查)

56. 39　输尿管其他诊断性操作

　　　不包括：输尿管标本的显微镜检查(91.21-91.29)

56.4 Ureterectomy

　　　Code also：anastomosis other than end-to-end (56. 51-56. 79)

　　　Excludes：fistulectomy (56. 84)

　　　nephroureterectomy (55. 51-55. 54)

56. 40　Ureterectomy, not otherwise specified

56. 41　Partial ureterectomy

　　　Excision of lesion of ureter

　　　Shortening of ureter with reimplantation

　　　Excludes：biopsy of ureter (56. 32-56. 34)

56.4 输尿管切除术

　　　另编码：非端对端吻合术(56.51-56.79)

　　　不包括：瘘管切除术(56.84)

　　　肾输尿管切除术(55.51-55.54)

56. 40　输尿管切除术 NOS

56. 41　部分输尿管切除术

　　　输尿管病损切除术

　　　输尿管缩短术伴再植入

　　　不包括：输尿管活组织检查(56.32-56.34)

56.42　Total ureterectomy	56.42　输尿管全部切除术

56.5　Cutaneous uretero-ileostomy

56.5　皮肤的输尿管-回肠吻合术

56.51　Formation of cutaneous uretero-ileostomy

Construction of ileal conduit

External ureteral ileostomy

Formation of open ileal bladder

Ileal loop operation

Ileoureterostomy (Bricker's) (ileal bladder)

Transplantation of ureter into ileum with external diversion

Excludes：closed ileal bladder (57.87)

replacement of ureteral defect by ileal segment (56.89)

56.51　建造皮肤的输尿管-回肠造口术

回肠通道建造术

外置输尿管回肠吻合术

开放性回肠膀胱建造术

回肠祥手术

回肠输尿管造口术(布里克)(回肠膀胱)

输尿管移植至回肠伴外转流

不包括：闭合性回肠膀胱(57.87)

输尿管缺损置换,用回肠段(56.89)

56.52　Revision of cutaneous uretero-ileostomy

56.52　皮肤的输尿管-回肠吻合的修复术

56.6　Other external urinary diversion

56.6　其他外部尿路转流术

56.61　Formation of other cutaneous ureterostomy

Anastomosis of ureter to skin

Ureterostomy NOS

56.61　其他皮肤输尿管吻合口的建造

输尿管皮肤吻合术

输尿管造口术 NOS

56.62　Revision of other cutaneous ureterostomy

Revision of ureterostomy stoma

Excludes：nonoperative removal of ureterostomy tube (97.62)

56.62　其他皮肤输尿管吻合的修复术

输尿管造口的修复术

不包括：非手术去除输尿管导管(97.62)

56.7　Other anastomosis or bypass of ureter

Excludes：ureteropyelostomy (55.86)

56.7　输尿管其他吻合术或搭桥

不包括：输尿管肾盂造口术(55.86)

56.71　Urinary diversion to intestine

Anastomosis of ureter to intestine

Internal urinary diversion NOS

Code also：any synchronous colostomy (46.10-46.13)

Excludes：external ureteral ileostomy (56.51)

56.71　尿路转流术至肠

输尿管肠吻合术

尿路内转流术 NOS

另编码：任何同时进行的结肠造口术 (46.10-46.13)

不包括：外引流输尿管回肠吻合术 (56.51)

56.72　Revision of ureterointestinal anastomosis

56.72　输尿管肠吻合术的修复术

Excludes：revision of external ureteral ileostomy (56.52)

不包括:外引流输尿管回肠造口术的修复术(56.52)

56.73　Nephrocystanastomosis, not otherwise specified

56.73　肾膀胱吻合术 NOS

56.74　Ureteroneocystostomy
Replacement of ureter with bladder flap
Ureterovesical anastomosis

56.74　输尿管膀胱吻合术
用膀胱补片的输尿管置换
输尿管膀胱吻合术

56.75　Transureteroureterostomy
Excludes：ureteroureterostomy associated with partial resection (56.41)

56.75　经输尿管输尿管吻合术
不包括:输尿管输尿管吻合术伴部分切除术(56.41)

56.79　Other

56.79　其他

56.8　Repair of ureter

56.8　输尿管修补术

56.81　Lysis of intraluminal adhesions of ureter
Excludes：lysis of periureteral adhesions (59.01-59.02)
ureterolysis (59.01-59.02)

56.81　输尿管管腔内粘连松解术
不包括:输尿管周围粘连松解术(59.01-59.02)
输尿管松解术(59.01-59.02)

56.82　Suture of laceration of ureter

56.82　输尿管裂伤缝合术

56.83　Closure of ureterostomy

56.83　输尿管造口闭合术

56.84　Closure of other fistula of ureter

56.84　输尿管其他瘘管闭合术

56.85　Ureteropexy

56.85　输尿管固定术

56.86　Removal of ligature from ureter

56.86　输尿管结扎去除术

56.89　Other repair of ureter
Graft of ureter
Replacement of ureter with ileal segment implanted into bladder
Ureteroplication

56.89　输尿管其他修补术
输尿管移植术
回肠段植入膀胱的输尿管置换

输尿管折叠术

56.9　Other operations on ureter

56.9　输尿管其他手术

56.91　Dilation of ureteral meatus

56.91　输尿管口扩张

56.92　Implantation of electronic ureteral stimulator

56.92　电子输尿管刺激器置入

56.93　Replacement of electronic ureteral stimulator

56.93　电子输尿管刺激器置换

56.94　Removal of electronic ureteral stimulator
Excludes：that with synchronou replacement (56.93)

56.94　电子输尿管刺激器去除
不包括:同时伴置换(56.93)

56.95　Ligation of ureter

56.95　输尿管结扎术

56.99　Other
Excludes：removal of ureterostomy tube and ureteral catheter (97.62)
ureteral catheterization (59.8)

56.99　其他
不包括:输尿管造口导管和输尿管导管去除(97.62)
输尿管导管插入术(59.8)

57 Operations on urinary bladder

Code also：any application or adminis-
tration of an adhesion barrier sub-
stance（99.77）

Excludes：perivesical tissue （ 59.11-
59.29，59.91-59.92）

ureterovesical orifice (56.0-56.99)

57.0 Transurethral clearance of bladder

Drainage of bladder without incision

Removal of：

blood clots from bladder without
incision

calculus from bladder without incision

foreign body from bladder without
incision

Excludes：that by incision（57.19）

57.1 Cystotomy and cystostomy

Excludes：cystotomy and cystostomy as
operative approach — omit code

57.11　Percutaneous aspiration of bladder

57.12　Lysis of intraluminal adhesions with incision
into bladder

Excludes：transurethral lysis of intralu-
minal adhesions（57.41）

57.17　Percutaneous cystostomy

Closed cystostomy

Percutaneous suprapubic cystostomy

Excludes：removal of cystostomy tube
（97.63）

replacement of cystostomy tube（59.94）

57.18　Other suprapubic cystostomy

Excludes：percutaneous cystostomy
（57.17）

removal of cystostomy tube（97.63）

replacement of cystostomy tube
（59.94）

57.19　Other cystotomy

Cystolithotomy

57 膀胱手术

另编码：任何粘连屏障物质的使用或给予
（99.77）

不包括：膀胱周围组织（59.11-59.29，
59.91-59.92）

输尿管膀胱口(56.0-56.99)

57.0 经尿道膀胱清除术

膀胱引流术不伴切开术

去除：

膀胱血块不伴切开术

膀胱结石不伴切开术

膀胱异物不伴切开术

不包括：膀胱切开清除术(57.19)

57.1 膀胱切开术和膀胱造口术

不包括：作为手术入路的膀胱切开术和膀
胱造口术—省略编码

57.11　经皮膀胱抽吸术

57.12　膀胱切开的膀胱腔内粘连松解术

不包括：经尿道管腔内粘连松解术
（57.41）

57.17　经皮膀胱造口术

闭合性膀胱造口术

经皮耻骨上膀胱造口术

不包括：去除膀胱造口管(97.63)

膀胱造口导管置换(59.94)

57.18　其他耻骨上膀胱造口术

不包括：经皮膀胱造口术(57.17)

去除膀胱造口管(97.63)

膀胱造口导管置换(59.94)

57.19　其他膀胱切开术

膀胱结石切除术

Excludes：percutaneous cystostomy (57.17)

suprapubic cystostomy (57.18)

不包括：经皮膀胱造口术(57.17)

耻骨上膀胱造口术(57.18)

57.2　Vesicostomy

Excludes：percutaneous cystostomy (57.17)

suprapubic cystostomy (57.18)

57.21　Vesicostomy

Creation of permanent opening from bladder to skin using a bladder flap

57.22　Revision or closure of vesicostomy

Excludes：closure of cystostomy (57.82)

57.2　膀胱造口术

不包括：经皮膀胱造口术(57.17)

耻骨上膀胱造口术(57.18)

57.21　膀胱造口术

建造膀胱至皮肤永久性开口,用膀胱补片

57.22　膀胱造口修复术或闭合术

不包括：膀胱造口闭合术(57.82)

57.3　Diagnostic procedures on bladder

57.31　Cystoscopy through artificial stoma

57.32　Other cystoscopy

Transurethral cystoscopy

Excludes：cystourethroscopy with ureteral biopsy (56.33)

retrograde pyelogram (87.74)

that for control of hemorrhage (postoperative)：

bladder (57.93)

prostate (60.94)

57.33　Closed [transurethral] biopsy of bladder

57.34　Open biopsy of bladder

57.39　Other diagnostic procedures on bladder

Excludes：cystogram NEC (87.77)

microscopic examination of specimen from bladder (91.31-91.39)

retrograde cystourethrogram (87.76)

therapeutic distention of bladder (96.25)

57.3　膀胱的诊断性操作

57.31　膀胱镜检查经人工造口

57.32　其他膀胱镜检查

经尿道膀胱镜检查

不包括：膀胱输尿管镜检查伴输尿管活组织检查(56.33)

逆行肾盂造影图(87.74)

膀胱镜检查为了出血(手术后)控制：

膀胱(57.93)

前列腺(60.94)

57.33　闭合性[经尿道]膀胱活组织检查

57.34　开放性膀胱活组织检查

57.39　膀胱其他诊断性操作

不包括：膀胱造影图 NEC (87.77)

膀胱标本的显微镜检查(91.31-91.39)

逆行膀胱尿道造影图(87.76)

膀胱治疗性扩张(96.25)

57.4　Transurethral excision or destruction of bladder tissue

57.41　Transurethral lysis of intraluminal adhesions

57.49　Other transurethral excision or destruction of lesion or tissue of bladder

Endoscopic resection of bladder lesion

Excludes：transurethral biopsy of bladder (57.33)

57.4　经尿道膀胱组织切除术或破坏术

57.41　经尿道管腔内粘连松解术

57.49　其他经尿道的膀胱病损或组织切除术或破坏术

内镜下膀胱病损切除术

不包括：经尿道膀胱活组织检查(57.33)

transurethral fistulectomy (57. 83-57. 84)

经尿道瘘管切除术(57.83-57.84)

57.5 **Other excision or destruction of bladder tissue**

Excludes：that with transurethral approach(57. 41-57. 49)

57.51 Excision of urachus

Excision of urachal sinus of bladder

Excludes：excision of urachal cyst of abdominal wall (54. 3)

57.59 Open excision or destruction of other lesion or tissue of bladder

Endometrectomy of bladder

Suprapubic excision of bladder lesion

Excludes：biopsy of bladder (57. 33-57. 34)

fistulectomy of bladder (57. 83-57. 84)

57.5 **膀胱组织其他切除术或破坏术**

不包括：经尿道入路的膀胱组织切除术或破坏术(57. 41-57. 49)

57.51 脐尿管切除术

膀胱脐尿管窦切除术

不包括：腹壁脐尿管囊肿切除术(54.3)

57.59 膀胱的其他病损或膀胱组织的开放性切除术或破坏术

膀胱内膜切除术

膀胱病损耻骨上切除术

不包括：膀胱活组织检查(57.33-57.34)

膀胱瘘管切除术(57.83-57.84)

57.6 **Partial cystectomy**

Excision of bladder dome

Trigonectomy

Wedge resection of bladder

57.6 **部分膀胱切除术**

膀胱穹窿切除术

膀胱三角区切除术

膀胱楔形切除术

57.7 **Total cystectomy**

Includes：total cystectomy with ureth-rectomy

57.71 Radical cystectomy

Pelvic exenteration in male

Removal of bladder, prostate, seminal vesicles，and fat

Removal of bladder, urethra, and fat in a female

Code also any：

lymph node dissection (40. 3，40. 5)

urinary diversion (56. 51-56. 79)

Excludes：that as part of pelvic exen-teration in female (68. 8)

57.79 Other total cystectomy

57.7 **全部膀胱切除术**

包括：膀胱全部切除术伴尿道切除术

57.71 根治性膀胱切除术

男性盆腔内容物剜出术

膀胱、前列腺、精囊和脂肪去除术

女性膀胱、尿道和脂肪去除术

另编码任何：

淋巴结清扫术(40.3，40.5)

尿路转流术(56.51-56.79)

不包括：作为女性盆腔内容物剜出术的一部分(68.8)

57.79 其他全部膀胱切除术

57.8 **Other repair of urinary bladder**

Excludes：repair of：

57.8 **膀胱其他修补术**

不包括：修补术：

current obstetric laceration（75.61）　　　　近期产科裂伤(75.61)

cystocele（70.50-70.51）　　　　　　　　　膀胱突出(70.50-70.51)

that for stress incontinence（59.3-59.79）　用于压迫性尿失禁(59.3-59.79)

57.81　Suture of laceration of bladder　　　57.81　膀胱裂伤缝合术

57.82　Closure of cystostomy　　　　　　　57.82　膀胱造口闭合术

57.83　Repair of fistula involving bladder and intestine　　　57.83　膀胱肠瘘修补术

Rectovesicovaginal fistulectomy　　　　　直肠膀胱阴道瘘管切除术

Vesicosigmoidovaginal fistulectomy　　　膀胱乙状结肠阴道瘘管切除术

57.84　Repair of other fistula of bladder　　57.84　膀胱其他瘘管修补术

Cervicovesical fistulectomy　　　　　　　膀胱颈瘘管切除术

Urethroperineovesical fistulectomy　　　尿道会阴膀胱瘘管切除术

Uterovesical fistulectomy　　　　　　　　尿道膀胱瘘管切除术

Vaginovesical fistulectomy　　　　　　　阴道膀胱瘘管切除术

Excludes：vesicoureterovagina fistulectomy（56.84）　　　**不包括**：膀胱输尿管阴道瘘管切除术（56.84）

57.85　Cystourethroplasty and plastic repair of bladder neck　　　57.85　膀胱颈的膀胱尿道成形术和整形修补术

Plication of sphincter of urinary bladder　　尿道膀胱括约肌折叠术

V-Y plasty of bladder neck　　　　　　　膀胱颈 V-Y 成形术

57.86　Repair of bladder exstrophy　　　　57.86　膀胱外翻修补术

57.87　Reconstruction of urinary bladder　　57.87　膀胱重建术

Anastomosis of bladder with isolated segment of ileum　　　膀胱与分离回肠段吻合术

Augmentation of bladder　　　　　　　　膀胱扩大术

Replacement of bladder with ileum or sigmoid［closed ileal bladder］　　　回肠或乙状结肠［闭合性回肠膀胱］代膀胱术

Code also：resection of intestine（45.50-45.52）　　　**另编码**：肠部分切除术(45.50-45.52)

57.88　Other anastomosis of bladder　　　57.88　膀胱其他吻合术

Anastomosis of bladder to intestine NOS　　膀胱至肠的吻合术 NOS

Cystocolic anastomosis　　　　　　　　　膀胱结肠吻合术

Excludes：formation of closed ilea bladder(57.87)　　　**不包括**：闭合性回肠膀胱形成(57.87)

57.89　Other repair of bladder　　　　　　57.89　膀胱其他修补术

Bladder suspension，not elsewhere classified　　膀胱悬吊术 NEC

Cystopexy NOS　　　　　　　　　　　　膀胱固定术 NOS

Repair of old obstetric laceration of bladder　　膀胱陈旧性产科裂伤修补术

Excludes：repair of current obstetric laceration（75.61）　　　**不包括**：近期产科裂伤修补术(75.61)

57.9 **Other operations on bladder**

57.91 Sphincterotomy of bladder

Division of bladder neck

57.92 Dilation of bladder neck

57.93 Control of（postoperative）hemorrhage of bladder

57.94 Insertion of indwelling urinary catheter

57.95 Replacement of indwelling urinary catheter

57.96 Implantation of electronic bladder stimulator

57.97 Replacement of electronic bladder stimulator

57.98 Removal of electronic bladder stimulator

Excludes：that with synchronous replacement (57.97)

57.99 Other

Excludes：irrigation of：

cystostomy（96.47）

other indwelling urinary catheter （96.48）

lysis of external adhesions（59.11）

removal of：

cystostomy tube（97.63）

other urinary drainage devic（97.64）

therapeutic distention of bladder （96.25）

58 **Operations on urethra**

Includes：operations on：

bulbourethral gland［Cowper's gland］

periurethral tissue

Code also：any application or administration of an adhesion barrier substance（99.77）

58.0 **Urethrotomy**

Excision of urethral septum

Formation of urethrovaginal fistula

Perineal urethrostomy

Removal of calculus from urethra by incision

Excludes：drainage of bulbourethral gland or periurethral tissue（58.91）

57.9 **膀胱其他手术**

57.91 膀胱括约肌切开术

膀胱颈切断

57.92 膀胱颈扩张

57.93 膀胱(手术后)出血控制

57.94 留置导尿管的置入术

57.95 留置导尿管的置换术

57.96 电子膀胱刺激器置入术

57.97 电子膀胱刺激器置换术

57.98 电子膀胱刺激器去除术

不包括：同时伴置换术(57.97)

57.99 其他

不包括：冲洗术：

膀胱造口术(96.47)

其他的留置导尿管(96.48)

外部粘连松解术(59.11)

去除：

膀胱造口导管(97.63)

其他泌尿系引流装置(97.64)

治疗性膀胱扩张(96.25)

58 **尿道手术**

包括：手术：

尿道球腺[库珀腺]

尿道周围组织

另编码：任何粘连屏障物质的使用或给予 (99.77)

58.0 **尿道切开术**

尿道隔膜切除术

尿道阴道瘘形成

会阴尿道造口术

尿道结石切开去除术

不包括：尿道球腺或尿道周围组织引流术 (58.91)

internal urethral meatotomy (58.5)

removal of urethral calculus without incision (58.6)

尿道内口切开术(58.5)

去除尿道结石不伴切开术(58.6)

58.1 **Urethral meatotomy**

Excludes：internal urethral meatotomy (58.5)

58.1 尿道口切开术

不包括：尿道内口切开术(58.5)

58.2 **Diagnostic procedures on urethra**

58.21 Perineal urethroscopy

58.22 Other urethroscopy

58.23 Biopsy of urethra

58.24 Biopsy of periurethral tissue

58.29 Other diagnostic procedures on urethra and periurethral tissue

Excludes：microscopic examination of specimen from urethra (91.31-91.39)

retrograde cystourethrogram (87.76)

urethral pressure profil (89.25)

urethral sphincter electromyogram (89.23)

58.2 尿道诊断性操作

58.21 会阴尿道镜检查

58.22 其他尿道镜检查

58.23 尿道活组织检查

58.24 尿道周围组织活组织检查

58.29 尿道和尿道周围组织的其他诊断性操作

不包括：尿道标本的显微镜检查(91.31-91.39)

逆行膀胱尿道造影图(87.76)

尿道压力分布图(89.25)

尿道括约肌肌电图(89.23)

58.3 **Excision or destruction of lesion or tissue of urethra**

Excludes：biopsy of urethra (58.23)

excision of bulbourethral gland (58.92)

fistulectomy (58.43)

urethrectomy as part of：

complete cystectomy (57.79)

pelvic evisceration (68.8)

radical cystectomy (57.71)

58.31 Endoscopic excision or destruction of lesion or tissue of urethra

Fulguration of urethral lesion

58.39 Other local excision or destruction of lesion or tissue of urethra

Excision of：

congenital valve of urethra

lesion of urethra

stricture of urethra

58.3 尿道病损或尿道组织的切除术或破坏术

不包括：尿道活组织检查(58.23)

尿道球腺切除术(58.92)

瘘管切除术(58.43)

尿道切除术,作为以下手术的组成部分：

膀胱全部切除术(57.79)

盆腔内容物摘出术(68.8)

根治性膀胱切除术(57.71)

58.31 内镜下尿道病损或组织切除术或破坏术

尿道病损的电灼疗法

58.39 尿道病损或组织的其他局部切除术或破坏术

切除术：

尿道先天性瓣膜

尿道病损

尿道狭窄

Urethrectomy

Excludes：that by endoscopic approach
(58. 31)

尿道切除术

不包括:经内镜入路(58.31)

58.4 **Repair of urethra**

Excludes：repair of current obstetric
laceration (75. 61)

58. 41　Suture of laceration of urethra

58. 42　Closure of urethrostomy

58. 43　Closure of other fistula of urethra

Excludes：repair of urethroperineovesi-
cal fistula (57. 84)

58. 44　Reanastomosis of urethra

Anastomosis of urethra

58. 45　Repair of hypospadias or epispadias

58. 46　Other reconstruction of urethra

Urethral construction

58. 47　Urethral meatoplasty

58. 49　Other repair of urethra

Benenenti rotation of bulbous urethra

Repair of old obstetric laceration of ure-
thra

Urethral plication

Excludes：repair of：

current obstetric laceration (75. 61)

urethrocele (70. 50-70. 51)

58.4 **尿道修补术**

不包括:近期产科裂伤修补术(75.61)

58. 41　尿道裂伤缝合术

58. 42　尿道造口闭合术

58. 43　尿道其他瘘管闭合术

不包括:尿道会阴膀胱瘘修补术(57.84)

58. 44　尿道再吻合术

尿道吻合术

58. 45　尿道下裂或尿道上裂修补术

58. 46　尿道其他重建术

尿道建造术

58. 47　尿道口成形术

58. 49　尿道其他修补术

球部尿道本恩恩替旋转术

尿道陈旧性产科裂伤修补术

尿道折叠术

不包括:修补术:

近期产科裂伤(75.61)

尿道憩室(70.50-70.51)

58.5 **Release of urethral stricture**

Cutting of urethral sphincter

Internal urethral meatotomy

Urethrolysis

58.5 **尿道狭窄松解术**

尿道括约肌切开

尿道内口切开术

尿道松解术

58.6 **Dilation of urethra**

Dilation of urethrovesical junction

Passage of sounds through urethra

Removal of calculus from urethra without
incision

Excludes：urethral calibration (89. 29)

58.6 **尿道扩张**

扩张尿道膀胱连接处

经尿道探子探通术

非切开性去除尿道结石

不包括:尿道校准(89.29)

58.9 **Other operations on urethra and peri-
urethral tissue**

58. 91　Incision of periurethral tissue

58.9 **尿道和尿道周围组织的其他手术**

58. 91　尿道周围组织切开术

	Drainage of bulbourethral gland		尿道球腺引流术
58.92	Excision of periurethral tissue	58.92	尿道周围组织切除术
	Excludes：biopsy of periurethral tissue (58.24)		**不包括**：尿道周围组织活组织检查(58.24)
	lysis of periurethral adhesions：		尿道周围粘连松解术：
	laparoscopic (59.12)		腹腔镜的(59.12)
	other (59.11)		其他(59.11)
58.93	Implantation of artificial urinary sphincter [AUS]	58.93	人工尿道括约肌[AUS]植入
	Placement of inflatable：		放置可膨胀的：
	bladder sphincter		膀胱括约肌
	urethral sphincter		尿道括约肌
	Removal with replacement of sphincter device [AUS]		括约肌装置[AUS]的去除伴置换
	With pump and/or reservoir		伴泵和(或)储器
58.99	Other	58.99	其他
	Removal of inflatable urinary sphincter without replacement		去除可膨胀的尿道括约肌不伴置换
	Repair of inflatable sphincter pump and/or reservoir		可膨胀的括约肌泵和(或)储器修补术
	Surgical correction of hydraulic pressure of inflatable sphincter device		手术矫正可膨胀括约肌装置的水压
	Excludes：removal of：		**不包括**：去除：
	intraluminal foreign body from urethra without incision(98.19)		尿道管腔内异物不伴切开术(98.19)
	urethral stent (97.65)		尿道支架(97.65)

59 Other operations on urinary tract

59 泌尿道其他手术

Code also：any application or administration of an adhesion barrier substance (99.77)

另编码：任何粘连屏障物质的使用或给予(99.77)

59.0 Dissection of retroperitoneal tissue

59.0 腹膜后组织清扫术

59.00	Retroperitoneal dissection, not otherwise specified	59.00	腹膜后清扫术 NOS
59.02	Other lysis of perirenal or periureteral adhesions	59.02	肾周或输尿管周围粘连的其他松解术
	Excludes：that by laparoscope (59.03)		**不包括**：腹腔镜下肾周或输尿管周围粘连的松解术(59.03)
59.03	Laparoscopic lysis of perirenal or periureteral adhesions	59.03	腹腔镜下肾周或输尿管周围粘连的松解术

59.09	Other incision of perirenal or periureteral tissue	59.09　肾周或输尿管周围组织的其他切开术

Exploration of perinephric area

Incision of perirenal abscess

肾周区域探查术

肾周脓肿切开术

59.1 Incision of perivesical tissue

59.1 膀胱周围组织切开术

59.11 Other lysis of perivesical adhesions

59.11　膀胱周围粘连的其他松解术

59.12 Laparoscopic lysis of perivesical adhesions

59.12　腹腔镜下膀胱周围粘连松解术

59.19 Other incision of perivesical tissue

59.19　膀胱周围组织其他切开术

Exploration of perivesical tissue

膀胱周围组织探查术

Incision of hematoma of space of Retzius

雷济厄斯间隙血肿的切开术

Retropubic exploration

耻骨后探查术

59.2 Diagnostic procedures on perirenal and perivesical tissue

59.2 肾周和膀胱周围组织的诊断性操作

59.21 Biopsy of perirenal or perivesical tissue

59.21　肾周或膀胱周围组织的活组织检查

59.29 Other diagnostic procedures on perirenal tissue, perivesical tissue, and retroperitoneum

59.29　肾周组织、膀胱周围组织和腹膜后的其他诊断性操作

Excludes: microscopic examination of specimen from:

不包括:显微镜检查,标本来自:

perirenal tissue (91.21-91.29)

肾周组织(91.21-91.29)

perivesical tissue (91.31-91.39)

膀胱周围组织(91.31-91.39)

retroperitoneum NEC (91.11-91.19)

腹膜后 NEC (91.11-91.19)

retroperitoneal x-ray (88.14-88.16)

腹膜后 X 线检查(88.14-88.16)

59.3 Plication of urethrovesical junction

59.3 尿道膀胱连接处的折叠术

Kelly-Kennedy operation on urethra

尿道凯利-肯尼迪手术

Kelly-Stoeckel urethral plication

凯利-斯托克尔尿道折叠术

59.4 Suprapubic sling operation

59.4 耻骨上悬吊手术

Goebel-Frangenheim-Stoeckel urethrovesical suspension

戈贝尔-弗兰金姆-斯托克尿道膀胱悬吊术

Millin-Read urethrovesical suspension

米林-里德尿道膀胱悬吊术

Oxford operation for urinary incontinence

奥克斯福手术,用于尿失禁

Urethrocystopexy by suprapubic suspension

尿道膀胱固定术,用耻骨上悬吊术

59.5 Retropubic urethral suspension

59.5 耻骨后尿道悬吊术

Burch procedure

Burch 操作[耻骨后尿道悬吊术]

Marshall-Marchetti-Krantz operation	马歇尔-马凯蒂-克兰茨手术(尿道、膀胱颈和膀胱缝合于耻骨后)
Suture of periurethral tissue to symphysis pubis	尿道周围组织与耻骨联合的缝合术
Urethral suspension NOS	尿道悬吊术 NOS

59.6 Paraurethral suspension   **59.6 尿道旁悬吊术**

Pereyra paraurethral suspension	佩雷拉尿道旁悬吊术
Periurethral suspension	尿道周围悬吊术

59.7 Other repair of urinary stress incontinence   **59.7 压迫性尿失禁的其他修补术**

59.71	Levator muscle operation for urethrovesical suspension	59.71	提肌手术,用于尿道膀胱悬吊术
	Cystourethropexy with levator muscle sling		膀胱尿道用提肌悬吊固定
	Gracilis muscle transplant for urethrovesical suspension		股薄肌移植用于尿道膀胱悬吊术
	Pubococcygeal sling		耻骨尾骨悬带
59.72	Injection of implant into urethra and/or bladder neck	59.72	置入物注入尿道和(或)膀胱颈
	Collagen implant		胶原质置入
	Endoscopic injection of implant		内镜下置入物注入
	Fat implant		脂肪置入
	Polytef implant		聚四氟乙烯置入
59.79	Other	59.79	其他
	Anterior urethropexy		前尿道固定术
	Repair of stress incontinence NOS		压迫性尿失禁修补术 NOS
	Tudor "rabbit ear" urethropexy		图德"兔耳"尿道固定术

59.8 Ureteral catheterization   **59.8 输尿管导管插入术**

Drainage of kidney by catheter	肾导管引流术
Insertion of ureteral stent	输尿管支架置入
Ureterovesical orifice dilation	输尿管膀胱口扩张
Code also:any ureterotomy (56.2)	**另编码**:任何输尿管切开术(56.2)
Excludes:that for:	**不包括**:用于:
retrograde pyelogram (87.74)	逆行肾盂造影图(87.74)
transurethral removal of calculus or clot from ureter and renal pelvis (56.0)	经尿道去除输尿管和肾盂的结石或血块(56.0)

59.9 Other operations on urinary system   **59.9 泌尿系统其他手术**

Excludes: nonoperative removal of therapeutic device (97.61-97.69)

59.91 Excision of perirenal or perivesical tissue

Excludes: biopsy of perirenal or perivesical tissue (59.21)

59.92 Other operations on perirenal or perivesical tissue

59.93 Replacement of ureterostomy tube

Change of ureterostomy tube

Reinsertion of ureterostomy tube

Excludes: nonoperative removal of ureterostomy tube (97.62)

59.94 Replacement of cystostomy tube

Excludes: nonoperative removal of cystostomy tube (97.63)

59.95 Ultrasonic fragmentation of urinary stones

Shattered urinary stones

Excludes: percutaneous nephrostomy with fragmentation (55.04)

shock-wave disintegration (98.51)

59.99 Other

Excludes: instillation of medication into urinary tract (96.49)

irrigation of urinary tract (96.45-96.48)

不包括:非手术性去除治疗性装置(97.61-97.69)

59.91 肾周或膀胱周围组织切除术

不包括:肾周或膀胱周围组织的活组织检查(59.21)

59.92 肾周或膀胱周围组织的其他手术

59.93 输尿管造口导管置换术

输尿管造口导管更换

输尿管造口导管再置入

不包括:非手术去除输尿管造口导管(97.62)

59.94 膀胱造口导管置换

不包括:非手术性膀胱造口导管去除(97.63)

59.95 超声泌尿系结石碎裂术

打碎泌尿系结石

不包括:经皮肾造口术伴碎裂术(55.04)

休克波裂石术(98.51)

59.99 其他

不包括:泌尿道药物滴注(96.49)

泌尿道冲洗术(96.45-96.48)

Chapter 12
OPERATIONS ON THE MALE GENITAL ORGANS (60-64)

60 Operations on prostate and seminal vesicles

Includes: operations on periprostatic tissue

Code also: any application or administration of an adhesion barrier substance (99.77)

Excludes: that associated with radical cystectomy(57.71)

60.0 Incision of prostate

Drainage of prostatic abscess

Prostatolithotomy

Excludes: drainage of periprostatic tissue only (60.81)

60.1 Diagnostic procedures on prostate and seminal vesicles

60.11 Closed [percutaneous] [needle] biopsy of prostate

Approach:

transrectal

transurethral

Punch biopsy

60.12 Open biopsy of prostate

60.13 Closed [percutaneous] biopsy of seminal vesicles

Needle biopsy of seminal vesicles

60.14 Open biopsy of seminal vesicles

60.15 Biopsy of periprostatic tissue

60.18 Other diagnostic procedures on prostate and periprostatic tissue

Excludes: microscopic examination of specimen from prostate (91.31-91.39)

x-ray of prostate (87.92)

第十二章
男性生殖器官手术(60-64)

60 前列腺和精囊手术

包括:前列腺周围组织手术

另编码:任何粘连屏障物质的使用或给予(99.77)

不包括:前列腺和精囊手术同时伴根治性膀胱切除术(57.71)

60.0 前列腺切开术

前列腺脓肿引流术

前列腺结石切开术

不包括:单纯前列腺周围组织引流术(60.81)

60.1 前列腺和精囊的诊断性操作

60.11 闭合性[经皮][针吸]前列腺活组织检查

入路:

经直肠

经尿道

活检凿

60.12 开放性前列腺活组织检查

60.13 闭合性[经皮]精囊活组织检查

针吸精囊活组织检查

60.14 开放性精囊活组织检查

60.15 前列腺周围组织的活组织检查

60.18 前列腺和前列腺周围组织的其他诊断性操作

不包括:前列腺标本的显微镜检查(91.31-91.39)

前列腺X线检查(87.92)

60.19 Other diagnostic procedures on seminal vesicles

  Excludes：microscopic examination of specimen from seminal vesicles (91.31-91.39)

  x-ray：

  contrast seminal vesiculogram (87.91)

  other (87.92)

60.19 精囊的其他诊断性操作

  不包括：精囊标本的显微镜检查(91.31-91.39)

  X线检查：

  对比剂精囊造影图(87.91)

  其他(87.92)

60.2　Transurethral prostatectomy

  Excludes：local excision of lesion of prostate (60.61)

60.2　经尿道前列腺切除术

  不包括：前列腺病损局部切除术(60.61)

60.21 Transurethral (ultrasound) guided laser induced prostatectomy (TULIP)

  Ablation (contact) (noncontact) by laser

60.21 经尿道(超声)激光诱导前列腺切除术(TULIP)

  激光切除(接触)(非接触)

60.29 Other transurethral prostatectomy

  Excision of median bar by transurethral approach

  Transurethral electrovaporization of prostate (TEVAP)

  Transurethral enucleative procedure

  Transurethral prostatectomy NOS

  Transurethral resection of prostate (TURP)

60.29 其他经尿道前列腺切除术

  经尿道入路的正中嵴切除术

  经尿道前列腺电汽化术(TEVAP)

  经尿道剜出术

  经尿道前列腺切除术 NOS

  经尿道前列腺切除术(TURP)

60.3　Suprapubic prostatectomy

  Transvesical prostatectomy

  Excludes：local excision of lesion of prostate (60.61)

  radical prostatectomy (60.5)

60.3　耻骨上前列腺切除术

  经膀胱前列腺切除术

  不包括：前列腺病损局部切除术(60.61)

  根治性前列腺切除术(60.5)

60.4　Retropubic prostatectomy

  Excludes：local excision of lesion of prostate (60.61)

  radical prostatectomy (60.5)

60.4　耻骨后前列腺切除术

  不包括：前列腺病损局部切除术(60.61)

  根治性前列腺切除术(60.5)

60.5　Radical prostatectomy

  Prostatovesiculectomy

  Radical prostatectomy by any approach

  Excludes：cystoprostatectomy (57.71)

60.5　根治性前列腺切除术

  前列腺精囊切除术

  任何入路的根治性前列腺切除术

  不包括：膀胱前列腺切除术(57.71)

60.6　Other prostatectomy

60.6　其他前列腺切除术

60.61 Local excision of lesion of prostate

Excision of prostatic lesion by any approach

Excludes：biopsy of prostate（60.11-60.12）

60.62 Perineal prostatectomy

Cryoablation of prostate

Cryoprostatectomy

Cryosurgery of prostate

Radical cryosurgical ablation of prostate（RCSA）

Excludes：local excision of lesion of prostate（60.61）

60.69 Other

60.7 **Operations on seminal vesicles**

60.71 Percutaneous aspiration of seminal vesicle

Excludes：needle biopsy of seminal vesicl（60.13）

60.72 Incision of seminal vesicle

60.73 Excision of seminal vesicle

Excision of Müllerian duct cyst

Spermatocystectomy

Excludes：biopsy of seminal vesicle（60.13-60.14）

prostatovesiculectomy（60.5）

60.79 Other operations on seminal vesicles

60.8 **Incision or excision of periprostatic tissue**

60.81 Incision of periprostatic tissue

Drainage of periprostatic abscess

60.82 Excision of periprostatic tissue

Excision of lesion of periprostatic tissue

Excludes：biopsy of periprostatic tissue（60.15）

60.9 **Other operations on prostate**

60.91 Percutaneous aspiration of prostate

Excludes：needle biopsy of prostat（60.11）

60.92 Injection into prostate test link

60.93 Repair of prostate

60.61 前列腺病损局部切除术

任何入路的前列腺病损切除术

不包括：前列腺活组织检查（60.11-60.12）

60.62 经会阴前列腺切除术

前列腺冷冻切除

冷冻前列腺切除术

前列腺冷冻手术

前列腺根治性冷冻手术切除（RCSA）

不包括：前列腺病损局部切除术（60.61）

60.69 其他

60.7 **精囊手术**

60.71 经皮精囊抽吸术

不包括：针吸精囊活组织检查（60.13）

60.72 精囊切开术

60.73 精囊切除术

苗勒管（副中肾管）囊肿切除术

精囊切除术

不包括：精囊活组织检查（60.13-60.14）

前列腺精囊切除术（60.5）

60.79 精囊其他手术

60.8 **前列腺周围组织切开术或切除术**

60.81 前列腺周围组织切开术

前列腺周围脓肿引流术

60.82 前列腺周围组织切除术

前列腺周围组织病损切除术

不包括：前列腺周围组织活组织检查（60.15）

60.9 **前列腺的其他手术**

60.91 经皮前列腺抽吸术

不包括：针吸前列腺活组织检查（60.11）

60.92 前列腺注射测试链接处

60.93 前列腺修补术

60.94　Control of (postoperative) hemorrhage of prostate

　　Coagulation of prostatic bed

　　Cystoscopy for control of prostatic hemorrhage

60.95　Transurethral balloon dilation of the prostatic urethra

60.96　Transurethral destruction of prostate tissue by microwave thermotherapy

　　Transurethral microwave thermotherapy (TUMT) of prostate

　　Excludes:Prostatectomy:

　　　　other (60.61-60.69)

　　　　radical (60.5)

　　　　retropubic(60.4)

　　　　suprapubic (60.3)

　　　　transurethral (60.21-60.29)

60.97　Other transurethral destruction of prostate tissue by other thermotherapy

　　Radiofrequency thermotherapy

　　Transurethral needle ablation (TUNA) of prostate

　　Excludes:Prostatectomy:

　　　　other (60.61-60.69)

　　　　radical(60.5)

　　　　retropubic (60.4)

　　　　suprapubic (60.3)

　　　　transurethral (60.21-60.29)

60.99　Other

　　Excludes: prostatic massage (99.94)

61 Operations on scrotum and tunica vaginalis

61.0 Incision and drainage of scrotum and tunica vaginalis

　　Excludes: percutaneous aspiration of hydrocele (61.91)

61.1 Diagnostic procedures on scrotum and tunica vaginalis

61.11　Biopsy of scrotum or tunica vaginalis

60.94　控制前列腺(手术后)出血

　　前列腺窝凝固术

　　膀胱镜检查用于控制前列腺出血

60.95　经尿道球囊前列腺尿道扩张

60.96　经尿道前列腺组织破坏术,用微波热疗

　　经尿道前列腺微波热疗(TUMT)

　　不包括:前列腺切除术:

　　　　其他(60.61-60.69)

　　　　根治性(60.5)

　　　　耻骨后(60.4)

　　　　耻骨上(60.3)

　　　　经尿道(60.21-60.29)

60.97　其他经尿道的前列腺组织破坏术,用其他热疗法

　　射频热疗

　　经尿道针吸前列腺切除(TUNA)

　　不包括:前列腺切除术:

　　　　其他(60.61-60.69)

　　　　根治性(60.5)

　　　　耻骨后(60.4)

　　　　耻骨上(60.3)

　　　　经尿道(60.21-60.29)

60.99　其他

　　不包括:前列腺按摩(99.94)

61 阴囊和睾丸鞘膜手术

61.0 阴囊和睾丸鞘膜切开引流术

　　不包括:经皮水囊肿抽吸(61.91)

61.1 阴囊和睾丸鞘膜的诊断性操作

61.11　阴囊或睾丸鞘膜的活组织检查

61.19	Other diagnostic procedures on scrotum and tunica vaginalis

61.19 阴囊和睾丸鞘膜的其他诊断性操作

61.2 **Excision of hydrocele (of tunica vaginalis)**

Bottle repair of hydrocele of tunica vaginalis

Excludes: percutaneous aspiration of hydrocele (61.91)

61.2 睾丸鞘膜积液切除术

睾丸鞘膜积液瓶状修补术

不包括:经皮水囊肿抽吸(61.91)

61.3 **Excision or destruction of lesion or tissue of scrotum**

Fulguration of lesion of scrotum

Reduction of elephantiasis of scrotum

Partial scrotectomy of scrotum

Excludes: biopsy of scrotum (61.11)

scrotal fistulectomy (61.42)

61.3 阴囊病损或阴囊组织切除术或破坏术

阴囊病损电灼术

阴囊象皮病复位术

部分阴囊切除术

不包括:阴囊活组织检查(61.11)

阴囊瘘管切除术(61.42)

61.4 **Repair of scrotum and tunica vaginalis**

61.41 Suture of laceration of scrotum and tunica vaginalis

61.42 Repair of scrotal fistula

61.49 Other repair of scrotum and tunica vaginalis

Reconstruction with rotational or pedicle flaps

61.4 阴囊和睾丸鞘膜修补术

61.41 阴囊和睾丸鞘膜裂伤缝合术

61.42 阴囊瘘管修补术

61.49 阴囊和睾丸鞘膜的其他修补术

旋转或带蒂皮片重建术

61.9 **Other operations on scrotum and tunica vaginalis**

61.91 Percutaneous aspiration of tunica vaginalis

Aspiration of hydrocele of tunica vaginalis

61.92 Excision of lesion of tunica vaginalis other than hydrocele

Excision of hematocele of tunica vaginalis

61.99 Other

Excludes: removal of foreign body from scrotum without incision (98.24)

61.9 阴囊和睾丸鞘膜的其他手术

61.91 经皮睾丸鞘膜抽吸术

睾丸鞘膜积液抽吸术

61.92 睾丸鞘膜病损切除术,除外水囊肿

睾丸鞘膜积血切除术

61.99 其他

不包括:阴囊异物去除不伴切开术(98.24)

62 **Operations on testis**

62 睾丸手术

62.0 **Incision of testis**

62.0 睾丸切开术

| 62.1 | Diagnostic procedures on testis | 62.1 | 睾丸的诊断性操作 |

62.11　Closed［percutaneous］［needle］biopsy of testis

62.11　闭合性［经皮］［针吸］睾丸活组织检查

62.12　Open biopsy of testis

62.12　开放性睾丸活组织检查

62.19　Other diagnostic procedures on testes

62.19　睾丸其他诊断性操作

| 62.2 | Excision or destruction of testicular lesion | 62.2 | 睾丸病损切除术或破坏术 |

Excision of appendix testis

Excision of cyst of Morgagni in the male

Excludes：biopsy of testis（62.11-62.12）

睾丸附件切除术

男性莫尔加尼囊肿切除术

不包括：睾丸活组织检查（62.11-62.12）

| 62.3 | Unilateral orchiectomy | 62.3 | 单侧睾丸切除术 |

Orchidectomy（with epididymectomy）NOS

睾丸切除术（伴附睾丸切除术）NOS

| 62.4 | Bilateral orchiectomy | 62.4 | 双侧睾丸切除术 |

Male castration

Radical bilateral orchiectomy（with epididymectomy）

Code also：any synchronous lymph node dissection（40.3,40.5）

男性去势术

根治性双侧睾丸切除术（伴附睾丸切除术）

另编码：任何同时进行的淋巴结清扫术（40.3,40.5）

62.41　Removal of both testes at same operative episode

Bilateral orchidectomy NOS

62.41　同一次手术中去除双侧睾丸

双侧睾丸切除术 NOS

62.42　Removal of remaining testis

Removal of solitary testis

62.42　残留睾丸去除

孤立睾丸去除

| 62.5 | Orchiopexy | 62.5 | 睾丸固定术 |

Mobilization and replacement of testis in scrotum

Orchiopexy with detorsion of testis

Torek（-Bevan）operation（orchidopexy）（first stage）（second stage）

Transplantation to and fixation of testis in scrotum

阴囊中睾丸的松动和复位术

睾丸固定术伴睾丸扭转矫正

托雷克(-毕范)手术（睾丸固定术）（一期）（二期）

睾丸移植和固定术于阴囊中

| 62.6 | Repair of testes | 62.6 | 睾丸修补术 |

Excludes：reduction of torsion（63.52）

不包括：扭转复位术（63.52）

62.61　Suture of laceration of testis

62.61　睾丸裂伤缝合术

62.69	Other repair of testis Testicular graft	62.69	睾丸其他修补术 睾丸移植术

62.7 Insertion of testicular prosthesis

62.9 Other operations on testes

62.7 睾丸假体置入

62.9 睾丸其他手术

62.91 Aspiration of testis

Excludes：percutaneous biopsy of testis (62.11)

62.91 睾丸抽吸术

不包括：经皮睾丸活组织检查(62.11)

62.92 Injection of therapeutic substance into testis

62.92 治疗性物质注入睾丸

62.99 Other

62.99 其他

63 Operations on spermatic cord, epididymis, and vas deferens

63 精索、附睾和输精管的手术

63.0 Diagnostic procedures on spermatic cord, epididymis, and vas deferens

63.0 精索、附睾和输精管的诊断性操作

63.01 Biopsy of spermatic cord, epididymis, or vas deferens

63.01 精索、附睾和输精管的活组织检查

63.09 Other diagnostic procedures on spermatic cord, epididymis, and vas deferens

Excludes： contrast epididymogram (87.93)

contrast vasogram (87.94)

other x-ray of epididymis and vas deferens (87.95)

63.09 精索、附睾和输精管的其他诊断性操作

不包括：对比剂附睾造影图(87.93)

对比剂输精管造影图(87.94)

附睾和输精管的其他 X 线检查 (87.95)

63.1 Excision of varicocele and hydrocele of spermatic cord

High ligation of spermatic vein

Hydrocelectomy of canal of Nuck

63.1 精索静脉曲张和精索积液切除术

高位精索静脉结扎术

努克管积水鞘膜切除术

63.2 Excision of cyst of epididymis

Spermatocelectomy

63.2 附睾囊肿切除术

精液囊肿切除术

63.3 Excision of other lesion or tissue of spermatic cord and epididymis

Excision of appendix epididymis

Excludes：biopsy of spermatic cord or epididymis (63.01)

63.3 精索和附睾的其他病损或组织切除术

附睾附件切除术

不包括：精索或附睾的活组织检查 (63.01)

63.4 Epididymectomy

63.4 附睾切除术

Excludes: that synchronous with orchi-ectomy（62.3-62.42）	**不包括**:同时伴睾丸切除术(62.3-62.42)

63.5	**Repair of spermatic cord and epididymis**	**63.5**	**精索和附睾修补术**
63.51	Suture of laceration of spermatic cord and epididymis	63.51	精索和附睾裂伤缝合术
63.52	Reduction of torsion of testis or spermatic cord	63.52	睾丸或精索扭转的复位术
	Excludes: that associated with orchiopexy（62.5）		**不包括**:同时伴睾丸固定术(62.5)
63.53	Transplantation of spermatic cord	63.53	精索移植术
63.59	Other repair of spermatic cord and epididymis	63.59	精索和附睾的其他修补术
63.6	**Vasotomy**	**63.6**	**输精管切断术**
	Vasostomy		输精管造口术
63.7	**Vasectomy and ligation of vas deferens**	**63.7**	**输精管切除术和输精管结扎术**
63.70	Male sterilization procedure，not otherwise specified	63.70	男性绝育术 NOS
63.71	Ligation of vas deferens	63.71	输精管结扎术
	Crushing of vas deferens		输精管挤压
	Division of vas deferens		输精管切断
63.72	Ligation of spermatic cord	63.72	精索结扎术
63.73	Vasectomy	63.73	输精管切除术
63.8	**Repair of vas deferens and epididymis**	**63.8**	**输精管和附睾修补术**
63.81	Suture of laceration of vas deferens and epididymis	63.81	输精管和附睾裂伤的缝合术
63.82	Reconstruction of surgically divided vas deferens	63.82	手术切断的输精管重建术
63.83	Epididymovasostomy	63.83	附睾输精管吻合术
63.84	Removal of ligature from vas deferens	63.84	输精管结扎去除
63.85	Removal of valve from vas deferens	63.85	输精管瓣膜去除
63.89	Other repair of vas deferens and epididymis	63.89	输精管和附睾的其他修补术
63.9	**Other operations on spermatic cord, epididymis, and vas deferens**	**63.9**	**精索、附睾和输精管的其他手术**
63.91	Aspiration of spermatocele	63.91	精液囊肿抽吸术

63.92	Epididymotomy	63.92	附睾切开术
63.93	Incision of spermatic cord	63.93	精索切开术
63.94	Lysis of adhesions of spermatic cord	63.94	精索粘连松解术
63.95	Insertion of valve in vas deferens	63.95	输精管瓣膜置入
63.99	Other	63.99	其他

64 Operations on penis

64 阴茎手术

Includes：operations on：
　　corpora cavernosa
　　glans penis
　　prepuce

包括：手术：
　　海绵体
　　龟头
　　阴茎包皮

64.0 Circumcision

64.1 Diagnostic procedures on the penis

64.0 包皮环切术

64.1 阴茎的诊断性操作

| 64.11 | Biopsy of penis | 64.11 | 阴茎活组织检查 |
| 64.19 | Other diagnostic procedures on penis | 64.19 | 阴茎的其他诊断性操作 |

64.2 Local excision or destruction of lesion of penis
　　Excludes：biopsy of penis (64.11)

64.2 阴茎病损的局部切除术或破坏术
　　不包括：阴茎活组织检查(64.11)

64.3 Amputation of penis

64.4 Repair and plastic operation on penis

64.3 阴茎截断术

64.4 阴茎修补术和整形术

64.41	Suture of laceration of penis	64.41	阴茎裂伤缝合术
64.42	Release of chordee	64.42	阴茎痛性勃起松解术
64.43	Construction of penis	64.43	阴茎建造术
64.44	Reconstruction of penis	64.44	阴茎重建术
64.45	Replantation of penis	64.45	阴茎再植术
	Reattachment of amputated penis		截断的阴茎再附着
64.49	Other repair of penis	64.49	阴茎的其他修补术

　　Excludes：repair of epispadias and hypospadias (58.45)

　　不包括：尿道上裂和尿道下裂修补术(58.45)

64.5 Operations for sex transformation, not elsewhere classified

64.9 Other operations on male genital organs

64.5 性转变手术 NEC

64.9 男性生殖器官的其他手术

64.91	Dorsal or lateral slit of prepuce	64.91	阴茎背侧或外侧包皮切开
64.92	Incision of penis	64.92	阴茎切开术
64.93	Division of penile adhesions	64.93	阴茎粘连切断

64.94	Fitting of external prosthesis of penis	64.94	阴茎外部假体装配

64.94　Fitting of external prosthesis of penis

Penile prosthesis NOS

64.95　Insertion or replacement of non-inflatable penile prosthesis

Insertion of semi-rigid rod prosthesis into shaft of penis

Excludes：external penile prosthesis (64.94)

inflatable penile prosthesis (64.97)

plastic repair，penis (64.43-64.49)

that associated with：

construction (64.43)

reconstruction (64.44)

64.96　Removal of internal prosthesis of penis

Removal without replacement of non- inflatable or inflatable penile prosthesis

64.97　Insertion or replacement of inflatable penile prosthesis

Insertion of cylinders into shaft of penis and placement of pump and reservoir

Excludes：external penile prosthesis (64.94)

non-inflatable penile prosthesis (64.95)

plastic repair，penis (64.43-64.49)

64.98　Other operations on penis

Corpora cavernosa corpus spongiosum shunt

Corpora saphenous shunt

Irrigation of corpus cavernosum

Excludes：removal of foreign body：

intraluminal (98.19)

without incision (98.24)

stretching of foreskin (99.95)

64.99　Other

Excludes：collection of sperm for artificial insemination (99.96)

64.94　阴茎外部假体装配

阴茎假体 NOS

64.95　非可膨胀性阴茎假体的置入或置换

半坚硬棒置入阴茎干

不包括：阴茎外部假体(64.94)

可膨胀阴茎假体(64.97)

阴茎整形修补术(64.43-64.49)

伴：

建造术(64.43)

重建术(64.44)

64.96　去除阴茎内部假体

非可膨胀性或膨胀性阴茎假体的去除不伴置换

64.97　膨胀性阴茎假体置入或置换

圆柱体置入阴茎干及液泵阀和储液囊

不包括：阴茎外部假体(64.94)

非可膨胀性阴茎假体(64.95)

阴茎整形修补术(64.43-64.49)

64.98　阴茎的其他手术

海绵体-尿道海绵体分流术

海绵体-隐静脉分流术

海绵体冲洗术

不包括：异物去除：

管腔内(98.19)

不切开术(98.24)

包皮伸展术(99.95)

64.99　其他

不包括：收集精液用于人工授精(99.96)

Chapter 13
OPERATIONS ON THE FEMALE GENITAL ORGANS (65-71)

65 Operations on ovary

Code also：any application or administration of an adhesion barrier substance (99.77)

65.0 Oophorotomy
Salpingo-oophorotomy
65.01 Laparoscopic oophorotomy
65.09 Other oophorotomy

65.1 Diagnostic procedures on ovaries
65.11 Aspiration biopsy of ovary
65.12 Other biopsy of ovary
65.13 Laparoscopic biopsy of ovary
65.14 Other laparoscopic diagnostic procedures on ovaries
65.19 Other diagnostic procedures on ovaries
Excludes：microscopic examination of specimen from ovary (91.41-91.49)

65.2 Local excision or destruction of ovarian lesion or tissue
65.21 Marsupialization of ovarian cyst
Excludes：that by laparoscope (65.23)

65.22 Wedge resection of ovary
Excludes：that by laparoscope (65.24)

65.23 Laparoscopic marsupialization of ovarian cyst
65.24 Laparoscopic wedge resection of ovary
65.25 Other laparoscopic local excision or destruction of ovary
65.29 Other local excision or destruction of ovary
Bisection of ovary

65 卵巢手术

另编码：任何粘连屏障物质的使用或给予（99.77）

65.0 卵巢切开术
输卵管-卵巢切开术
65.01 腹腔镜下卵巢切开术
65.09 其他卵巢切开术

65.1 卵巢的诊断性操作
65.11 卵巢抽吸活组织检查
65.12 卵巢其他活组织检查
65.13 腹腔镜下卵巢活组织检查
65.14 其他腹腔镜下卵巢的诊断性操作
65.19 卵巢的其他诊断性操作
不包括：卵巢标本的显微镜检查（91.41-91.49）

65.2 卵巢病损或卵巢组织的局部切除术或破坏术
65.21 卵巢囊肿袋形缝术［造袋术］
不包括：腹腔镜下的卵巢囊肿袋形缝术（65.23）

65.22 卵巢楔形切除术
不包括：腹腔镜下卵巢楔形切除术（65.24）

65.23 腹腔镜下卵巢囊肿袋形缝术［造袋术］
65.24 腹腔镜下卵巢楔形部分切除术
65.25 其他腹腔镜下卵巢局部切除术或破坏术
65.29 其他卵巢局部切除术或破坏术

卵巢对切术

Cauterization of ovary	卵巢烧灼术
Partial excision of ovary	卵巢部分切除术

Excludes：biopsy of ovary（65.11-65.13）

　　that by laparoscope（65.25）

不包括：卵巢活组织检查(65.11-65.13)

　　腹腔镜下卵巢局部切除术或破坏术
　　（65.25）

65.3　Unilateral oophorectomy

65.31　Laparoscopic unilateral oophorectomy

65.39　Other unilateral oophorectomy

Excludes：that by laparoscope（65.31）

65.3　单侧卵巢切除术

65.31　腹腔镜下单侧卵巢切除术

65.39　其他单侧卵巢切除术

不包括：腹腔镜下单侧卵巢切除术
　　（65.31）

65.4　Unilateral salpingo-oophorectomy

65.41　Laparoscopic unilateral salpingo-oophorectomy

65.49　Other unilateral salpingo-oophorectomy

65.4　单侧输卵管-卵巢切除术

65.41　腹腔镜下单侧输卵管-卵巢切除术

65.49　其他单侧输卵管-卵巢切除术

65.5　Bilateral oophorectomy

65.51　Other removal of both ovaries at same operative episode

　　Female castration

Excludes：that by laparoscope（65.53）

65.52　Other removal of remaining ovary

　　Removal of solitary ovary

Excludes：that by laparoscope（65.54）

65.53　Laparoscopic removal of both ovaries at same operative episode

65.54　Laparoscopic removal of remaining ovary

65.5　双侧卵巢切除术

65.51　其他一次手术切除双侧卵巢

　　女性去势术

不包括：腹腔镜下一次手术切除双侧卵巢
　　（65.53）

65.52　残留卵巢其他切除

　　孤立卵巢切除

不包括：腹腔镜下残留卵巢切除术
　　（65.54）

65.53　腹腔镜下一次手术切除双侧卵巢

65.54　腹腔镜下残留卵巢切除术

65.6　Bilateral salpingo-oophorectomy

65.61　Other removal of both ovaries and tubes at same operative episode

Excludes：that by laparoscope（65.63）

65.62　Other removal of remaining ovary and tube

　　Removal of solitary ovary and tube

Excludes：that by laparoscope（65.64）

65.6　双侧输卵管-卵巢切除术

65.61　其他一次手术切除双侧卵巢和输卵管

不包括：腹腔镜下一次手术切除双侧卵巢
　　和输卵管(65.63)

65.62　其他残留卵巢和输卵管切除术

　　孤立卵巢和输卵管切除

不包括：腹腔镜下残留卵巢和输卵管切除
　　（65.64）

65.63	Laparoscopic removal of both ovaries and tubes at same operative episode	65.63	腹腔镜下一次手术切除双侧卵巢和输卵管
65.64	Laparoscopic removal of remaining ovary and tube	65.64	腹腔镜下残留卵巢和输卵管切除术

65.7 **Repair of ovary**
　　Excludes：salpingo-oophorostomy (66.72)

65.71　Other simple suture of ovary
　　Excludes：that by laparoscope (65.74)

65.72　Other reimplantation of ovary
　　Excludes：that by laparoscope (65.75)

65.73　Other salpingo-oophoroplasty
　　Excludes：that by laparoscope (65.76)

65.74　Laparoscopic simple suture of ovary

65.75　Laparoscopic reimplantation of ovary

65.76　Laparoscopic salpingo-oophoroplasty

65.79　Other repair of ovary
　　Oophoropexy

65.8 **Lysis of adhesions of ovary and Fallopian tube**

65.81　Laparoscopic lysis of adhesions of ovary and Fallopian tube

65.89　Other lysis of adhesions of ovary and fallopian tube
　　Excludes：that by laparoscope (65.81)

65.9 **Other operations on ovary**

65.91　Aspiration of ovary
　　Excludes：aspiration biopsy of ovary (65.11)

65.92　Transplantation of ovary
　　Excludes：reimplantation of ovary
　　laparoscopic (65.75)
　　other (65.72)

65.93　Manual rupture of ovarian cyst

65.94　Ovarian denervation

65.95　Release of torsion of ovary

65.99　Other

65.7 **卵巢修补术**
　　不包括：输卵管-卵巢吻合术(66.72)

65.71　其他单纯卵巢缝合术
　　不包括：腹腔镜下单纯卵巢缝合术 (65.74)

65.72　其他卵巢再植入
　　不包括：腹腔镜下卵巢再植入术(65.75)

65.73　其他输卵管-卵巢成形术
　　不包括：腹腔镜下输卵管-卵巢成形术 (65.76)

65.74　腹腔镜下卵巢单纯缝合术

65.75　腹腔镜下卵巢再植入

65.76　腹腔镜下输卵管-卵巢成形术

65.79　卵巢其他修补术
　　卵巢固定术

65.8 **卵巢和输卵管粘连松解术**

65.81　腹腔镜下卵巢和输卵管粘连松解术

65.89　其他卵巢和输卵管粘连松解术

　　不包括：腹腔镜卵巢和输卵管粘连松解术 (65.81)

65.9 **卵巢其他手术**

65.91　卵巢抽吸术
　　不包括：卵巢抽吸活组织检查(65.11)

65.92　卵巢移植术
　　不包括：卵巢再植入
　　腹腔镜的(65.75)
　　其他(65.72)

65.93　卵巢囊肿手法破裂术

65.94　卵巢去神经术

65.95　卵巢扭转松解术

65.99　其他

Ovarian drilling	卵巢钻孔

66　Operations on Fallopian tubes

66　输卵管手术

Code also：any application or administration of an adhesion barrier substance (99.77)

另编码：任何粘连屏障物质的使用或给予 (99.77)

66.0　Salpingotomy and salpingostomy

66.0　输卵管切开术和输卵管造口术

66.01　Salpingotomy

66.01　输卵管切开术

66.02　Salpingostomy

66.02　输卵管造口术

66.1　Diagnostic procedures on Fallopian tubes

66.1　输卵管的诊断性操作

66.11　Biopsy of Fallopian tube

66.11　输卵管的活组织检查

66.19　Other diagnostic procedures on Fallopian tubes

66.19　输卵管的其他诊断性操作

Excludes：microscopic examination of specimen from Fallopian tubes (91.41-91.49)

radiography of Fallopian tubes (87.82-87.83, 87.85)

Rubin's test (66.8)

不包括：输卵管标本的显微镜检查 (91.41-91.49)

输卵管放射照相术(87.82-87.83, 87.85)

鲁宾试验(66.8)

66.2　Bilateral endoscopic destruction or occlusion of Fallopian tubes

66.2　双侧输卵管内镜下破坏术或闭合

Includes：bilateral endoscopic destruction or occlusion of Fallopian tubes by：

culdoscopy

endoscopy

hysteroscopy

laparoscopy

peritoneoscopy

endoscopic destruction of solitary Fallopian tube

包括：输卵管双侧内镜破坏术或闭合：

陷凹镜检查

内镜检查

子宫镜检查

腹腔镜检查

腹膜镜检查

内镜下孤立输卵管破坏术

66.21　Bilateral endoscopic ligation and crushing of Fallopian tubes

66.21　双侧输卵管内镜下结扎术和挤压术

66.22　Bilateral endoscopic ligation and division of Fallopian tubes

66.22　双侧输卵管内镜下结扎术和切断

66.29　Other bilateral endoscopic destruction or occlusion of Fallopian tubes

66.29　其他输卵管双侧内镜下破坏术或闭合术

| **66.3** | Other bilateral destruction or occlusion of Fallopian tubes | **66.3** | 其他双侧输卵管破坏术或闭合术 |

66.3 Other bilateral destruction or occlusion of Fallopian tubes

Includes：destruction of solitary Fallopian tube

Excludes：endoscopic destruction or occlusion of Fallopian tubes (66.21-66.29)

66.31　Other bilateral ligation and crushing of Fallopian tubes

66.32　Other bilateral ligation and division of Fallopian tubes

Pomeroy operation

66.39　Other bilateral destruction or occlusion of Fallopian tubes

Female sterilization operation NOS

66.4 Total unilateral salpingectomy
66.5 Total bilateral salpingectomy

Excludes：bilateral partial salpingectomy for sterilization (66.39)

that with oophorectomy (65.61-65.64)

66.51　Removal of both Fallopian tubes at same operative episode

66.52　Removal of remaining Fallopian tube
Removal of solitary Fallopian tube

66.6 Other salpingectomy
Includes：salpingectomy by：
cauterization
coagulation
electrocoagulation
excision
Excludes：fistulectomy (66.73)

66.61　Excision or destruction of lesion of Fallopian tube

Excludes：biopsy of Fallopian tube (66.11)

66.62　Salpingectomy with removal of tubal pregnancy

66.3 其他双侧输卵管破坏术或闭合术

包括：孤立输卵管破坏术

不包括：输卵管内镜下破坏术或闭合 (66.21-66.29)

66.31　其他双侧输卵管结扎术和挤压术

66.32　其他双侧输卵管结扎术和切断术

波罗伊手术(女性避孕的一种方法)

66.39　其他双侧输卵管破坏术或闭合

女性绝育术 NOS

66.4 单侧输卵管全部切除术
66.5 双侧输卵管全部切除术

不包括：双侧部分输卵管切除术,用于绝育(66.39)
双侧输卵管全部切除术伴卵巢切除术 (65.61-65.64)

66.51　一次手术切除双侧输卵管

66.52　残留输卵管切除
孤立输卵管切除

66.6 其他输卵管切除术
包括：输卵管切除术,通过：
烧灼术
凝固术
电凝固术
切除术
不包括：瘘管切除术(66.73)

66.61　输卵管病损切除术或破坏术

不包括：输卵管活组织检查(66.11)

66.62　输卵管切除术伴去除输卵管妊娠

Code also：any synchronous oophorec-
tomy (65.31, 65.39)

另编码：任何同时进行的卵巢切除术
(65.31, 65.39)

66.63　Bilateral partial salpingectomy, not oth-
erwise specified

66.63　双侧部分输卵管切除术 NOS

66.69　Other partial salpingectomy

66.69　其他部分输卵管切除术

66.7　Repair of Fallopian tube

66.7　输卵管修补术

66.71　Simple suture of Fallopian tube

66.71　单纯输卵管缝合术

66.72　Salpingo-oophorostomy

66.72　输卵管-卵巢吻合术

66.73　Salpingo-salpingostomy

66.73　输卵管-输卵管吻合术

66.74　Salpingo-uterostomy

66.74　输卵管-子宫吻合术

66.79　Other repair of Fallopian tube

66.79　输卵管其他修补术

Graft of Fallopian tube

输卵管移植术

Reopening of divided Fallopian tube

切断的输卵管再通术

Salpingoplasty

输卵管成形术

66.8　Insufflation of Fallopian tube

66.8　输卵管鼓气法

Insufflation of fallopian tube with：

输卵管注气,用：

air

空气

dye

染色剂

gas

气体

saline

盐水

Rubin's test

鲁宾试验

Excludes：insufflation of therapeutic
(66.95)

不包括：治疗性物质吹入法(66.95)

that for hysterosalpingography（87.82-
87.83）

输卵管注气用于子宫输卵管造影术
(87.82-87.83)

66.9　Other operations on fallopian tubes

66.9　输卵管的其他手术

66.91　Aspiration of fallopian tube

66.91　输卵管抽吸术

66.92　Unilateral destruction or occlusion of
fallopian tube

66.92　单侧输卵管破坏或闭合

Excludes：that of solitary tube (66.21-
66.39)

不包括：孤立输卵管破坏或闭合(66.21-
66.39)

66.93　Implantation or replacement of prosthe-
sis of Fallopian tube

66.93　输卵管假体置入或置换

66.94　Removal of prosthesis of Fallopian tube

66.94　输卵管假体去除

66.95　Insufflation of therapeutic agent into
Fallopian tubes

66.95　治疗性物质吹入输卵管

66.96　Dilation of Fallopian tube

66.96　输卵管扩张术

66.97　Burying of fimbriae in uterine wall

66.97　输卵管伞埋入子宫壁

66.99　Other

66.99　其他

Excludes：lysis of adhesions of ovary and tube laparoscopic（65.81） other（65.89）	不包括：卵巢和输卵管粘连松解术 腹腔镜下（65.81） 其他（65.89）

67 Operations on cervix

67 子宫颈手术

Code also：any application or administration of an adhesion barrier substance（99.77）

另编码：其他粘连屏障物的使用或给予（99.77）

67.0 Dilation of cervical canal
Excludes：dilation and curettage（69.01-69.09）

that for induction of labor（73.1）

67.0 子宫颈管扩张
不包括：扩张和刮宫（69.01-69.09）

子宫颈管扩张用于引产（73.1）

67.1 Diagnostic procedures on cervix
67.11　Endocervical biopsy
　　　Excludes：conization of cervix（67.2）
67.12　Other cervical biopsy
　　　Punch biopsy of cervix NOS
　　　Excludes：conization of cervix（67.2）
67.19　Other diagnostic procedures on cervix
　　　Excludes：microscopic examination of specimen from cervix（91.41-91.49）

67.1 子宫颈的诊断性操作
67.11　子宫颈内活组织检查
　　　不包括：子宫颈锥形切除术（67.2）
67.12　其他子宫颈活组织检查
　　　子宫颈活组织检查 NOS
　　　不包括：子宫颈锥形切除术（67.2）
67.19　子宫颈的其他诊断性操作
　　　不包括：子宫颈标本的显微镜检查（91.41-91.49）

67.2 Conization of cervix
Excludes：that by：
cryosurgery（67.33）
electrosurgery（67.32）

67.2 子宫颈锥形切除术
不包括：子宫颈锥形切除术：
冷冻手术（67.33）
电切手术（67.32）

67.3 Other excision or destruction of lesion or tissue of cervix
67.31　Marsupialization of cervical cyst
67.32　Destruction of lesion of cervix by cauterization

　　　Electroconization of cervix
　　　LEEP（loop electrosurgical excision procedure）
　　　LLETZ(large loop excision of the transformation zone)
67.33　Destruction of lesion of cervix by cryosurgery

67.3 子宫颈病损或子宫颈组织的其他切除术或破坏术
67.31　子宫颈囊肿袋形缝合术［造袋术］
67.32　子宫颈病损烧灼破坏术

　　　子宫颈锥形电切除术
　　　LEEP（环形电切术）

　　　LLETZ（转化区大环形切除术）

67.33　子宫颈病损冷冻破坏术

Cryoconization of cervix

子宫颈冷冻锥形切除术

67.39 Other excision or destruction of lesion or tissue of cervix

Excludes：biopsy of cervix（67.11-67.12）

cervical fistulectomy（67.62）

conization of cervix（67.2）

67.39 子宫颈病损或组织的其他切除术或破坏术

不包括：子宫颈活组织检查（67.11-67.12）

子宫颈瘘管切除术（67.62）

子宫颈锥形切除术（67.2）

67.4 Amputation of cervix

Cervicectomy with synchronous colporrhaphy

67.4 子宫颈截断术

子宫颈切除术同时伴阴道缝合术

67.5 Repair of internal cervical os

67.51 Transabdominal cerclage of cervix

67.59 Other repair of internal cervical os

Cerclage of isthmus uteri

McDonald operation

Shirodkar operation

Transvaginal cerclage

Excludes：laparoscopically assisted supracervical hysterectomy [LASH]（68.31）

transabdominal cerclage of cervix（67.51）

67.5 子宫颈内口修补术

67.51 经腹子宫颈环扎术

67.59 子宫颈内口的其他修补术

子宫峡部环扎术

麦克唐纳手术

希罗德卡手术（子宫经典环绕缝合术）

经阴道环扎术

不包括：腹腔镜辅助子宫颈上子宫切除术 [LASH]（68.31）

经腹子宫颈环扎术（67.51）

67.6 Other repair of cervix

Excludes：repair of current obstetric laceration（75.51）

67.61 Suture of laceration of cervix

67.62 Repair of fistula of cervix

Cervicosigmoidal fistulectomy

Excludes：fistulectomy：

cervicovesical（57.84）

ureterocervical（56.84）

vesicocervicovaginal（57.84）

67.69 Other repair of cervix

Repair of old obstetric laceration of cervix

67.6 子宫颈的其他修补术

不包括：近期产科裂伤的修补术（75.51）

67.61 子宫颈裂伤缝合术

67.62 子宫颈瘘管修补术

子宫颈乙状结肠瘘管切除术

不包括：瘘管切除术：

膀胱子宫颈（57.84）

输尿管子宫颈（56.84）

膀胱子宫颈阴道（57.84）

67.69 子宫颈的其他修补术

子宫颈陈旧性产科裂伤修补术

68 Other incision and excision of uterus

Code also：any application or administration of an adhesion barrier substance（99.77）

68 子宫的其他切开术和切除术

另编码：任何粘连屏障物质的使用或给予（99.77）

68.0 **Hysterotomy**

Hysterotomy with removal of hydatidi-form mole

Excludes：hysterotomy for termination of pregnancy(74.91)

68.1 **Diagnostic procedures on uterus and supporting structures**

68.11 Digital examination of uterus

Excludes：pelvic examination, so describe (89.26)

postpartal manual exploration of uterine cavity (75.7)

68.12 Hysteroscopy

Excludes：that with biopsy (68.16)

68.13 Open biopsy of uterus

Excludes：closed biopsy of uterus (68.16)

68.14 Open biopsy of uterine ligaments

Excludes：closed biopsy of uterin ligaments (68.15)

68.15 Closed biopsy of uterine ligaments

Endoscopic (laparoscopy) biopsy of uterine adnexa, except ovary and Fallopian tube

68.16 Closed biopsy of uterus

Endoscopic (laparoscopy) (hysteroscopy) biopsy of uterus

Excludes：open biopsy of uterus (68.13)

68.19 Other diagnostic procedures on uterus and supporting structures

Excludes：diagnostic：

aspiration curettage (69.59)

dilation and curettage (69.09)

microscopic examination of specimen from uterus (91.41-91.49)

pelvic examination (89.26)

radioisotope scan of：

placenta (92.17)

uterus (92.19)

ultrasonography of uterus (88.78-88.79)

68.0 **子宫切开术**

子宫切开术同时伴去除葡萄胎

不包括：子宫切开术用于终止妊娠(74.91)

68.1 **子宫和支持结构的诊断性操作**

68.11 子宫指检

不包括：描述为盆腔检查(89.26)

产后子宫腔手法探查术(75.7)

68.12 子宫镜检查

不包括：子宫镜检查伴活组织检查(68.16)

68.13 开放性子宫活组织检查

不包括：闭合性子宫活组织检查(68.16)

68.14 开放性子宫韧带活组织检查

不包括：闭合性子宫韧带活组织检查(68.15)

68.15 闭合性子宫韧带活组织检查

内镜(腹腔镜检查)子宫附件活组织检查,除外卵巢和输卵管

68.16 闭合性子宫活组织检查

内镜(腹腔镜检查)(子宫镜检查)子宫活组织检查

不包括：开放性子宫活组织检查(68.13)

68.19 子宫和支持结构的其他诊断性操作

不包括：诊断性：

抽吸刮宫术(69.59)

扩张和刮宫术(69.09)

子宫标本的显微镜检查(91.41-91.49)

盆腔检查(89.26)

放射性同位素扫描：

胎盘(92.17)

子宫(92.19)

子宫超声波检查(88.78-88.79)

x-ray of uterus (87. 81-87. 89)	子宫 X 线检查(87. 81-87. 89)

68. 2 **Excision or destruction of lesion or tissue of uterus**

68. 2 **子宫病损或组织的切除术或破坏术**

68. 21　Division of endometrial synechiae

　　　　Lysis of intraluminal uterine adhesions

68. 22　Incision or excision of congenital septum of uterus

68. 23　Endometrial ablation

　　　　Dilation and curettage

　　　　Hysteroscopic endometrial ablation

68. 29　Other excision or destruction of lesion of uterus

　　　　Uterine myomectomy

　　　　Excludes：biopsy of uterus (68. 13, 68. 16)

　　　　uterine fistulectomy (69. 42)

68. 21　子宫内膜粘连切断术

　　　　子宫腔内粘连松解术

68. 22　子宫先天性隔膜切开术或切除术

68. 23　子宫内膜切除术

　　　　扩张和刮宫术

　　　　子宫镜下子宫内膜切除术

68. 29　子宫病损的其他切除术或破坏术

　　　　子宫肌瘤切除术

　　　　不包括：子宫活组织检查(68. 13，68. 16)

　　　　子宫瘘管切除术(69. 42)

68. 3 **Subtotal abdominal hysterectomy**

68. 3 **经腹子宫次全切除术**

68. 31　Laparoscopic supracervical hysterectomy [LSH]

　　　　Classic infrafascial SEMM hysterectomy [CISH]

　　　　Laparoscopically assisted supracervical hysterectomy [LASH]

68. 39　Other and unspecified subtotal abdominal hysterectomy

　　　　Supracervical hysterectomy

　　　　Excludes：classic infrafascial SEMM hysterectomy [CISH] (68. 31)

　　　　laparoscopic supracervical hysterectomy [LSH] (68. 31)

68. 31　腹腔镜下子宫颈上子宫切除术[LSH]

　　　　标准子宫颈筋膜内子宫切除术[CISH]

　　　　腹腔镜辅助子宫颈上子宫切除术[LASH]

68. 39　其他和未特指的腹部次全子宫切除术 NOS

　　　　子宫颈上子宫切除术

　　　　不包括：标准子宫颈筋膜内子宫切除术[CISH](68. 31)

　　　　腹腔镜下子宫颈上子宫切除术[LSH] (68. 31)

68. 4 **Total abdominal hysterectomy**

　　　　Hysterectomy：

　　　　　　extended

　　　　Code also：any synchronous removal of tubes and ovaries (65. 31-65. 64)

　　　　Excludes：laparoscopic total abdominal hysterectomy (68. 41)

　　　　radical abdominal hysterectomy, any approach (68. 61-68. 69)

68. 4 **经腹子宫全部切除术**

　　　　子宫切除术：

　　　　　　扩大

　　　　另编码：任何同时进行的输卵管和卵巢去除(65. 31-65. 64)

　　　　不包括：腹腔镜下经腹全子宫切除术(68. 41)

　　　　根治性腹式子宫切除术，任何入路(68. 61-68. 69)

68.41　Laparoscopic total abdominal hysterectomy

　　　　Total laparoscopic hysterectomy [TLH]

68.49　Other and unspecified total abdominal hysterectomy

　　　　Hysterectomy:

　　　　　　extended

68.5　**Vaginal hysterectomy**

　　　　Code also:any synchronous:

　　　　　　removal of tubes and ovaries (65.31-65.64)

　　　　　　repair of cystocele or rectocele (70.50-70.52)

　　　　　　repair of pelvic floor (70.79)

68.51　Laparoscopically assisted vaginal hysterectomy (LAVH)

68.59　Other and unspecified vaginal hysterectomy

　　　　Excludes:laparoscopically assisted vaginal hysterectomy (LAVH) (68.51)

　　　　　　radical vaginal hysterectomy (68.7)

68.6　**Radical abdominal hysterectomy**

　　　　Code also:any synchronous:

　　　　　　lymph gland dissection (40.3, 40.5)

　　　　　　removal of tubes and ovaries (65.61-65.64)

　　　　Excludes:pelvic evisceration (68.8)

68.61　Laparoscopic radical abdominal hysterectomy

　　　　Laparoscopic modified radical hysterectomy

　　　　Total laparoscopic radical hysterectomy [TLRH]

68.69　Other and unspecified radical abdominal hysterectomy

　　　　Modified radical hysterectomy

　　　　Wertheim's operation

　　　　Excludes:laparoscopic total abdominal hysterectomy (68.41)

68.41　腹腔镜下经腹全子宫切除术

　　　　腹腔镜下全子宫切除术[TLH]

68.49　其他和未特指的腹式全子宫切除术

　　　　子宫切除术:

　　　　　　扩大性

68.5　**阴道子宫切除术**

　　　　另编码:任何同时进行的:

　　　　　　输卵管和卵巢去除(65.31-65.64)

　　　　　　膀胱膨出或直肠膨出的修补术(70.50-70.52)

　　　　　　盆底修补术(70.79)

68.51　腹腔镜辅助阴道子宫切除术(LAVH)

68.59　其他和未特指的阴道子宫切除术

　　　　不包括:腹腔镜辅助阴道子宫切除术(LAVH)(68.51)

　　　　　　根治性阴道子宫切除术(68.7)

68.6　**经腹根治性子宫切除术**

　　　　另编码:任何同时进行的:

　　　　　　淋巴腺清扫术(40.3,40.5)

　　　　　　输卵管和卵巢去除术(65.61-65.64)

　　　　不包括:盆腔内容物摘出术(68.8)

68.61　腹腔镜下根治性腹的子宫切除术

　　　　腹腔镜下改良根治性子宫切除术

　　　　腹腔镜根治性全子宫切除 [TLRH]

68.69　其他和未特指的腹式根治性子宫切除术

　　　　改良根治性子宫切除术

　　　　Wertheim 手术

　　　　不包括:腹腔镜下经腹全子宫切除术(68.41)

laparoscopic radical abdominal hysterectomy (68.61)

腹腔镜下根治性腹的子宫切除术 (68.61)

68.7 Radical vaginal hysterectomy

Code also：any synchronous：

lymph gland dissection (40.3, 40.5)

removal of tubes and ovaries (65.61-65.64)

Excludes：abdominal hysterectomy, any approach（ 68.31-68.39, 68.41-68.49, 68.61-68.69, 68.9)

68.71 Laparoscopic radical vaginal hysterectomy [LRVH]

68.79 Other and unspecified radical vaginal hysterectomy

Hysterocolpectomy

Schauta operation

68.7 根治性阴道的子宫切除术

另编码：任何同时进行的：

淋巴腺清扫术(40.3,40.5)

输卵管和卵巢去除术(65.61-65.64)

不包括：腹式子宫切除术,任何入路 （68.31-68.39, 68.41-68.49, 68.61-68.69, 68.9)

68.71 腹腔镜下根治性阴道的子宫切除术 [LRVH]

68.79 其他和未特指的根治性阴道子宫切除术

子宫阴道式切除术

Schauta 手术

68.8 Pelvic evisceration

Removal of ovaries, tubes, uterus, vagina, bladder, and urethra（with removal of sigmoid colon and rectum）

Code also：any synchronous：

colostomy (46.12-46.13)

lymph gland dissection (40.3, 40.5)

urinary diversion (56.51-56.79)

68.8 盆腔脏器去除术

卵巢、输卵管、子宫、阴道、膀胱和尿道去除(伴乙状结肠和直肠去除)

另编码：任何同时进行的：

结肠造口术(46.12-46.13)

淋巴腺清扫术(40.3,40.5)

尿路转流术(56.51-56.79)

68.9 Other and unspecified hysterectomy

Hysterectomy NOS

Excludes： abdominal hysterectomy, any approach (68.31-68.39, 68.41-68.49, 68.61-68.69)

vaginal hysterectomy, any approach (68.51- 68.59, 68.71- 68.79)

68.9 其他和未特指子宫切除术

子宫切除术 NOS

不包括：腹式子宫切除术,任何入路 （ 68.31-68.39, 68.41-68.49, 68.61-68.69)

阴道子宫切除术,任何入路(68.51-68.59,68.71- 68.79)

69 Other operations on uterus and supporting structures

Code also：any application or administration of an adhesion barrier substance (99.77)

69 子宫和支持结构的其他手术

另编码：任何粘连屏障物质的使用或给予 (99.77)

69.0 Dilation and curettage of uterus

69.0 子宫扩张和刮宫术

Excludes：aspiration curettage of uterus (69. 51-69. 59)		**不包括**：抽吸刮宫术(69.51-69.59)	
69. 01	Dilation and curettage for termination of pregnancy	69. 01	扩张和刮宫术,用于终止妊娠
69. 02	Dilation and curettage following delivery or abortion	69. 02	分娩或流产后的扩张和刮宫术
69. 09	Other dilation and curettage Diagnostic D and C	69. 09	其他扩张和刮宫术 诊断性扩宫和刮宫术

69.1 **Excision or destruction of lesion or tissue of uterus and supporting structures**

69.1 子宫和支持结构病损或组织的切除术或破坏术

69. 19	Other excision or destruction of uterus and supporting structures	69. 19	子宫和支持结构的其他切除术或破坏术
	Excludes：biopsy of uterine ligamen (68. 14)		**不包括**：子宫韧带活组织检查(68.14)

69.2 **Repair of uterine supporting structures**

69.2 子宫支持结构修补术

69. 21	Interposition operation Watkins procedure	69. 21	间置手术 沃特全斯手术
69. 22	Other uterine suspension Hysteropexy Manchester operation Plication of uterine ligament	69. 22	其他子宫悬吊术 子宫固定术 曼彻斯特手术 子宫韧带折叠术
69. 23	Vaginal repair of chronic inversion of uterus	69. 23	经阴道慢性子宫内翻修补术
69. 29	Other repair of uterus and supporting structures	69. 29	子宫和支持结构的其他修补术

69.3 **Paracervical uterine denervation**

69.4 **Uterine repair**

69.3 子宫颈周围子宫去神经术

69.4 子宫修补术

	Excludes：repair of current obstetric laceration (75. 50-75. 52)		**不包括**：近期产科裂伤修补术(75.50-75.52)
69. 41	Suture of laceration of uterus	69. 41	子宫裂伤缝合术
69. 42	Closure of fistula of uterus	69. 42	子宫瘘管闭合术
	Excludes：uterovesical fistulectom (57. 84)		**不包括**：子宫膀胱瘘管切除术(57.84)
69. 49	Other repair of uterus Repair of old obstetric laceration of uterus	69. 49	子宫的其他修补术 子宫陈旧性产科裂伤修补术

69.5 **Aspiration curettage of uterus**

69.5 抽吸刮宫术

Excludes：menstrual extraction (69.6)　不包括：月经抽吸(69.6)

69.51　Aspiration curettage of uterus for termination of pregnancy

69.51　抽吸刮宫术，用于终止妊娠

Therapeutic abortion NOS　治疗性流产 NOS

69.52　Aspiration curettage following delivery or abortion

69.52　分娩或流产后抽吸刮宫术

69.59　Other aspiration curettage of uterus　69.59　其他抽吸刮宫术

69.6 **Menstrual extraction or regulation**　**69.6** 月经抽吸或调节

69.7 **Insertion of intrauterine contraceptive device**　**69.7** 子宫内避孕装置置入

69.9 **Other operations on uterus, cervix, and supporting structures**　**69.9** 子宫、子宫颈和支持结构的其他手术

Excludes：obstetric dilation or incision of cervix (73.1, 73.93)

不包括：产科子宫颈扩张或切开术(73.1, 73.93)

69.91　Insertion of therapeutic device into uterus

69.91　子宫治疗性装置置入

Excludes：insertion of：

intrauterine contraceptive device (69.7)

laminaria (69.93)

obstetric insertion of bag, bougie, or pack (73.1)

不包括：置入：

子宫内避孕装置(69.7)

昆布属植物(69.93)

产科囊袋、探条或填塞物置入(73.1)

69.92　Artificial insemination　69.92　人工授精

69.93　Insertion of laminaria　69.93　昆布属植物置入

69.94　Manual replacement of inverted uterus

69.94　内翻子宫手法复位

Excludes：that in immediate postpartal period (75.94)

不包括：发生于产后即刻(75.94)

69.95　Incision of cervix　69.95　子宫颈切开术

Excludes：that to assist delivery (73.93)

不包括：子宫颈切开助产(73.93)

69.96　Removal of cerclage material from cervix

69.96　去除子宫颈环扎材料

69.97　Removal of other penetrating foreign body from cervix

69.97　去除子宫颈其他穿透性异物

Excludes：removal of intraluminal foreign body from cervix (98.16)

不包括：去除子宫颈管腔内异物(98.16)

69.98　Other operations on supporting structures of uterus

69.98　子宫支持结构的其他手术

Excludes：biopsy of uterine ligamen (68.14)

不包括：子宫韧带的活组织检查(68.14)

69.99　Other operations on cervix and uterus

69.99　子宫颈和子宫的其他手术

Excludes：removal of：

foreign body (98.16)

不包括：去除：

异物(98.16)

intrauterine contraceptive device (97.71)

obstetric bag, bougie, or pack (97.72)

packing (97.72)

子宫内避孕装置(97.71)

产科囊袋、探条或填塞物(97.72)

填塞(97.72)

70 **Operations on vagina and cul-de-sac**

70 **阴道和直肠子宫陷凹手术**

Code also: any application or administration of an adhesion barrier substance (99.77)

另编码: 任何粘连屏障物的使用或给予(99.77)

70.0 **Culdocentesis**

70.1 **Incision of vagina and cul-de-sac**

70.0 **后穹窿穿刺术**

70.1 **阴道和直肠子宫陷凹切开术**

70.11　Hymenotomy

70.12　Culdotomy

70.13　Lysis of intraluminal adhesions of vagina

70.14　Other vaginotomy

　　　　Division of vaginal septum

　　　　Drainage of hematoma of vaginal cuff

70.11　处女膜切开术

70.12　直肠子宫陷凹切开术

70.13　阴道管腔内粘连松解术

70.14　其他阴道切开术

　　　　阴道隔切断术

　　　　阴道环带血肿引流术

70.2 **Diagnostic procedures on vagina and cul-de-sac**

70.2 **阴道和直肠子宫陷凹的诊断性操作**

70.21　Vaginoscopy

70.22　Culdoscopy

70.23　Biopsy of cul-de-sac

70.24　Vaginal biopsy

70.29　 Other diagnostic procedures on vagina and cul- de-sac

70.21　阴道镜检查

70.22　陷凹镜检查(后穹窿镜检查)

70.23　直肠子宫陷凹的活组织检查

70.24　阴道活组织检查

70.29　阴道和直肠子宫陷凹的其他诊断性操作

70.3 **Local excision or destruction of vagina and cul-de-sac**

70.3 **阴道和直肠子宫陷凹的局部切除术或破坏术**

70.31　Hymenectomy

70.32　Excision or destruction of lesion of cul-de-sac

　　　　Endometrectomy of cul-de-sac

　　　　Excludes: biopsy of cul-de-sac (70.23)

70.31　处女膜切除术

70.32　直肠子宫陷凹病损切除术或破坏术

　　　　直肠子宫陷凹的子宫内膜切除术

　　　　不包括: 直肠子宫陷凹活组织检查(70.23)

70.33　Excision or destruction of lesion of vagina

　　　　Excludes: biopsy of vagina (70.24)

　　　　　　　　vaginal fistulectomy (70.72-70.75)

70.33　阴道病损切除术或破坏术

　　　　不包括: 阴道活组织检查(70.24)

　　　　　　　　阴道瘘管切除术(70.72-70.75)

70.4 **Obliteration and total excision of vagina**

Vaginectomy

Excludes：obliteration of vaginal vault (70.8)

70.5 **Repair of cystocele and rectocele**

70.50 Repair of cystocele and rectocele

70.51 Repair of cystocele

Anterior colporrhaphy (with urethrocele repair)

70.52 Repair of rectocele

Posterior colporrhaphy

70.6 **Vaginal construction and reconstruction**

70.61 Vaginal construction

70.62 Vaginal reconstruction

70.7 **Other repair of vagina**

Excludes：lysis of intraluminal adhesions (70.13)

repair of current obstetric laceration (75.69)

that associated with cervical amputation(67.4)

70.71 Suture of laceration of vagina

70.72 Repair of colovaginal fistula

70.73 Repair of rectovaginal fistula

70.74 Repair of other vaginoenteric fistula

70.75 Repair of other fistula of vagina

Excludes：repair of fistula：

rectovesicovaginal (57.83)

ureterovaginal (56.84)

urethrovaginal (58.43)

uterovaginal (69.42)

vesicocervicovaginal (57.84)

vesicosigmoidovaginal (57.83)

vesicoureterovaginal (56.84)

vesicovaginal (57.84)

70.76 Hymenorrhaphy

70.77 Vaginal suspension and fixation

70.79 Other repair of vagina

70.4 **阴道封闭术和全部切除术**

阴道切除术

不包括：阴道穹窿封闭术(70.8)

70.5 **膀胱膨出和直肠膨出修补术**

70.50 膀胱膨出和直肠膨出修补术

70.51 膀胱膨出修补术

前阴道缝合术(伴尿道憩室修补术)

70.52 直肠膨出修补术

后阴道缝合术

70.6 **阴道建造术和重建术**

70.61 阴道建造术

70.62 阴道重建术

70.7 **阴道其他修补术**

不包括：管腔内粘连松解术(70.13)

近期产科裂伤修补术(75.69)

阴道修补术伴子宫颈截断术(67.4)

70.71 阴道裂伤缝合术

70.72 结肠阴道瘘修补术

70.73 直肠阴道瘘修补术

70.74 其他阴道肠瘘的修补术

70.75 阴道其他瘘管的修补术

不包括：瘘修补术：

直肠膀胱阴道(57.83)

输尿管阴道(56.84)

尿道阴道(58.43)

子宫阴道(69.42)

膀胱子宫颈阴道(57.84)

膀胱乙状结肠阴道(57.83)

膀胱输尿管阴道(56.84)

膀胱阴道(57.84)

70.76 处女膜缝合术

70.77 阴道悬吊术和固定术

70.79 阴道的其他修补术

Colpoperineoplasty

阴道会阴成形术

Repair of old obstetric laceration of vagina

阴道陈旧性产科裂伤修补术

70.8 **Obliteration of vaginal vault**

70.8 **阴道穹窿封闭术**

LeFort operation

雷弗特(LeFort)手术

70.9 **Other operations on vagina and cul-de-sac**

70.9 **阴道和直肠子宫陷凹的其他手术**

70.91　Other operations on vagina

70.91　阴道的其他手术

　　　Excludes：insertion of：

　　　不包括：置入：

　　　　　diaphragm (96.17)

　　　　　隔膜(96.17)

　　　　　mold (96.15)

　　　　　塑模(96.15)

　　　　　pack (96.14)

　　　　　填塞物(96.14)

　　　　　pessary (96.18)

　　　　　子宫托(96.18)

　　　　　suppository (96.49)

　　　　　栓剂(96.49)

　　　　removal of：

　　　　去除：

　　　　　diaphragm (97.73)

　　　　　隔膜(97.73)

　　　　　foreign body (98.17)

　　　　　异物(98.17)

　　　　　pack (97.75)

　　　　　填塞物(97.75)

　　　　　pessary (97.74)

　　　　　子宫托(97.74)

　　　　replacement of：

　　　　置换：

　　　　　diaphragm (97.24)

　　　　　隔膜(97.24)

　　　　　pack (97.26)

　　　　　填塞物(97.26)

　　　　　pessary (97.25)

　　　　　子宫托(97.25)

　　　　vaginal dilation (96.16)

　　　　阴道扩张(96.16)

　　　　vaginal douche (96.44)

　　　　阴道冲洗(96.44)

70.92　Other operations on cul-de-sac

70.92　直肠子宫陷凹的其他手术

　　　Obliteration of cul-de-sac

　　　直肠子宫陷凹封闭术

　　　Repair of vaginal enterocele

　　　阴道后疝修补术

71 **Operations on vulva and perineum**

71 **外阴和会阴的手术**

　　　Code also：any application or administration of an adhesion barrier substance (99.77)

　　　另编码：任何粘连屏障物质的使用或给予(99.77)

71.0 **Incision of vulva and perineum**

71.0 **外阴和会阴切开术**

71.01　Lysis of vulva adhesions

71.01　外阴粘连松解术

71.09　Other incision of vulva and perineum

71.09　外阴和会阴的其他切开术

　　　Enlargement of introitus NOS

　　　阴道入口扩大术 NOS

　　　Excludes：removal of foreign body without incision (98.23)

　　　不包括：异物去除不伴切开术(98.23)

71.1 Diagnostic procedures on vulva	**71.1** 外阴的诊断性操作
71.11 Biopsy of vulva	71.11 外阴活组织检查
71.19 Other diagnostic procedures on vulva	71.19 外阴的其他诊断性操作

71.2 Operations on Bartholin's gland	**71.2** 巴多林腺手术
71.21 Percutaneous aspiration of Bartholin's gland (cyst)	71.21 经皮巴多林腺(囊肿)抽吸术
71.22 Incision of Bartholin's gland (cyst)	71.22 巴多林腺(囊肿)切开术
71.23 Marsupialization of Bartholin's gland (cyst)	71.23 巴多林腺(囊肿)袋形缝术[造袋术]
71.24 Excision or other destruction of Bartholin's gland (cyst)	71.24 巴多林腺(囊肿)切除术或其他破坏术
71.29 Other operations on Bartholin's gland	71.29 巴多林腺的其他手术

71.3 Other local excision or destruction of vulva and perineum

Division of Skene's gland

Excludes: biopsy of vulva (71.11)

vulvar fistulectomy (71.72)

71.3 外阴和会阴的其他局部切除术或破坏术

斯基恩腺切断

不包括:外阴活组织检查(71.11)

外阴瘘管切除术(71.72)

71.4 Operations on clitoris

Amputation of clitoris

Clitoridotomy

Female circumcision

71.4 阴蒂手术

阴蒂截断术

阴蒂切开术

女性环切术

71.5 Radical vulvectomy

Code also: any synchronous lymph gland dissection (40.3, 40.5)

71.5 根治性外阴切除术

另编码:任何同时进行的淋巴腺清扫术(40.3,40.5)

71.6 Other vulvectomy	**71.6** 其他外阴切除术
71.61 Unilateral vulvectomy	71.61 单侧外阴切除术
71.62 Bilateral vulvectomy	71.62 双侧外阴切除术
Vulvectomy NOS	外阴切除术 NOS

71.7 Repair of vulva and perineum

Excludes: repair of current obstetric laceration (75.69)

71.7 外阴和会阴修补术

不包括:近期产科裂伤修补术(75.69)

71.71 Suture of laceration of vulva or perineum	71.71 外阴或会阴裂伤缝合术
71.72 Repair of fistula of vulva or perineum	71.72 外阴或会阴瘘修补术

Excludes: repair of fistula:

urethroperineal (58.43)

urethroperineovesical (57.84)

vaginoperineal (70.75)

不包括:瘘修补术:

尿道会阴(58.43)

尿道会阴膀胱(57.84)

阴道会阴(70.75)

71.79　Other repair of vulva and perineum
　　　　Repair of old obstetric laceration of vulva or
　　　　perineum

71.8　**Other operations on vulva**
　　　　Excludes：removal of：
　　　　　　foreign body without incision (98.23)
　　　　　　packing (97.75)
　　　　　　replacement of packing (97.26)

71.9　**Other operations on female genital
　　　　organs**

71.79　外阴和会阴的其他修补术
　　　　外阴或会阴陈旧性产科裂伤修补术

71.8　外阴的其他手术
　　　　不包括：去除：
　　　　　　异物不伴切开术(98.23)
　　　　　　填塞(97.75)
　　　　　　填塞物置换(97.26)

71.9　女性生殖器官的其他手术

Chapter 14
OBSTETRICAL PROCEDURES (72-75)

72 Forceps, vacuum, and breech delivery

72.0 Low forceps operation

Outlet forceps operation

72.1 Low forceps operation with episiotomy

Outlet forceps operation with episiotomy

72.2 Mid forceps operation
72.21 Mid forceps operation with episiotomy
72.29 Other mid forceps operation

72.3 High forceps operation
72.31 High forceps operation with episiotomy
72.39 Other high forceps operation

72.4 Forceps rotation of fetal head

DeLee maneuver

Key-in-lock rotation

Kielland rotation

Scanzoni's maneuver

Code also: any associated forceps extraction (72.0-72.39)

72.5 Breech extraction
72.51 Partial breech extraction with forceps to aftercoming head
72.52 Other partial breech extraction
72.53 Total breech extraction with forceps to aftercoming head
72.54 Other total breech extraction

72.6 Forceps application to aftercoming head

Piper forceps operation

第十四章
产科操作(72-75)

72 产钳、真空吸引和臀位分娩

72.0 低位产钳手术

出口产钳手术

72.1 低位产钳手术伴外阴切开术

出口产钳手术伴外阴切开术

72.2 中位产钳手术
72.21 中位产钳手术伴外阴切开术
72.29 其他中位产钳手术

72.3 高位产钳手术
72.31 高位产钳手术伴外阴切开术
72.39 其他高位产钳手术

72.4 产钳胎头旋转

德利手法

钥匙锁式旋转

基耶兰德旋转

斯坎佐尼手法

另编码:任何关于产钳牵引(72.0-72.39)

72.5 臀位牵引
72.51 头娩出后用产钳的部分臀位牵引
72.52 其他部分臀位牵引
72.53 头娩出后用产钳的全部臀位牵引
72.54 其他全部臀位牵引

72.6 产钳用于头后出

派珀尔产钳手术

Excludes: partial breech extraction with forceps to aftercoming head (72.51)

total breech extraction with forceps to aftercoming head (72.53)

不包括:头娩出后用产钳的部分臀位牵引(72.51)

头后出全部臀位牵引伴产钳(72.53)

72.7 Vacuum extraction
Includes: Malström's extraction
72.71 Vacuum extraction with episiotomy
72.79 Other vacuum extraction

72.7 真空吸引术
包括:马洛斯特罗姆吸引术
72.71 真空吸引术伴外阴切开术
72.79 其他真空吸引术

72.8 Other specified instrumental delivery
72.9 Unspecified instrumental delivery

72.8 其他特定器械的分娩
72.9 未特指器械的分娩

73 Other procedures inducing or assisting delivery

73 其他引产或助产操作

73.0 Artificial rupture of membranes
73.01 Induction of labor by artificial rupture of membranes
Surgical induction NOS
Excludes: artificial rupture of membranes after onset of labor (73.09)
73.09 Other artificial rupture of membranes
Artificial rupture of membranes at time of delivery

73.0 人工破膜
73.01 人工破膜引产

手术引产 NOS
不包括:分娩开始后人工破膜(73.09)
73.09 其他人工破膜
分娩时人工破膜

73.1 Other surgical induction of labor
Induction by cervical dilation
Excludes: injection for abortion (75.0)
insertion of suppository for abortion (96.49)

73.1 其他手术引产
子宫颈扩张引产
不包括:为流产的注射(75.0)
为流产的栓剂置入(96.49)

73.2 Internal and combined version and extraction
73.21 Internal and combined version without extraction
Version NOS
73.22 Internal and combined version with extraction

73.2 内倒转术与联合倒转术和牵引术
73.21 内倒转术与联合倒转术不伴牵引术

倒转术 NOS
73.22 内倒转术与联合倒转术伴牵引术

73.3 Failed forceps

73.3 产钳助产失败

Application of forceps without delivery	应用产钳未分娩
Trial forceps	试用产钳

73.4 **Medical induction of labor**

Excludes：medication to augment active labor —omit code

73.4 药物引产

不包括：药物增强主动分娩 —省略编码

73.5 **Manually assisted delivery**

73.51 Manual rotation of fetal head

73.59 Other manually assisted delivery

Assisted spontaneous delivery

Crede maneuver

73.5 手法助产

73.51 手法旋转胎头

73.59 其他手法助产

帮助自然分娩

克勒德手法(腹外用手压出胎盘法)

73.6 **Episiotomy**

Episioproctotomy

Episiotomy with subsequent episiorrhaphy

Excludes：that with：

high forceps (72.31)

low forceps (72.1)

mid forceps (72.21)

outlet forceps (72.1)

vacuum extraction (72.71)

73.6 外阴切开术

外阴直肠切开术

外阴切开术伴随后的外阴缝合

不包括：外阴切开伴：

高位产钳(72.31)

低位产钳(72.1)

中位产钳(72.21)

出口产钳(72.1)

真空吸引术(72.71)

73.8 **Operations on fetus to facilitate delivery**

Clavicotomy on fetus

Destruction of fetus

Needling of hydrocephalic head

73.8 对胎儿手术帮助分娩

胎儿锁骨切开术

胎儿破坏术

脑积水针刺

73.9 **Other operations assisting delivery**

73.91 External version

73.92 Replacement of prolapsed umbilical cord

73.93 Incision of cervix to assist delivery

Dührssen's incisions

73.94 Pubiotomy to assist delivery

Obstetrical symphysiotomy

73.99 Other

Excludes：dilation of cervix，obstetrical to induce labor (73.1)

insertion of bag or bougie to induce labor (73.1)

73.9 其他助产手术

73.91 外倒转术

73.92 脐带脱垂复位

73.93 子宫颈切开助产

迪尔森切开术(子宫颈)

73.94 耻骨切开助产

产科耻骨联合切开术

73.99 其他

不包括：子宫颈扩张用于产科引产(73.1)

囊袋或探条置入用于引产(73.1)

removal of cerclage material（69.96） 去除子宫颈的环扎物(69.96)

74 **Cesarean section and removal of fetus**

74 剖宫产术和胎儿取出

Code also：any synchronous：
hysterectomy（68.3-68.4，68.6，68.8）
myomectomy（68.29）
sterilization（66.31-66.39，66.63）

另编码:任何同时进行的：
子宫切除术(68.3-68.4，68.6，68.8)
子宫肌瘤切除术(68.29)
绝育(66.31-66.39，66.63)

74.0 **Classical cesarean section**
Transperitoneal classical cesarean section

74.0 古典式剖宫产
经腹膜古典帝王式剖宫产

74.1 **Low cervical cesarean section**
Lower uterine segment cesarean section

74.1 低位子宫下段剖宫产
子宫低位剖宫产

74.2 **Extraperitoneal cesarean section**
Supravesical cesarean section

74.2 腹膜外剖宫产
膀胱上剖宫产

74.3 **Removal of extratubal ectopic pregnancy**
Removal of：
ectopic abdominal pregnancy
fetus from peritoneal or extraperitoneal cavity following uterine or tubal rupture
Excludes：that by salpingostomy（66.02）
that by salpingotomy（66.01）
that with synchronous salpingectomy（66.62）

74.3 输卵管外异位妊娠去除

去除：
异位腹腔妊娠
子宫或输卵管破裂后腹膜或腹膜外胎儿

不包括:用输卵管造口术(66.02)
用输卵管切开术(66.01)
同时伴输卵管切除术(66.62)

74.4 **Cesarean section of other specified type**
Peritoneal exclusion cesarean section
Transperitoneal cesarean section NOS
Vaginal cesarean section

74.4 其他特指类型的剖宫产

腹膜排除剖宫产
经腹膜剖宫产 NOS
经阴道剖宫产

74.9 **Cesarean section of unspecified type**
74.91 Hysterotomy to terminate pregnancy
Therapeutic abortion by hysterotomy
74.99 Other cesarean section of unspecified type

74.9 未特指类型的剖宫产
74.91 子宫切开终止妊娠
子宫切开的治疗性流产
74.99 未特指类型的其他剖宫产

Cesarean section NOS	剖宫产 NOS
Obstetrical abdominouterotomy	产科开腹子宫切开术
Obstetrical hysterotomy	产科子宫切开术

75 Other obstetric operations

75 其他产科手术

75.0 Intra-amniotic injection for abortion

Injection of:

prostaglandin for induction of abortion

saline for induction of abortion

Termination of pregnancy by intrauterine injection

Excludes: insertion of prostaglandin suppository for abortion (96.49)

75.0 羊膜腔内注射用于流产

注射：

前列腺素用于诱发流产

盐水用于诱发流产

子宫内注射终止妊娠

不包括：前列腺素栓剂置入用于流产 (96.49)

75.1 Diagnostic amniocentesis
75.2 Intrauterine transfusion

Exchange transfusion in utero

Insertion of catheter into abdomen of fetus for transfusion

Code also: any hysterotomy approach (68.0)

75.1 诊断性羊膜穿刺
75.2 子宫内输血

子宫内交换输血

胎儿腹内导管置入用于输血

另编码：任何子宫切开入路(68.0)

75.3 Other intrauterine operations on fetus and amnion

Code also: any hysterotomy approach (68.0)

75.3 胎儿和羊膜的其他子宫内手术

另编码：任何子宫切开入路(68.0)

75.31 Amnioscopy

Fetoscopy

Laparoamnioscopy

75.32 Fetal EKG (scalp)

75.33 Fetal blood sampling and biopsy

75.34 Other fetal monitoring

Antepartum fetal nonstress test

Fetal monitoring, not otherwise specified

Excludes: fetal pulse oximetry (75.38)

75.35 Other diagnostic procedures on fetus and amnion

Intrauterine pressure determination

Excludes: amniocentesis (75.1)

75.31 羊膜镜检查

胎儿镜检查

腹腔羊膜镜检查

75.32 胎儿心电图(头皮)

75.33 胎儿血样和活组织检查

75.34 其他胎儿监测

产前胎儿无窘迫试验

胎儿监测 NOS

不包括：胎儿脉搏血氧计(75.38)

75.35 胎儿和羊膜的其他诊断性操作

子宫内压力测定

不包括：羊膜穿刺(75.1)

diagnostic procedures on gravid uterus and placenta (87.81, 88.46, 88.78, 92.17)

妊娠子宫和胎盘的诊断性操作(87.81, 88.46, 88.78, 92.17)

75.36　Correction of fetal defect

75.36　胎儿缺损矫正术

75.37　Amnioinfusion

Code also：injection of antibiotic (99.21)

75.37　羊膜腔内灌注

另编码：抗生素注射(99.21)

75.38　Fetal pulse oximetry

Transcervical fetal oxygen saturation monitoring

Transcervical fetal SpO$_2$ monitoring

75.38　胎儿脉搏血氧计

经子宫颈胎儿氧饱和度监测

经子宫颈胎儿 SpO$_2$ 监测

75.4　**Manual removal of retained placenta**

Excludes：aspiration curettage (69.52)

dilation and curettage (69.02)

75.4　**手法取出滞留的胎盘**

不包括：抽吸刮宫术(69.52)

扩张和刮宫术(69.02)

75.5　**Repair of current obstetric laceration of uterus**

75.5　**子宫近期产科裂伤修补术**

75.50　Repair of current obstetric laceration of uterus, not otherwise specified

75.50　子宫近期产科裂伤修补术 NOS

75.51　Repair of current obstetric laceration of cervix

75.51　子宫颈近期产科裂伤修补术

75.52　Repair of current obstetric laceration of corpus uteri

75.52　子宫体近期产科裂伤修补术

75.6　**Repair of other current obstetric laceration**

75.6　**其他近期产科裂伤修补术**

75.61　Repair of current obstetric laceration of bladder and urethra

75.61　膀胱和尿道近期产科裂伤修补术

75.62　Repair of current obstetric laceration of rectum and sphincter ani

75.62　直肠和肛门括约肌近期产科裂伤修补术

75.69　Repair of other current obstetric laceration

Episioperineorrhaphy

Repair of：

　pelvic floor

　perineum

　vagina

　vulva

　Secondary repair of episiotomy

Excludes：repair of routine episiotomy (73.6)

75.69　其他近期产科裂伤修补术

外阴会阴缝合术

修补术：

　盆底

　会阴

　阴道

　外阴

　外阴切开术二期修补术

不包括：常规外阴切开术的修补术(73.6)

| **75.7** | Manual exploration of uterine cavity, postpartum | **75.7** | 产后子宫腔手法探查 |

| **75.8** | Obstetric tamponade of uterus or vagina | **75.8** | 子宫或阴道产科填塞 |

Excludes: antepartum tamponade (73.1)

不包括:产前填塞(73.1)

| **75.9** | **Other obstetric operations** | **75.9** | 其他产科手术 |

75.91　Evacuation of obstetrical incisional hematoma of perineum

Evacuation of hematoma of:
　episiotomy
　perineorrhaphy

75.91　会阴产科切口血肿排除术

血肿排除术:
　外阴切开术
　会阴缝合术

75.92　Evacuation of other hematoma of vulva or vagina

75.92　外阴或阴道的其他血肿排除术

75.93　Surgical correction of inverted uterus
Spintelli operation

Excludes: vaginal repair of chronic inversion of uterus (69.23)

75.93　内翻子宫的手术矫正术
斯平内利手术
不包括:经阴道子宫慢性内翻修补术
　(69.23)

75.94　Manual replacement of inverted uterus

75.94　内翻子宫手法复位

75.99　Other

75.99　其他

Chapter 15
OPERATIONS ON THE MUSCULO-SKELETAL SYSTEM (76-84)

第十五章
肌肉骨骼系统手术(76-84)

76 Operations on facial bones and joints

76 面骨和关节手术

Excludes: accessory sinuses (22.00-22.9)
　　　　 nasal bones (21.00-21.99)
　　　　 skull (01.01-02.99)

不包括:副鼻窦(22.00-22.9)
　　　　鼻骨(21.00-21.99)
　　　　颅骨(01.01-02.99)

76.0 Incision of facial bone without division

76.0 面骨切开术不伴切断术

76.01　Sequestrectomy of facial bone
　　　　Removal of necrotic bone chip from facial bone

76.01　面骨死骨切除术
　　　　去除面骨死骨碎片

76.09　Other incision of facial bone
　　　　Reopening of osteotomy site of facial bone
　　　　Excludes: osteotomy associated with orthognathic surgery (76.61-76.69)
　　　　　　　　　 removal of internal fixation device (76.97)

76.09　面骨的其他切开术
　　　　面骨骨切开术部位的再切开

不包括:骨切开术同时伴颌骨矫形手术 (76.61-76.69)

　　　　去除内固定装置(76.97)

76.1 Diagnostic procedures on facial bones and joints

76.1 面骨和关节的诊断性操作

76.11　Biopsy of facial bone
76.19　Other diagnostic procedures on facial bones and joints
　　　　Excludes: contrast arthrogram of temporomandibular joint (87.13)
　　　　　　　　　 other x-ray (87.11-87.12, 87.14-87.16)

76.11　面骨活组织检查
76.19　面骨和关节的其他诊断性操作

不包括:颞下颌关节对比剂关节造影图 (87.13)
　　　　其他 X 线检查(87.11-87.12, 87.14-87.16)

76.2 Local excision or destruction of lesion of facial bone
　　　　Excludes: biopsy of facial bone (76.11)
　　　　　　　　　 excision of odontogenic lesion (24.4)

76.2 面骨病损的局部切除术或破坏术

不包括:面骨活组织检查(76.11)
　　　　牙源性病损切除术(24.4)

76.3 **Partial ostectomy of facial bone**

76.31 Partial mandibulectomy

Hemimandibulectomy

Excludes：that associated with temporomandibular arthroplasty (76.5)

76.39 Partial ostectomy of other facial bone

Hemimaxillectomy (with bone graft or prosthesis)

76.4 **Excision and reconstruction of facial bones**

76.41 Total mandibulectomy with synchronous reconstruction

76.42 Other total mandibulectomy

76.43 Other reconstruction of mandible

Excludes：genioplasty (76.67-76.68)

that with synchronous total mandibulectomy (76.41)

76.44 Total ostectomy of other facial bone with synchronous reconstruction

76.45 Other total ostectomy of other facial bone

76.46 Other reconstruction of other facial bone

Excludes：that with synchronous total ostectomy (76.44)

76.5 **Temporomandibular arthroplasty**

76.6 **Other facial bone repair and orthognathic surgery**

Code also：any synchronous：

bone graft (76.91)

synthetic implant (76.92)

Excludes：reconstruction of facial bones (76.41-76.46)

76.61 Closed osteoplasty [osteotomy] of mandibular ramus

Gigli saw osteotomy

76.62 Open osteoplasty [osteotomy] of mandibular ramus

76.63 Osteoplasty [osteotomy] of body of mandible

76.3 面骨部分骨切除术

76.31 部分下颌骨切除术

半下颌骨切除术

不包括：同时伴颞下颌关节成形术(76.5)

76.39 其他面骨部分骨切除术

半上颌骨切除术(伴骨移植物或假体)

76.4 面骨切除术和重建术

76.41 下颌骨全部切除同时伴重建术

76.42 其他下颌骨全部切除术

76.43 下颌骨其他重建术

不包括：颏成形术(76.67-76.68)

同时伴下颌全部骨切除术(76.41)

76.44 其他面骨的骨全部切除术伴重建术

76.45 其他面骨的其他骨全部切除术

76.46 其他面骨的其他重建术

不包括：同时伴骨全部切除术(76.44)

76.5 颞下颌关节成形术

76.6 其他面骨修补术和颌骨矫形手术

另编码：任何同时进行的：

骨移植(76.91)

合成物置入(76.92)

不包括：面骨重建术(76.41-76.46)

76.61 下颌支闭合性骨成形术[骨切开术]

季格利骨锯开术

76.62 开放性下颌支骨成形术[骨切开术]

76.63 下颌骨体骨成形术[骨切开术]

76.64	Other orthognathic surgery on mandible	76.64	下颌骨的其他颌骨矫形手术
	Mandibular osteoplasty NOS		下颌骨骨成形术 NOS
	Segmental or subapical osteotomy		节段或根尖下骨切开术
76.65	Segmental osteoplasty［osteotomy］of maxilla	76.65	上颌骨节段骨成形术［骨切开术］
	Maxillary osteoplasty NOS		上颌骨骨成形术 NOS
76.66	Total osteoplasty［osteotomy］of maxilla	76.66	上颌骨全骨成形术［骨切开术］
76.67	Reduction genioplasty	76.67	颏缩小成形术
	Reduction mentoplasty		颏缩小成形术
76.68	Augmentation genioplasty	76.68	增大性颏成形术
	Mentoplasty：		颏成形术：
	NOS		NOS
	with graft or implant		用移植物或植入物
76.69	Other facial bone repair	76.69	其他面骨修补术
	Osteoplasty of facial bone NOS		面骨骨成形术 NOS

76.7　Reduction of facial fracture　　　　　**76.7　面骨骨折复位术**

Includes：internal fixation		**包括**：内固定术
Code also：any synchronous：		**另编码**：任何同时进行的：
bone graft（76.91）		骨移植（76.91）
synthetic implant（76.92）		合成物置入（76.92）
Excludes：that of nasal bones（21.71-21.72）		**不包括**：鼻骨骨折复位术（21.71-21.72）

76.70	Reduction of facial fracture, not otherwise specified	76.70	面骨骨折复位术 NOS
76.71	Closed reduction of malar and zygomatic fracture	76.71	颧骨骨折闭合性复位术
76.72	Open reduction of malar and zygomatic fracture	76.72	颧骨骨折开放性复位术
76.73	Closed reduction of maxillary fracture	76.73	上颌骨骨折闭合性复位术
76.74	Open reduction of maxillary fracture	76.74	上颌骨骨折开放性复位术
76.75	Closed reduction of mandibular fracture	76.75	下颌骨骨折闭合性复位术
76.76	Open reduction of mandibular fracture	76.76	下颌骨骨折开放性复位术
76.77	Open reduction of alveolar fracture	76.77	牙槽骨折开放性复位术
	Reduction of alveolar fracture with stabilization of teeth		牙槽骨折复位术伴牙齿固定
76.78	Other closed reduction of facial fracture	76.78	面骨骨折的其他闭合性复位术
	Closed reduction of orbital fracture		眼眶骨折的闭合性复位术
	Excludes：nasal bone（21.71）		**不包括**：鼻骨（21.71）
76.79	Other open reduction of facial fracture	76.79	面骨骨折的其他开放性复位术
	Open reduction of orbit rim or wall		眶缘或眶壁的开放性复位术

Excludes：nasal bone（21.72）

不包括：鼻骨（21.72）

76.9 Other operations on facial bones and joints

76.9 面骨和关节的其他手术

76.91　Bone graft to facial bone

Autogenous graft to facial bone

Bone bank graft to facial bone

Heterogenous graft to facial bone

76.91　面骨骨移植

面骨自体移植

面骨骨库移植术

面骨异种移植术

76.92　Insertion of synthetic implant in facial bone

Alloplastic implant to facial bone

76.92　合成物面骨植入

异质成形物植入面骨

76.93　Closed reduction of temporomandibular dislocation

76.93　颞下颌脱位闭合性复位术

76.94　Open reduction of temporomandibular dislocation

76.94　颞下颌脱位开放性复位术

76.95　Other manipulation of temporomandibular joint

76.95　颞下颌关节的其他操作

76.96　Injection of therapeutic substance into temporomandibular joint

76.96　颞下颌关节治疗性物质注入

76.97　Removal of internal fixation device from facial bone

76.97　去除面骨内固定装置

Excludes：removal of：

dental wiring（97.33）

external mandibular fixation device NEC（97.36）

不包括：去除：

牙栓结（97.33）

下颌骨外固定装置 NEC（97.36）

76.99　Other

76.99　其他

77 Incision, excision, and division of other bones

77 其他骨的切开术、切除术和切断术

Excludes：laminectomy for decompression（03.09）

operations on：

accessory sinuses（22.00-22.9）

ear ossicles（19.0-19.55）

facial bones（76.01-76.99）

joint structures（80.00-81.99）

mastoid（19.9-20.99）

nasal bones（21.00-21.99）

skull（01.01-02.99）

不包括：椎板切除术用于减压术（03.09）

手术：

副鼻窦（22.00-22.9）

听小骨（19.0-19.55）

面骨（76.01-76.99）

关节结构（80.00-81.99）

乳突（19.9-20.99）

鼻骨（21.00-21.99）

颅骨（01.01-02.99）

The following fourth-digit subclassification is for use with appropriate categories in section 77 to identify the site. Valid fourth-digit categories are in brackets under each code.

0   unspecified site

1   scapula，clavicle，and thorax［ribs and sternum］

2   humerus

3   radius and ulna

4   carpals and metacarpals

5   femur

6   patella

7   tibia and fibula

8   tarsals and metatarsals

9   other

     Pelvic bones

     Phalanges (of foot) (of hand)

     Vertebrae

77.0 **Sequestrectomy**

［0-9］

77.1 **Other incision of bone without division**

［0-9］

Reopening of osteotomy site

Excludes：aspiration of bone marrow (41.31，41.91)

removal of internal fixation device (78.60-78.69)

77.2 **Wedge osteotomy**

［0-9］

Excludes：that for hallux valgus (77.51)

77.3 **Other division of bone**

［0-9］

Osteoarthrotomy

Excludes：clavicotomy of fetus (73.8)

laminotomy or incision of vertebra (03.01-03.09)

pubiotomy to assist delivery (73.94)

下列四位数细目用于 77 节中的适当亚目以标明部位,有效的四位数细目在每个编码的括号中列出。

0   未特指的部位

1   肩胛骨,锁骨和胸廓［肋骨和胸骨］

2   肱骨

3   桡骨和尺骨

4   腕骨和掌骨

5   股骨

6   髌骨

7   胫骨和腓骨

8   跗骨和跖骨

9   其他

     盆骨

     手指骨,足趾骨

     椎骨

77.0 死骨切除术

［0-9］

77.1 骨其他切开术不伴切断术

［0-9］

骨切开术部位的再切开

不包括:骨髓抽吸(41.31,41.91)

去除内固定装置(78.60-78.69)

77.2 楔形骨切开术

［0-9］

不包括:为踇外翻的楔形骨切开术(77.51)

77.3 其他骨切断术

［0-9］

骨关节切开术

不包括:胎儿锁骨切断术(73.8)

椎板切开术或椎骨切开术(03.01-03.09)

耻骨切开助产(73.94)

sternotomy incidental to thoracic operation— omit code

胸部手术的附带胸骨切开术—省略编码

77.4 **Biopsy of bone**

[0-9]

77.4 骨活组织检查

[0-9]

77.5 **Excision and repair of bunion and other toe deformities**

77.5 姆和其他趾畸形的切除术和修补术

77.51 Bunionectomy with soft tissue correction and osteotomy of the first metatarsal

77.51 姆囊肿切除术伴软组织矫正术和第一跖骨切开术

77.52 Bunionectomy with soft tissue correction and arthrodesis

77.52 姆囊肿切除术伴软组织矫正术和关节固定术

77.53 Other bunionectomy with soft tissue correction

77.53 其他姆囊肿切除术伴软组织矫正术

77.54 Excision or correction of bunionette

That with osteotomy

77.54 小趾囊肿切除术或矫正术

伴骨切开术

77.56 Repair of hammer toe

Fusion of hammer toe

Phalangectomy (partial) of hammer toe

Filleting of hammer toe

77.56 锤状趾修补术

锤状趾融合

锤状趾趾切开术(部分)

锤状趾嵌缝法

77.57 Repair of claw toe

Fusion of claw toe

Phalangectomy (partial) of claw toe

Capsulotomy of claw toe

Tendon lengthening of claw toe

77.57 爪形趾修补术

爪形趾融合术

爪形趾趾切开术(部分)

爪形趾囊切开术

爪形趾肌腱延伸术

77.58 Other excision, fusion and repair of toes

Cockup toe repair

Overlapping toe repair

That with use of prosthetic materials

77.58 趾的其他切除术、融合和修补术

翘趾修补术

叠交趾修补术

伴使用假体

77.59 Other bunionectomy

Resection of hallux valgus joint with insertion of prosthesis

77.59 其他姆囊肿切除术

姆外翻关节部分切除术伴假体置入

77.6 **Local excision of lesion or tissue of bone**

[0-9]

Excludes: biopsy of bone (77.40-77.49)

debridement of compound fracture (79.60-79.69)

77.6 骨病损或骨组织的局部切除术

[0-9]

不包括: 骨活组织检查(77.40-77.49)

开放性骨折清创术(79.60-79.69)

77.7 **Excision of bone for graft**

[0-9]

77.7 骨切除术用做移植物

[0-9]

77.8 **Other partial ostectomy**

[0-9]

Condylectomy

Excludes：amputation （84.00-84.19，84.91)

arthrectomy (80.90-80.99)

excision of bone ends associated with：
arthrodesis (81.00-81.29)
arthroplasty (81.31-81.87)

excision of cartilage （80.5-80.6，80.80-80.99)

excision of head of femur with synchronous replacement （00.70-00.73，81.51-81.53)

hemilaminectomy (03.01-03.09)

laminectomy (03.01-03.09)

ostectomy for hallux valgus (77.51-77.59)

partial amputation：
finger (84.01)
thumb (84.02)
toe (84.11)

resection of ribs incidental to thoracic operation — omit code

that incidental to other operation — omit code

77.9 **Total ostectomy**

[0-9]

Excludes：amputation of limb （84.00-84.19，84.91)

that incidental to other operation - - omit code

78 **Other operations on bones, except facial bones**

Excludes：operations on：
accessory sinuses (22.00-22.9)
facial bones (76.01-76.99)
joint structures (80.00-81.99)
nasal bones (21.00-21.99)

77.8 其他部分骨切除术

[0-9]

髁切除术

不包括：截断术(84.00-84.19，84.91)

关节切除术(80.90-80.99)

骨端切除术同时伴：
关节固定术(81.00-81.29)
关节成形术(81.31-81.87)

软骨切除术(80.5-80.6，80.80-80.99)

股骨头切除术同时伴置换（00.70-00.73，81.51-81.53)

半椎板切除术(03.01-03.09)

椎板切除术(03.01-03.09)

骨切除术用于蹰外翻(77.51-77.59)

部分截断术：
指(84.01)
拇指(84.02)
趾(84.11)

胸部手术的附带肋骨切除术—省略编码

其他手术附带的部分骨切除术—省略编码

77.9 骨全部切除术

[0-9]

不包括：肢体截断术（84.00-84.19，84.91)

其他手术附带的骨全部切除术—省略编码

78 骨的其他手术,除外面骨

不包括：手术：
副鼻窦(22.00-22.9)
面骨(76.01-76.99)
关节结构(80.00-81.99)
鼻骨(21.00-21.99)

skull (01.01-02.99)

The following fourth-digit subclassification is for use with categories in section 78 to identify the site. Valid fourth- digit categories are in [brackets] under each code.

0   unspecified site

1   scapula, clavicle, and thorax [ribs and sternum]

2   humerus

3   radius and ulna

4   carpals and metacarpals

5   femur

6   patella

7   tibia and fibula

8   tarsals and metatarsals

9   other

      Pelvic bones

      Phalanges (of foot) (of hand)

      Vertebrae

78.0 **Bone graft**

[0-9]

Bone：

    bank graft

    graft (autogenous) (heterogenous)

That with debridement of bone graft site (removal of sclerosed, fibrous or necrotic bone or tissue)

Transplantation of bone

Code also：any excision of bone for graft (77.70-77.79)

Excludes：that for bone lengthening (78.30-78.39)

78.1 **Application of external fixator device**

[0-9]

Fixator with insertion of pins/wires/screws into bone

Code also：any type of fixator device, if known (84.71-84.73)

颅骨(01.01-02.99)

下列四位数细目用于78节中适当亚目以标明部位。在第一个编码下的括号中列出有效的四位数细目。

0   未特指的部位

1   肩胛骨,锁骨和胸廓[肋骨和胸骨]

2   肱骨

3   桡骨和尺骨

4   腕骨和掌骨

5   股骨

6   髌骨

7   胫骨和腓骨

8   跗骨和跖骨

9   其他

      盆骨

      手指骨,足趾骨

      椎骨

78.0 **骨移植术**

[0-9]

骨：

    库移植术

    移植术(自体的)(异种的)

骨移植术伴骨移植术部位清创术(去除硬结的,纤维化的或坏死的骨或组织)

骨移植术

另编码：任何为了移植术的骨切除(77.70-77.79)

不包括：用于骨延伸术(78.30-78.39)

78.1 **使用外固定器装置**

[0-9]

固定支架伴骨内轴钉、钢丝和螺丝的置入

另编码：任何类型的固定装置(84.71-84.73)

Excludes：other immobilization，pressure，and attention to wound（93.51-93.59）

不包括：其他对伤口的固定,加压和照料（93.51-93.59）

78.2 **Limb shortening procedures**

［0,2-5,7-9］

Epiphyseal stapling

Open epiphysiodesis

Percutaneous epiphysiodesis

Resection/osteotomy

78.2 肢体缩短手术

［0,2-5,7-9］

骨骺钉合术

开放性骺骨干固定术

经皮骺骨干固定术

部分切除术或骨切开术

78.3 **Limb lengthening procedures**

［0,2-5,7-9］

Bone graft with or without internal fixation devices or osteotomy

Distraction technique with or without corticotomy/osteotomy

Code also：any application of an external fixation device（78.10-78.19）

78.3 肢体延伸术

［0,2-5,7-9］

骨移植术伴或不伴内固定装置或骨切开术

骨分开术伴或不伴皮质骨切开术

另编码：任何使用外固定装置（78.10-78.19）

78.4 **Other repair or plastic operations on bone**

［0-9］

Other operation on bone NEC

Repair of malunion or nonunion fracture NEC

Excludes：application of external fixation device（78.10-78.19）

limb lengthening procedures（78.30-78.39）

limb shortening procedures（78.20-78.29）

osteotomy（77.3）

reconstruction of thumb（82.61-82.69）

repair of pectus deformity（34.74）

repair with bone graft（78.00-78.09）

78.4 骨的其他修补术或整形术

［0-9］

骨的其他手术 NEC

骨连接不正或骨折不愈合的修补术 NEC

不包括：使用外固定装置（78.10-78.19）

肢体延长术（78.30-78.39）

肢体缩短术（78.20-78.29）

骨切开术（77.3）

拇指重建术（82.61-82.69）

胸变形修补术（34.74）

修补术伴骨移植（78.00-78.09）

78.5 **Internal fixation of bone without fracture reduction**

［0-9］

Internal fixation of bone（prophylactic）

Reinsertion of internal fixation device

78.5 骨内固定不伴骨折复位术

［0-9］

骨内固定（预防性）

内固定装置再置入

Revision of displaced or broken fixation device

Excludes：arthroplasty and arthrodesis （81.00-81.85）

 bone graft（78.00-78.09）

 limb shortening procedures（78.20-78.29）

 that for fracture reduction （79.10-79.19，79.30-79.59）

| 78.6 | **Removal of implanted devices from bone** |

[0-9]

External fixator device（invasive）

Internal fixation device

Removal of bone growth stimulator（invasive）

Removal of internal limb lengthening device

Excludes：removal of cast，splint，and traction device （Kirschner wire） （Steinmann pin）（97.88）

 removal of skull tongs or halo traction device（02.95）

| 78.7 | **Osteoclasis** |

[0-9]

| 78.8 | **Diagnostic procedures on bone, not elsewhere classified** |

[0-9]

Excludes：biopsy of bone （77.40-77.49）

 magnetic resonance imaging（88.94）

 microscopic examination of specimen from bone（91.51-91.59）

 radioisotope scan（92.14）

 skeletal x-ray（87.21-87.29，87.43，88.21-88.33）

 thermography（88.83）

| 78.9 | **Insertion of bone growth stimulator** |

[0-9]

Insertion of：

固定装置移位或折断的修复术

不包括：关节成形术和关节固定术 （81.00-81.85）

 骨移植(78.00-78.09)

 肢体缩短手术(78.20-78.29)

 用于骨折复位术(79.10-79.19,79.30-79.59)

| 78.6 | **骨置入装置去除** |

[0-9]

外固定器装置(侵入性)

内固定装置

去除骨生长刺激器(侵入性)

去除肢体内部延长装置

不包括：去除石膏管型、夹板和牵引装置 （基尔希讷钢丝）（斯坦曼导钉） （97.88）

 去除颅钳或环状钳牵引装置(02.95)

| 78.7 | **折骨术** |

[0-9]

| 78.8 | **骨诊断性操作 NEC** |

[0-9]

不包括：骨活组织检查(77.40-77.49)

 磁共振成像(88.94)

 骨标本的显微镜检查(91.51-91.59)

 放射性同位素扫描(92.14)

 骨骼 X 线 （87.21-87.29，87.43，88.21-88.33）

 热影像图(88.83)

| 78.9 | **骨生长刺激器的置入** |

[0-9]

置入：

bone stimulator （electrical） to aid bone healing

骨刺激器(电子的)帮助骨愈合

osteogenic electrodes for bone growth stimulation

骨源性电极用于骨生长刺激

totally implanted device （invasive）

全部置入装置(侵入性)

Excludes：non-invasive （transcutane-ous）（surface） stimulator （99.86）

不包括：非侵入性(经皮的)(表面)刺激器 (99.86)

79 Reduction of fracture and dislocation

79 骨折和脱位复位术

Includes：application of cast or splint reduction with insertion of traction device （Kirschner wire）（Steinmann pin）

包括：使用石膏管型、夹板复位术伴牵引装置的置入(基尔希讷钢丝)(斯坦曼导钉)

Code also any：

另编码任何：

application of external fixator device （78.10-78.19）

使用外固定器装置(78.10-78.19)

type of fixator device， if known （84.71-84.73）

固定装置的类型(84.71-84.73)

Excludes：external fixation alone for immobilization of fracture （93.51-93.56，93.59）

不包括：单纯外固定用于骨折固定 (93.51-93.56，93.59)

internal fixation without reduction of fracture （78.50-78.59）

内固定不伴骨折复位术(78.50-78.59)

operations on：

手术：

facial bones （76.70-76.79）

面骨(76.70-76.79)

nasal bones （21.71-21.72）

鼻骨(21.71-21.72)

orbit （76.78-76.79）

眼眶(76.78-76.79)

skull （02.02）

颅骨(02.02)

vertebrae （03.53）

椎骨(03.53)

removal of cast or splint （97.88）

去除石膏管型、夹板(97.88)

replacement of cast or splint （97.11-97.14）

置换石膏管型、夹板(97.11-97.14)

traction alone for reduction of fracture （93.41-93.46）

单纯牵引用于骨折复位术(93.41-93.46)

The following fourth-digit subclassification is for use with appropriate categories in section 79 to identify the site. Valid fourth-digit categories are in [brackets] under each code.

下列四位数细目用于 79 节中适当亚目以标明部位。在第一个编码下的括号中列出有效的四位数细目。

0　unspecified site

0　未特指的部位

1	humerus	1	肱骨
2	radius and ulna	2	桡骨和尺骨
	Arm NOS		臂 NOS
3	carpals and metacarpals	3	腕骨和掌骨
	Hand NOS		手 NOS
4	phalanges of hand	4	手指
5	femur	5	股骨
6	tibia and fibula	6	胫骨和腓骨
	Leg NOS		腿 NOS
7	tarsals and metatarsals	7	跗骨和跖骨
	Foot NOS		足 NOS
8	phalanges of foot	8	趾
9	other specified bone	9	其他特指骨

79.0 Closed reduction of fracture without internal fixation

[0-9]

Excludes：that for separation of epiphysis (79.40-79.49)

79.0 骨折闭合性复位术不伴内固定

[0-9]

不包括：用于骨骺分离(79.40-79.49)

79.1 Closed reduction of fracture with internal fixation

[0-9]

Excludes：that for separation of epiphysis (79.40-79.49)

79.1 骨折闭合性复位术伴内固定

[0-9]

不包括：用于骨骺分离(79.40-79.49)

79.2 Open reduction of fracture without internal fixation

[0-9]

Excludes：that for separation of epiphysis (79.50-79.59)

79.2 骨折开放性复位术不伴内固定

[0-9]

不包括：用于骨骺分离(79.50-79.59)

79.3 Open reduction of fracture with internal fixation

[0-9]

Excludes：that for separation of epiphysis (79.50-79.59)

79.3 骨折开放性复位术伴内固定

[0-9]

不包括：用于骨骺分离(79.50-79.59)

79.4 Closed reduction of separated epiphysis

[0-2,5,6,9]

79.4 骨骨骺分离的闭合性复位术

[0-2,5,6,9]

Reduction with or without internal fixation

复位术伴或不伴内固定

79.5 **Open reduction of separated epiphysis**

[0-2,5,6,9]

Reduction with or without internal fixation

79.5 骨骺分离的开放性复位术

[0-2,5,6,9]

复位术伴或不伴内固定

79.6 **Debridement of open fracture site**

[0-9]

Debridement of compound fracture

79.6 开放性骨折部位的清创术

[0-9]

开放性骨折的清创术

79.7 **Closed reduction of dislocation**

Includes：closed reduction（with external traction device）

Excludes：closed reduction of dislocation of temporomandibular joint (76.93)

79.7 闭合性脱位复位术

包括：闭合性复位术（伴外牵引装置）

不包括：颞下颌关节脱位的闭合性复位术（76.93）

79.70　Closed reduction of dislocation of unspecified site

79.70　未特指的部位脱位的闭合性复位术

79.71　Closed reduction of dislocation of shoulder

79.71　肩脱位闭合性复位术

79.72　Closed reduction of dislocation of elbow

79.72　肘脱位闭合性复位术

79.73　Closed reduction of dislocation of wrist

79.73　腕脱位闭合性复位术

79.74　Closed reduction of dislocation of hand and finger

79.74　手和指脱位的闭合性复位术

79.75　Closed reduction of dislocation of hip

79.75　髋脱位闭合性复位术

79.76　Closed reduction of dislocation of knee

79.76　膝脱位闭合性复位术

79.77　Closed reduction of dislocation of ankle

79.77　踝脱位闭合性复位术

79.78　Closed reduction of dislocation of foot and toe

79.78　足和趾脱位的闭合性复位术

79.79　Closed reduction of dislocation of other specified sites

79.79　其他特指部位脱位的闭合性复位术

79.8 **Open reduction of dislocation**

Includes：open reduction（with internal and external fixation devices）

Excludes：open reduction of dislocation of temporomandibular joint (76.94)

79.8 脱位开放性复位术

包括：开放性复位术（伴内固定装置和外固定装置）

不包括：颞下颌关节脱位的开放性复位术（76.94）

79.80　Open reduction of dislocation of unspecified site

79.80　未特指的部位脱位的开放性复位术

79.81　Open reduction of dislocation of shoulder

79.81　肩脱位开放性复位术

79.82　Open reduction of dislocation of elbow

79.82　肘脱位开放性复位术

79.83　Open reduction of dislocation of wrist	79.83　腕脱位开放性复位术
79.84　Open reduction of dislocation of hand and finger	79.84　手和指脱位开放性复位术
79.85　Open reduction of dislocation of hip	79.85　髋脱位开放性复位术
79.86　Open reduction of dislocation of knee	79.86　膝脱位开放性复位术
79.87　Open reduction of dislocation of ankle	79.87　踝脱位开放性复位术
79.88　Open reduction of dislocation of foot and toe	79.88　足和趾脱位的开放性复位术
79.89　Open reduction of dislocation of other specified sites	79.89　其他特指部位脱位的开放性复位术

79.9 **Unspecified operation on bone injury**
［0-9］

79.9 **骨损伤的未特指手术**
［0-9］

80 **Incision and excision of joint structures**

80 **关节结构的切开术和切除术**

Includes：operations on：
　　capsule of joint
　　cartilage
　　condyle
　　ligament
　　meniscus
　　synovial membrane
Excludes：cartilage of：
　　ear（18.01-18.9）
　　nose（21.00-21.99）
　　　temporomandibular joint（76.01-76.99）

The following fourth-digit subclassification is for use with appropriate categories in section 80 to identify the site：

包括：手术：
　　关节囊
　　软骨
　　髁
　　韧带
　　半月板
　　滑膜
不包括：软骨：
　　耳（18.01-18.9）
　　鼻（21.00-21.99）
　　颞下颌关节（76.01-76.99）

下列四位数细目用于第80节中适当亚目以标明部位：

0　unspecified site		0　未特指的部位	
1　shoulder		1　肩	
2　elbow		2　肘	
3　wrist		3　腕	
4　hand and finger		4　手和指	
5　hip		5　髋	
6　knee		6　膝	
7　ankle		7　踝	
8　foot and toe		8　足和趾	
9　other specified sites		9　其他特指部位	

Spine

脊柱

80.0 **Arthrotomy for removal of prosthesis**

[0-9]

Code also any：

insertion of （cement）（joint） spacer
（84.56）

removal of （cement）（joint） spacer
（84.57）

80.0 关节切开术用于去除假体

[0-9]

另编码任何：

（水泥）（关节）填充物置入（84.56）

填充物（水泥）（关节）去除（84.57）

80.1 **Other arthrotomy**

[0-9]

Arthrostomy

Excludes：that for：

arthrography（88.32）

arthroscopy（80.20-80.29）

injection of drug（81.92）

operative approach — omit code

80.1 其他关节切开术

[0-9]

关节造口术

不包括：用于：

关节造影术（88.32）

关节镜检查（80.20-80.29）

注射药物（81.92）

手术入路—省略编码

80.2 **Arthroscopy**

[0-9]

80.2 关节镜检查

[0-9]

80.3 **Biopsy of joint structure**

[0-9]

Aspiration biopsy

80.3 关节结构的活组织检查

[0-9]

抽吸活组织检查

80.4 **Division of joint capsule, ligament, or cartilage**

[0-9]

Goldner clubfoot release

Heyman-Herndon（-Strong） correction
of metatarsus varus

Release of：

adherent or constrictive joint capsule

joint

ligament

Excludes：symphysiotomy to assist de-
livery（73.94）

that for：

carpal tunnel syndrome（04.43）

tarsal tunnel syndrome（04.44）

80.4 切断关节囊、韧带或软骨

[0-9]

戈德纳畸形足松解术

海曼-赫恩登(-斯特朗)内翻跖矫正术

松解术：

粘连或缩窄性关节囊

关节

韧带

不包括：耻骨联合切开助产(73.94)

用于：

腕管综合征(04.43)

跗管综合征(04.44)

80.5 **Excision or destruction of intervertebral disc**

80.50　Excision or destruction of intervertebral disc，unspecified

Unspecified as to excision or destruction

80.51　Excision of intervertebral disc

Diskectomy

Removal of herniated nucleus pulposus

Level：

cervical

thoracic

lumbar (lumbosacral)

That by laminotomy or hemilaminectomy

That with decompression of spinal nerve root at same level

Requires additional code for any concomitant decompression of spinal nerve root at different level from excision site

Code also：any concurrent spinal fusion (81.00-81.08)

Excludes：that for insertion of (non-fusion) spinal disc replacement device (84.60-84.69)

that with corpectomy, (vertebral) (80.99)

intervertebral chemonucleolysis (80.52)

laminectomy for exploration of intraspinal canal (03.09)

laminotomy for decompression of spinal nerve root only (03.09)

80.52　Intervertebral chemonucleolysis

With aspiration of disc fragments

With diskography

Injection of proteolytic enzyme into intervertebral space (chymopapain)

Excludes： injection of anesthetic substance(03.91)

injection of other substances (03.92)

80.59　Other destruction of intervertebral disc

80.5 **椎间盘切除术或破坏术**

80.50　椎间盘切除术或破坏术，未特指的

未特指切除术或破坏术

80.51　椎间盘切除术

椎间盘切除术

去除疝出的髓核

水平：

颈的

胸的

腰(腰骶部)的

椎板切开或半椎板切除的椎间盘切除术

椎间盘切除术伴同一水平的脊髓神经根减压术

对任何切除部位的不同水平伴随有脊髓神经根减压术,需要编附加编码

另编码:任何同时进行的脊柱融合(81.00-81.08)

不包括:用于(非融合)椎间盘置换装置的置入 (84.60-84.69)

伴椎体切除术(脊椎的)(80.99)

椎间盘化学溶解术(80.52)

椎板切除术用于椎管内探查术(03.09)

椎板切开术仅用于脊髓神经根减压术 (03.09)

80.52　椎间盘化学溶解术

伴椎间盘碎片抽吸

伴椎间盘造影术

椎间盘间隙注射蛋白分解酶(木瓜凝乳蛋白酶)

不包括:注射麻醉药(03.91)

注射其他药物(03.92)

80.59　椎间盘的其他破坏术

Destruction NEC

That by laser

破坏术 NEC

激光椎间盘破坏术

80.6 **Excision of semilunar cartilage of knee**

Excision of meniscus of knee

80.6 膝半月软骨切除术

膝半月板切除术

80.7 **Synovectomy**

[0-9]

Complete or partial resection of synovial membrane

Excludes：excision of Baker's cyst (83.39)

80.7 滑膜切除术

[0-9]

滑膜全部或部分切除术

不包括：贝克囊肿切除术(83.39)

80.8 **Other local excision or destruction of lesion of joint**

[0-9]

80.8 关节病损的其他局部切除术或破坏术

[0-9]

80.9 **Other excision of joint**

[0-9]

Excludes：cheilectomy of joint (77.80-77.89)

excision of bone ends (77.80-77.89)

80.9 关节的其他切除术

[0-9]

不包括：关节凿骨术(77.80-77.89)

骨端切除术(77.80-77.89)

81 **Repair and plastic operations on joint structures**

81 关节结构的修补术和整形术

81.0 **Spinal fusion**

Code also any：insertion of interbody spinal fusion device (84.51)

insertion of recombinant bone morphogenetic protein (84.52)

the total number of vertebrae fused (81.62-81.64)

Includes：arthrodesis of spine with：

bone graft

internal fixation

Excludes：correction of pseudarthrosis of spine (81.30- 81.39)

refusion of spine (81.30-81.39)

81.0 脊柱融合术

另编码任何：椎体脊椎融合装置置入 (84.51)

其他重组骨形态形成蛋白的置入 (84.52)

融合椎骨的总数 (81.62-81.64)

包括：脊柱关节固定术用：

骨移植术

内固定

不包括：脊柱假关节矫正术 (81.30-81.39)

脊柱再融合 (81.30-81.39)

81.00　Spinal fusion，not otherwise specified

81.01　Atlas-axis spinal fusion

81.00　脊柱融合 NOS

81.01　寰-枢脊柱融合

Craniocervical fusion by anterior, transoral, or posterior technique

前路、经口或后路的颅颈融合

C_1-C_2 fusion by anterior, transoral, or posterior technique

前路、经口或后路的 C_1-C_2 融合

Occiput C_2 fusion by anterior, transoral, or posterior technique

前路、经口或后路的枕骨 C_2 融合

81.02　Other cervical fusion, anterior technique

Arthrodesis of C_2 level or below：
anterior (interbody) technique
anterolateral technique

81.02　前路其他颈(椎)融合
C_2 水平或低于 C_2 水平的关节固定术：
前路(椎体)法
后外侧路法

81.03　Other cervical fusion, posterior technique

Arthrodesis of C_2 level or below：
posterior (interbody) technique
posterolateral technique

81.03　其他颈(椎)融合,后路法
C_2 水平或低于 C_2 水平的关节固定术：
后路(椎体)法
后外侧路法

81.04　Dorsal and dorsolumbar fusion, anterior technique

Arthrodesis of thoracic or thoracolumbar region：
anterior (interbody) technique
anterolateral technique

81.04　背和背腰(脊柱)融合,前路法

胸或胸腰区的关节固定术：

前路(椎体)法
后外侧路法

81.05　Dorsal and dorsolumbar fusion, posterior technique

Arthrodesis of thoracic or thoracolumbar region：
posterior (interbody) technique
posterolateral technique

81.05　背和背腰(脊柱)融合,后路法

胸或胸腰区的关节固定术：

后路(椎体)法
后外侧路法

81.06　Lumbar and lumbosacral fusion, anterior technique

Anterior lumbar interbody fusion (ALIF)

Arthrodesis of lumbar or lumbosacral region：
anterior (interbody) technique
anterolateral technique

81.06　腰和腰骶部(脊柱)融合,前路法

前路腰椎体融合(ALIF)

腰或腰骶部区的关节固定术：

前路(椎体)法
后外侧路法

81.07　Lumbar and lumbosacral fusion, lateral transverse process technique

81.07　腰和腰骶部(脊柱)融合,外侧横突法

81.08　Lumbar and lumbosacral fusion, posterior technique

Arthrodesis of lumbar or lumbosacral region：
posterior (interbody) technique
posterolateral technique

81.08　腰和腰骶部(脊柱)融合,后路法

腰或腰骶部区的关节固定术：

后路(椎体)法
后外侧路法

Posterior lumbar interbody fusion (PLIF)	后路腰椎体融合(PLIF)
Transforaminal lumbar interbody fusion (TLIF)	经椎间孔入路腰椎体融合(TLIF)

81.1 **Arthrodesis and arthroereisis of foot and ankle**

81.1 足和踝关节固定术和关节制动术

Includes：arthrodesis of foot and ankle with：

包括：足和踝关节固定术用：

    bone graft

    骨移植物

    external fixation device

    外固定装置

81.11	Ankle fusion	81.11	踝融合术
	Tibiotalar fusion		胫距骨融合术
81.12	Triple arthrodesis	81.12	三关节固定术
	Talus to calcaneus and calcaneus to cuboid and navicular		距骨至跟骨和跟骨至骰骨和舟状骨
81.13	Subtalar fusion	81.13	距骨下融合术
	Excludes：arthroereisis（81.18）		**不包括**：关节制动术（81.18）
81.14	Midtarsal fusion	81.14	跗骨间融合术
81.15	Tarsometatarsal fusion	81.15	跗跖融合术
81.16	Metatarsophalangeal fusion	81.16	跖趾融合术
81.17	Other fusion of foot	81.17	足的其他融合术
81.18	Subtalar joint arthroereisis	81.18	距下关节关节制动术

81.2 **Arthrodesis of other joint**

81.2 其他关节的关节固定术

Includes：arthrodesis with：

包括：关节固定术用：

    bone graft

    骨移植物

    external fixation device

    外固定装置

    excision of bone ends and compression

    骨端切除和加压

81.20	Arthrodesis of unspecified joint	81.20	未特指关节的关节固定术
81.21	Arthrodesis of hip	81.21	髋关节固定术
81.22	Arthrodesis of knee	81.22	膝关节固定术
81.23	Arthrodesis of shoulder	81.23	肩关节固定术
81.24	Arthrodesis of elbow	81.24	肘关节固定术
81.25	Carporadial fusion	81.25	腕桡融合术
81.26	Metacarpocarpal fusion	81.26	掌腕融合术
81.27	Metacarpophalangeal fusion	81.27	掌指融合术
81.28	Interphalangeal fusion	81.28	指间融合术
81.29	Arthrodesis of other specified joints	81.29	其他特指关节的关节固定术

81.3 **Refusion of spine**

81.3 脊柱再融合

Includes：arthrodesis of spine with：

包括：脊柱关节固定术用

bone graft	骨移植物
internal fixation	内固定
correction of pseudarthrosis of spine	脊柱假关节矫正术

Code also：any insertion of interbody spinal fusion device (84.51)

　　any insertion of recombinant bone morphogenetic protein (84.52)

　　the total number of vertebrae fused (81.62-81.64)

另编码：任何椎体脊椎融合装置置入 (84.51)

　　任何重组骨形态形成蛋白的置入 (84.52)

　　融合椎骨的总数(81.62-81.64)

81.30　Refusion of spine, not otherwise specified

81.30　脊柱再融合术 NOS

81.31　Refusion of atlas-axis spine

Craniocervical fusion by anterior, transoral, or posterior technique

C_1-C_2 fusion by anterior, transoral, or posterior technique

Occiput C_2 fusion by anterior, transoral, or posterior technique

81.31　寰-枢脊柱再融合术

前路、经口或后路的颅颈融合

前路、经口或后路的 C_1-C_2 融合

前路、经口或后路的枕骨 C_2 融合

81.32　Refusion of other cervical spine, anterior technique

Arthrodesis of C_2 level or below：

anterior (interbody) technique

anterolateral technique

81.32　其他颈脊柱,前路法的再融合术

C_2 水平或低于 C_2 水平的关节固定术：

前路(椎体)法

前侧路法

81.33　Refusion of other cervical spine, posterior technique

Arthrodesis of C_2 level or below：

posterior (interbody) technique

posterolateral technique

81.33　其他颈脊柱的再融合术,后路法

C_2 水平或低于 C_2 水平的关节固术：

后路(椎体)法

后外侧路法

81.34　Refusion of dorsal and dorsolumbar spine, anterior technique

Arthrodesis of thoracic or thoracolumbar region：

anterior (interbody) technique

anterolateral technique

81.34　背和背腰脊柱再融合术,前路法

胸或胸腰区关节固定术：

前路(椎体)法

前侧路法

81.35　Refusion of dorsal and dorsolumbar spine, posterior technique

Arthrodesis of thoracic or thoracolumbar region：

posterior (interbody) technique

posterolateral technique

81.35　背和背腰脊柱再融合术,后路法

胸或胸腰区关节固定术：

后路(椎体)法

后外侧路法

81.36　Refusion of lumbar and lumbosacral spine, anterior technique

81.36　腰和腰骶部脊柱再融合术,前路法

Anterior lumbar interbody fusion (ALIF)　前路腰椎体融合(ALIF)

Arthrodesis of lumbar or lumbosacral region：　腰或腰骶部区关节固定术：

anterior (interbody) technique　　前路(椎体)法
anterolateral technique　　前侧路法

81.37　Refusion of lumbar and lumbosacral spine，lateral transverse process technique　81.37　腰和腰骶部脊柱再融合术,外侧横突法

81.38　Refusion of lumbar and lumbosacral spine，posterior technique　81.38　腰和腰骶部脊柱再融合术,后路法

Arthrodesis of lumbar or lumbosacral region：　腰或腰骶部区关节固定术：

posterior (interbody) technique　　后路(椎体)法
posterolateral technique　　后外侧路法

Posterior lumbar interbody fusion (PLIF)　后路腰椎体融合(PLIF)

Transforaminal lumbar interbody fusion (TLIF)　经椎间孔入路腰椎体融合(TLIF)

81.39　Refusion of spine，not elsewhere classified　81.39　脊柱再融合术 NEC

81.4　Other repair of joint of lower extremity　**81.4　下肢关节的其他修补术**

Includes：arthroplasty of lower extremity with：　**包括**：下肢关节成形术用：

external traction or fixation　　外牵引或固定
graft of bone (chips) or cartilage　　骨(瓣)或软骨移植物
internal fixation device　　内固定装置

81.40　Repair of hip，not elsewhere classified　81.40　髋修补术 NEC

81.42　Five-in-one repair of knee　81.42　膝五合一修补术

Medial meniscectomy，medial collateral ligament repair，vastus medialis advancement，semitendinosus advancement，and pes anserinus transfer　内侧半月板切除术、内侧副韧带修补术、股内侧肌徙前术、半腱肌徙前术和鹅足转移

81.43　Triad knee repair　81.43　膝关节三联修补术

Medial meniscectomy with repair of the anterior cruciate ligament and the medial collateral ligament　内侧半月板切除术伴前交叉韧带和内侧副韧带修补术

O'Donoghue procedure　奥多诺手术

81.44　Patellar stabilization　81.44　髌骨稳定术

Roux-Goldthwait operation for recurrent dislocation of patella　鲁-戈德思韦特手术用于髌骨复发性脱位

81.45　Other repair of the cruciate ligaments　81.45　交叉韧带的其他修补术

| 81.46 | Other repair of the collateral ligaments | 81.46 | 副韧带的其他修补术 |

81.47 Other repair of knee　　　　　　　81.47 膝关节的其他修补术

81.49 Other repair of ankle　　　　　　　81.49 踝关节的其他修补术

81.5 **Joint replacement of lower extremity**

81.5 下肢关节置换术

Includes：arthroplasty of lower extremity with：

包括:下肢关节成形术用:

external traction or fixation

外牵引或固定

graft of bone (chips) or cartilage

骨(瓣)或软骨移植术

internal fixation device or prosthesis

内固定装置或假体

removal of cement spacer

去除水泥隔片

81.51 Total hip replacement

81.51 全部髋关节置换

Replacement of both femoral head and acetabulum by prosthesis

双股骨头和髋臼用假体置换

Total reconstruction of hip

髋关节全部重建术

Code also：any type of bearing surface, if known (00.74-00.76)

另编码:任何类型的轴面(00.74-00.76)

81.52 Partial hip replacement

81.52 髋关节部分置换

Bipolar endoprosthesis

双极内用假体

Code also：any type of bearing surface, if known (00.74-00.76)

另编码:任何类型的轴面(00.74-00.76)

81.53 Revision of hip replacement，not otherwise specified

81.53 髋关节置换修正术 NOS

Revision of hip replacement, not specified as to components (s) replaced, (acetabular, femoral or both)

髋置换修正术,未指出替换的成分,(髋臼的,股骨的或两者)

Code also any：

另编码任何:

removal of (cement) (joint) spacer (84.57)

去除填充物(水泥)(关节)(84.57)

type of bearing surface, if known (00.74-00.76)

任何类型的轴面(00.74-00.76)

Excludes：revision of hip replacement, components specified (00.70-00.73)

不包括:髋置换术,特指成分(00.70-00.73)

81.54 Total knee replacement

81.54 全部膝关节置换

Bicompartmental

双间隔的

Tricompartmental

三间隔的

Unicompartmental (hemijoint)

单间隔的(半关节)

81.55 Revision of knee replacement，not otherwise specified

81.55 膝关节置换修正术 NOS

Code also：any removal of (cement) spacer (84.57)

另编码:去除任何填充物(水泥)(关节)(84.57)

Excludes：arthrodesis of knee (81.22)

不包括:膝关节固定术(81.22)

revision of knee replacement, components specified (00.80-00.84)

81.56　Total ankle replacement

81.57　Replacement of joint of foot and toe

81.59　Revision of joint replacement of lower extremity, not elsewhere classified

81.6　Other procedures on spine

Note：Number of vertebrae

The vertebral spine consists of 25 vertebrae in the following order and number：

Cervical：C_1（atlas），C_2（axis），C_3，C_4，C_5，C_6，C_7

Thoracic or Dorsal：T_1，T_2，T_3，T_4，T_5，T_6，T_7，T_8，T_9，T_{10}，T_{11}，T_{12}

Lumbar and Sacral：L_1，L_2，L_3，L_4，L_5，S_1

Coders should report only one code from the series 81.62 or 81.63 or 81.64 to show the total number of vertebrae fused on the patient.

Code also：the level and approach of the fusion or refusion （81.00-81.08, 81.30-81.39）

81.62　Fusion or refusion of 2-3 vertebrae

81.63　Fusion or refusion of 4- 8 vertebrae

81.64　Fusion or refusion of 9 or more vertebrae

81.65　Vertebroplasty

Injection of bone void filler （cement）（polymethylmethacrylate）（PMMA） into the diseased or fractured vertebral body

Excludes：kyphoplasty （81.66）

81.66　Kyphoplasty

Insertion of inflatable balloon, bone tamp, or other device to create a cavity for partial restoration of height of diseased or fractured vertebral body prior to injection of bone void filler （cement）（polymethylmethacrylate）（PMMA）

膝置换修正术，特指成分（00.80-00.84）

81.56　踝关节全部置换

81.57　足和趾关节置换

81.59　下肢关节置换修复术 NEC

81.6　脊柱的其他操作

注：椎骨数

脊椎25块椎骨按顺序和编号：

颈：C_1（寰椎），C_2（枢椎），C_3，C_4，C_5，C_6，C_7

胸或背：T_1，T_2，T_3，T_4，T_5，T_6，T_7，T_8，T_9，T_{10}，T_{11}，T_{12}

腰和骶：L_1，L_2，L_3，L_4，L_5，S_1

编码员应报告 81.62 或 81.63 或 81.64 之一的编码指明患者融合椎骨的总数。

另编码：融合或再融合的脊椎水平和入路（81.00-81.08，81.30-81.39）

81.62　2～3 个椎骨融合或再融合

81.63　4～8 个椎骨融合或再融合

81.64　9 个或更多椎骨的融合或再融合

81.65　椎骨成形术

骨空隙填补物注入有病或骨折的椎体（水泥）（多甲基甲基丙烯酸酯）（聚甲基丙烯甲酯）

不包括：脊柱后凸成形术（81.66）

81.66　脊柱后凸成形术

在注射骨空隙填补物（水泥）（聚甲基丙烯酸甲酯）（PMMA）之前，置入膨胀球囊、骨堵塞或其他装置以创建空洞，用于部分修补有病或骨折的椎体的高度。

Excludes：vertebroplasty（81.65）

不包括：椎骨成形术(81.65)

81.7 **Arthroplasty and repair of hand, fingers and wrist**

Includes：arthroplasty of hand and finger with：

external traction or fixation

graft of bone（chips）or cartilage

internal fixation device or prosthesis

Excludes：operations on muscle，tendon and fascia of hand（82.01-82.99）

81.71　Arthroplasty of metacarpophalangeal and interphalangeal joint with implant

81.72　Arthroplasty of metacarpophalangeal and interphalangeal joint without implant

81.73　Total wrist replacement

81.74　Arthroplasty of carpocarpal or carpometacarpal joint with implant

81.75　Arthroplasty of carpocarpal or carpometacarpal joint without implant

81.79　Other repair of hand，fingers and wrist

81.8 **Arthroplasty and repair of shoulder and elbow**

Includes：arthroplasty of upper limb NEC with：

external traction or fixation

graft of bone（chips）or cartilage

internal fixation device or prosthesis

81.80　Total shoulder replacement

81.81　Partial shoulder replacement

81.82　Repair of recurrent dislocation of shoulder

81.83　Other repair of shoulder

Revision of arthroplasty of shoulder

81.84　Total elbow replacement

81.85　Other repair of elbow

81.9 **Other operations on joint structures**

81.91　Arthrocentesis

Joint aspiration

Excludes：that for：

arthrography（88.32）

81.7 手、指和腕关节成形术和修补术

包括：手和指关节成形术用：

外牵引或固定

骨（瓣）或软骨移植物

内固定装置或假体

不包括：手部肌，腱和筋膜手术（82.01-82.99）

81.71　掌指关节和指间关节成形术伴植入

81.72　掌指关节和指间关节成形术不伴植入

81.73　腕关节全部置换

81.74　腕腕关节或腕掌关节成形术伴植入

81.75　腕腕关节或腕掌关节成形术不伴植入

81.79　手、指和腕关节的其他修补术

81.8 肩和肘关节成形术和修补术

包括：上肢关节成形术 NEC 用：

外牵引或固定

骨（瓣）或软骨移植物

内固定装置或假体

81.80　肩关节全部置换

81.81　肩关节部分置换

81.82　复发性肩脱位的修补术

81.83　肩关节的其他修补术

肩关节成形的返修术

81.84　肘关节全部置换

81.85　肘关节的其他修补术

81.9 关节结构的其他手术

81.91　关节穿刺术

关节抽吸

不包括：为了：

关节造影术（88.32）

biopsy of joint structure (80.30-80.39)

injection of drug (81.92)

81.92　Injection of therapeutic substance into joint or ligament

81.93　Suture of capsule or ligament of upper extremity

　　Excludes：that associated wit arthroplasty (81.71-81.75，81.80-81.81，81.84)

81.94　Suture of capsule or ligament of ankle and foot

　　Excludes：that associated wit arthroplasty (81.56-81.59)

81.95　Suture of capsule or ligament of other lower extremity

　　Excludes：that associated wit arthroplasty (81.51-81.55，81.59)

81.96　Other repair of joint

81.97　Revision of joint replacement of upper extremity

　　Partial

　　Removal of cement spacer

　　Total

81.98　Other diagnostic procedures on joint structures

　　Excludes：arthroscopy (80.20-80.29)

　　　biopsy of joint structure (80.30-80.39)

　　　microscopic examination of specimen from joint (91.51-91.59)

　　　thermography (88.83)

　　　x-ray (87.21-87.29，88.21-88.33)

81.99　Other

82　Operations on muscle, tendon, and fascia of hand

　　Includes：operations on：

　　　aponeurosis

　　　synovial membrane (tendon sheath)

　　　tendon sheath

关节结构的活组织检查(80.30-80.39)

药物注射(81.92)

81.92　关节或韧带治疗性药物注射

81.93　上肢关节囊或韧带缝合术

　　不包括：同时伴有关节成形术(81.71-81.75，81.80-81.81，81.84)

81.94　踝关节和足关节囊或韧带缝合术

　　不包括：同时伴关节成形术(81.56-81.59)

81.95　其他下肢关节囊或韧带缝合术

　　不包括：同时伴关节成形术(81.51-81.55，81.59)

81.96　关节其他修补术

81.97　上肢关节置换修正术

　　部分

　　去除水泥隔片

　　全部

81.98　关节结构的其他诊断性操作

　　不包括：关节镜检查(80.20-80.29)

　　　关节结构的活组织检查(80.30-80.39)

　　　关节标本的显微镜检查(91.51-91.59)

　　　热影像图(88.83)

　　　X线检查(87.21-87.29，88.21-88.33)

81.99　其他

82　手部肌、腱和筋膜手术

　　包括：手术：

　　　腱膜

　　　滑膜(腱鞘)

　　　腱鞘

82.0　Incision of muscle, tendon, fascia, and bursa of hand

82.01　Exploration of tendon sheath of hand

Incision of tendon sheath of hand

Removal of rice bodies in tendon sheath of hand

Excludes：division of tendon（82.11）

82.02　Myotomy of hand

Excludes：myotomy for division（82.19）

82.03　Bursotomy of hand

82.04　Incision and drainage of palmar or thenar space

82.09　Other incision of soft tissue of hand

Excludes：incision of skin an subcutaneous tissue alone（86.01-86.09）

82.1　Division of muscle, tendon, and fascia of hand

82.11　Tenotomy of hand

Division of tendon of hand

82.12　Fasciotomy of hand

Division of fascia of hand

82.19　Other division of soft tissue of hand

Division of muscle of hand

82.2　Excision of lesion of muscle, tendon, and fascia of hand

82.21　Excision of lesion of tendon sheath of hand

Ganglionectomy of tendon sheath（wrist）

82.22　Excision of lesion of muscle of hand

82.29　Excision of other lesion of soft tissue of hand

Excludes：excision of lesion of skin and subcutaneous tissue（86.21-86.3）

82.3　Other excision of soft tissue of hand

Code also：any skin graft（86.61-86.62，86.73）

82.0　手部肌、腱、筋膜和黏液囊切开术

82.01　手腱鞘探查术

手腱鞘切开术

手腱鞘米粒样小体去除

不包括：肌腱切断(82.11)

82.02　手肌切开术

不包括：肌切开术用于切断术(82.19)

82.03　手黏液囊切开术

82.04　掌间隙或鱼际间隙切开引流术

82.09　手软组织的其他切开术

不包括：单纯皮肤和皮下组织切开术（86.01-86.09）

82.1　手部肌、腱和筋膜的切断术

82.11　手肌腱切开术

手肌腱切断

82.12　手筋膜切开术

手筋膜切断

82.19　手软组织的其他切断

手肌肉切断

82.2　手部肌、腱和筋膜病损切除术

82.21　手腱鞘病损切除术

腱鞘(腕)神经节切除术

82.22　手肌肉病损切除术

82.29　手软组织的其他病损切除术

不包括：皮肤和皮下组织病损切除术（86.21-86.3）

82.3　手软组织的其他切除术

另编码：任何皮肤移植术（86.61-86.62，86.73）

Excludes：excision of skin and subcuta-
　　neous tissue(86.21-86.3)

不包括：皮肤和皮下组织切除术(86.21-
　　86.3)

82.31　Bursectomy of hand

82.31　手黏液囊切除术

82.32　Excision of tendon of hand for graft

82.32　手肌腱切除术用做移植物

82.33　Other tenonectomy of hand

　　　　Tenosynovectomy of hand

　　　Excludes：excision of lesion of：

　　　　　tendon（82.29）

　　　　　sheath（82.21）

82.33　手的其他腱切开术

　　　　手腱鞘切除术

　　　不包括：病损切除术：

　　　　　腱(82.29)

　　　　　腱鞘(82.21)

82.34　Excision of muscle or fascia of hand for
　　　　graft

82.34　手肌或筋膜切除术用做移植物

82.35　Other fasciectomy of hand

　　　　Release of Dupuytren's contracture

　　　Excludes：excision of lesion of fascia
　　　　　（82.29）

82.35　手的其他筋膜切除术

　　　　杜普伊特伦挛缩(掌挛缩病)松解术

　　　不包括：筋膜病损切除术(82.29)

82.36　Other myectomy of hand

　　　Excludes：excision of lesion of muscle
　　　　　（82.22）

82.36　手的其他肌肉切除术

　　　不包括：肌病损切除术(82.22)

82.39　Other excision of soft tissue of hand

　　　Excludes：excision of skin（86.21-
　　　　　86.3)

　　　　　excision of soft tissue lesion（82.29）

82.39　手软组织的其他切除术

　　　不包括：皮肤切除术(86.21-86.3)

　　　　　软组织病损切除术(82.29)

82.4　**Suture of muscle, tendon, and fascia
　　　　of hand**

82.4　**手肌、腱和筋膜缝合术**

82.41　Suture of tendon sheath of hand

82.41　手腱鞘缝合术

82.42　Delayed suture of flexor tendon of hand

82.42　手屈肌腱延迟性缝合术

82.43　Delayed suture of other tendon of hand

82.43　手的其他肌腱延迟性缝合术

82.44　Other suture of flexor tendon of hand

　　　Excludes：delayed suture of flexor tendon
　　　　　of hand（82.42）

82.44　手屈肌腱的其他缝合术

　　　不包括：手屈肌腱延迟性缝合术(82.42)

82.45　Other suture of other tendon of hand

　　　Excludes：delayed suture of other tendon
　　　　　of hand（82.43）

82.45　手的其他肌腱其他缝合术

　　　不包括：手的其他肌腱延迟性缝合术
　　　　　(82.43)

82.46　Suture of muscle or fascia of hand

82.46　手肌肉或筋膜缝合术

82.5　**Transplantation of muscle and tendon
　　　　of hand**

82.5　**手肌肉和肌腱移植术**

82.51　Advancement of tendon of hand

82.51　手肌腱前徙术

82.52　Recession of tendon of hand

82.52　手肌腱后徙术

82.53　Reattachment of tendon of hand

82.53　手肌腱再附着

82.54　Reattachment of muscle of hand

82.54　手肌肉再附着

82.55　Other change in hand muscle or tendon length

82.55　手肌或腱长度的其他改变

82.56　Other hand tendon transfer or transplantation

82.56　其他手肌腱转移或移植术

  Excludes：pollicization of thumb (82.61)

  不包括:拇指整复术(82.61)

   transfer of finger, except thumb (82.81)

   手指转移,除外拇指(82.81)

82.57　Other hand tendon transposition

82.57　其他手肌腱移位术

82.58　Other hand muscle transfer or transplantation

82.58　其他手肌转移或移植术

82.59　Other hand muscle transposition

82.59　其他手肌移位术

82.6　**Reconstruction of thumb**

82.6　**拇指重建术**

  Includes：digital transfer to act as thumb

  包括:指(趾)移植做拇指

  Code also：any amputation for digital transfer (84.01, 84.11)

  另编码:任何截断术用于指(趾)移植 (84.01, 84.11)

82.61　Pollicization operation carrying over nerves and blood supply

82.61　保留神经和血供应的整复术

82.69　Other reconstruction of thumb

82.69　拇指的其他重建术

  "Cocked-hat" procedure [skin flap and bone]

  "歪戴帽"手术[皮瓣和骨]

  Grafts：

  移植物:

   bone to thumb

   骨至拇指

   skin (pedicle) to thumb

   皮肤(带蒂)至拇指

82.7　**Plastic operation on hand with graft or implant**

82.7　**手整形术伴移植物或置入物**

82.71　Tendon pulley reconstruction

82.71　肌腱滑轮重建术

  Reconstruction for opponensplasty

  对向肌成形的重建术

82.72　Plastic operation on hand with graft of muscle or fascia

82.72　手肌肉或筋膜移植物的整形术

82.79　Plastic operation on hand with other graft or implant

82.79　手的其他移植物或置入物的整形术

  Tendon graft to hand

  肌腱移植至手

82.8　**Other plastic operations on hand**

82.8　**手其他整形术**

82.81　Transfer of finger，except thumb

82.81　手指转移术,除外拇指

  Excludes：pollicization of thumb (82.61)

  不包括:拇指整复术(82.61)

82.82　Repair of cleft hand

82.82　裂指畸形修补术

82.83	Repair of macrodactyly		82.83	巨指畸形修补术
82.84	Repair of mallet finger		82.84	槌状指修补术
82.85	Other tenodesis of hand		82.85	手其他肌腱固定术

82.83　Repair of macrodactyly

82.84　Repair of mallet finger

82.85　Other tenodesis of hand
Tendon fixation of hand NOS

82.86　Other tenoplasty of hand
Myotenoplasty of hand

82.89　Other plastic operations on hand
Plication of fascia
Repair of fascial hernia
Excludes：that with graft or implant (82.71-82.79)

82.9 **Other operations on muscle, tendon, and fascia of hand**
Excludes：diagnostic procedures on soft tissue of hand (83.21-83.29)

82.91　Lysis of adhesions of hand
Freeing of adhesions of fascia, muscle, and tendon of hand
Excludes：decompression of carpal tunnel (04.43)
that by stretching or manipulation only (93.26)

82.92　Aspiration of bursa of hand

82.93　Aspiration of other soft tissue of hand
Excludes：skin and subcutaneous tissue (86.01)

82.94　Injection of therapeutic substance into bursa of hand

82.95　Injection of therapeutic substance into tendon of hand

82.96　Other injection of locally-acting therapeutic substance into soft tissue of hand
Excludes：subcutaneous or intramuscular injection (99.11-99.29)

82.99　Other operations on muscle, tendon, and fascia of hand

83 **Operations on muscle, tendon, fascia, and bursa, except hand**

82.83　巨指畸形修补术

82.84　槌状指修补术

82.85　手其他肌腱固定术
手肌腱固定 NOS

82.86　手其他肌腱成形术
手肌腱成形术

82.89　手其他整形术
筋膜折叠术
筋膜疝修补术
不包括：同时伴移植物或置入物(82.71-82.79)

82.9 **手部肌、腱和筋膜的其他手术**
不包括：手软组织的诊断性操作(83.21-83.29)

82.91　手粘连松解
手筋膜、肌和肌腱粘连松解

不包括：腕管减压术(04.43)

单纯做拉伸或手法操作(93.26)

82.92　手黏液囊抽吸术

82.93　手其他软组织抽吸术
不包括：皮肤和皮下组织(86.01)

82.94　手黏液囊治疗性药物注入

82.95　手肌腱治疗性药物注入

82.96　手软组织局部作用治疗性物质的其他注入
不包括：皮下或肌内注射(99.11-99.29)

82.99　手肌、腱和筋膜的其他手术

83 **肌、腱、筋膜和黏液囊手术,除外手**

Includes：operations on： aponeurosis synovial membrane of bursa and ten- don sheaths tendon sheaths	包括：手术： 腱膜 黏液囊和腱鞘的滑膜 腱鞘
Excludes：diaphragm (34.81-34.89) hand (82.01-82.99) muscles of eye (15.01-15.9)	不包括：横膈(34.81-34.89) 手(82.01-82.99) 眼肌(15.01-15.9)

83.0 Incision of muscle, tendon, fascia, and bursa

83.0 肌、腱、筋膜和黏液囊切开术

83.01 Exploration of tendon sheath
Incision of tendon sheath
Removal of rice bodies from tendon sheath

83.01 腱鞘探查术
腱鞘切开术
腱鞘米粒样小体去除术

83.02 Myotomy
Excludes：cricopharyngeal myotomy (29.31)

83.02 肌切开术
不包括：环咽肌切开术(29.31)

83.03 Bursotomy
Removal of calcareous deposit of bursa
Excludes：aspiration of burs (percutaneous) (83.94)

83.03 黏液囊切开术
去除黏液囊钙质沉积物
不包括：黏液囊抽吸(经皮)(83.94)

83.09 Other incision of soft tissue
Incision of fascia
Excludes：incision of skin and subcutaneous tissue alone (86.01-86.09)

83.09 软组织的其他切开术
筋膜切开术
不包括：单纯皮肤和皮下组织切开术
(86.01-86.09)

83.1 Division of muscle, tendon, and fascia

83.1 肌、腱和筋膜切断术

83.11 Achillotenotomy

83.11 跟腱切断术

83.12 Adductor tenotomy of hip

83.12 髋部内收肌腱切断术

83.13 Other tenotomy
Aponeurotomy
Division of tendon
Tendon release
Tendon transection
Tenotomy for thoracic outlet decompression

83.13 其他腱切断术
腱膜切断术
腱切断术
肌腱松解术
肌腱横断术
腱切断用于胸出口减压术

83.14 Fasciotomy
Division of fascia
Division of iliotibial band
Fascia stripping

83.14 筋膜切断术
筋膜切断术
髂胫束切断术
筋膜剥脱术

Release of Volkmann's contracture by fasciotomy

福耳克曼挛缩松解术,用筋膜切断术

83.19　Other division of soft tissue

Division of muscle

Muscle release

Myotomy for thoracic outlet decompression

Myotomy with division

Scalenotomy

Transection of muscle

83.19　软组织的其他切断术

肌切断术

肌松解术

肌切开术用于胸出口减压术

肌切开伴切断术

斜角肌切断术

肌横断术

83.2　Diagnostic procedures on muscle, tendon, fascia, and bursa, including that of hand

83.2　肌、腱、筋膜和黏液囊的诊断性操作,包括手

83.21　Biopsy of soft tissue

Excludes：biopsy of chest wall (34.23)

biopsy of skin and subcutaneous tissue (86.11)

83.21　软组织活组织检查

不包括:胸壁活组织检查(34.23)

皮肤和皮下组织的活组织检查(86.11)

83.29　Other diagnostic procedures on muscle, tendon, fascia, and bursa, including that of hand

Excludes：microscopic examination of specimen (91.51-91.59)

soft tissue x-ray (87.09, 87.38-87.39, 88.09, 88.35, 88.37)

thermography of muscle (88.84)

83.29　肌、腱、筋膜和黏液囊的其他诊断性操作,包括手的

不包括:标本的显微镜检查(91.51-91.59)

软组织X线检查(87.09,87.38-87.39,88.09,88.35,88.37)

肌热影像图(88.84)

83.3　Excision of lesion of muscle, tendon, fascia, and bursa

Excludes：biopsy of soft tissue (83.21)

83.3　肌、腱、筋膜和黏液囊病损的切除术

不包括:软组织活组织检查(83.21)

83.31　Excision of lesion of tendon sheath

Excision of ganglion of tendon sheath, except of hand

83.31　腱鞘病损切除术

腱鞘神经节切除术,除外手

83.32　Excision of lesion of muscle

Excision of：

heterotopic bone

muscle scar for release of Volkmann's contracture

myositis ossificans

83.32　肌病损切除术

切除术:

异位骨

福耳克曼挛缩的肌瘢痕松解术

骨化性肌炎

83.39　Excision of lesion of other soft tissue

Excision of Baker's cyst

Excludes：bursectomy (83.5)

83.39　其他软组织病损的切除术

贝克囊肿切除术

不包括:黏液囊切除术(83.5)

excision of lesion of skin and subcuta-　皮肤和皮下组织病损的切除术(86.3)
neous tissue (86.3)

synovectomy (80.70-80.79)　滑膜切除术(80.70-80.79)

83.4 **Other excision of muscle, tendon, and fascia**　**83.4** **肌、腱和筋膜的其他切除术**

83.41　Excision of tendon for graft　83.41　肌腱切除术用做移植物

83.42　Other tenonectomy　83.42　其他腱切除术

Excision of:　切除术：

aponeurosis　腱膜

tendon sheath　腱鞘

Tenosynovectomy　腱鞘切除术

83.43　Excision of muscle or fascia for graft　83.43　肌或筋膜切除术用做移植物

83.44　Other fasciectomy　83.44　其他筋膜切除术

83.45　Other myectomy　83.45　其他肌肉切除术

Debridement of muscle NOS　肌清创术 NOS

Scalenectomy　斜角肌切除术

83.49　Other excision of soft tissue　83.49　软组织的其他切除术

83.5 **Bursectomy**　**83.5** **黏液囊切除术**

83.6 **Suture of muscle, tendon, and fascia**　**83.6** **肌、腱和筋膜的缝合术**

83.61　Suture of tendon sheath　83.61　腱鞘缝合术

83.62　Delayed suture of tendon　83.62　腱延迟性缝合术

83.63　Rotator cuff repair　83.63　回旋肌环带修补术

83.64　Other suture of tendon　83.64　腱的其他缝合术

Achillorrhaphy　跟腱缝合术

Aponeurorrhaphy　腱膜缝合术

Excludes: delayed suture of tendon (83.62)　**不包括**:肌腱延迟性缝合术(83.62)

83.65　Other suture of muscle or fascia　83.65　肌或筋膜的其他缝合术

Repair of diastasis recti　腹直肌分离修补术

83.7 **Reconstruction of muscle and tendon**　**83.7** **肌和腱重建术**

Excludes: reconstruction of muscle and tendon associated with arthroplasty　**不包括**:肌和腱重建术同时行关节成形术

83.71　Advancement of tendon　83.71　腱前徙术

83.72　Recession of tendon　83.72　腱后徙术

83.73　Reattachment of tendon　83.73　腱再附着

83.74　Reattachment of muscle　83.74　肌再附着

83.75　Tendon transfer or transplantation　83.75　腱转移或移植术

83.76　Other tendon transposition　83.76　其他肌腱移位术

83.77　Muscle transfer or transplantation　83.77　肌转移或移植术

	Release of Volkmann's contracture by muscle transplantation		肌移植的福耳克曼挛缩松解术
83.79	Other muscle transposition	83.79	其他肌移位术

83.8　Other plastic operations on muscle, tendon, and fascia

　　Excludes: plastic operations on muscle, tendon, and fascia associated with arthroplasty

83.8　肌、腱和筋膜其他整形术

　　不包括:肌、腱和筋膜整形术同时伴关节成形术

83.81	Tendon graft	83.81	肌腱移植
83.82	Graft of muscle or fascia	83.82	肌或筋膜移植
83.83	Tendon pulley reconstruction	83.83	肌腱滑轮重建术
83.84	Release of clubfoot, not elsewhere classified	83.84	畸形足松解术,NEC
	Evans operation on clubfoot		畸形足埃文斯手术
83.85	Other change in muscle or tendon length	83.85	其他肌或腱长度的改变
	Hamstring lengthening		腘绳肌腱延伸术
	Heel cord shortening		跟腱缩短术
	Plastic achillotenotomy		整形性跟腱切开术
	Tendon plication		肌腱折叠术
83.86	Quadricepsplasty	83.86	股四头肌成形术
83.87	Other plastic operations on muscle	83.87	肌其他整形术
	Musculoplasty		肌肉成形术
	Myoplasty		肌肉成形术
83.88	Other plastic operations on tendon	83.88	腱的其他整形术
	Myotenoplasty		肌腱成形术
	Tendon fixation		腱固定术
	Tenodesis		腱固定术
	Tenoplasty		腱成形术
83.89	Other plastic operations on fascia	83.89	筋膜的其他整形术
	Fascia lengthening		筋膜延伸术
	Fascioplasty		筋膜成形术
	Plication of fascia		筋膜折叠术

83.9　Other operations on muscle, tendon, fascia, and bursa

　　Excludes: nonoperative:
　　　　manipulation (93.25-93.29)
　　　　stretching (93.27-93.29)

83.9　肌、腱、筋膜和黏液囊的其他手术

　　不包括:非手术性:
　　　　操作(93.25-93.29)
　　　　伸展(拉长)(93.27-93.29)

83.91	Lysis of adhesions of muscle, tendon, fascia, and bursa	83.91	肌、腱、筋膜和黏液囊粘连的松解术

	Excludes：that for tarsal tunnel syndrome (04.44)		**不包括**：用于跗管综合征(04.44)	

83.92　Insertion or replacement of skeletal muscle stimulator

Implantation，insertion，placement，or replacement of skeletal muscle：

　　electrodes

　　stimulator

83.92　骨骼肌刺激器的置入或置换

骨骼肌植入、置入、放置或置换：

　　电极

　　刺激器

83.93　Removal of skeletal muscle stimulator

83.93　去除骨骼肌刺激器

83.94　Aspiration of bursa

83.94　黏液囊抽吸术

83.95　Aspiration of other soft tissue

Excludes：that of skin and subcutaneous tissue (86.01)

83.95　其他软组织抽吸

不包括：皮肤和皮下组织软组织抽吸(86.01)

83.96　Injection of therapeutic substance into bursa

83.96　黏液囊治疗性药物注入

83.97　Injection of therapeutic substance into tendon

83.97　腱治疗性药物注入

83.98　Injection of locally-acting therapeutic substance into other soft tissue

Excludes：subcutaneous or intramuscular injection (99.11-99.29)

83.98　其他软组织局部作用治疗性药物注入

不包括：皮下或肌内注射(99.11-99.29)

83.99　Other operations on muscle, tendon, fascia, and bursa

Suture of bursa

83.99　肌、腱、筋膜和黏液囊的其他手术

黏液囊缝合术

84　Other procedures on musculoskeletal system

84　肌肉骨骼系统的其他操作

84.0　Amputation of upper limb
Excludes：revision of amputation stump (84.3)

84.0　上肢截断术
不包括：截断残端的修复术(84.3)

84.00　Upper limb amputation, not otherwise specified

Closed flap amputation of upper limb NOS

Kineplastic amputation of upper limb NOS

Open or guillotine amputation of upper limb NOS

Revision of current traumatic amputation of upper limb NOS

84.00　上肢截断术 NOS

上肢闭合性皮瓣截断术 NOS

上肢运动成形截断术 NOS

上肢开放性或铡切性截断术 NOS

上肢近期创伤性截断的修复术 NOS

84.01　Amputation and disarticulation of finger

84.01　手指截断术和手指关节离断术

Excludes：ligation of supernumerary finge（86.26）	**不包括**：多余指结扎术（86.26）
84.02　Amputation and disarticulation of thumb	84.02　拇指截断术和拇指关节离断术
84.03　Amputation through hand	84.03　经手截断术
Amputation through carpals	经腕骨截断术
84.04　Disarticulation of wrist	84.04　腕关节离断术
84.05　Amputation through forearm	84.05　经前臂截断术
Forearm amputation	前臂截断术
84.06　Disarticulation of elbow	84.06　肘关节离断术
84.07　Amputation through humerus	84.07　经肱骨截断术
Upper arm amputation	上臂截断术
84.08　Disarticulation of shoulder	84.08　肩关节离断术
84.09　Interthoracoscapular amputation	84.09　胸肩胛骨截断术
Forequarter amputation	前肢截断术

84.1 **Amputation of lower limb**

Excludes：revision of amputation stump （84.3）

84.1 **下肢截断术**

不包括：截断残端的修复术（84.3）

84.10　Lower limb amputation，not otherwise specified	84.10　下肢截断术 NOS
Closed flap amputation of lower limb NOS	下肢闭合性皮瓣截断术 NOS
Kineplastic amputation of lower limb NOS	下肢运动成形截断术 NOS
Open or guillotine amputation of lower limb NOS	下肢开放性或铡切性截断术 NOS
Revision of current traumatic amputation of lower limb NOS	下肢近期创伤性截断的修复术 NOS
84.11　Amputation of toe	84.11　趾截断术
Amputation through metatarsophalangeal joint	经跖趾关节的截断术
Disarticulation of toe	趾关节离断术
Metatarsal head amputation	跖骨头截断术
Ray amputation of foot（disarticulation of the metatarsal head of the toe extending across the forefoot just proximal to the metatarsophalangeal crease）	足雷氏截断术（跖骨关节离断术延伸至跨足近端至跖趾折缝）
Excludes：ligation of supernumerary toe（86.26）	**不包括**：多余趾结扎术（86.26）
84.12　Amputation through foot	84.12　经足截断术
Amputation of forefoot	前足截断术
Amputation through middle of foot	经足中部截断术

	Chopart's amputation		肖帕尔截断术
	Midtarsal amputation		跗骨间截断术
	Transmetatarsal amputation（amputation of the forefoot，including all the toes)		经跖骨截断术(前足截断术，包括所有脚趾)
	Excludes：Ray amputation of foot (84.11)		**不包括**:足雷氏截断术(84.11)
84.13	Disarticulation of ankle	84.13	踝关节离断术
84.14	Amputation of ankle through malleoli of tibia and fibula	84.14	经胫骨和腓骨踝部的踝截断术
84.15	Other amputation below knee	84.15	膝关节下的其他截断术
	Amputation of leg through tibia and fibula NOS		经胫骨和腓骨的小腿截断术 NOS
84.16	Disarticulation of knee	84.16	膝关节离断术
	Batch，Spitler，and McFaddin amputation		巴奇、斯皮特勒和麦克截断术
	Mazet amputation		马泽特截断术
	S. P. Roger's amputation		S. P. 罗杰截断术
84.17	Amputation above knee	84.17	膝上截断术
	Amputation of leg through femur		经股骨的小腿截断术
	Amputation of thigh		大腿截断术
	Conversion of below-knee amputation into above-knee amputation		膝下截断术转为膝上截断术
	Supracondylar above-knee amputation		膝髁上截断术
84.18	Disarticulation of hip	84.18	髋关节离断术
84.19	Abdominopelvic amputation	84.19	腹骨盆截断术
	Hemipelvectomy		偏侧骨盆切除术
	Hindquarter amputation		后肢截断术
84.2	**Reattachment of extremity**	**84.2**	**肢体再附着（复置术）**
84.21	Thumb reattachment	84.21	拇指再附着
84.22	Finger reattachment	84.22	手指再附着
84.23	Forearm，wrist，or hand reattachment	84.23	前臂、腕或手的再附着
84.24	Upper arm reattachment	84.24	上臂再附着
	Reattachment of arm NOS		臂再附着 NOS
84.25	Toe reattachment	84.25	趾再附着
84.26	Foot reattachment	84.26	足再附着
84.27	Lower leg or ankle reattachment	84.27	小腿或踝的再附着
	Reattachment of leg NOS		小腿再附着 NOS
84.28	Thigh reattachment	84.28	大腿再附着
84.29	Other reattachment	84.29	其他再附着

84.3 **Revision of amputation stump**

Reamputation of stump

Secondary closure of stump

Trimming of stump

Excludes：revision of current traumatic amputation ［revision by further amputation of current injury］（84.00-84.19，84.91）

84.4 **Implantation or fitting of prosthetic limb device**

84.40　Implantation or fitting of prosthetic limb device，not otherwise specified

84.41　Fitting of prosthesis of upper arm and shoulder

84.42　Fitting of prosthesis of lower arm and hand

84.43　Fitting of prosthesis of arm，not otherwise specified

84.44　Implantation of prosthetic device of arm

84.45　Fitting of prosthesis above knee

84.46　Fitting of prosthesis below knee

84.47　Fitting of prosthesis of leg，not otherwise specified

84.48　Implantation of prosthetic device of leg

84.5 **Implantation of other musculoskeletal devices and substances**

Excludes：insertion of （non-fusion）spinal disc replacement device （84.60-84.69）

84.51　Insertion of interbody spinal fusion device

Insertion of：cages （carbon，ceramic，metal，plastic or titanium）

interbody fusion cage

synthetic cages or spacers

threaded bone dowels

Code also：refusion of spine （81.30-81.39）

Code also：spinal fusion （81.00-81.08）

84.3 **截断残端的修复术**

残端再截断术

残端二期闭合术

残端修整

不包括：近期创伤性截断的修复术［近期损伤的进一步修正截断］（84.00-84.19，84.91）

84.4 **假肢装置的置入或安装**

84.40　假肢装置的置入或安装 NOS

84.41　上臂和肩假体安装

84.42　前臂和手假体安装

84.43　臂假体安装 NOS

84.44　臂假体装置植入

84.45　膝上假体安装

84.46　膝下假体安装

84.47　小腿假体安装 NOS

84.48　小腿假体装置置入

84.5 **其他肌肉骨骼装置和物质的置入**

不包括：（非融合）椎间盘置换装置置入（84.60-84.69）

84.51　椎体脊椎融合装置的置入

置入：护架（碳纤维聚合物制成品，陶瓷，金属，塑胶或钛合金）

椎体融合护架

合成护架或隔片

螺纹骨钉

另编码：脊柱再融合（81.30-81.39）

另编码：脊柱融合（81.00-81.08）

84.52　Insertion of recombinant bone morpho-
　　　　genetic protein

　　　　rhBMP

　　　　That via collagen sponge，coral，ceramic
　　　　and other carriers

　　　　Code also：primary procedure per-
　　　　formed：

　　　　　　fracture repair(79.00-79.99)

　　　　　　spinal fusion (81.00-81.08)

　　　　　　spinal refusion (81.30-81.39)

84.53　Implantation of internal limb lengthening
　　　　device with kinetic distraction

　　　　Code also：limb lengthening procedure
　　　　(78.30-78.39)

84.54　Implantation of other internal limb lengthe-
　　　　ning device

　　　　Implantation of internal limb lengthe-
　　　　ning device，Not Otherwise Specified
　　　　(NOS)

　　　　Code also：limb lengthening procedure
　　　　(78.30-78.39)

84.55　Insertion of bone void filler

　　　　Insertion of：

　　　　　　acrylic cement (PMMA)

　　　　　　bone void cement

　　　　　　calcium based bone void filler

　　　　　　polymethylmethacrylate (PMMA)

　　　　Excludes：that with kyphoplasty (81.66)

　　　　　　that with vertebroplasty (81.65)

84.56　Insertion of (cement) spacer

　　　　Insertion of joint spacer

84.57　Removal of (cement) spacer

　　　　Removal of joint spacer

84.58　Implantation of interspinous process de-
　　　　compression device

　　　　Excludes：fusion of spine（81.00-
　　　　81.08，81.30-81.39)

84.59　Insertion of other spinal devices

　　　　Insertion of non-fusion spinal stabiliza-
　　　　tion device

84.52　重组骨形态形成蛋白的置入

　　　　重组人骨形态发生蛋白

　　　　经胶原蛋白海绵，珊瑚，陶瓷和其他载体
　　　　的重组骨形态形成蛋白的置入

　　　　另编码：所执行的主要操作：

　　　　　　骨折修补术(79.00-79.99)

　　　　　　脊柱融合(81.00-81.08)

　　　　　　脊柱再融合(81.30-81.39)

84.53　肢体内部延长装置植入伴动力分离术

　　　　另编码：肢体延长操作(78.30-78.39)

84.54　其他肢体内部延长装置的置入

　　　　肢体内部延长装置植入 NOS

　　　　另编码：肢体延长操作(78.30-78.39)

84.55　骨空隙填补物置入

　　　　置入：

　　　　　　丙烯酸水泥(PMMA)

　　　　　　骨空间水泥

　　　　　　钙质骨空隙填补物

　　　　　　聚甲基丙烯酸甲酯(PMMA)

　　　　不包括：同时伴有脊柱后凸成形术(81.66)

　　　　　　伴有椎骨成形术(81.65)

84.56　填充物(水泥)置入

　　　　关节填充物置入

84.57　去除填充物(水泥)

　　　　去除关节填充物

84.58　棘突减压装置置入术

　　　　不包括：脊柱融合(81.00-81.08，81.30-
　　　　81.39)

84.59　其他脊椎装置的置入

　　　　非融合性的脊柱稳定性装置置入

84.6 **Replacement of spinal disc**	**84.6** 椎间盘置换

84.6 **Replacement of spinal disc**

Includes：non-fusion arthroplasty of the spine with insertion of artificial disc prosthesis

84.60　Insertion of spinal disc prosthesis, not otherwise specified

　　　Replacement of spinal disc, NOS

　　　Includes：diskectomy (discectomy)

84.61　Insertion of partial spinal disc prosthesis, cervical

　　　Nuclear replacement device, cervical

　　　Partial artificial disc prosthesis (flexible), cervical

　　　Replacement of nuclear disc (nucleus pulposus), cervical

　　　Includes：diskectomy (discectomy)

84.62　Insertion of total spinal disc prosthesis, cervical

　　　Replacement of cervical spinal disc, NOS

　　　Replacement of total spinal disc, cervical

　　　Total artificial disc prosthesis (flexible), cervical

　　　Includes：diskectomy (discectomy)

84.63　Insertion of spinal disc prosthesis, thoracic

　　　Artificial disc prosthesis (flexible), thoracic

　　　Replacement of thoracic spinal disc, partial or total

　　　Includes：diskectomy (discectomy)

84.64　Insertion of partial spinal disc prosthesis, lumbosacral

　　　Nuclear replacement device, lumbar

　　　Partial artificial disc prosthesis (flexible), lumbar

　　　Replacement of nuclear disc (nucleus pulposus), lumbar

　　　Includes：diskectomy (discectomy)

84.65　Insertion of total spinal disc prosthesis, lumbosacral

　　　Replacement of lumbar spinal disc, NOS

　　　Replacement of total spinal disc, lumbar

84.6 椎间盘置换

包括：脊柱非融合关节成形术伴有人工椎间盘假体置入

84.60　椎间盘假体置入 NOS

　　　椎间盘置换 NOS

　　　包括：椎间盘切除术

84.61　颈部分椎间盘假体置入

　　　颈椎髓核置换装置

　　　部分人工椎间盘假体（易曲的），颈

　　　颈核盘（髓核）置换

　　　包括：椎间盘切除术

84.62　颈全椎间盘假体置入

　　　颈椎间盘置换 NOS

　　　颈全椎间盘置换

　　　全人工椎间盘假体（易曲的），颈

　　　包括：椎间盘切除术

84.63　胸椎间盘假体置入

　　　胸人工椎间盘假体（易曲的）

　　　胸椎间盘置换，部分或全部

　　　包括：椎间盘切除术

84.64　腰骶部分椎间盘假体置入

　　　腰髓核置换装置

　　　腰部分人工椎间盘假体（易曲的）

　　　腰核盘（髓核）置换

　　　包括：椎间盘切除术

84.65　腰骶全椎间盘假体置入

　　　腰椎间盘置换 NOS

　　　腰全椎间盘置换

Total artificial disc prosthesis (flexible), lumbar

腰全人工椎间盘假体(易曲的)

Includes：diskectomy (discectomy)

包括：椎间盘切除术

84.66 Revision or replacement of artificial spinal disc prosthesis, cervical

84.66 颈人工椎间盘修复术或假体置换

Removal of (partial) (total) spinal disc prosthesis with synchronous insertion of new (partial) (total) spinal disc prosthesis, cervical

去除椎间盘(部分)(全部)假体同时伴颈部新(部分)(全部)同时椎间盘假体置入

Repair of previously inserted spinal disc prosthesis, cervical

颈部以前置入的椎间盘假体修补术

84.67 Revision or replacement of artificial spinal disc prosthesis, thoracic

84.67 胸人工椎间盘脊椎修复术或置换假体

Removal of (partial) (total) spinal disc prosthesis with synchronous insertion of new (partial) (total) spinaldisc prosthesis, thoracic

去除胸椎间盘假体(部分)(全部)伴(部分)(全部)同时新椎间盘假体置入

Repair of previously inserted spinal disc prosthesis, thoracic

胸部以前置入的椎间盘假体修补术

84.68 Revision or replacement of artificial spinal disc prosthesis, lumbosacral

84.68 腰骶部人工椎间盘假体修复术或置换

Removal of (partial) (total) spinal discprosthesis with synchronous insertion of new (partial) (total) spinal disc prosthesis lumbosacral

去除腰骶椎间盘假体(部分)(全部)同时伴新椎间盘假体置入(部分)(全部)

Repair of previously inserted spinal disc prosthesis, lumbosacral

腰骶部以前置入的椎间盘假体修补术

84.69 Revision or replacement of artificial spinal disc prosthesis, not otherwise specified

84.69 人工椎间盘假体的修复术或置换 NOS

Removal of (partial) (total) spinal disc prosthesis with synchronous insertion of new (partial) (total) spinal disc prosthesis

去除椎间盘(部分)(全部)同时伴新椎间盘假体置入(部分)(全部)

Repair of previously inserted spinal disc prosthesis

以前置入的椎间盘假体修补术

84.7 **Adjunct codes for external fixator devices**

84.7 **外部固定装置的附加编码**

Code also：any primary procedure performed：

另编码：其他主要执行的操作：

application of external fixator device (78.10, 78.12-78.13, 78.15, 78.17- 78.19)

外部固定装置应用(78.10，78.12-78.13，78.15，78.17- 78.19)

reduction of fracture and dislocation (79.00-79.89)

骨折和脱位的复位(79.00-79.89)

84.71　Application of external fixator device, monoplanar system

Excludes：other hybrid device or system (84.73)

ring device or system (84.72)

84.71　外部固定装置应用,单相系统

不包括:其他混合装置或系统(84.73)

环型装置或系统(84.72)

84.72　Application of external fixator device, ring system

Ilizarov type

Sheffield type

Excludes：monoplanar device or system (84.71)

other hybrid device or system (84.73)

84.72　外部固定装置的应用,环型系统

Ilizarov 型

Sheffield 型

不包括:单相装置或系统(84.71)

其他混合装置或系统(84.73)

84.73　Application of hybrid external fixator device

Computer (assisted) (dependent) external fixator device

Hybrid system using both ring and monoplanar devices

Excludes：monoplanar device or system, when used alone (84.71)

ring device or system, when used alone (84.72)

84.73　混合外部固定装置的应用

计算机(辅助的)(依赖的)外部固定装置

使用环型和单相装置两者的混合系统

不包括:单相装置或系统,单独使用时(84.71)

环型装置或系统,单独使用时(84.72)

`84.9` **Other operations on musculoskeletal system**

Excludes：nonoperative manipulation (93.25-93.29)

`84.9` **肌肉骨骼系统的其他手术**

不包括:非手术性操作(93.25-93.29)

84.91　Amputation, not otherwise specified

84.91　截断术 NOS

84.92　Separation of equal conjoined twins

84.92　等份联体双胎分离术

84.93　Separation of unequal conjoined twins

Separation of conjoined twins NOS

84.93　联体双胎不等份分离术

联体双胎分离术 NOS

84.99　Other

84.99　其他

Chapter 16
OPERATIONS ON THE INTEGU-MENTARY SYSTEM (85-86)

第十六章
体被系统手术(85-86)

■85■ Operations on the breast

■85■ 乳房手术

Includes: operations on the skin and subcutaneous tissue of:

breast female or male

previous mastectomy site female or male

revision of previous mastectomy site

包括:皮肤和皮下组织手术:

女性或男性乳房

女性或男性以前的乳房切除部位

以前的乳房切除部位的修复术

■85.0■ Mastotomy

Incision of breast (skin)

Mammotomy

Excludes: aspiration of breast (85.91)

removal of implant (85.94)

■85.0■ 乳房切开术

乳房(皮肤)切开术

乳房切开术

不包括:乳房抽吸术(85.91)

去除植入物(85.94)

■85.1■ Diagnostic procedures on breast

85.11 Closed [percutaneous] [needle] biopsy of breast

85.12 Open biopsy of breast

85.19 Other diagnostic procedures on breast

Excludes: mammary ductogram (87.35)

mammography NEC (87.37)

manual examination (89.36)

microscopic examination of specimen (91.61-91.69)

thermography (88.85)

ultrasonography (88.73)

xerography (87.36)

■85.1■ 乳房诊断性操作

85.11 闭合性[经皮][针吸]乳房活组织检查

85.12 开放性乳房活组织检查

85.19 乳房其他诊断性操作

不包括:乳腺管造影图(87.35)

乳腺造影术 NEC(87.37)

手法检查(89.36)

标本显微镜检查(91.61-91.69)

热影像图(88.85)

超声波检查(88.73)

干版 X 线照相术(87.36)

■85.2■ Excision or destruction of breast tissue

Excludes: mastectomy (85.41-85.48)

reduction mammoplasty (85.31-85.32)

85.20 Excision or destruction of breast tissue, not otherwise specified

85.21 Local excision of lesion of breast

Lumpectomy

Removal of area of fibrosis from breast

■85.2■ 乳房组织切除术或破坏术

不包括:乳房切除术(85.41-85.48)

缩小性乳房成形术(85.31-85.32)

85.20 乳房组织切除术或破坏术 NOS

85.21 乳房病损局部切除术

乳房肿块切除术

乳房纤维化部分切除术

Excludes：biopsy of breast（85.11-85.12）

不包括:乳房活组织检查(85.11-85.12)

85.22　Resection of quadrant of breast

85.22　乳房象限切除术

85.23　Subtotal mastectomy

85.23　乳房次全切除术

Excludes：quadrant resection（85.22）

不包括:象限切除术(85.22)

85.24　Excision of ectopic breast tissue

Excision of accessory nipple

85.24　异位乳房组织切除术

副乳头切除术

85.25　Excision of nipple

Excludes：excision of accessory nipple（85.24）

85.25　乳头切除术

不包括:副乳头切除术(85.24)

85.3 **Reduction mammoplasty and subcutaneous mammectomy**

85.3 缩小性乳房成形术和皮下乳房切除术

85.31　Unilateral reduction mammoplasty

Unilateral：

amputative mammoplasty

size reduction mammoplasty

85.31　单侧缩小性乳房成形术

单侧:

截除性乳房成形术

体积缩小性乳房成形术

85.32　Bilateral reduction mammoplasty

Amputative mammoplasty

Reduction mammoplasty（for gynecomastia）

85.32　双侧缩小性乳房成形术

截除性乳房成形术

缩小性乳房成形术(用于男子女性型乳房)

85.33　Unilateral subcutaneous mammectomy with synchronous implant

Excludes：that without synchronous implant（85.34）

85.33　单侧皮下乳房切除术伴同时植入术

不包括:无同时植入术(85.34)

85.34　Other unilateral subcutaneous mammectomy

Removal of breast tissue with preservation of skin and nipple

Subcutaneous mammectomy NOS

85.34　其他单侧皮下乳房切除术

保留皮肤和乳头的乳房组织去除

皮下乳房切除术 NOS

85.35　Bilateral subcutaneous mammectomy with synchronous implant

Excludes：that without synchronous implant（85.36）

85.35　双侧皮下乳房切除术伴同时植入术

不包括:无同时植入术(85.36)

85.36　Other bilateral subcutaneous mammectomy

85.36　其他双侧皮下乳房切除术

85.4 **Mastectomy**

85.4 乳房切除术

85.41　Unilateral simple mastectomy

Mastectomy：

NOS

complete

85.41　单侧单纯乳房切除术

乳房切除术:

NOS

全部

85.42	Bilateral simple mastectomy		85.42	双侧单纯乳房切除术
	Bilateral complete mastectomy			双侧全部乳房切除术
85.43	Unilateral extended simple mastectomy		85.43	单侧扩大的单纯乳房切除术
	Extended simple mastectomy NOS			扩大的单纯乳房切除术 NOS
	Modified radical mastectomy			改良根治性乳房切除术
	Simple mastectomy with excision of regional lymph nodes			单纯乳房切除术伴区域性淋巴结切除术
85.44	Bilateral extended simple mastectomy		85.44	双侧扩大的单纯乳房切除术
85.45	Unilateral radical mastectomy		85.45	单侧根治性乳房切除术
	Excision of breast，pectoral muscles，and regional lymph nodes [axillary，clavicular，supraclavicular]			乳房,胸大肌和区域性淋巴结[腋、锁骨、锁骨上]切除术
	Radical mastectomy NOS			根治性乳房切除术 NOS
85.46	Bilateral radical mastectomy		85.46	双侧根治性乳房切除术
85.47	Unilateral extended radical mastectomy		85.47	单侧扩大根治性乳房切除术
	Excision of breast，muscles，and lymph nodes [axillary，clavicular，supraclavicular，internal mammary，and mediastinal]			乳房,肌和淋巴结(腋窝、锁骨、锁骨上、乳房内和纵隔的)切除术
	Extended radical mastectomy NOS			扩大根治性乳房切除术 NOS
85.48	Bilateral extended radical mastectomy		85.48	双侧扩大根治性乳房切除术

85.5 **Augmentation mammoplasty** **85.5** 增大性乳房成形术

Excludes：that associated with subcutaneous mammectomy (85.33, 85.35)

不包括：伴皮下乳房切除术(85.33, 85.35)

85.50	Augmentation mammoplasty，not otherwise specified		85.50	增大性乳房成形术 NOS
85.51	Unilateral injection into breast for augmentation		85.51	单侧乳房注入为了增大
85.52	Bilateral injection into breast for augmentation		85.52	双侧乳房注入为了增大
	Injection into breast for augmentation NOS			乳房注入为了增大 NOS
85.53	Unilateral breast implant		85.53	单侧乳房植入术
85.54	Bilateral breast implant		85.54	双侧乳房植入术
	Breast implant NOS			乳房植入术 NOS

85.6 **Mastopexy** **85.6** 乳房固定术

85.7 **Total reconstruction of breast** **85.7** 乳房全部重建术

85.8 **Other repair and plastic operations on breast** **85.8** 乳房其他修补术和整形术

Excludes：that for：
    augmentation (85.50-85.54)
    reconstruction (85.7)
    reduction (85.31-85.32)

85.81 Suture of laceration of breast

85.82 Split-thickness graft to breast

85.83 Full-thickness graft to breast

85.84 Pedicle graft to breast

85.85 Muscle flap graft to breast

85.86 Transposition of nipple

85.87 Other repair or reconstruction of nipple

85.89 Other mammoplasty

85.9 **Other operations on the breast**

85.91 Aspiration of breast

    Excludes：percutaneous biopsy of breast (85.11)

85.92 Injection of therapeutic agent into breast

    Excludes：that for augmentation of breast (85.51-85.52)

85.93 Revision of implant of breast

85.94 Removal of implant of breast

85.95 Insertion of breast tissue expander

    Insertion (soft tissue) of tissue expander (one or more) under muscle or platysma to develop skin flaps for donor use

85.96 Removal of breast tissue expander

85.99 Other

86 **Operations on skin and subcutaneous tissue**

  Includes：operations on：
    hair follicles
    male perineum
    nails
    sebaceous glands
    subcutaneous fat pads
    sudoriferous glands
    superficial fossae
  Excludes：those on skin of：
    anus (49.01-49.99)

不包括：为了：
    增大(85.50-85.54)
    重建术(85.7)
    缩小(85.31-85.32)

85.81 乳房裂伤缝合术

85.82 中厚皮片移植至乳房

85.83 全层皮片移植至乳房

85.84 带蒂皮瓣移植至乳房

85.85 肌瓣移植至乳房

85.86 乳头移位术

85.87 乳头其他修补术或重建术

85.89 其他乳房成形术

85.9 **乳房其他手术**

85.91 乳房抽吸术

    不包括：经皮乳房活组织检查(85.11)

85.92 乳房治疗性药物注入

    不包括：为了乳房增大(85.51-85.52)

85.93 乳房植入物修复术

85.94 去除乳房植入物

85.95 乳房组织扩张器置入

    肌或颈阔肌下组织扩张器置入(软组织)(一个或多个),制做皮肤瓣为供者使用

85.96 乳房组织扩张器去除

85.99 其他

86 **皮肤和皮下组织手术**

  包括：手术：
    毛囊
    男性会阴
    指(趾)甲
    皮脂腺
    皮下脂肪垫
    汗腺
    表浅凹窝
  不包括：下列部位的皮肤：
    肛门(49.01-49.99)

breast (mastectomy site) (85.0-85.99)

ear (18.01-18.9)

eyebrow (08.01-08.99)

eyelid (08.01-08.99)

female perineum (71.01-71.9)

lips (27.0-27.99)

nose (21.00-21.99)

penis (64.0-64.99)

scrotum (61.0-61.99)

vulva (71.01-71.9)

乳房(乳房切除术部位)(85.0-85.99)

耳(18.01-18.9)

眉(08.01-08.99)

眼睑(08.01-08.99)

女性会阴(71.01-71.9)

唇(27.0-27.99)

鼻(21.00-21.99)

阴茎(64.0-64.99)

阴囊(61.0-61.99)

外阴(71.01-71.9)

`86.0` Incision of skin and subcutaneous tissue

`86.0` 皮肤和皮下组织切开术

86.01　Aspiration of skin and subcutaneous tissue

Aspiration of：

abscess of nail, skin, or subcutaneous tissue

hematoma of nail, skin, or subcutaneous tissue

seroma of nail, skin, or subcutaneous tissue

86.01　皮肤和皮下组织抽吸术

抽吸：

指(趾)甲、皮肤或皮下组织脓肿

指(趾)甲、皮肤或皮下组织血肿

指(趾)甲、皮肤或皮下组织血清肿

86.02　Injection or tattooing of skin lesion or defect

Injection of filling material

Insertion of filling material

Pigmenting of skin of filling material

86.02　皮肤病损或缺损的注射或纹身

充填物质注入

充填物质置入

充填物质皮肤着色

86.03　Incision of pilonidal sinus or cyst

Excludes：marsupialization (86.21)

86.03　藏毛窦或囊肿切开术

不包括：袋形缝术[造袋术](86.21)

86.04　Other incision with drainage of skin and subcutaneous tissue

Excludes：drainage of：

fascial compartments of face and mouth (27.0)

palmar or thenar space (82.04)

pilonidal sinus or cyst (86.03)

86.04　皮肤和皮下组织的其他切开术伴引流术

不包括：引流术：

面和口筋膜间隙(27.0)

掌或鱼际间隙(82.04)

藏毛窦或囊肿(86.03)

86.05　Incision with removal of foreign body or device from skin and subcutaneous tissue

Removal of loop recorder

Removal of neurostimulator pulse generator (single array, dual array)

Removal of tissue expander(s) from skin or soft tissue other than breast tissue

86.05　皮肤和皮下组织切开术伴异物或装置去除

去除循环记录器

去除神经刺激脉冲发生器(单列,双列)

皮肤或软组织的组织扩张器去除,除外乳房组织

<table>
<tr><td>

Excludes: removal of foreign body without incision (98.20-98.29)

86.06 Insertion of totally implantable infusion pump

    Code also: any associated catheterization

    Excludes: insertion of totally implantable vascular access device (86.07)

86.07 Insertion of totally implantable vascular access device [VAD]

    Totally implanted port

    Excludes: insertion of totally implantable infusion pump (86.06)

86.09 Other incision of skin and subcutaneous tissue

    Creation of thalamic stimulator pulse generator pocket, new site

    Escharotomy

    Exploration:

        sinus tract, skin

        superficial fossa

    Relocation of subcutaneous device pocket NEC

    Reopening subcutaneous pocket for device revision without replacement

    Undercutting of hair follicle

    Excludes: creation of loop recorder pocket, new site and insertion/relocation of device (37.79)

        creation of pocket for implantable, patient-activated cardiac event recorder and insertion/relocation of device (37.79)

        removal of catheter from cranial cavity (01.27)

        that of:

            cardiac pacemaker pocket, new site (37.79)

            fascial compartments of face and mouth (27.0)

</td><td>

不包括:不切开的异物去除术(98.20-98.29)

86.06 完全可植入型的输注泵置入

    另编码:任何有关的导管置入

    不包括:完全可植入型血管通路装置的置入(86.07)

86.07 完全可植入型血管通路装置的置入[VAD]

    完全植入口

    不包括:完全可植入型输注泵置入(86.06)

86.09 皮肤和皮下组织的其他切开术

    创建丘脑刺激脉冲发生器囊袋,新部位

    焦痂切除术

    探查术:

        皮肤窦道

        表浅凹窝

    皮下装置袋的重新布置 NEC

    再切开皮下囊袋用于非复位装置的修复术

    毛囊下部切开

    不包括:创建循环记录器囊袋的新位置及装置的置入和再定位

        创建可植入型囊袋,病人动态心脏情况记录器和装置的置入或再定位(37.79)

        颅腔导管去除术(01.27)

        属于:

            心脏起搏器囊袋,新部位(37.79)

            面和口筋膜间隙(27.0)

</td></tr>
</table>

86.1 **Diagnostic procedures on skin and subcutaneous tissue**

86.1 皮肤和皮下组织的诊断性操作

86.11 Biopsy of skin and subcutaneous tissue	86.11 皮肤和皮下组织的活组织检查
86.19 Other diagnostic procedures on skin and subcutaneous tissue	86.19 皮肤和皮下组织的其他诊断性操作
Excludes：microscopic examination of specimen from skin and subcutaneous tissue (91.61-91.79)	**不包括**:皮肤和皮下组织标本的显微镜检查(91.61-91.79)

86.2 **Excision or destruction of lesion or tissue of skin and subcutaneous tissue**	**86.2** 皮肤和皮下组织病损或组织的切除术或破坏术
86.21 Excision of pilonidal cyst or sinus	86.21 藏毛囊肿或窦的切除术
Marsupialization of cyst	囊肿袋形缝术[造袋术]
Excludes：incision of pilonidal cyst or sinus (86.03)	**不包括**:藏毛囊肿或窦的切开术(86.03)
86.22 Excisional debridement of wound, infection, or burn	86.22 伤口、感染或烧伤的切除性清创术
Removal by excision of：	切除性去除:
devitalized tissue	坏死组织
necrosis	坏死物
slough	腐肉
Excludes：debridement of：	**不包括**:清创术:
abdominal wall (wound) (54.3)	腹壁(伤口)(54.3)
bone (77.60-77.69)	骨(77.60-77.69)
muscle (83.45)	肌(83.45)
of hand (82.36)	手(82.36)
nail (bed) (fold) (86.27)	指(趾)甲(床)(褶)(86.27)
nonexcisional debridement of wound, infection, or burn (86.28)	伤口、感染或烧伤的非切除性清创术(86.28)
open fracture site (79.60-79.69)	开放性骨折部位(79.60-79.69)
pedicle or flap graft (86.75)	带蒂皮瓣或皮瓣移植术(86.75)
86.23 Removal of nail, nail bed, or nail fold	86.23 指(趾)甲、甲床或甲褶去除
86.24 Chemosurgery of skin	86.24 皮肤化学外科
Chemical peel of skin	皮肤化学剥除
86.25 Dermabrasion	86.25 磨皮术
That with laser	激光磨皮术
Excludes：dermabrasion of wound to remove embedded debris (86.28)	**不包括**:去除嵌入碎片的伤口磨皮术(86.28)
86.26 Ligation of dermal appendage	86.26 皮肤附件结扎术
Excludes：excision of preauricular appendage (18.29)	**不包括**:耳前副耳切除术(18.29)
86.27 Debridement of nail, nail bed, or nail fold	86.27 指(趾)甲、指(趾)甲床或指(趾)甲褶清创术

Removal of:	去除:
necrosis	坏死物
slough	腐肉
Excludes: removal of nail, nail bed, or nail fold (86.23)	**不包括**: 指(趾)甲、甲床或甲褶去除(86.23)

86.28 Nonexcisional debridement of wound, infection or burn

  Debridement NOS

  Maggot therapy

  Removal of devitalized tissue, necrosis and slough by such methods as:

    brushing

    irrigation (under pressure)

    scrubbing

    washing

    Water scalpel (jet)

86.28 伤口、感染或烧伤的非切除性清创术

  清创术 NOS

  蛆清创疗法

  坏死组织、坏死物和腐肉去除,用下列方法:

    刷洗

    冲洗术(高压下)

    擦洗

    洗涤

    水刀(喷射)

86.3 **Other local excision or destruction of lesion or tissue of skin and subcutaneous tissue**

Destruction of skin by:

  cauterization

  cryosurgery

  fulguration

  laser beam

  That with Z-plasty

Excludes: adipectomy (86.83)

  biopsy of skin (86.11)

  wide or radical excision of skin (86.4)

  Z-plasty without excision (86.84)

86.3 皮肤和皮下组织的病损或组织其他局部切除术或破坏术

皮肤破坏术:

  烧灼术

  冷冻手术

  电灼术

  激光束

  用 Z 形整形

不包括:脂肪[块]切除术(86.83)

  皮肤的活组织检查(86.11)

  皮肤广泛或根治性切除术(86.4)

  Z 形整形不伴切除术(86.84)

86.4 **Radical excision of skin lesion**

Wide excision of skin lesion involving underlying or adjacent structure

Code also: any lymph node dissection (40.3-40.5)

86.4 皮肤病损根治性切除术

皮肤病损的广泛切除术,包括皮下或邻近结构

另编码:任何淋巴结清扫术(40.3-40.5)

86.5 **Suture or other closure of skin and subcutaneous tissue**

86.51 Replantation of scalp

86.59 Closure of skin and subcutaneous tissue of other sites

86.5 皮肤和皮下组织的缝合术或其他闭合术

86.51 头皮再植术

86.59 其他部位的皮肤和皮下组织闭合术

Adhesives (surgical) (tissue)	粘连(手术)(组织)
Staples	订合术
Sutures	缝合术
Excludes：application of adhesive strips (butterfly)-omit code	**不包括**：(蝶式)粘连条带的应用—省略编码

86.6　**Free skin graft**

Includes：excision of skin for autogenous graft

Excludes：construction or reconstruction of：

penis (64.43-64.44)

trachea (31.75)

vagina (70.61-70.62)

86.60　Free skin graft，not otherwise specified

86.61　Full-thickness skin graft to hand

Excludes：heterograft (86.65)

homograft (86.66)

86.62　Other skin graft to hand

Excludes：heterograft (86.65)

homograft (86.66)

86.63　Full-thickness skin graft to other sites

Excludes：heterograft (86.65)

homograft (86.66)

86.64　Hair transplant

Excludes：hair follicle transplant to eyebrow or eyelash (08.63)

86.65　Heterograft to skin

Pigskin graft

Porcine graft

Excludes：application of dressing only (93.57)

86.66　Homograft to skin

Graft to skin of：

amnionic membrane from donor

skin from donor

86.67　Dermal regenerative graft

Artificial skin，NOS

Creation of "neodermis"

Decellularized allodermis

Integumentary matrix implants

86.6　**游离皮肤移植**

包括：皮肤切除术用于自体移植

不包括：建造术或重建术：

阴茎(64.43-64.44)

气管(31.75)

阴道(70.61-70.62)

86.60　游离皮肤移植 NOS

86.61　手的全层皮肤移植

不包括：异种移植物(86.65)

同种移植物(86.66)

86.62　手的其他皮肤移植

不包括：异种移植物(86.65)

同种移植物(86.66)

86.63　其他部位全层皮肤移植术

不包括：异种移植物(86.65)

同种移植物(86.66)

86.64　毛发移植

不包括：毛囊移植至眉或睫(08.63)

86.65　异种移植物至皮肤

猪皮肤移植

猪皮移植

不包括：仅使用敷料(93.57)

86.66　同种移植物至皮肤

移植物至皮肤：

供体羊膜

供体皮肤

86.67　皮肤再生移植物

人工皮肤 NOS

创建"真皮"

脱细胞处理的异体真皮

体被矩形植入

	Prosthetic implant of dermal layer of skin	皮肤皮层的假体植入

Regenerate dermal layer of skin

Excludes：heterograft to skin（86.65）

homograft to skin(86.66)

86.69 Other skin graft to other sites

Excludes：heterograft（86.65）

homograft(86.66)

皮肤的再生皮肤层

不包括：皮肤异种移植物(86.65)

皮肤同种移植物(86.66)

86.69 其他皮肤移植物至其他部位

不包括：异种移植物(86.65)

同种移植物(86.66)

86.7 **Pedicle grafts or flaps**

Excludes：construction or reconstruction of：

penis（64.43-64.44）

trachea（31.75）

vagina（70.61-70.62）

86.7 带蒂皮瓣或皮瓣移植

不包括：建造术或重建术

阴茎(64.43-64.44)

气管(31.75)

阴道(70.61-70.62)

86.70 Pedicle or flap graft，not otherwise specified

86.70 带蒂皮瓣或皮瓣移植 NOS

86.71 Cutting and preparation of pedicle grafts or flaps

Elevation of pedicle from its bed

Flap design and raising

Partial cutting of pedicle or tube

Pedicle delay

Excludes：pollicization or digital transfer（82.61，82.81）

revision of pedicle（86.75）

86.71 带蒂皮瓣或皮瓣移植物的切割术和修补术

带蒂皮瓣从皮瓣床掀起

皮瓣设计和掀起

带蒂皮瓣或皮管的部分切割

带蒂皮瓣延迟术

不包括：指整复术或指转移术(82.61，82.81)

带蒂皮瓣修复术(86.75)

86.72 Advancement of pedicle graft

86.72 带蒂皮瓣移植物前徙术

86.73 Attachment of pedicle or flap graft to hand

Excludes：pollicization or digital transfer（82.61，82.81）

86.73 手的带蒂皮瓣或皮瓣移植物附着术

不包括：指整复术或指转移术(82.61，82.81)

86.74 Attachment of pedicle or flap graft to other sites

Attachment by：

advanced flap

double pedicled flap

pedicle graft

rotating flap

sliding flap

tube graft

86.74 其他部位的带蒂皮瓣或皮瓣移植物附着术

附着术：

前徙皮瓣

双带蒂皮瓣

带蒂皮瓣

旋转皮瓣

滑动皮瓣

管状皮瓣

86.75 Revision of pedicle or flap graft

Debridement of pedicle or flap graft

86.75 带蒂皮瓣或皮瓣移植的修复术

带蒂皮瓣或皮瓣移植的清创术

Defatting of pedicle or flap graft

带蒂皮瓣或皮瓣移植的去脂术

86.8 **Other repair and reconstruction of skin and subcutaneous tissue**

86.8 **皮肤和皮下组织的其他修补术和重建术**

86.81　Repair for facial weakness

86.81　面部松弛修补术

86.82　Facial rhytidectomy

Face lift

Excludes：rhytidectomy of eyelid（08.86-08.87)

86.82　面部的皱纹切除术

面提升术

不包括：眼睑皱纹切除术(08.86-08.87)

86.83　Size reduction plastic operation

Liposuction

Reduction of adipose tissue of：

abdominal wall（pendulous）

arms（batwing）

buttock

thighs（trochanteric lipomatosis）

Excludes：breast（85.31-85.32）

86.83　体积缩小性整形术

吸脂术

脂肪组织减少术：

腹壁（下垂）

臂（蝙蝠翼状）

臀

大腿（转子脂肪过多症）

不包括：乳房(85.31-85.32)

86.84　Relaxation of scar or web contracture of skin

Z-plasty of skin

Excludes：Z-plasty with excision of lesion（86.3）

86.84　皮肤瘢痕或蹼状挛缩松弛术

皮肤"Z"形整形术

不包括："Z"形整形术伴病损切除术（86.3）

86.85　Correction of syndactyly

86.85　并指(趾)矫正术

86.86　Onychoplasty

86.86　甲成形术

86.89　Other repair and reconstruction of skin and subcutaneous tissue

Excludes：mentoplasty（76.67-76.68）

86.89　皮肤和皮下组织的其他修补术和重建术

不包括：颏成形术(76.67-76.68)

86.9 **Other operations on skin and subcutaneous tissue**

86.9 **皮肤和皮下组织的其他手术**

86.91　Excision of skin for graft

Excision of skin with closure of donor site

Excludes：that with graft at same operative episode（86.60- 86.69）

86.91　皮肤切除用作移植物

供体部位的皮肤切除术伴闭合术

不包括：同一手术中伴移植（86.60-86.69）

86.92　Electrolysis and other epilation of skin

Excludes：epilation of eyelid（08.91-08.93）

86.92　皮肤的电解和其他除毛术

不包括：眼睑除毛术(08.91-08.93)

86.93　Insertion of tissue expander

86.93　组织扩张器置入

Insertion（subcutaneous）（soft tissue）of expander（one or more）in scalp（subgaleal space），face，neck，trunk except breast，and upper and lower extremities for development of skin flaps for donor use

Excludes：flap graft preparation（86.71）

tissue expander，breast（85.95）

86.94　Insertion or replacement of single array neurostimulator pulse generator, not specified as rechargeable

Pulse generator（single array, single channel）for intracranial, spinal, and peripheral neurostimulator

Code also：any associated lead implantation（02.93,03.93,04.92）

Excludes：insertion or replacement of single array rechargeable neurostimulator pulse generator（86.97）

86.95　Insertion or replacement of dual array neurostimulator pulse generator, not specified as rechargeable

Pulse generator（dual array, dual channel）for intracranial, spinal, and peripheral neurostimulator

Code also：any associated lead implantation（02.93,03.93,04.92）

Excludes：insertion or replacement of dual array rechargeable neurostimulator pulse generator（86.98）

86.96　Insertion or replacement of other neurostimulator pulse generator

Code also：any associated lead implantation（02.93,03.93,04.92）

Excludes：insertion of dual array neurostimulator pulse generator（86.95，86.98）

insertion of single array neurostimulator pulse generator（86.94，86.97）

86.97　Insertion or replacement of single array rechargeable neurostimulator pulse generator

为制作皮瓣,在供者的(皮下)(软组织)头皮(帽状腱膜下间隙)、面、颈、躯干及上、下肢插入(一个或多个)扩张器,除外乳房

不包括：皮瓣移植物制备(86.71)

乳房组织扩张器(85.95)

86.94　单列神经刺激脉冲发生器置入或置换,未指出可再充电的

脉冲发生器(单列,单道)用于颅内、脊柱和周围神经刺激器

另编码：任何相关的导线植入(02.93,03.93,04.92)

不包括：单列可充电型神经刺激器脉冲发生器的置换或置入(86.97)

86.95　双列神经刺激脉冲发生器的置入或置换,未指明为可充电型

脉冲发生器(双列,双道)用于颅内、脊柱和周围神经刺激器

另编码：任何相关的导线植入(02.93,03.93,04.92)

不包括：双列可充电型神经刺激器脉冲发生器的置换或置入(86.98)

86.96　其他神经刺激器的置入或置换

另编码：任何相关的导线植入(02.93,03.93,04.92)

不包括：双列神经刺激器置入(86.95,86.98)

单列神经刺激器脉冲发生器的置入(86.94,86.97)

86.97　单列可充电型神经刺激器脉冲发生器的置换或置入

Rechargeable pulse generator (single array, single channel) for intracranial, spinal, and peripheral neurostimulator

Code also：any associated lead implantation (02.93,03.93,04.92)

86.98　Insertion or replacement of dual array rechargeable neurostimulator pulse generator

Rechargeable pulse generator (dual array, dual channel) for intracranial, spinal, and peripheral neurostimulator

Code also：any associated lead implantation (02.93,03.93,04.92)

86.99　Other

Excludes：removal of sutures from：

abdomen (97.83)

head and neck (97.38)

thorax (97.43)

trunk NEC (97.84)

wound catheter：

irrigation (96.58)

replacement (97.15)

颅内、脊髓和周围神经神经刺激器的可充电型脉冲发生器(单列,单道)

另编码:任何与导线有关的植入(02.93, 03.93,04.92)

86.98　双列可充电型神经刺激器脉冲发生器的置换或置入

颅内、脊髓和周围神经神经刺激器的可充电型脉冲发生器(双列,双道)

另编码:任何相关的导线置入(02.93, 03.93,04.92)

86.99　其他

不包括:缝合线的去除(拆线):

腹部(97.83)

头和颈(97.38)

胸(97.43)

躯干 NEC(97.84)

伤口导管:

冲洗术(96.58)

置换(97.15)

Chapter 17
MISCELLANEOUS DIAGNOSTIC AND THERAPEUTIC PROCEDURES（87-99）

第十七章
各种诊断性和治疗性操作（87-99）

87 **Diagnostic Radiology**

87 诊断性放射学

87.0 **Soft tissue x-ray of face, head, and neck**

87.0 面、头和颈的软组织 X 线检查

Excludes：angiography（88.40-88.68）

不包括：血管造影术（88.40-88.68）

87.01	Pneumoencephalogram	87.01	气脑造影图
87.02	Other contrast radiogram of brain and skull	87.02	大脑和颅骨的其他对比剂造影图
	Pneumocisternogram		脑池气造影图
	Pneumoventriculogram		脑室气造影
	Posterior fossa myelogram		后颅窝脊髓造影
87.03	Computerized axial tomography of head	87.03	头部计算机轴向断层照相术
	C. A. T. scan of head		头部计算机轴向断层照相术
87.04	Other tomography of head	87.04	头部其他断层照相术
87.05	Contrast dacryocystogram	87.05	对比剂泪囊造影图
87.06	Contrast radiogram of nasopharynx	87.06	对比剂鼻咽造影图
87.07	Contrast laryngogram	87.07	对比剂喉造影图
87.08	Cervical lymphangiogram	87.08	颈淋巴管造影图
87.09	Other soft tissue x-ray of face, head, and neck	87.09	面、头和颈的其他软组织 X 线检查

Noncontrast x-ray of：

  adenoid

  larynx

  nasolacrimal duct

  nasopharynx

  salivary gland

  thyroid region

  uvula

Excludes：x-ray study of eye（95.14）

非对比剂 X 线：

  腺样增殖体

  喉

  鼻泪管

  鼻咽

  涎腺

  甲状腺区

  悬雍垂

不包括：眼 X 线检查（95.14）

87.1 **Other x-ray of face, head, and neck**

Excludes：angiography（88.40-88.68）

87.1 面、头和颈的其他 X 线检查

不包括：血管造影术（88.40-88.68）

87.11	Full-mouth x-ray of teeth	87.11	全口牙 X 线检查
87.12	Other dental x-ray	87.12	其他牙 X 线检查
	Orthodontic cephalogram or cephalometrics		矫形牙科的头部造影或头测量学

	Panorex examination of mandible		下颌骨抗 17-1A 单克隆抗体(Panorex)检查
	Root canal x-ray		根管 X 线检查
87.13	Temporomandibular contrast arthrogram	87.13	对比剂颞下颌关节造影图
87.14	Contrast radiogram of orbit	87.14	对比剂眼眶造影图
87.15	Contrast radiogram of sinus	87.15	对比剂鼻窦造影图
87.16	Other x-ray of facial bones	87.16	面骨其他 X 线检查
	X-ray of:		X 线检查:
	frontal area		额区
	mandible		下颌骨
	maxilla		上颌骨
	nasal sinuses		鼻窦
	nose		鼻
	orbit		眼眶
	supraorbital area		眼眶上区
	symphysis menti		下颌联合
	zygomaticomaxillary complex		颧上颌复体
87.17	Other x-ray of skull	87.17	颅骨其他 X 线检查
	Lateral projection of skull		颅骨侧位投影
	Sagittal projection		矢状位投影
	Tangential projection		切线投影

87.2 **X-ray of spine**　　　　　　　　　　**87.2** **脊柱 X 线检查**

87.21	Contrast myelogram	87.21	对比剂脊髓造影图
87.22	Other x-ray of cervical spine	87.22	颈椎其他 X 线检查
87.23	Other x-ray of thoracic spine	87.23	胸椎其他 X 线检查
87.24	Other x-ray of lumbosacral spine	87.24	腰骶椎其他 X 线检查
	Sacrococcygeal x-ray		骶尾 X 线检查
87.29	Other x-ray of spine	87.29	脊柱其他 X 线检查
	Spinal x-ray NOS		脊柱 X 线检查 NOS

87.3 **Soft tissue x-ray of thorax**　　　　**87.3** **胸软组织 X 线检查**

Excludes：angiocardiography (88.50-88.58)　　　**不包括**：心血管造影术(88.50-88.58)

angiography (88.40-88.68)　　　　　　血管造影术(88.40-88.68)

87.31	Endotracheal bronchogram	87.31	气管内支气管造影术
87.32	Other contrast bronchogram	87.32	其他对比剂支气管造影图
	Transcricoid bronchogram		经环状软骨支气管造影图
87.33	Mediastinal pneumogram	87.33	纵隔充气造影图
87.34	Intrathoracic lymphangiogram	87.34	胸内淋巴管造影图
87.35	Contrast radiogram of mammary ducts	87.35	对比剂乳腺管造影图
87.36	Xerography of breast	87.36	乳房干版 X 线照相术

87.37	Other mammography	87.37	其他乳腺造影术
87.38	Sinogram of chest wall	87.38	胸壁窦道 X 线照相
	Fistulogram of chest wall		胸壁瘘管造影图
87.39	Other soft tissue x-ray of chest wall	87.39	胸壁其他软组织 X 线

87.4　**Other x-ray of thorax**

Excludes：angiocardiography （88.50-88.58）

angiography （88.40-88.68）

87.4　**胸其他 X 线**

不包括：心血管造影术(88.50-88.58)

血管造影术(88.40-88.68)

87.41	Computerized axial tomography of thorax	87.41	胸计算机轴向断层照相术
	C. A. T. scan of thorax		胸计算机轴向断层照相术
	Crystal linea scan of x-ray beam of thorax		胸 X 线束的晶体线性扫描
	Electronic substraction of thorax		胸电子减影
	Photoelectric response of thorax		胸光电响应
	Tomography with use of computer, x-rays, and camera of thorax		胸计算机,X 线检查和照相机断层照相术
87.42	Other tomography of thorax	87.42	胸其他断层照相术
	Cardiac tomogram		心脏 X 线断层照相图
87.43	X-ray of ribs, sternum, and clavicle	87.43	肋骨、胸骨和锁骨 X 线检查
	Examination for：		检查：
	cervical rib		颈肋
	fracture		骨折
87.44	Routine chest x-ray, so described	87.44	常规胸部 X 线
	X-ray of chest NOS		胸部 X 线检查 NOS
87.49	Other chest x-ray	87.49	其他胸部 X 线检查
	X-ray of：		X 线检查：
	bronchus NOS		支气管 NOS
	diaphragm NOS		横膈 NOS
	heart NOS		心脏 NOS
	lung NOS		肺 NOS
	mediastinum NOS		纵隔 NOS
	trachea NOS		气管 NOS

87.5　**Biliary tract x-ray**

87.5　**胆管 X 线检查**

87.51	Percutaneous hepatic cholangiogram	87.51	经皮肝胆管造影图
87.52	Intravenous cholangiogram	87.52	静脉胆管造影图
87.53	Intraoperative cholangiogram	87.53	手术中胆管造影图
87.54	Other cholangiogram	87.54	其他胆管造影图
87.59	Other biliary tract x-ray	87.59	其他胆管 X 线检查
	Cholecystogram		胆囊造影图

87.6　**Other x-ray of digestive system**

87.6　**消化系统其他 X 线检查**

87.61	Barium swallow	87.61	吞钡
87.62	Upper GI series	87.62	上消化道系列造影检查
87.63	Small bowel series	87.63	小肠造影
87.64	Lower GI series	87.64	下消化道系列造影检查
87.65	Other x-ray of intestine	87.65	肠的其他 X 线检查
87.66	Contrast pancreatogram	87.66	对比剂胰腺造影图
87.69	Other digestive tract x-ray	87.69	其他消化道 X 线检查

87.7 X-ray of urinary system

Excludes: angiography of renal vessels (88.45, 88.65)

87.7 泌尿系统 X 线检查

不包括: 肾血管血管造影术(88.45, 88.65)

87.71	Computerized axial tomography of kidney C. A. T. scan of kidney	87.71	肾计算机轴向断层照相术 肾计算机轴向断层照相术 C. A. T.
87.72	Other nephrotomogram	87.72	其他肾断层照相图
87.73	Intravenous pyelogram Diuretic infusion pyelogram	87.73	静脉内肾盂造影图 利尿药输注肾盂造影
87.74	Retrograde pyelogram	87.74	逆行肾盂造影图
87.75	Percutaneous pyelogram	87.75	经皮肾盂造影图
87.76	Retrograde cystourethrogram	87.76	逆行膀胱尿道造影图
87.77	Other cystogram	87.77	其他膀胱造影图
87.78	Ileal conduitogram	87.78	回肠代膀胱造影图
87.79	Other x-ray of the urinary system KUB x-ray	87.79	泌尿系统的其他 X 线检查 尿路平片 X 线检查

87.8 X-ray of female genital organs

87.8 女性生殖器官 X 线检查

87.81	X-ray of gravid uterus Intrauterine cephalometry by x-ray	87.81	妊娠子宫 X 线检查 子宫内 X 线胎儿头颅测量
87.82	Gas contrast hysterosalpingogram	87.82	气体对比剂子宫输卵管造影图
87.83	Opaque dye contrast hysterosalpingogram	87.83	不透光染色对比剂子宫输卵管造影图
87.84	Percutaneous hysterogram	87.84	经皮子宫造影图
87.85	Other x-ray of fallopian tubes and uterus	87.85	输卵管和子宫的其他 X 线检查
87.89	Other x-ray of female genital organs	87.89	女性生殖器官的其他 X 线检查

87.9 X-ray of male genital organs

87.9 男性生殖器官 X 线检查

87.91	Contrast seminal vesiculogram	87.91	对比剂精囊造影图
87.92	Other x-ray of prostate and seminal vesicles	87.92	前列腺和精囊的其他 X 线检查
87.93	Contrast epididymogram	87.93	对比剂附睾造影图
87.94	Contrast vasogram	87.94	对比剂输精管造影图
87.95	Other x-ray of epididymis and vas deferens	87.95	附睾和输精管的其他 X 线检查
87.99	Other x-ray of male genital organs	87.99	男性生殖器官的其他 X 线检查

| **88** | Other diagnostic radiology and related techniques | **88** | 其他诊断性放射学和相关技术 |

88.0 **Soft tissue x-ray of abdomen**

Excludes：angiography（88.40-88.68）

88.01 Computerized axial tomography of abdomen

C. A. T. scan of abdomen

Excludes：C. A. T. scan of kidney（87.71）

88.02 Other abdomen tomography

Excludes：nephrotomogram（87.72）

88.03 Sinogram of abdominal wall

Fistulogram of abdominal wall

88.04 Abdominal lymphangiogram

88.09 Other soft tissue x-ray of abdominal wall

88.1 **Other x-ray of abdomen**

88.11 Pelvic opaque dye contrast radiography

88.12 Pelvic gas contrast radiography

Pelvic pneumoperitoneum

88.13 Other peritoneal pneumogram

88.14 Retroperitoneal fistulogram

88.15 Retroperitoneal pneumogram

88.16 Other retroperitoneal x-ray

88.19 Other x-ray of abdomen

Flat plate of abdomen

88.2 **Skeletal x-ray of extremities and pelvis**

Excludes：contrast radiogram of joint（88.32）

88.21 Skeletal x-ray of shoulder and upper arm

88.22 Skeletal x-ray of elbow and forearm

88.23 Skeletal x-ray of wrist and hand

88.24 Skeletal x-ray of upper limb, not otherwise specified

88.25 Pelvimetry

88.26 Other skeletal x-ray of pelvis and hip

88.27 Skeletal x-ray of thigh, knee, and lower leg

88.28 Skeletal x-ray of ankle and foot

88.0 **腹部软组织 X 线检查**

不包括：血管造影术（88.40-88.68）

88.01 腹部计算机轴向断层照相术

腹部计算机轴向断层照相术

不包括：肾计算机轴向断层照相图（87.71）

88.02 其他腹部断层照相图

不包括：肾断层照相图（87.72）

88.03 腹壁窦道造影图

腹壁瘘管造影图

88.04 腹淋巴管造影图

88.09 腹壁的其他软组织 X 线检查

88.1 **腹部的其他 X 线检查**

88.11 盆腔不透光染色对比放射照相术

88.12 盆腔气体对比放射照相术

盆腔气腹

88.13 其他腹腔充气造影图

88.14 腹膜后瘘管造影图

88.15 腹膜后充气造影图

88.16 其他腹膜后 X 线检查

88.19 腹部其他 X 线检查

腹部平片

88.2 **四肢和骨盆的骨骼 X 线检查**

不包括：对比关节造影图（88.32）

88.21 肩和上臂的骨骼 X 线检查

88.22 肘和前臂的骨骼 X 线检查

88.23 腕和手的骨骼 X 线检查

88.24 上肢骨骼 X 线检查 NOS

88.25 骨盆测量

88.26 骨盆和髋的其他骨骼 X 线检查

88.27 大腿、膝和小腿的骨骼 X 线检查

88.28 踝和足的骨骼 X 线检查

88.29 Skeletal x-ray of lower limb, not otherwise specified	88.29 下肢骨骼 X 线检查 NOS

88.3 **Other X-ray**

88.31 Skeletal series

X-ray of whole skeleton

88.32 Contrast arthrogram

Excludes：that of temporomandibular joint (87.13)

88.33 Other skeletal x-ray

Excludes：skeletal x-ray of：

extremities and pelvic (88.21-88.29)

face, head, and neck (87.11-87.17)

spine (87.21-87.29)

thorax (87.43)

88.34 Lymphangiogram of upper limb

88.35 Other soft tissue x-ray of upper limb

88.36 Lymphangiogram of lower limb

88.37 Other soft tissue x-ray of lower limb

Excludes：femoral angiography (88.48, 88.66)

88.38 Other computerized axial tomography

C. A. T. scan NOS

Excludes：C. A. T. scan of：

abdomen (88.01)

head (87.03)

kidney (87.71)

thorax (87.41)

88.39 X-ray, other and unspecified

88.4 **Arteriography using contrast material**

Includes：angiography of arteries

arterial puncture for injection of contrast material

radiography of arteries (by fluoroscopy)

retrograde arteriography

The fourth-digit subclassification identifies the site to be viewed, not the site of injection

Excludes：arteriography using：

radioisotopes or radionuclides (92.01-92.19)

88.3 **其他 X 线检查**

88.31 骨骼摄片

全身骨骼 X 线检查

88.32 对比剂关节造影图

不包括:颞下颌关节对比造影(87.13)

88.33 其他骨骼 X 线检查

不包括:骨骼 X 线检查：

四肢和骨盆(88.21-88.29)

面、头和颈(87.11-87.17)

脊柱(87.21-87.29)

胸(87.43)

88.34 上肢淋巴管造影图

88.35 上肢的其他软组织 X 线检查

88.36 下肢的淋巴管造影图

88.37 下肢的其他软组织 X 线检查

不包括:股血管造影术(88.48,88.66)

88.38 其他计算机轴向断层照相术

计算机轴向断层照相术 NOS

不包括:计算机轴向断层照相术：

腹部(88.01)

头(87.03)

肾(87.71)

胸(87.41)

88.39 X 线检查 NOS

88.4 **对比剂动脉造影术**

包括:动脉血管造影术

动脉穿刺为对比剂注射

动脉放射照相术(用荧光透视法)

逆行动脉造影术

四位数亚目标明检查的部位,不是注射的部位

不包括:动脉造影术,用：

放射性同位素或放射性核素(92.01-92.19)

ultrasound (88.71-88.79)

fluorescein angiography of eye (95.12)

88.40 Arteriography using contrast material, unspecified site

88.41 Arteriography of cerebral arteries

Angiography of:

basilar artery

carotid (internal)

posterior cerebral circulation

vertebral artery

88.42 Aortography

Arteriography of aorta and aortic arch

88.43 Arteriography of pulmonary arteries

88.44 Arteriography of other intrathoracic vessels

Excludes：angiocardiography （88.50-88.58)

arteriography of coronary arteries (88.55-88.57)

88.45 Arteriography of renal arteries

88.46 Arteriography of placenta

Placentogram using contrast material

88.47 Arteriography of other intra-abdominal arteries

88.48 Arteriography of femoral and other lower extremity arteries

88.49 Arteriography of other specified sites

88.5 **Angiocardiography using contrast material**

Includes：arterial puncture and insertion of arterial catheter for injection of contrast material

cineangiocardiography

selective angiocardiography

Code also：synchronous cardiac catheterization (37.21-37.23)

Excludes：angiography of pulmonary vessels (88.43, 88.62)

88.50 Angiocardiography, not otherwise specified

88.51 Angiocardiography of venae cavae

Inferior vena cavography

超声(88.71-88.79)

眼荧光素血管造影术(95.12)

88.40 对比剂动脉造影术,未特指的部位

88.41 脑动脉造影术

血管造影术：

基底动脉

颈动脉(内的)

大脑后动脉循环

脊椎动脉

88.42 主动脉造影术

主动脉和主动脉弓动脉造影术

88.43 肺动脉造影术

88.44 其他胸内动脉造影术

不包括:心血管造影术(88.50-88.58)

冠状动脉造影术(88.55-88.57)

88.45 肾动脉造影术

88.46 胎盘动脉造影术

用对比剂胎盘造影图

88.47 其他腹内动脉造影术

88.48 股和其他下肢动脉造影术

88.49 其他特指部位的动脉造影

88.5 对比剂心血管造影术

包括:动脉穿刺和动脉导管的置入,为了对比剂注射

心血管荧光造影术

选择性心血管造影术

另编码:同时的心脏导管置入(37.21-37.23)

不包括:肺血管血管造影术(88.43,88.62)

88.50 心血管造影术 NOS

88.51 腔静脉心血管造影术

下腔静脉造影术

Phlebography of vena cava（inferior）（superior）	腔静脉造影术（上）（下）
88.52 Angiocardiography of right heart structures Angiocardiography of： 　pulmonary valve 　right atrium 　right ventricle（outflow tract） **Excludes**：that combined with left heart angiocardiography（88.54）	88.52 右心脏结构的心血管造影术 心血管造影术： 　肺动脉瓣 　右心房 　右心室（流出道） **不包括**：同时伴左心心血管造影术（88.54）
88.53 Angiocardiography of left heart structures Angiocardiography of： 　aortic valve 　left atrium 　left ventricle（outflow tract） **Excludes**：that combined with right heart angiocardiography（88.54）	88.53 左心结构的心血管造影术 心血管造影术： 　主动脉瓣 　左心房 　左心室（流出道） **不包括**：同时伴右心脏心血管造影术（88.54）
88.54 Combined right and left heart angiocardiography	88.54 联合的右和左心脏心血管造影术
88.55 Coronary arteriography using a single catheter Coronary arteriography by Sones technique Direct selective coronary arteriography using a single catheter	88.55 单根导管的冠状动脉造影术 用索恩法的冠状动脉造影术 直接选择性冠状动脉造影术用单根导管
88.56 Coronary arteriography using two catheters Coronary arteriography by： 　Judkins technique 　Ricketts and Abrams technique Direct selective coronary arteriography using two catheters	88.56 用两根导管的冠状动脉造影术 冠状动脉造影术： 　贾金斯法 　里基茨和艾布拉姆斯法 用两根导管的直接选择性冠状动脉造影术
88.57 Other and unspecified coronary arteriography Coronary arteriography NOS	88.57 其他和未特指的冠状动脉造影术 冠状动脉造影术 NOS
88.58 Negative-contrast cardiac roentgenography Cardiac roentgenography with injection of carbon dioxide	88.58 负对比剂心脏 X 线照相术 心脏 X 线照相术伴二氧化碳注射
88.6 **Phlebography** **Includes**：angiography of veins 　radiography of veins（by fluoroscopy） 　retrograde phlebography	**88.6** **静脉造影术** **包括**：静脉血管造影术 　静脉放射照相术（用荧光透视法） 　逆行静脉造影术

venipuncture for injection of contrast material

venography using contrast material

Note：The fourth-digit subclassification (88.60-88.67) identifies the site to be viewed，not the site of injection.

Excludes：angiography using：

radioisotopes or radionuclides(92.01-92.19)

ultrasound (88.71-88.79)

fluorescein angiography of eye (95.12)

88.60　Phlebography using contrast material，unspecified site

88.61　Phlebography of veins of head and neck using contrast material

88.62　Phlebography of pulmonary veins using contrast material

88.63　Phlebography of other intrathoracic veins using contrast material

88.64　Phlebography of the portal venous system using contrast material

Splenoportogram (by splenic arteriography)

88.65　Phlebography of other intra-abdominal veins using contrast material

88.66　Phlebography of femoral and other lower extremity veins using contrast material

88.67　Phlebography of other specified sites using contrast material

88.68　Impedance phlebography

88.7　**Diagnostic ultrasound**

Includes：Echography

Non-invasive ultrasound

Ultrasonic angiography

Ultrasonography

Excludes：intravascular imaging (adjunctive)(IVUS)(00.21-00.29)

therapeutic ultrasound (00.01 -00.09)

88.71　Diagnostic ultrasound of head and neck

Determination of midline shift of brain

静脉穿刺,为了注射对比剂

用对比剂静脉造影术

注：四位数亚目(88.60-88.67)标明检查的部位,不是注射的部位。

不包括:血管造影术,用：

放射性同位素或放射性核素(92.01-92.19)

超声(88.71-88.79)

眼荧光素血管造影术(95.12)

88.60　用对比剂静脉造影术,未特指的部位

88.61　用对比剂头和颈部静脉造影术

88.62　用对比剂肺静脉造影术

88.63　用对比剂其他胸内静脉造影术

88.64　用对比剂门静脉系统静脉造影术

脾门静脉造影图(通过脾动脉造影术)

88.65　用对比剂其他腹内静脉静脉造影术

88.66　用对比剂股和其他下肢静脉的静脉造影术

88.67　用对比剂其他特指部位的静脉造影术

88.68　阻抗静脉造影术

88.7　诊断性超声

包括:回波描记术

非侵入性超声

超声波血管描记术

超声波检查

不包括:血管内显像(辅助的)(IVUS)(00.21-00.29)

治疗性超声(00.01 -00.09)

88.71　头和颈部的诊断性超声

大脑中线偏移测定

Echoencephalography

Excludes：eye (95. 13)

脑回波检查法

不包括：眼(95.13)

88. 72　Diagnostic ultrasound of heart

Echocardiography

Transesophageal echocardiography

Excludes： echocardiography of heart chambers (37. 28)

intracardiac echocardiography （ICE） (37. 28)

intravascular （IVUS） imaging of coronary vessels (00. 24)

88. 72　心脏诊断性超声

超声心动描记

经食管超声心动描记

不包括：心脏超声心动描记(37.28)

心内超声心动描记(ICE)(37.28)

冠状血管血管内(IVUS)显像（00.24）

88. 73　Diagnostic ultrasound of other sites of thorax

Aortic arch ultrasonography

Breast ultrasonography

Lung ultrasonography

88. 73　胸的其他部位的诊断性超声

主动脉弓超声波检查

乳房超声波检查

肺超声波检查

88. 74　Diagnostic ultrasound of digestive system

88. 74　消化系统的诊断性超声

88. 75　Diagnostic ultrasound of urinary system

88. 75　泌尿系统的诊断性超声

88. 76　Diagnostic ultrasound of abdomen and retroperitoneum

88. 76　腹部和腹膜后的诊断性超声

88. 77　Diagnostic ultrasound of peripheral vascular system

Deep vein thrombosis ultrasonic scanning

Excludes：adjunct vascular system procedures (00. 40-00.43)

88. 77　周围血管的诊断性超声

深部静脉血栓形成超声扫描

不包括：附属血管系统操作（00.40-00.43）

88. 78　Diagnostic ultrasound of gravid uterus

Intrauterine cephalometry：

echo

ultrasonic

Placental localization by ultrasound

88. 78　妊娠子宫的诊断性超声

子宫内胎头测量：

回声

超声的

超声胎盘定位

88. 79　Other diagnostic ultrasound

Ultrasonography of：

multiple sites

nongravid uterus

total body

88. 79　其他诊断性超声

超声波检查：

多部位

非妊娠的子宫

全身

88. 8　Thermography

88. 81　Cerebral thermography

88. 8　热影像图

88. 81　脑热影像图

88. 82　Ocular thermography

88. 82　眼热影像图

88. 83　Bone thermography

Osteoarticular thermography

88. 83　骨热影像图

骨关节热影像图

88.84	Muscle thermography		88.84	肌热影像图
88.85	Breast thermography		88.85	乳房热影像图
88.86	Blood vessel thermography		88.86	血管热影像图
	Deep vein thermography			深部静脉热影像图
88.89	Thermography of other sites		88.89	其他部位热影像图
	Lymph gland thermography			淋巴腺热影像图
	Thermography NOS			热影像图 NOS

88.9　Other diagnostic imaging　　　**88.9　其他诊断性影像**

88.90	Diagnostic imaging, not elsewhere classified		88.90	诊断性影像 NEC
88.91	Magnetic resonance imaging of brain and brain stem		88.91	大脑和脑干的磁共振成像
	Excludes: intraoperative magnetic resonance imaging (88.96)			**不包括**：手术中磁共振成像(88.96)
	real-time magnetic resonance imaging (88.96)			实时磁共振成像(88.96)
88.92	Magnetic resonance imaging of chest and myocardium		88.92	胸和心肌的磁共振成像
	For evaluation of hilar and mediastinal lymphadenopathy			用于评估肺门和纵隔淋巴结病
88.93	Magnetic resonance imaging of spinal canal		88.93	椎管磁共振成像
	Spinal cord levels:			脊髓水平：
	cervical			颈的
	thoracic			胸的
	lumbar (lumbosacral)			腰(腰骶部)
	Spinal cord			脊髓
	Spine			脊柱
88.94	Magnetic resonance imaging of musculo-skeletal		88.94	肌肉骨骼的磁共振成像
	Bone marrow blood supply			骨髓血液供应
	Extremities (upper) (lower)			四肢(上)(下)
88.95	Magnetic resonance imaging of pelvis, prostate, and bladder		88.95	骨盆、前列腺和膀胱的磁共振成像
88.96	Other intraoperative magnetic resonance imaging		88.96	其他手术中磁共振影像
	iMRI			介入性磁共振
	Real-time magnetic resonance imaging			实时磁共振影像
88.97	Magnetic resonance imaging of other and unspecified sites		88.97	其他和未特指部位的磁共振成像
	Abdomen			腹部
	Eye orbit			眼眶

	Face		面
	Neck		颈
88.98	Bone mineral density studies	88.98	骨矿物质密度检查
	Dual photon absorptiometry		双光子吸光测定法
	Quantitative computed tomography (CT) studies		定量计算机断层照相(CT)检查
	Radiographic densitometry		放射照相的密度计量
	Single photon absorptiometry		单光子吸光测定法

89 **Interview, evaluation, consultation, and examination**

89 会谈、评估、会诊和检查

89.0 **Diagnostic interview, consultation, and evaluation**

89.0 诊断性会谈、会诊和评估

Excludes：psychiatric diagnostic interview (94.11-94.19)

不包括：精神病学的诊断性会谈(94.11-94.19)

89.01	Interview and evaluation, described as brief	89.01	简单会谈和评估
	Abbreviated history and evaluation		简略病史和评估
89.02	Interview and evaluation, described as limited	89.02	局限性会谈和评估
	Interval history and evaluation		间隔病史和评估
89.03	Interview and evaluation, described as comprehensive	89.03	全面会谈和评估
	History and evaluation of new problem		新问题的病史和评估
89.04	Other interview and evaluation	89.04	其他会谈和评估
89.05	Diagnostic interview and evaluation, not otherwise specified	89.05	诊断性会谈和评估 NOS
89.06	Consultation, described as limited	89.06	局限性会诊
	Consultation on a single organ system		单个器官系统的会诊
89.07	Consultation, described as comprehensive	89.07	全面会诊
89.08	Other consultation	89.08	其他会诊
89.09	Consultation, not otherwise specified	89.09	会诊 NOS

89.1 **Anatomic and physiologic measurements and manual examinations — nervous system and sense organs**

89.1 解剖和生理测量与手法检查—神经系统和感觉器官

Excludes：ear examination (95.41-95.49)

不包括：耳检查(95.41-95.49)

eye examination (95.01-95.26)

眼检查(95.01-95.26)

the listed procedures when done as part of a general physical examination (89.7)

所列操作为全身性体检的一部分 (89.7)

89.10　Intracarotid amobarbital test
Wada test

89.11　Tonometry

89.12　Nasal function study
Rhinomanometry

89.13　Neurologic examination

89.14　Electroencephalogram
Excludes：that with polysomnogram (89.17)

89.15　Other nonoperative neurologic function tests

89.16　Transillumination of newborn skull

89.17　Polysomnogram
Sleep recording

89.18　Other sleep disorder function tests
Multiple sleep latency test [MSLT]

89.19　Video and radio-telemetered electroencephalographic monitoring
Radiographic EEG monitoring
Video EEG monitoring

89.2　**Anatomic and physiologic measurements and manual examinations — genitourinary system**
Excludes：the listed procedures when done as part of a general physical examination (89.7)

89.21　Urinary manometry
Manometry through：
　indwelling ureteral catheter
　nephrostomy
　pyelostomy
　ureterostomy

89.22　Cystometrogram

89.23　Urethral sphincter electromyogram

89.24　Uroflowmetry [UFR]

89.25　Urethral pressure profile [UPP]

89.26　Gynecological examination
Pelvic examination

89.10　颈内动脉异戊巴比妥试验
瓦达(Wada)试验

89.11　眼压测量法

89.12　鼻功能性检查
鼻测压法

89.13　神经系统检查

89.14　脑电图
不包括：同时伴睡眠脑电图(多导睡眠图) (89.17)

89.15　其他非手术性神经功能试验

89.16　新生儿颅骨透照法

89.17　睡眠脑电图
睡眠脑电图记录

89.18　其他睡眠疾患功能试验
多睡眠潜在试验[MSLT]

89.19　视频和无线电遥控脑电图监测

放射照相的 EEG 监测
视频 EEG 监测

89.2　**解剖和生理测量及手法检查—泌尿生殖系统**

不包括：所列操作作为全身体检的一部分 (89.7)

89.21　尿路压力测定
压力测定,通过：
　置留的输尿管导管
　肾造口术
　肾盂造口术
　输尿管造口术

89.22　膀胱内压图

89.23　尿道括约肌肌电图

89.24　尿流量测定[UFR]

89.25　尿道压力分布图[UPP]

89.26　妇科检查
盆腔检查

89.29 Other nonoperative genitourinary system measurements

　　Bioassay of urine

　　Renal clearance

　　Urine chemistry

89.29 其他非手术性泌尿生殖系统测量

　　尿生物测定

　　肾廓清率

　　尿化学检查

89.3 **Other anatomic and physiologic measurements and manual examinations**

　　Excludes: the listed procedures when done as part of a general physical examination(89.7)

89.3 其他解剖和生理测量及手法检查

　　不包括:所列操作作为全身体检的一部分(89.7)

89.31 Dental examination

　　Oral mucosal survey

　　Periodontal survey

89.31 牙科检查

　　口腔黏膜检查

　　牙周检查

89.32 Esophageal manometry

89.32 食管压力测定

89.33 Digital examination of enterostomy stoma

　　Digital examination of colostomy stoma

89.33 肠造口指检

　　结肠造口指检

89.34 Digital examination of rectum

89.34 直肠指检

89.35 Transillumination of nasal sinuses

89.35 鼻窦透照法

89.36 Manual examination of breast

89.36 乳房手法检查

89.37 Vital capacity determination

89.37 肺活量测定

89.38 Other nonoperative respiratory measurements

　　Plethysmography for measurement of respiratory function

　　Thoracic impedance plethysmography

89.38 其他非手术性呼吸测量

　　体积描记术,为了呼吸功能测量

　　胸阻抗体积描记术

89.39 Other nonoperative measurements and examinations

　　14 C-Urea breath test

　　Basal metabolic rate〔BMR〕

　　Gastric:

　　　analysis

　　　function NEC

　　Excludes: body measurement (93.07)

　　　cardiac tests (89.41-89.69)

　　　fundus photography (95.11)

　　　limb length measurement (93.06)

89.39 其他非手术性测量和检查

　　14 碳尿素呼吸试验

　　基础代谢率〔BMR〕

　　胃(液):

　　　分析

　　　功能 NEC

　　不包括:身体测量(93.07)

　　　心功能试验(89.41-89.69)

　　　眼底照相术(95.11)

　　　肢体长度测量(93.06)

89.4 **Cardiac stress tests, pacemaker and defibrillator checks**

89.4 心脏应激试验,起搏器和除颤器检查

89.41 Cardiovascular stress test using treadmill

89.41 踏旋器运动测验测定心血管应激功能

89.42 Masters' two-step stress test

89.42 马斯特斯二阶应激试验

89.43　Cardiovascular stress test using bicycle ergometer

89.44　Other cardiovascular stress test

Thallium stress test with or without transesophageal pacing

89.45　Artificial pacemaker rate check

Artificial pacemaker function check NOS

Bedside device check of pacemaker or cardiac resynchronization pacemaker [CRT-P]

Interrogation only without arrhythmia induction

Excludes：catheter based invasive electrophysiologic testing (37.26)

noninvasive programmed electrical stimulation [NIPS] (arrhythmia induction) (37.20)

89.46　Artificial pacemaker artifact wave form check

89.47　Artificial pacemaker electrode impedance check

89.48　Artificial pacemaker voltage or amperage threshold check

89.49　Automatic implantable cardioverter/ defibrillator(AICD) check

Bedside check of an AICD or cardiac resynchronization defibrillator [CRT-D]

Checking pacing threshold of device

Interrogation only without arrhythmia induction

Excludes：catheter based invasive electrophysiologic testing (37.26)

noninvasive programmed electrical stimulation [NIPS] (arrhythmia induction) (37.20)

89.5　**Other nonoperative cardiac and vascular diagnostic procedures**

Excludes：fetal EKG (75.32)

89.50　Ambulatory cardiac monitoring

Analog devices [Holter-type]

89.43　自行车测力计测定心血管应激功能

89.44　其他心血管应激试验

铊应激试验伴或不伴经食管心室起搏

89.45　人工起搏器速率检查

人工起搏器功能检查 NOS

床旁装置检查心脏起搏器或心脏再同步化起搏器(CRT-P)

仅感应而不诱发心律失常

不包括：侵入性导管电生理测定(EPS)(37.26)

非侵入性程序化电刺激(NIPS)(诱发心律失常)(37.20)

89.46　人工起搏器伪差波形检查

89.47　人工起搏器电极阻抗检查

89.48　人工起搏器电压或电流阈值检查(AICD)

89.49　自动化可植入的复率器(或)除颤器(AICD)检查

床旁 AICD 或心脏再同步化除颤器(CRT-D)检查

检查设备的起搏阈值

仅检查无诱发心律不齐

不包括：有创的导管电生理测定[EPS](37.26)

非侵入性程序化电刺激[NIPS](诱发心律失常)(37.20)

89.5　其他非手术性心脏和血管诊断性操作

不包括：胎儿 EKG(75.32)

89.50　流动心脏监测

同类装置[霍尔特型]

89.51	Rhythm electrocardiogram		89.51	节律心电图
	Rhythm EKG（with one to three leads）			节律 EKG（用一至三导联）
89.52	Electrocardiogram		89.52	心电图
	ECG NOS			ECG NOS
	EKG（with 12 or more leads）			EKG（用 12 或更多导联）
89.53	Vectorcardiogram（with ECG）		89.53	心电向量图（用 ECG）
89.54	Electrographic monitoring		89.54	心电监测
	Telemetry			自动测量记录传导
	Excludes：ambulatory cardiac monitoring（89.50）			**不包括**：流动心脏监测(89.50)
	electrographic monitoring during surgery-omit code			手术中的心电监测—省略编码
89.55	Phonocardiogram with ECG lead		89.55	用 ECG 导联的心音图
89.56	Carotid pulse tracing with ECG lead		89.56	用 ECG 导联的颈动脉搏动
	Excludes：oculoplethysmography（89.58）			**不包括**：眼球体积描记术(89.58)
89.57	Apexcardiogram（with ECG lead）		89.57	心尖心动图（用 ECG 导联）
89.58	Plethysmogram		89.58	体积描记图
	Penile plethysmography with nerve stimulation			阴茎体积描记术伴神经刺激
	Excludes：plethysmography（for）：			**不包括**：体积描记术（用于）：
	measurement of respiratory function（89.38）			呼吸功能测量(89.38)
	thoracic impedance（89.38）			胸电阻抗(89.38)
89.59	Other nonoperative cardiac and vascular measurements		89.59	其他非手术性心脏和血管测量

89.6　Circulatory monitoring

89.6　循环监测

	Excludes：electrocardiographic monitoring during surgery - omit code			**不包括**：手术中心电图监测—省略编码
	implantation or replacement of subcutaneous device for intracardiac hemodynamic monitoring（00.57）			皮下心内血流动力学监测装置的置换和植入(00.57)
	insertion or replacement of implantable pressure sensor（lead）for intracardiac hemodynamic monitoring（00.56）			置入或置换植入型压力传感器（导线），用于心内血流动力学监测(00.56)
89.60	Continuous intra-arterial blood gas monitoring		89.60	持续性动脉内血气监测
	Insertion of blood gas monitoring system and continuous monitoring of blood gases through an intra-arterial sensor			血气监测系统置入和经动脉内传感器的血气持续监测
89.61	Systemic arterial pressure monitoring		89.61	全身动脉压监测
89.62	Central venous pressure monitoring		89.62	中心静脉压监测

89.63　Pulmonary artery pressure monitoring
　　　　Excludes：pulmonary artery wedge monitoring(89.64)

89.64　Pulmonary artery wedge monitoring
　　　　Pulmonary capillary wedge ［PCW］ monitoring
　　　　Swan-Ganz catheterization

89.65　Measurement of systemic arterial blood gases
　　　　Excludes：continuous intra-arterial blood gas monitoring（89.60）

89.66　Measurement of mixed venous blood gases

89.67　Monitoring of cardiac output by oxygen consumption technique
　　　　Fick method

89.68　Monitoring of cardiac output by other technique
　　　　Cardiac output monitoring by thermodilution indicator

89.69　Monitoring of coronary blood flow
　　　　Coronary blood flow monitoring by coincidence counting technique

89.7　General physical examination

89.8　Autopsy

90　Microscopic examination-Ⅰ

The following fourth-digit subclassification is for use with categories in section 90 to identify type of examination：

1　bacterial smear
2　culture
3　culture and sensitivity
4　parasitology
5　toxicology
6　cell block and Papanicolaou smear
9　other microscopic examination

89.63　肺动脉压监测
　　　　不包括：肺动脉楔形监测(89.64)

89.64　肺动脉楔形监测
　　　　肺毛细血管楔形[PCW]监测
　　　　斯旺-甘兹导管插入术

89.65　全身动脉血气测量

　　　　不包括：持续动脉内血气监测(89.60)

89.66　混合静脉血气测量

89.67　心脏排血量监测,用氧耗技术

　　　　非克法

89.68　心脏排血量监测,用其他技术

　　　　心脏排出量监测,用热稀释指示剂

89.69　冠状动脉血流监测
　　　　冠状动脉血流监测,用符合计数技术

89.7　全身体格检查

89.8　尸检

90　显微镜检查-Ⅰ

下列四位数细目与90节的类目一同使用,以标明检查类型：

1　细菌涂片
2　培养
3　培养和敏感试验
4　寄生虫学检查
5　毒理学检查
6　细胞块和帕帕尼科拉乌涂片
9　其他显微镜检查

90.0 Microscopic examination of specimen from nervous system and of spinal fluid	**90.0** 神经系统标本和脊髓液的显微镜检查
90.1 Microscopic examination of specimen from endocrine gland, not elsewhere classified	**90.1** 内分泌腺标本的显微镜检查 NEC
90.2 Microscopic examination of specimen from eye	**90.2** 眼标本的显微镜检查
90.3 Microscopic examination of specimen from ear, nose, throat, and larynx	**90.3** 耳、鼻、咽和喉标本的显微镜检查
90.4 Microscopic examination of specimen from trachea, bronchus, pleura, lung, and other thoracic specimen, and of sputum	**90.4** 气管、支气管、胸膜、肺标本和其他胸部标本和痰的显微镜检查
90.5 Microscopic examination of blood	**90.5** 血显微镜检查
90.6 Microscopic examination of specimen from spleen and of bone marrow	**90.6** 脾和骨髓的标本显微镜检查
90.7 Microscopic examination of specimen from lymph node and of lymph	**90.7** 淋巴结和淋巴标本的显微镜检查
90.8 Microscopic examination of specimen from upper gastrointestinal tract and of vomitus	**90.8** 上消化道标本和呕吐物的显微镜检查
90.9 Microscopic examination of specimen from lower gastrointestinal tract and of stool	**90.9** 下消化道标本和大便的显微镜检查

91 Microscopic examination-Ⅱ

91 显微镜检查-Ⅱ

The following fourth-digit subclassification is for use with categories in section 91 to identify type of examination

下列四位数细目与 91 节的类目一起使用,以标明检查类型

1 bacterial smear

2 culture

1 细菌涂片

2 培养

3 culture and sensitivity	3 培养和敏感试验
4 parasitology	4 寄生虫学检查
5 toxicology	5 毒理学检查
6 cell block and Papanicolaou smear	6 细胞块和帕帕尼科拉乌涂片
9 other microscopic examination	9 其他显微镜检查

91.0 Microscopic examination of specimen from liver, biliary tract, and pancreas

91.0 肝、胆管和胰腺标本的显微镜检查

91.1 Microscopic examination of peritoneal and retroperitoneal specimen

91.1 腹膜和腹膜后标本的显微镜检查

91.2 Microscopic examination of specimen from kidney, ureter, perirenal and periureteral tissue

91.2 肾、子宫、肾周和输尿管周围组织标本的显微镜检查

91.3 Microscopic examination of specimen from bladder, urethra, prostate, seminal vesicle, perivesical tissue, and of urine and semen

91.3 膀胱、尿道、前列腺、精囊、膀胱周围组织标本和尿及精液的显微镜检查

91.4 Microscopic examination of specimen from female genital tract

91.4 女性生殖道标本的显微镜检查

Amnionic sac
Fetus

羊膜囊
胎儿

91.5 Microscopic examination of specimen from musculoskeletal system and of joint fluid
Microscopic examination of:
　bone
　bursa
　cartilage
　fascia
　ligament
　muscle
　synovial membrane
　tendon

91.5 肌肉骨骼系统标本和关节积液的显微镜检查
显微镜检查:
　骨
　黏液囊
　软骨
　筋膜
　韧带
　肌
　滑膜
　腱

91.6 Microscopic examination of specimen from skin and other integument

91.6 皮肤和其他体被标本的显微镜检查

Microscopic examination of:	显微镜检查:
hair	毛发
nails	指(趾)甲
skin	皮肤
Excludes: mucous membrane — code to organ site that of operative wound (91.71-91.79)	不包括:黏膜—编码到器官部位的手术伤口的显微镜检查(91.71-91.79)

91.7 Microscopic examination of specimen from operative wound

91.8 Microscopic examination of specimen from other site

91.9 Microscopic examination of specimen from unspecified site

91.7 手术伤口标本的显微镜检查

91.8 其他部位标本的显微镜检查

91.9 未特指的部位标本显微镜检查

92 Nuclear medicine

92 核医学

92.0 Radioisotope scan and function study

92.01 Thyroid scan and radioisotope function studies

    Iodine-131 uptake

    Protein-bound iodine

    Radio-iodine uptake

92.0 放射性同位素扫描和功能性检查

92.01 甲状腺扫描和放射性同位素功能检查

    碘-131 摄取

    蛋白结合碘

    放射性碘摄取

92.02 Liver scan and radioisotope function study

92.03 Renal scan and radioisotope function study

    Renal clearance study

92.04 Gastrointestinal scan and radioisotope function study

    Radio-cobalt B_{12} Schilling test

    Radio-iodinated triolein study

92.05 Cardiovascular and hematopoietic scan and radioisotope function study

    Bone marrow scan or function study

    Cardiac output scan or function study

    Circulation time scan or function study

    Radionuclide cardiac ventriculogram scan or function study

    Spleen scan or function study

92.09 Other radioisotope function studies

92.02 肝扫描和放射性同位素功能检查

92.03 肾扫描和放射性同位素功能检查

    肾廓清检查

92.04 胃肠扫描和放射性同位素功能检查

    放射性钴 B_{12} 希林试验

    放射性碘化三油脂检查

92.05 心血管和造血系统扫描和放射性同位素功能检查

    骨髓扫描或功能检查

    心脏排血量扫描或功能检查

    血循环时间扫描或功能检查

    放射性核素心室造影扫描或功能检查

    脾扫描或功能性检查

92.09 其他放射性同位素功能检查

92.1 Other radioisotope scan

92.11 Cerebral scan

Pituitary

92.12 Scan of other sites of head

Excludes：eye（95.16）

92.13 Parathyroid scan

92.14 Bone scan

92.15 Pulmonary scan

92.16 Scan of lymphatic system

92.17 Placental scan

92.18 Total body scan

92.19 Scan of other sites

92.2 Therapeutic radiology and nuclear medicine

Excludes：that for：

ablation of pituitary gland （07.64-07.69）

destruction of chorioretinal lesion （14.26-14.27）

92.20 Infusion of liquid brachytherapy radioisotope

Ⅰ-125 radioisotope

Intracavitary brachytherapy

Includes：removal of radioisotope

92.21 Superficial radiation

Contact radiation ［up to 150 KVP］

92.22 Orthovoltage radiation

Deep radiation ［200-300 KVP］

92.23 Radioisotopic teleradiotherapy

Teleradiotherapy using：

cobalt-60

iodine-125

radioactive cesium

92.24 Teleradiotherapy using photons

Megavoltage NOS

Supervoltage NOS

Use of：

Betatron

linear accelerator

92.25 Teleradiotherapy using electrons

Beta particles

92.26 Teleradiotherapy of other particulate radiation

92.1 其他放射性同位素扫描

92.11 脑扫描

垂体

92.12 头其他部位的扫描

不包括：眼（95.16）

92.13 甲状旁腺扫描

92.14 骨扫描

92.15 肺扫描

92.16 淋巴系统扫描

92.17 胎盘扫描

92.18 全身扫描

92.19 其他部位扫描

92.2 治疗性放射学和核医学

不包括：用于：

垂体腺切除（07.64-07.69）

脉络膜视网膜病损破坏术（14.26-14.27）

92.20 短程放射性同位素治疗的液体输注

Ⅰ-125 放射性同位素

腔内短程治疗

包括：放射性同位素的去除

92.21 表浅放射治疗

接触放射治疗［达到 150 KVP］

92.22 正电压放射治疗

深部放射治疗［200-300 KVP］

92.23 放射性同位素远距离放射疗法

远距离放射疗法：

钴-60

碘-125

放射性铯

92.24 光子远距离放射疗法

兆伏级 NOS

超高压 NOS

用：

电子感应加速器

线性加速器

92.25 电子远距离放射疗法

β 粒子

92.26 其他粒子辐射的远距离放射疗法

Neutrons	中子
Protons NOS	质子 NOS

92.27 Implantation or insertion of radioactive elements

92.27 放射性元素的植入或置入

Intravascular brachytherapy

血管内近距离放射疗法

Code also：incision of site

另编码：切开部位

Excludes：infusion of liquid brachytherapy radioisotope（92.20）

不包括：短程放射性元素治疗的液体输注（92.20）

92.28 Injection or instillation of radioisotopes

92.28 放射性同位素注射或滴入

Injection or infusion of radioimmunoconjugate

放射免疫耦联物注射或输注

Intracavitary injection or instillation

腔内注射或滴入

Intravenous injection or instillation

静脉内注射或滴入

Iodine-131［I-131］tositumomab

碘-131［I-131］托西莫单克隆单抗体

Radioimmunotherapy

放射免疫疗法

Ytrium-90［Y-90］ibritumomab tiuxetan

钇-90 标记的放射性鼠源抗 CD20 单克隆抗体—替坦异贝莫单抗

Excludes：infusion of liquid brachytherapy radioisotope（92.20）

不包括：短程放射性同位素治疗的液体输注（92.20）

92.29 Other radiotherapeutic procedure

92.29 其他放射疗法操作

92.3 **Stereotactic radiosurgery**

92.3 **立体定向放射外科**

Code also：stereotactic head frame application（93.59）

另编码：应用立体定向头部框架（93.59）

Excludes：stereotactic biopsy

不包括：立体定向活组织检查

92.30 Stereotactic radiosurgery，not otherwise specified

92.30 立体定向放射外科 NOS

92.31 Single source photon radiosurgery

92.31 单源光子放射外科

High energy x-rays

高能量 X 线检查

Linear accelerator（LINAC）

线性加速器（LINAC）

92.32 Multi-source photon radiosurgery

92.32 多源光子放射外科

Cobalt-60 radiation

钴-60 放射治疗

Gamma irradiation

γ 放射治疗

92.33 Particulate radiosurgery

92.33 粒子放射外科

Particle beam radiation（cyclotron）

粒子束放射治疗(回旋加速器)

Proton accerlerator

光子加速器

92.39 Stereotactic radiosurgery，not elsewhere classified

92.39 立体定向放射外科 NEC

93　Physical therapy, respiratory therapy, rehabilitation, and related procedures

93　物理治疗、呼吸治疗、康复和相关操作

93.0　Diagnostic physical therapy

93.01　Functional evaluation
93.02　Orthotic evaluation
93.03　Prosthetic evaluation
93.04　Manual testing of muscle function
93.05　Range of motion testing
93.06　Measurement of limb length
93.07　Body measurement
　　　　Girth measurement
　　　　Measurement of skull circumference
93.08　Electromyography
　　　　Excludes：eye EMG (95.25)
　　　　　　that with polysomnogram (89.17)
　　　　　　urethral sphincter EMG (89.23)
93.09　Other diagnostic physical therapy procedure

93.0　诊断性物理治疗

93.01　功能性评估
93.02　矫正评估
93.03　假体评估
93.04　肌功能手法测试
93.05　运动范围试验
93.06　肢体长度测量
93.07　体测量
　　　　腰围测量
　　　　头围测量
93.08　肌电描记法
　　　　不包括：眼肌电图 EMG(95.25)
　　　　　　同时伴多种睡眠波描记术(89.17)
　　　　　　尿道括约肌肌电图 EMG(89.23)
93.09　其他诊断性物理治疗操作

93.1　Physical therapy exercises

93.11　Assisting exercise
　　　　Excludes：assisted exercise in pool (93.31)
93.12　Other active musculoskeletal exercise
93.13　Resistive exercise
93.14　Training in joint movements
93.15　Mobilization of spine
93.16　Mobilization of other joints
　　　　Excludes：manipulation of temporomandibular joint (76.95)
93.17　Other passive musculoskeletal exercise
93.18　Breathing exercise
93.19　Exercise, not elsewhere classified

93.1　物理治疗运动训练

93.11　辅助运动训练
　　　　不包括：水池内辅助运动训练(93.31)
93.12　其他活动肌肉骨骼的运动训练
93.13　对抗阻力的辅助运动训练
93.14　关节运动训练
93.15　脊柱松动法
93.16　其他关节松动法
　　　　不包括：颞下颌关节操作(76.95)
93.17　其他被动性肌肉骨骼的运动训练
93.18　呼吸训练
93.19　训练 NEC

93.2　Other physical therapy musculoskeletal manipulation

93.21　Manual and mechanical traction
　　　　Excludes：skeletal traction (93.43-93.44)

93.2　其他物理治疗的肌肉骨骼手法操作

93.21　手法和机械性牵引
　　　　不包括：骨骼牵引(93.43-93.44)

skin traction (93.45-93.46)　　　　　　皮肤牵引(93.45-93.46)

spinal traction (93.41-93.42)　　　　　脊髓牵引(93.41-93.42)

| 93.22 | Ambulation and gait training | 93.22 | 行走和步态训练 |

93.23　Fitting of orthotic device　　　　　93.23　矫形装置安装

93.24　Training in use of prosthetic or orthotic device　　　　93.24　使用假体或矫形装置的训练

　　　　Training in crutch walking　　　　　　　　用拐行走训练

93.25　Forced extension of limb　　　　　93.25　肢体强迫伸展

93.26　Manual rupture of joint adhesions　93.26　关节粘连的手法破裂

93.27　Stretching of muscle or tendon　　93.27　肌或腱伸展

93.28　Stretching of fascia　　　　　　　93.28　筋膜伸展

93.29　Other forcible correction of deformity　93.29　畸形的其他强制性矫正

93.3 Other physical therapy therapeutic procedures

93.3 其他物理治疗的治疗性操作

93.31　Assisted exercise in pool　　　　　93.31　水池中辅助训练

93.32　Whirlpool treatment　　　　　　　93.32　漩涡内运动治疗

93.33　Other hydrotherapy　　　　　　　93.33　其他水疗

93.34　Diathermy　　　　　　　　　　　93.34　透热疗法

93.35　Other heat therapy　　　　　　　93.35　其他热疗法

　　　　Acupuncture with smouldering moxa　　　针刺伴艾灸

　　　　Hot packs　　　　　　　　　　　　　　热敷

　　　　Hyperthermia NEC　　　　　　　　　　热疗 NEC

　　　　Infrared irradiation　　　　　　　　　红外线放射治疗

　　　　Moxibustion　　　　　　　　　　　　灸术

　　　　Paraffin bath　　　　　　　　　　　　石蜡浴

　　　　Excludes：hyperthermia for treatment of cancer (99.85)　　**不包括**：热疗法用于癌瘤的治疗(99.85)

93.36　Cardiac retraining　　　　　　　　93.36　心脏再训练

93.37　Prenatal training　　　　　　　　93.37　产前训练

　　　　Training for natural childbirth　　　　　自然分娩训练

93.38　Combined physical therapy without mention of the components　93.38　联合的物理治疗,未提及组成方法

93.39　Other physical therapy　　　　　　93.39　其他物理治疗

93.4 Skeletal traction and other traction

93.4 骨骼牵引和其他牵引

93.41　Spinal traction using skull device　93.41　用颅骨装置的脊柱牵引

　　　　Traction using：　　　　　　　　　　牵引：

　　　　　　caliper tongs　　　　　　　　　　　卡钳

　　　　　　Crutchfield tongs　　　　　　　　　克拉奇菲尔德钳

　　　　　　halo device　　　　　　　　　　　　环状钳装置

　　　　　　Vinke tongs　　　　　　　　　　　　文凯钳

Excludes：insertion of tongs or halo traction device（02.94）

不包括：各类钳或环状钳牵引装置置入（02.94）

93.42　Other spinal traction
Cotrel's traction

93.42　其他脊柱牵引
科特雷牵引

Excludes：cervical collar（93.52）

不包括：颈圈(93.52)

93.43　Intermittent skeletal traction

93.43　间歇性骨骼牵引

93.44　Other skeletal traction
Bryant's traction
Dunlop's traction
Lyman Smith traction
Russell's traction

93.44　其他骨骼牵引
布赖恩牵引
邓洛普牵引
莱曼史密斯牵引
鲁塞尔牵引

93.45　Thomas' splint traction

93.45　托马斯夹板牵引

93.46　Other skin traction of limbs
Adhesive tape traction
Boot traction
Buck's traction
Gallows traction

93.46　肢体的其他皮肤牵引
胶布条牵引
靴状牵引
巴克牵引
支架牵引

93.5　**Other immobilization, pressure, and attention to wound**
Excludes：external fixator device（84.71-84.73）
wound cleansing（96.58-96.59）

93.5　**其他制动术、压迫和伤口维护**
不包括：外固定装置(84.71-84.73)
伤口清洗(96.58-96.59)

93.51　Application of plaster jacket
Excludes：Minerva jacket（93.52）

93.51　石膏背心应用
不包括：米讷瓦背心(93.52)

93.52　Application of neck support
Application of：
cervical collar
Minerva jacket
molded neck support

93.52　颈支持物应用
使用：
颈圈
米讷瓦背心
塑型颈支持物

93.53　Application of other cast

93.53　其他石膏管型的应用

93.54　Application of splint
Plaster splint
Tray splint
Excludes：periodontal splint（24.7）

93.54　夹板应用
石膏夹板
盘状夹板
不包括：牙周夹板(24.7)

93.55　Dental wiring
Excludes：that for orthodontia（24.7）

93.55　牙栓结术
不包括：用于牙齿矫形(24.7)

93.56　Application of pressure dressing
Application of：
Gibney bandage
Robert Jones' bandage
Shanz dressing

93.56　压力敷料应用
使用：
吉布尼绷带
罗伯特琼斯绷带
尚兹敷料

93.57	Application of other wound dressing	93.57	其他伤口敷料的应用
	Porcine wound dressing		猪皮替代物的伤口敷料
93.58	Application of pressure trousers	93.58	压力裤的应用
	Application of:		使用:
	anti-shock trousers		抗休克裤
	MAST trousers		军用抗休克裤(MAST)
	vasopneumatic device		血管气装置
93.59	Other immobilization, pressure, and attention to wound	93.59	其他制动术、压迫和伤口维护
	Elastic stockings		弹力袜
	Electronic gaiter		电子绑腿
	Intermittent pressure device		间歇性压力装置
	Oxygenation of wound (hyperbaric)		伤口充氧(高压的)
	Stereotactic head frame application		应用立体定向头部框架
	Strapping (non-traction)		绑扎(非牵引)
	Velpeau dressing		维尔波敷料

93.6　Osteopathic manipulative treatment　　**93.6　整骨推拿疗法**

93.61	Osteopathic manipulative treatment for general mobilization	93.61	全身松动的整骨推拿疗法
	General articulatory treatment		全身关节治疗
93.62	Osteopathic manipulative treatment using high-velocity, low-amplitude forces	93.62	用高速、低幅力的整骨推拿疗法
	Thrusting forces		猛力推
93.63	Osteopathic manipulative treatment using low-velocity, high-amplitude forces	93.63	用低速、高幅力的整骨推拿疗法
	Springing forces		弹力
93.64	Osteopathic manipulative treatment using isotonic, isometric forces	93.64	用等张、同样大小力的整骨推拿疗法
93.65	Osteopathic manipulative treatment using indirect forces	93.65	用间接力的整骨推拿疗法
93.66	Osteopathic manipulative treatment to move tissue fluids	93.66	移动组织液的整骨推拿疗法
	Lymphatic pump		淋巴泵
93.67	Other specified osteopathic manipulative treatment	93.67	其他特指的整骨推拿疗法

93.7　Speech and reading rehabilitation and rehabilitation of the blind　　**93.7　语言和阅读康复和盲人康复**

93.71	Dyslexia training	93.71	诵读训练
93.72	Dysphasia training	93.72	语言障碍训练
93.73	Esophageal speech training	93.73	食管说话训练

93.74	Speech defect training		93.74	语言缺损训练
93.75	Other speech training and therapy		93.75	其他语言训练和治疗
93.76	Training in use of lead dog for the blind		93.76	训练盲人使用导盲犬
93.77	Training in braille or Moon		93.77	盲文或穆恩盲读训练
93.78	Other rehabilitation for the blind		93.78	盲人的其他康复疗法

93.8 **Other rehabilitation therapy**　　　　　**93.8** **其他康复治疗**

93.81　Recreation therapy

Diversional therapy

Play therapy

Excludes：play psychotherapy（94.36）

93.82　Educational therapy

Education of bed-bound children

Special schooling for the handicapped

93.83　Occupational therapy

Daily living activities therapy

Excludes：training in activities of daily living for the blind（93.78）

93.84　Music therapy

93.85　Vocational rehabilitation

Sheltered employment

Vocational：

assessment

retraining

training

93.89　Rehabilitation，not elsewhere classified

93.81　娱乐治疗

转移注意力治疗

游戏治疗

不包括:游戏精神疗法(94.36)

93.82　教育治疗

卧床儿童教育

残疾人的特殊学校教育

93.83　职业治疗

日常活动治疗

不包括:盲人的日常生活训练(93.78)

93.84　音乐治疗

93.85　职业康复

保护性就业

职业：

评估

再训练

训练

93.89　康复 NEC

93.9 **Respiratory therapy**　　　　　**93.9** **呼吸治疗**

Excludes：insertion of airway（96.01-96.05）

other continuous mechanical ventilation（96.70-96.72）

93.90　Continuous positive airway pressure〔CPAP〕

Bi-level airway pressure

Non-invasive positive pressure（NIPPV）

93.91　Intermittent positive pressure breathing〔IPPB〕

93.93　Nonmechanical methods of resuscitation

Artificial respiration

Manual resuscitation

Mouth-to-mouth resuscitation

不包括:气道导管插入(96.01-96.05)

其他持续机械性通气(96.70-96.72)

93.90　持续性气道正压通气〔CPAP〕

双水平气道压

无创正压通气(NIPPV)

93.91　间歇性正压通气〔IPPB〕

93.93　非机械性方法复苏

人工呼吸

手法复苏

口对口复苏

93.94 Respiratory medication administered by nebulizer

Mist therapy

93.95 Hyperbaric oxygenation

Excludes：oxygenation of wound (93.59)

93.96 Other oxygen enrichment

Catalytic oxygen therapy

Cytoreductive effect

Oxygenators

Oxygen therapy

Excludes：oxygenation of wound (93.59)

93.97 Decompression chamber

93.98 Other control of atmospheric pressure and composition

Antigen-free air conditioning

Helium therapy

Excludes：inhaled nitric oxide therapy (INO) (00.12)

93.99 Other respiratory procedures

Continuous negative pressure ventilation [CNP]

Postural drainage

94 Procedures related to the psyche

94.0 Psychologic evaluation and testing

94.01 Administration of intelligence test

Administration of：

Stanford-Binet

Wechsler Adult Intelligence Scale

Wechsler Intelligence Scale for Children

94.02 Administration of psychologic test

Administration of：

Bender visual-motor gestalt test

Benton visual retention test

Minnesota multiphasic personality inventory

Wechsler memory scale

94.03 Character analysis

94.08 Other psychologic evaluation and testing

93.94 喷雾法给予呼吸药物

喷雾治疗

93.95 高压给氧

不包括：伤口充氧(93.59)

93.96 其他富氧疗法

催化氧治疗

细胞还原效应

氧合器

氧气治疗

不包括：伤口充氧(93.59)

93.97 减压仓疗法

93.98 其他控制气压和空气成分的疗法

无抗原空调疗法

氦治疗

不包括：吸入一氧化氮治疗（INO）(00.12)

93.99 其他呼吸操作

持续负压通气[CNP]

体位引流

94 与精神有关的操作

94.0 心理学评估和测验

94.01 施行智力测验

施行：

斯坦福-比内特智能测验

韦克斯勒成人智力测验

韦克斯勒儿童智力测验

94.02 施行心理测验

施行：

班达视(觉)动(作)完形测验

本顿视觉保持测验

尼苏达多项人格调查表

韦克斯勒记忆测量

94.03 性格分析

94.08 其他心理学的评估和测验

94.09 Psychologic mental status determination, not otherwise specified

94.09 心理学的精神状态测定 NEC

94.1 Psychiatric interviews, consultations, and evaluations

94.1 精神病学会谈、会诊和评估

94.11 Psychiatric mental status determination
Clinical psychiatric mental status determination

94.11 精神病学的精神状态测定
临床精神病学的精神状态测定

Evaluation for criminal responsibility
Evaluation for testementary capacity
Medicolegal mental status determination
Mental status determination NOS

犯罪责任评估
作证能力评估
法医学精神状态测定
精神状态测定 NOS

94.12 Routine psychiatric visit, not otherwise specified

94.12 精神科常规访视 NEC

94.13 Psychiatric commitment evaluation
Pre-commitment interview

94.13 精神科托管评估
托管前会谈

94.19 Other psychiatric interview and evaluation

94.19 其他精神科会谈和评估

Follow-up psychiatric interview NOS

随访性精神科会谈 NOS

94.2 Psychiatric somatotherapy

94.2 精神病躯体疗法

94.21 Narcoanalysis
Narcosynthesis

94.21 麻醉分析法
麻醉综合法

94.22 Lithium therapy

94.22 锂治疗

94.23 Neuroleptic therapy

94.23 精神抵制药治疗

94.24 Chemical shock therapy

94.24 化学休克治疗

94.25 Other psychiatric drug therapy

94.25 其他精神病学药物治疗

94.26 Subconvulsive electroshock therapy

94.26 亚抽搐电休克治疗

94.27 Other electroshock therapy
Electroconvulsive therapy (ECT)
EST

94.27 其他电休克治疗
电抽搐治疗(ECT)
电休克疗法(EST)

94.29 Other psychiatric somatotherapy

94.29 其他精神病学躯体疗法

94.3 Individual psychotherapy

94.3 个人单独精神疗法

94.31 Psychoanalysis

94.31 精神分析

94.32 Hypnotherapy
Hypnodrome
Hypnosis

94.32 催眠疗法
催眠状态
催眠

94.33 Behavior therapy
Aversion therapy
Behavior modification
Desensitization therapy

94.33 行为治疗
憎恶治疗
行为改正
脱敏治疗

	Extinction therapy			消退治疗
	Relaxation training			放松训练
	Token economy			象征性经济疗法

94.34　Individual therapy for psychosexual dysfunction

Excludes：that performed in group setting(94.41)

94.34　精神性性功能不良的个人单独治疗

不包括：在团体环境下发生的(94.41)

94.35　Crisis intervention

94.35　危象处置

94.36　Play psychotherapy

94.36　游戏精神(心理)疗法

94.37　Exploratory verbal psychotherapy

94.37　探索性语言精神(心理)疗法

94.38　Supportive verbal psychotherapy

94.38　支持性语言精神(心理)疗法

94.39　Other individual psychotherapy
　　　　Biofeedback

94.39　其他个人单独精神(心理)疗法
　　　　生物反馈

94.4　Other psychotherapy and counselling

94.4　其他精神(心理)疗法和咨询

94.41　Group therapy for psychosexual dysfunction

94.41　精神性性功能不良团体治疗

94.42　Family therapy

94.42　家庭治疗

94.43　Psychodrama

94.43　心理剧疗法

94.44　Other group therapy

94.44　其他团体治疗

94.45　Drug addiction counselling

94.45　药物瘾咨询

94.46　Alcoholism counselling

94.46　酒精中毒咨询

94.49　Other counselling

94.49　其他咨询

94.5　Referral for psychologic rehabilitation

94.5　精神(心理)康复转诊

94.51　Referral for psychotherapy

94.51　精神(心理)疗法转诊

94.52　Referral for psychiatric aftercare
　　　　That in：
　　　　　　halfway house
　　　　　　outpatient (clinic) facility

94.52　精神疗法后转诊
　　　　安排在：
　　　　　　重返社会康复中心
　　　　　　门诊机构

94.53　Referral for alcoholism rehabilitation

94.53　酒精中毒康复转诊

94.54　Referral for drug addiction rehabilitation

94.54　药物瘾康复转诊

94.55　Referral for vocational rehabilitation

94.55　职业康复转诊

94.59　Referral for other psychologic rehabilitation

94.59　其他心理康复转诊

94.6　Alcohol and drug rehabilitation and detoxification

94.6　乙醇和药物康复和脱瘾疗法

94.61　Alcohol rehabilitation

94.61　乙醇康复

94.62　Alcohol detoxification

94.62　乙醇脱瘾疗法

94.63　Alcohol rehabilitation and detoxification

94.63　乙醇康复和脱瘾疗法

94.64　Drug rehabilitation

94.64　药物康复

94.65	Drug detoxification		94.65	药物脱瘾疗法
94.66	Drug rehabilitation and detoxification		94.66	药物康复和脱瘾疗法
94.67	Combined alcohol and drug rehabilitation		94.67	乙醇和药物联合的康复
94.68	Combined alcohol and drug detoxification		94.68	乙醇和药物联合的脱瘾疗法
94.69	Combined alcohol and drug rehabilitation and detoxification		94.69	乙醇和药物联合的康复及脱瘾疗法

95 **Ophthalmologic and otologic diagnosis and treatment**

95 **眼和耳的诊断与治疗**

95.0 **General and subjective eye examination**

95.0 **一般和主观的眼检查**

95.01 Limited eye examination
Eye examination with prescription of spectacles

95.01 局限性眼检查
眼检查伴眼镜处方

95.02 Comprehensive eye examination
Eye examination covering all aspects of the visual system

95.02 综合性眼检查
涉及视觉系统各方面的眼检查

95.03 Extended ophthalmologic work-up
Examination (for):
    glaucoma
    neuro-ophthalmology
    retinal disease

95.03 扩大眼科病情检查
检查(为了):
    青光眼
    眼神经(疾病)
    视网膜疾病

95.04 Eye examination under anesthesia
Code also: type of examination

95.04 麻醉下眼检查
另编码: 检查类型

95.05 Visual field study

95.05 视野检查

95.06 Color vision study

95.06 色觉检查

95.07 Dark adaptation study

95.07 黑暗适应检查

95.09 Eye examination, not otherwise specified
Vision check NOS

95.09 眼检查 NOS
视觉检查 NOS

95.1 **Examinations of form and structure of eye**

95.1 **眼外形和结构的检查**

95.11 Fundus photography

95.11 眼底照相术

95.12 Fluorescein angiography or angioscopy of eye

95.12 眼荧光素血管造影或毛细血管显微镜检查

95.13 Ultrasound study of eye

95.13 眼超声检查

95.14 X-ray study of eye

95.14 眼 X 线检查

95.15 Ocular motility study

95.15 眼运动检查

95.16 P^{32} and other tracer studies of eye

95.16 眼 P^{32} 和其他示踪剂检查

95.2 **Objective functional tests of eye**

95.2 **眼客观功能性测验**

Excludes：that with polysomnogram (89.17)

不包括：伴睡眠脑电图(89.17)

95.21	Electroretinogram [ERG]	95.21 视网膜电图[ERG]
95.22	Electro-oculogram [EOG]	95.22 眼动图[EOG]
95.23	Visual evoked potential [VEP]	95.23 视觉诱发电位[VEP]
95.24	Electronystagmogram [ENG]	95.24 眼震电流描记图[ENG]
95.25	Electromyogram of eye [EMG]	95.25 眼肌电图[EMG]
95.26	Tonography, provocative tests, and other glaucoma testing	95.26 张力描记法、激发测验和其他青光眼测验

95.3 Special vision services

95.3 特殊视觉服务

95.31 Fitting and dispensing of spectacles — 95.31 眼镜安装和配备
95.32 Prescription, fitting, and dispensing of contact lens — 95.32 接触(隐形)镜片的处方、安装和配备
95.33 Dispensing of other low vision aids — 95.33 其他视力低下辅助器的配备
95.34 Ocular prosthetics — 95.34 眼假体
95.35 Orthoptic training — 95.35 视轴矫正训练
95.36 Ophthalmologic counselling and instruction — 95.36 眼科咨询和指导

Counselling in：
adaptation to visual loss
use of low vision aids

咨询：
适应视觉丧失
使用视力低下辅助装置

95.4 Nonoperative procedures related to hearing

95.4 与听力有关的非手术性操作

95.41 Audiometry — 95.41 听力测定
Békésy 5-tone audiometry — 贝克西 5-音调听力测定
Impedance audiometry — 阻抗听力测定
Stapedial reflex response — 镫骨反射反应
Subjective audiometry — 主观性听力测定
Tympanogram — 鼓室压图
95.42 Clinical test of hearing — 95.42 临床听力试验
Tuning fork test — 音叉试验
Whispered speech test — 耳语试验
95.43 Audiological evaluation — 95.43 听力评估
Audiological evaluation by：— 听力评估：
Bárány noise machine — 巴腊尼噪声机
blindfold test — 蒙眼试验
delayed feedback — 延迟性反馈
masking — 戴面罩
Weber lateralization — 韦伯试验
95.44 Clinical vestibular function tests — 95.44 临床前庭功能试验

Thermal test of vestibular function | 前庭功能热试验

95.45　Rotation tests | 95.45　旋转测验
Bárány chair | 巴腊尼椅

95.46　Other auditory and vestibular function tests | 95.46　其他听力和前庭功能试验

95.47　Hearing examination, not otherwise specified | 95.47　听力检查 NOS

95.48　Fitting of hearing aid | 95.48　助听器安装
Excludes: implantation of electromagnetic hearing device (20.95) | **不包括**:电磁助听器置入(20.95)

95.49　Other nonoperative procedures related to hearing | 95.49　其他与听力相关的非手术性操作
Adjustment (external components) of cochlear prosthetic device | 耳蜗假体装置调试(外部部件)

96　Nonoperative intubation and irrigation

96　非手术性插管术和冲洗术

96.0　Nonoperative intubation of gastrointestinal and respiratory tracts

96.0　胃肠道和呼吸道的非手术性插管术

96.01　Insertion of nasopharyngeal airway | 96.01　鼻咽导气管的置入

96.02　Insertion of oropharyngeal airway | 96.02　口咽导气管置入

96.03　Insertion of esophageal obturator airway | 96.03　食管阻塞导气管置入

96.04　Insertion of endotracheal tube | 96.04　气管内插管

96.05　Other intubation of respiratory tract | 96.05　呼吸道的其他插管术
Excludes: endoscopic insertion or replacement of bronchial device or substance (33.71, 33.79) | **不包括**:支气管装置或物质的内镜下置入或置换(33.71, 33.79)

96.06　Insertion of Sengstaken tube | 96.06　森斯塔管置入
Esophageal tamponade | 食管填塞

96.07　Insertion of other (naso-)gastric tube | 96.07　其他(鼻-)胃管置入
Intubation for decompression | 插管术,为了减压术
Excludes: that for enteral infusion of nutritional substance (96.6) | **不包括**:为了营养物质的肠内输注(96.6)

96.08　Insertion of (naso-)intestinal tube | 96.08　(鼻-)肠管置入
Miller-Abbott tube (for decompression) | 米勒-阿博特管(为了减压术)

96.09　Insertion of rectal tube | 96.09　直肠导管置入
Replacement of rectal tube | 直肠导管置换

96.1　Other nonoperative insertion

96.1　其他非手术性置入
Excludes: nasolacrimal intubation (09.44) | **不包括**:鼻泪管插管术(09.44)

96.11　Packing of external auditory canal | 96.11　外耳道填塞

96.14	Vaginal packing		96.14	阴道填塞	
96.15	Insertion of vaginal mold		96.15	阴道塑模置入	
96.16	Other vaginal dilation		96.16	其他阴道扩张	
96.17	Insertion of vaginal diaphragm		96.17	阴道隔膜置入	
96.18	Insertion of other vaginal pessary		96.18	其他阴道子宫托置入	
96.19	Rectal packing		96.19	直肠填塞	

96.2 Nonoperative dilation and manipulation　　**96.2 非手术性扩张和手法操作**

96.21	Dilation of frontonasal duct		96.21	额鼻管扩张	
96.22	Dilation of rectum		96.22	直肠扩张	
96.23	Dilation of anal sphincter		96.23	肛门括约肌扩张	
96.24	Dilation and manipulation of enterostomy stoma		96.24	肠造口扩张和手法操作	
96.25	Therapeutic distention of bladder		96.25	膀胱治疗性扩张	
	Intermittent distention of bladder			膀胱间歇性扩张	
96.26	Manual reduction of rectal prolapse		96.26	直肠脱垂手法复位术	
96.27	Manual reduction of hernia		96.27	疝手法复位术	
96.28	Manual reduction of enterostomy prolapse		96.28	肠造口脱垂手法复位术	
96.29	Reduction of intussusception of alimentary tract		96.29	消化道肠套叠复位术	

With：　　　　　　　　　　　　　伴：
　　fluoroscopy　　　　　　　　　　荧光透视法
　　ionizing radiation enema　　　　电离辐射的灌肠药
　　ultrasonography guidance　　　　超声波引导
Hydrostatic reduction　　　　　　　水压复位术
Pneumatic reduction　　　　　　　　充气复位术
Excludes：intra-abdominal manipulation of intestine，not otherwise specified（46.80）　　**不包括**:腹内的肠管操作 NOS（46.80）

96.3 Nonoperative alimentary tract irrigation, cleaning, and local instillation　　**96.3 非手术性消化道冲洗、清洁和局部滴注**

96.31	Gastric cooling		96.31	胃冷却	
	Gastric hypothermia			胃低温	
96.32	Gastric freezing		96.32	胃冷冻	
96.33	Gastric lavage		96.33	胃灌洗	
96.34	Other irrigation of (naso-)gastric tube		96.34	(鼻-)胃管的其他冲洗	
96.35	Gastric gavage		96.35	胃强饲法(胃管)	
96.36	Irrigation of gastrostomy or enterostomy		96.36	胃造口或肠造口的冲洗	
96.37	Proctoclysis		96.37	直肠滴注法	
96.38	Removal of impacted feces		96.38	嵌塞粪便去除	
	Removal of impaction：			嵌塞去除:	

by flushing

manually

通过冲洗

手法

96.39　Other transanal enema

Rectal irrigation

Excludes：reduction of intussusception of alimentary tract by ionizing radiation enema (96.29)

96.39　其他经肛门灌肠

直肠冲洗术

不包括：消化道肠套叠复位术，用电离辐射的灌肠药(96.29)

96.4　**Nonoperative irrigation, cleaning, and local instillation of other digestive and genitourinary organs**

96.4　其他消化和泌尿生殖器官的非手术性冲洗、清洁和局部滴注

96.41　Irrigation of cholecystostomy and other biliary tube

96.41　胆囊造口和其他胆管冲洗术

96.42　Irrigation of pancreatic tube

96.42　胰管冲洗术

96.43　Digestive tract instillation, except gastric gavage

96.43　消化道滴注，除外胃饲法(胃管)

96.44　Vaginal douche

96.44　阴道冲洗

96.45　Irrigation of nephrostomy and pyelostomy

96.45　肾造口和肾盂造口冲洗术

96.46　Irrigation of ureterostomy and ureteral catheter

96.46　输尿管造口和输尿管导管的冲洗术

96.47　Irrigation of cystostomy

96.47　膀胱造口冲洗术

96.48　Irrigation of other indwelling urinary catheter

96.48　其他留置的泌尿系导管冲洗术

96.49　Other genitourinary instillation

Insertion of prostaglandin suppository

96.49　其他泌尿生殖道滴注

前列腺素栓剂置入

96.5　**Other nonoperative irrigation and cleaning**

96.5　其他非手术性冲洗术和清洁

96.51　Irrigation of eye

Irrigation of cornea

Excludes：irrigation with removal of foreign body (98.21)

96.51　眼冲洗术

角膜冲洗术

不包括：冲洗术伴异物去除(98.21)

96.52　Irrigation of ear

Irrigation with removal of cerumen

96.52　耳冲洗术

冲洗术伴耵聍去除

96.53　Irrigation of nasal passages

96.53　鼻道冲洗术

96.54　Dental scaling, polishing, and debridement

Dental prophylaxis

Plaque removal

96.54　洁牙、牙磨光和除垢

牙病预防

牙斑去除

96.55　Tracheostomy toilette

96.55　气管造口洗涤

96.56　Other lavage of bronchus and trachea

Excludes：diagnostic bronchoalveolar lavage (BAL)(33.24)

96.56　支气管和气管的其他灌洗

不包括：诊断性支气管肺泡灌洗(BAL)(33.24)

whole lung lavage (33.99)　　　　　　　全肺灌洗(33.99)

96.57	Irrigation of vascular catheter	96.57	血管导管冲洗术
96.58	Irrigation of wound catheter	96.58	伤口导管冲洗术
96.59	Other irrigation of wound	96.59	伤口的其他冲洗术

Wound cleaning NOS　　　　　　　　伤口清洁 NOS

Excludes：debridement (86.22，86.27-86.28)　　　　　　　**不包括**：清创术(86.22，86.27-86.28)

96.6 **Enteral infusion of concentrated nutritional substances**

96.6 浓缩营养物的肠内输注

96.7 **Other continuous mechanical ventilation**

96.7 其他持续机械性通气

Includes：Endotracheal respiratory assistance

　　　　包括：气管内辅助呼吸

Intermittent mandatory ventilation [IMV]

　　　　间歇性强制性通气[IMV]

Positive end expiratory pressure [PEEP]

　　　　呼气末正压通气[PEEP]

Pressure support ventilation [PSV]

　　　　压力支持通气[PSV]

That by tracheostomy

　　　　经气管造口的机械性通气

Weaning of an intubated (endotracheal tube) patient

　　　　病人置入管的(气管内导管)停用

Excludes：bi-level airway pressure (93.90)

不包括：双水平气道压(93.90)

continuous negative pressure ventilation [CNP] (iron lung) (cuirass) (93.99)

持续负压通气[CNP](铁肺)(胸甲)(93.99)

continuous positive airway pressure [CPAP] (93.90)

持续气道正压通气[CPAP](93.90)

intermittent positive pressure breathing [IPPB] (93.91)

间歇性负压通气[IPPB](93.91)

non-invasive positive pressure (NIPPV) (93.90)

无创正压通气(NIPPV)(93.90)

that by face mask (93.90-93.99)

经面罩的机械性通气(93.90-93.99)

that by nasal cannula (93.90-93.99)

经鼻套管的机械性通气(93.90-93.99)

that by nasal catheter (93.90-93.99)

经鼻导管的机械性通气(93.90-93.99)

Code also：any associated：

另编码：任何相关的：

endotracheal tube insertion (96.04)

气管内导管置入(96.04)

tracheostomy (31.1-31.29)

气管造口术(31.1-31.29)

Note：Endotracheal intubation

注：气管内插管

To calculate the number of hours (duration) of continuous mechanical ventilation during a hospitalization, begin the count from the start of the (endotracheal) intubation. The duration ends with (endotracheal) extubation.

要计算住院期间的持续性机械性通气时间(小时),从气管内插管开始时计算,终止时间以置入管拔除为止。

If a patient is intubated prior to admission, begin counting the duration from the time of the admission. If a patient is transferred (discharged) while intubated, the duration would end at the time of transfer (discharge)

如果病人的插管在住院前就存在,时间计算应从住院开始。如果病人转院(出院)时还有插管,结束时间以转院(出院)为准。

For patients who begin on (endotracheal) intubation and subsequently have a tracheostomy performed for mechanical ventilation, the duration begins with the (endotracheal) intubation and ends when the mechanical ventilation is turned off (after the weaning period).

病人开始时做了气管内插管,随后为了机械性通气做了气管造口术,持续时间的计算应从气管内插管算起,以机械性通气设备关闭为止(停用期后)。

Tracheostomy

气管造口术

To calculate the number of hours of continuous mechanical ventilation during a hospitalization, begin counting the duration when mechanical ventilation is started. The duration ends when the mechanical ventilator is turned off (after the weaning period)

要计算住院期间的持续性机械性通气时间(小时),应从机械性通气开始时计算。以机械性通气设备关闭为止(停用期后)。

If a patient has received a tracheostomy prior to admission and is on mechanical ventilation at the time of admission, begin counting the duration from the time of admission. If a patient is transferred (discharged) while still on mechanical ventilation via tracheostomy, the duration would end at the time of the transfer (discharge).

如果病人在住院前已接受气管造口术并且住院时已有机械性通气,持续时间的计算从住院开始。如果病人转院(出院)仍然采用经气管造口的机械性通气,持续时间的计算应以到病人转院(出院)为止。

96.70 Continuous mechanical ventilation of unspecified duration

Mechanical ventilation NOS

96.70 未特指时间的持续性机械性通气

机械性通气 NOS

96.71 Continuous mechanical ventilation for less than 96 consecutive hours

96.71 少于连续 96 小时的持续性机械性通气

96.72	Continuous mechanical ventilation for 96 consecutive hours or more	96.72	等于或大于连续 96 小时的持续性机械性通气

97 Replacement and removal of therapeutic appliances

97 治疗性装置的置换和去除

97.0 Nonoperative replacement of gastrointestinal appliance

97.0 胃肠装置的非手术性置换

97.01	Replacement of (naso-)gastric or esophagostomy tube	97.01	(鼻-)胃或食管造口术导管置换
97.02	Replacement of gastrostomy tube	97.02	胃造口导管置换
97.03	Replacement of tube or enterostomy device of small intestine	97.03	小肠导管或肠造口术装置置换
97.04	Replacement of tube or enterostomy device of large intestine	97.04	大肠导管或肠造口术装置置换
97.05	Replacement of stent (tube) in biliary or pancreatic duct	97.05	胆管或胰管内支架(管)的置换

97.1 Nonoperative replacement of musculo-skeletal and integumentary system appliance

97.1 肌肉骨骼和体被系统装置的非手术性置换

97.11	Replacement of cast on upper limb	97.11	置换上肢石膏管型
97.12	Replacement of cast on lower limb	97.12	置换下肢石膏管型
97.13	Replacement of other cast	97.13	置换其他石膏管型
97.14	Replacement of other device for musculoskeletal immobilization	97.14	置换肌肉骨骼固定的其他装置
97.15	Replacement of wound catheter	97.15	置换伤口引流管
97.16	Replacement of wound packing or drain	97.16	置换伤口填塞或引流物
	Excludes：repacking of：		不包括：重新填塞：
	dental wound (97.22)		牙齿伤口(97.22)
	vulvar wound (97.26)		外阴伤口(97.26)

97.2 Other nonoperative replacement

97.2 其他非手术性置换

97.21	Replacement of nasal packing	97.21	鼻填塞物的置换
97.22	Replacement of dental packing	97.22	牙填塞物的置换
97.23	Replacement of tracheostomy tube	97.23	气管造口导管的置换
97.24	Replacement and refitting of vaginal diaphragm	97.24	阴道隔膜置换和再装
97.25	Replacement of other vaginal pessary	97.25	其他阴道子宫托的置换
97.26	Replacement of vaginal or vulvar packing or drain	97.26	阴道或外阴填塞或引流物的置换

97.29 Other nonoperative replacements	97.29 其他非手术性置换

97.3 **Nonoperative removal of therapeutic device from head and neck**

97.3 非手术性去除头和颈部治疗性装置

97.31 Removal of eye prosthesis
Excludes: removal of ocular implant (16.71)
removal of orbital implant (16.72)

97.31 去除眼假体
不包括:去除眼植入物(16.71)

去除眼眶植入物(16.72)

97.32 Removal of nasal packing

97.32 去除鼻填塞物

97.33 Removal of dental wiring

97.33 去除牙钢丝栓结术

97.34 Removal of dental packing

97.34 去除牙填塞物

97.35 Removal of dental prosthesis

97.35 去除牙假体

97.36 Removal of other external mandibular fixation device

97.36 去除其他下颌骨外部固定装置

97.37 Removal of tracheostomy tube

97.37 去除气管造口导管

97.38 Removal of sutures from head and neck

97.38 去除头和颈部缝线

97.39 Removal of other therapeutic device from head and neck
Excludes: removal of skull tongs (02.94)

97.39 去除头和颈部其他治疗性装置

不包括:去除颅钳(02.94)

97.4 **Nonoperative removal of therapeutic device from thorax**

97.4 非手术性去除胸的治疗性装置

97.41 Removal of thoracotomy tube or pleural cavity drain

97.41 去除胸廓切开导管或胸膜腔引流物

97.42 Removal of mediastinal drain

97.42 去除纵隔引流物

97.43 Removal of sutures from thorax

97.43 去除胸缝线

97.44 Nonoperative removal of heart assist system
Explantation [removal] of circulatory assist device
Explantation [removal] of percutaneous external heart assist device
Intra-aortic balloon pump [IABP]
Removal of extrinsic heart assist device
Removal of Pvad
Removal of percutancous heart assist device

97.44 非手术性去除心脏辅助系统
取出[去除]循环辅助装置
取出[去除]经皮心脏外部辅助装置
主动脉内球囊泵[IABP]
去除体外心脏辅助装置
去除经皮心室辅助装置(Pvad)
去除经皮心脏辅助装置

97.49 Removal of other device from thorax

97.49 去除胸的其他装置

97.5 **Nonoperative removal of therapeutic device from digestive system**

97.5 非手术性去除消化系统治疗性装置

| 97.51 | Removal of gastrostomy tube | 97.51 | 去除胃造口导管 |

97.51　Removal of gastrostomy tube　　　　97.51　去除胃造口导管

97.52　Removal of tube from small intestine　　97.52　去除小肠导管

97.53　Removal of tube from large intestine or appendix　　97.53　去除大肠或阑尾导管

97.54　Removal of cholecystostomy tube　　97.54　去除胆囊造口导管

97.55　Removal of T-tube，other bile duct tube，or liver tube　　97.55　去除"T"形管、其他胆管导管或肝导管

　　　　Removal of bile duct stent　　　　　去除胆管支架

97.56　Removal of pancreatic tube or drain　　97.56　去除胰腺导管或引流管

97.59　Removal of other device from digestive system　　97.59　去除消化系统其他装置

　　　　Removal of rectal packing　　　　　去除直肠填塞物

97.6　Nonoperative removal of therapeutic device from urinary system　　**97.6　非手术性去除泌尿系统治疗性装置**

97.61　Removal of pyelostomy and nephrostomy tube　　97.61　去除肾盂造口和肾造口导管

97.62　Removal of ureterostomy tube and ureteral catheter　　97.62　去除输尿管造口导管和输尿管导管

97.63　Removal of cystostomy tube　　97.63　去除膀胱造口导管

97.64　Removal of other urinary drainage device　　97.64　去除其他泌尿系统引流装置

　　　　Removal of indwelling urinary catheter　　　　去除留置的泌尿系统导管

97.65　Removal of urethral stent　　97.65　去除尿道支架

97.69　Removal of other device from urinary system　　97.69　去除泌尿系统其他装置

97.7　Nonoperative removal of therapeutic device from genital system　　**97.7　非手术性取出生殖系统治疗性装置**

97.71　Removal of intrauterine contraceptive device　　97.71　取出子宫内避孕装置

97.72　Removal of intrauterine pack　　97.72　取出子宫内填塞物

97.73　Removal of vaginal diaphragm　　97.73　取出阴道隔膜

97.74　Removal of other vaginal pessary　　97.74　取出其他阴道子宫托

97.75　Removal of vaginal or vulvar packing　　97.75　取出阴道或外阴填塞物

97.79　Removal of other device from genital tract　　97.79　取出生殖道其他装置

　　　　Removal of sutures　　　　　去除缝线

97.8　Other nonoperative removal of therapeutic device　　**97.8　非手术性去除其他治疗性装置**

97.81　Removal of retroperitoneal drainage device　　97.81　去除腹膜后引流装置

97.82　Removal of peritoneal drainage device　　97.82　去除腹膜引流装置

97.83	Removal of abdominal wall sutures	97.83	去除腹壁缝线
97.84	Removal of sutures from trunk, not elsewhere classified	97.84	去除躯干缝线 NEC
97.85	Removal of packing from trunk, not elsewhere classified	97.85	去除躯干填塞物 NEC
97.86	Removal of other device from abdomen	97.86	去除腹部其他装置
97.87	Removal of other device from trunk	97.87	去除躯干其他装置
97.88	Removal of external immobilization device	97.88	去除外部制动装置

Removal of：

　　brace

　　cast

　　splint

去除：

　　支架

　　石膏管型

　　板

97.89	Removal of other therapeutic device	97.89	去除其他治疗性装置

98　Nonoperative removal of foreign body or calculus

98　非手术性去除异物或结石

98.0　Removal of intraluminal foreign body from digestive system without incision

Excludes：removal of therapeutic device (97.51-97.59)

98.0　消化系统管腔内异物的不切开去除

不包括：去除治疗性装置(97.51-97.59)

98.01	Removal of intraluminal foreign body from mouth without incision	98.01	口腔内异物的不切开去除
98.02	Removal of intraluminal foreign body from esophagus without incision	98.02	食管管腔内异物的不切开去除
98.03	Removal of intraluminal foreign body from stomach and small intestine without incision	98.03	胃和小肠管腔内异物的不切开去除
98.04	Removal of intraluminal foreign body from large intestine without incision	98.04	大肠管腔内异物的不切开去除
98.05	Removal of intraluminal foreign body from rectum and anus without incision	98.05	直肠和肛门管腔内异物的不切开去除

98.1　Removal of intraluminal foreign body from other sites without incision

Excludes：removal of therapeutic device (97.31-97.49, 97.61-97.89)

98.1　其他部位管腔内异物的不切开去除

不包括：去除治疗性装置(97.31-97.49, 97.61-97.89)

98.11	Removal of intraluminal foreign body from ear without incision	98.11	耳腔内异物的不切开去除
98.12	Removal of intraluminal foreign body from nose without incision	98.12	鼻腔内异物的不切开去除

98.13　Removal of intraluminal foreign body from pharynx without incision

98.14　Removal of intraluminal foreign body from larynx without incision

98.15　Removal of intraluminal foreign body from trachea and bronchus without incision

98.16　Removal of intraluminal foreign body from uterus without incision

　　Excludes：removal of intrauterine contraceptive device (97.71)

98.17　Removal of intraluminal foreign body from vagina without incision

98.18　Removal of intraluminal foreign body from artificial stoma without incision

98.19　Removal of intraluminal foreign body from urethra without incision

98.2　**Removal of other foreign body without incision**

　　Excludes：removal of intraluminal foreign body (98.01-98.19)

98.20　Removal of foreign body，not otherwise specified

98.21　Removal of superficial foreign body from eye without incision

98.22　Removal of other foreign body without incision from head and neck

　　Removal of embedded foreign body from eyelid or conjunctiva without incision

98.23　Removal of foreign body from vulva without incision

98.24　Removal of foreign body from scrotum or penis without incision

98.25　Removal of other foreign body without incision from trunk except scrotum, penis，or vulva

98.26　Removal of foreign body from hand without incision

98.27　Removal of foreign body without incision from upper limb，except hand

98.13　咽管腔内异物的不切开去除

98.14　喉管腔内异物的不切开去除

98.15　气管和支气管管腔内异物的不切开去除

98.16　子宫腔内异物的不切开去除

　　不包括：取出子宫内避孕装置(97.71)

98.17　阴道内异物的不切开去除

98.18　人工造口管腔内异物的不切开去除

98.19　尿道管内异物的不切开去除

98.2　**非切开性去除其他异物**

　　不包括：去除管腔内的异物（98.01-98.19）

98.20　去除异物 NOS

98.21　眼表浅异物的不切开去除

98.22　头和颈部其他异物的不切开去除

　　眼睑或结膜嵌入异物的不切开去除

98.23　外阴异物的不切开去除

98.24　阴囊或阴茎异物的不切开去除

98.25　躯干其他异物不切开去除,除外阴囊,阴茎或外阴

98.26　手异物的不切开去除

98.27　上肢异物的不切开去除,除外手

98.28	Removal of foreign body from foot without incision	98.28	足异物的不切开去除	
98.29	Removal of foreign body without incision from lower limb, except foot	98.29	下肢异物的不切开去除,除外足	

98.5　Extracorporeal shockwave lithotripsy 〔ESWL〕

Lithotriptor tank procedure

Disintegration of stones by extracorporeal induced shockwaves

That with insertion of stent

98.51　Extracorporeal shockwave lithotripsy 〔ESWL〕 of the kidney, ureter and/or bladder

98.52　Extracorporeal shockwave lithotripsy 〔ESWL〕 of the gallbladder and/or bile duct

98.59　Extracorporeal shockwave lithotripsy of other sites

98.5　体外休克波碎石〔ESWL〕

碎石机罐操作

石分解,用体外感应休克波

同时伴支架置入

98.51　肾、输尿管和(或)膀胱体外休克波碎石〔ESWL〕

98.52　胆囊和(或)胆管体外休克波碎石〔ESWL〕

98.59　其他部位体外休克波碎石

99　Other nonoperative procedures

99　其他非手术性操作

99.0　Transfusion of blood and blood components

Use additional code for that done via catheter or cutdown (38.92-38.94)

99.00　Perioperative autologous transfusion of whole blood or blood components

Intraoperative blood collection

Postoperative blood collection

Salvage

99.01　Exchange transfusion

Transfusion:

exsanguination

replacement

99.02　Transfusion of previously collected autologous blood

Blood component

99.03　Other transfusion of whole blood

Transfusion:

blood NOS

hemodilution

NOS

99.04　Transfusion of packed cells

99.05　Transfusion of platelets

99.0　输血和血液成分

对经导管或切开者使用附加编码(38.92-38.94)

99.00　围手术期自体输全血或血成分

手术中血收集

手术后血收集

血液回收

99.01　交换输血

输血:

换血

置换

99.02　输以前收集的自体血

血成分

99.03　全血的其他输入

输血:

血 NOS

血液稀释

NOS

99.04　压积血细胞输入

99.05　输入血小板

Transfusion of thrombocytes | 输入血小板

99.06　Transfusion of coagulation factors | 99.06　输入凝血因子

Transfusion of antihemophilic factor | 输入抗血友病因子

99.07　Transfusion of other serum | 99.07　输入其他血清

Transfusion of plasma | 输入血浆

Excludes：injection［transfusion］of：| **不包括**：注射（输入）

antivenin（99.16）| 抗蛇毒素（99.16）

gamma globulin（99.14）| 丙种球蛋白（99.14）

99.08　Transfusion of blood expander | 99.08　血容量扩充药的输入

Transfusion of dextran | 输入右旋糖酐

99.09　Transfusion of other substance | 99.09　输入其他物质

Transfusion of：| 输入：

blood surrogate | 血液代用品

granulocytes | 粒细胞

Excludes： transplantation ［transfusion］of bone marrow（41.0）| **不包括**：骨髓移植［输入］（41.0）

99.1　**Injection or infusion of therapeutic or prophylactic substance** | **99.1**　治疗性或预防性物质的注射或输注

Includes：injection or infusion given：| 包括：注射或输注：

hypodermically acting locally or systemically | 皮下，作用于局部或全身性

intramuscularly acting locally or systemically | 肌内，作用于局部或全身性

intravenously acting locally or systemically | 静脉内，作用于局部或全身性

99.10　Injection or infusion of thrombolytic agent | 99.10　血栓溶解药的注射或输注

Alteplase | 阿替普酶（组织纤溶酶原激活药，生物属的）（新型的第 3 代溶栓药）

Anistreplase | 阿尼普酶（组织纤溶酶原激活药，生物属的）

Reteplase | 瑞替普酶（组织纤溶酶原激活药，生物属的）

Streptokinase | 链激酶

Tenecteplase | 替奈普酶（组织纤溶酶原激活药，生物属的）

Tissue plasminogen activator（TPA）| 组织血浆酶催化药（TPA）

Urokinase | 尿激酶

Excludes：aspirin-omit code | **不包括**：阿司匹林－省略编码

GP ⅡB 或Ⅲa plalet inhibitor（99.20）| GP ⅡB 或Ⅲa 血小板抑制药（99.20）

heparin（99.19）| 肝磷脂（99.19）

warfarin-omit code | 华法令－省略编码

99.11　Injection of Rh immune globulin | 99.11　注射 Rh 免疫球蛋白

Injection of：| 注射：

Anti-D (Rhesus) globulin

RhoGAM

99.12 Immunization for allergy

Desensitization

99.13 Immunization for autoimmune disease

99.14 Injection of gamma globulin

Injection of immune sera

99.15 Parenteral infusion of concentrated nutritional substances

Hyperalimentation

Total parenteral nutrition [TPN]

Peripheral parenteral nutrition [PPN]

99.16 Injection of antidote

Injection of:

antivenin

heavy metal antagonist

99.17 Injection of insulin

99.18 Injection or infusion of electrolytes

99.19 Injection of anticoagulant

Excludes: infusion of drotrecogin alfa (activated)(00.11)

99.2 **Injection or infusion of other therapeutic or prophylactic substance**

Includes: injection or infusion given:

hypodermically acting locally or systemically

intramuscularly acting locally or systemically

intravenously acting locally or systemically

Use additional code for:

injection (into):

breast (85.92)

bursa (82.94, 83.96)

intraperitoneal (cavity) (54.97)

intrathecal (03.92)

joint (76.96, 81.92)

kidney (55.96)

liver (50.94)

orbit (16.91)

other sites - see Alphabetic Index

perfusion:

NOS (39.97)

抗-D (恒河猴) 球蛋白

罗加姆(一种抗 Rh-r 免疫球蛋白)

99.12 变态反应免疫接种

脱敏疗法

99.13 自体免疫病的免疫接种

99.14 注射丙种球蛋白

注射免疫血清

99.15 胃肠外输注浓缩营养物质

胃肠外营养

全部胃肠外营养[TPN]

周围胃肠外营养[PPN]

99.16 解毒药注射

注射:

抗蛇毒素

重金属拮抗药

99.17 注射胰岛素

99.18 注射或输注电解质

99.19 注射凝血药

不包括:输注重组人类活化 C 蛋白 (00.11)

99.2 **注射或输注其他治疗性或预防性物质**

包括:注射或输注:

皮下,作用于局部或全身

肌内,作用于局部或全身

静脉内,作用于局部或全身

下列情况用附加编码:

注射(入):

乳房(85.92)

黏液囊(82.94, 83.96)

腹膜内(腔)(54.97)

鞘内(03.92)

关节(76.96, 81.92)

肾(55.96)

肝(50.94)

眼眶(16.91)

其他部位-见字母索引

灌注:

NOS (39.97)

intestine (46.95, 46.96)　　　　　　　肠(46.95, 46.96)

kidney (55.95)　　　　　　　　　　　肾(55.95)

liver (50.93)　　　　　　　　　　　　肝(50.93)

total body (39.96)　　　　　　　　　全身(39.96)

99.20　Injection or infusion of platelet inhibitor

Glycoprotein ⅡB/Ⅲa inhibitor

GP ⅡB/Ⅲa inhibitor

GP ⅡB-Ⅲa inhibitor

Excludes：infusion of heparin(99.19)

injection or infusion of thrombolytic agent(99.10)

99.20　血小板抑制药的注射或输注

糖蛋白ⅡB或Ⅲa抑制药

GPⅡB或Ⅲa抑制药

GPⅡB-Ⅲa抑制药

不包括：肝磷脂输注(99.19)

注射或输注血栓溶解药(99.10)

99.21　Injection of antibiotic

Excludes：injection or infusion of oxazolidinone class of antibiotics (00.14)

99.21　注射抗生素

不包括：注射或输注噁唑烷酮类抗生素(00.14)

99.22　Injection of other anti-infective

Excludes：injection or infusion of oxazolidinone class of antibiotics (00.14)

99.22　注射其他抗感染药物

不包括：注射或输注噁唑烷酮类抗生素(00.14)

99.23　Injection of steroid

Injection of cortisone

Subdermal implantation of progesterone

99.23　类固醇注射

可的松注射

黄体酮皮肤植入

99.24　Injection of other hormone

99.24　其他激素注射

99.25　Injection or infusion of cancer chemotherapeutic substance

Chemoembolization

Injection or infusion of antineoplastic agent

Excludes：immunotherapy, antineoplastic (00.15, 99.28)

implantation of chemotherapeutic agent (00.10)

injection of radioisotope (92.28)

injection or infusion of biological response modifier [BRM] as an antineoplastic agent (99.28)

99.25　注射或输注癌瘤化学治疗药物

化学栓塞

注射或输注抗肿瘤药

不包括：抗肿瘤免疫治疗(00.15, 99.28)

植入化学治疗药物(00.10)

放射性同位素注射(92.28)

注射或输注生物反应调节药[BRM](99.28)

99.26　Injection of tranquilizer

99.26　注射镇静药

99.27　Iontophoresis

99.27　电离子透入疗法

99.28　Injection or infusion of biological response modifier [BRM] as an antineoplastic agent

Immunotherapy, antineoplastic

Infusion of cintredekin besudotox cintredekin besudotox

Interleukin therapy

Low-dose interleukin-2 (IL-2) therapy

99.28　注射或输注作为一种抗肿瘤药的生物治疗调节[BRM]

免疫疗法,抗肿瘤的

输注(抗肿瘤药)

白细胞介素疗法

小剂量白细胞介素-2 (IL-2)治疗

Tumor vaccine

Excludes：high-dose infusion interleukin-2 [IL-2] (00.15)

99.29　Injection or infusion of other therapeutic or prophylactic substance

Excludes：administration of neuroprotective agent (99.75)

immunization (99.31-99.59)

injection of sclerosing agent into：

esophageal varices (42.33)

hemorrhoids (49.42)

veins (39.92)

injection or infusion of human B-type natriuretic peptide (hBNP)(00.13)

injection or infusion of nesiritide (00.13)

injection or infusion of platelet inhibitor(99.20)

injection or infusion of thrombolytic agent(99.10)

99.3　Prophylactic vaccination and inoculation against certain bacterial diseases

99.31　Vaccination against cholera

99.32　Vaccination against typhoid and paratyphoid fever

Administration of TAB vaccine

99.33　Vaccination against tuberculosis

Administration of BCG vaccine

99.34　Vaccination against plague

99.35　Vaccination against tularemia

99.36　Administration of diphtheria toxoid

Excludes：administration of：

diphtheria antitoxin (99.58)

diphtheria-tetanus-pertussis, combined (99.39)

99.37　Vaccination against pertussis

Excludes：administration of diphtheria tetanus-pertussis，combined (99.39)

99.38　Administration of tetanus toxoid

Excludes：administration of：

肿瘤疫苗

不包括：大剂量输注白细胞介素-2 [IL-2] (00.15)

99.29　注射或输注其他治疗性或预防性药物

不包括：神经保护性物质应用(99.75)

免疫(99.31-99.59)

注射硬化药：

食管静脉曲张(42.33)

痔(49.42)

静脉(39.92)

注射或输注人类 B 型利钠尿肽(hB-NP)(00.13)

注射或输注奈西立肽[重组 B 型尿钠增多肽](00.13)

注射或输注血小板抑制药(99.20)

注射或输注血栓溶解药(99.10)

99.3　某种细菌性疾病的预防性种痘和接种

99.31　抗霍乱接种

99.32　抗伤寒和副伤寒接种

使用 TAB 疫苗

99.33　抗结核接种

使用 BCG(卡介苗)疫苗

99.34　抗鼠疫接种

99.35　抗兔热病接种

99.36　应用白喉类毒素

不包括：应用：

白喉抗毒素(99.58)

白喉-百日咳-破伤风的三联混合菌(99.39)

99.37　接种抗百日咳

不包括：应用白喉-百日咳-破伤风的三联混合菌(99.39)

99.38　破伤风类毒素应用

不包括：应用：

diphtheria-tetanus-pertussis, combined (99.39)

　　tetanus antitoxin (99.56)

99.39　Administration of diphtheria-tetanus-pertussis, combined

99.4　**Prophylactic vaccination and inoculation against certain viral diseases**

99.41　Administration of poliomyelitis vaccine

99.42　Vaccination against smallpox

99.43　Vaccination against yellow fever

99.44　Vaccination against rabies

99.45　Vaccination against measles

　　Excludes：administration of measles-mumps rubella vaccine (99.48)

99.46　Vaccination against mumps

　　Excludes：administration of measles-mumps rubella vaccine (99.48)

99.47　Vaccination against rubella

　　Excludes：administration of measles-mumps rubella vaccine (99.48)

99.48　Administration of measles-mumps-rubella vaccine

99.5　**Other vaccination and inoculation**

99.51　Prophylactic vaccination against the common cold

99.52　Prophylactic vaccination against influenza

99.53　Prophylactic vaccination against arthropod- borne viral encephalitis

99.54　Prophylactic vaccination against other arthropod-borne viral diseases

99.55　Prophylactic administration of vaccine against other diseases

　　Vaccination against：

　　anthrax

　　brucellosis

　　Rocky Mountain spotted fever

　　Staphylococcus

　　Streptococcus

　　typhus

白喉-百日咳-破伤风的三联混合菌(99.39)

破伤风抗毒素(99.56)

99.39　白喉-百日咳-破伤风的三联混合菌应用

99.4　**对某种病毒性疾病的预防性种痘和接种**

99.41　脊髓灰质炎疫苗应用

99.42　抗天花接种

99.43　抗黄热病接种

99.44　抗狂犬病接种

99.45　抗麻疹接种

　　不包括：使用麻疹-流行性腮腺炎-风疹疫苗(99.48)

99.46　抗流行性腮腺炎接种

　　不包括：使用麻疹-流行性腮腺炎-风疹疫苗(99.48)

99.47　抗风疹接种

　　不包括：使用麻疹-流行性腮腺炎-风疹疫苗(99.48)

99.48　使用麻疹-流行性腮腺炎-风疹疫苗

99.5　**其他种痘和接种**

99.51　抗感冒的预防性接种

99.52　抗流行性感冒的预防性接种

99.53　抗节肢动物传播的病毒性脑炎的预防性接种

99.54　抗节肢动物传播的病毒性疾病的预防性接种

99.55　抗其他疾病的预防性疫苗应用

　　接种预防：

　　炭疽病

　　布鲁菌病

　　洛矶山斑疹热

　　葡萄球菌感染

　　链球菌感染

　　斑疹伤寒

99.56	Administration of tetanus antitoxin	99.56	应用破伤风抗毒素
99.57	Administration of botulism antitoxin	99.57	应用肉毒中毒抗毒素
99.58	Administration of other antitoxins	99.58	应用其他抗毒素

99.58 (续)

Administration of:

    diphtheria antitoxin

    gas gangrene antitoxin

    scarlet fever antitoxin

应用：

    白喉抗毒素

    气性坏疽抗毒素

    猩红热抗毒素

99.59 Other vaccination and inoculation

Vaccination NOS

Excludes：injection of：

    gamma globulin (99.14)

    Rh immune globulin (99.11)

    immunization for：

    allergy (99.12)

    autoimmune disease (99.13)

99.59 其他种痘和接种

接种 NOS

不包括：注射：

    丙种球蛋白(99.14)

    Rh 免疫球蛋白(99.11)

    免疫接种：

    变态反应(99.12)

    自体免疫疾病(99.13)

99.6 **Conversion of cardiac rhythm**

Excludes：open chest cardiac：

    electric stimulation (37.91)

    massage (37.91)

99.6 **心律复率术**

不包括：开胸心脏：

    电刺激(37.91)

    按摩(37.91)

99.60 Cardiopulmonary resuscitation, not otherwise specified

99.60 心肺复苏 NOS

99.61 Atrial cardioversion

99.61 心房复律术

99.62 Other electric countershock of heart

Cardioversion：

    NOS

    external

Conversion to sinus rhythm

Defibrillation

External electrode stimulation

99.62 心脏其他电抗休克

心律复律术：

    NOS

    外部

转向窦性心律

去除心脏颤动

外部电极刺激

99.63 Closed chest cardiac massage

Cardiac massage NOS

Manual external cardiac massage

99.63 闭合性胸部心脏按摩

心脏按摩 NOS

手法外部心脏按摩

99.64 Carotid sinus stimulation

99.64 颈动脉窦刺激

99.69 Other conversion of cardiac rhythm

99.69 其他心律复转

99.7 **Therapeutic apheresis or other injection, administration, or infusion of other therapeutic or prophylactic substance**

99.7 **治疗性血浆分离置换法或其他治疗性或预防性药物的注射、使用或输注**

99.71 Therapeutic plasmapheresis

99.71 治疗性血浆去除术

Excludes: extracorporeal immunoad-sorption [ECI](99.76)

不包括:体外免疫吸附[ECI](99.76)

99.72 Therapeutic leukopheresis

Therapeutic leukocytapheresis

99.72 治疗性白细胞去除术

治疗性白细胞去除术

99.73 Therapeutic erythrocytapheresis

Therapeutic erythropheresis

99.73 治疗性红细胞去除术

治疗性红细胞去除术

99.74 Therapeutic plateletpheresis

99.74 治疗性血小板去除术

99.75 Administration of neuroprotective agent

99.75 神经保护药的使用

99.76 Extracorporeal immunoadsorption

Removal of antibodies from plasma with protein A columns

99.76 体外免疫吸附

血浆抗体去除伴蛋白 A 色谱柱

99.77 Application or administration of adhesion barrier substance

99.77 使用或应用粘连屏障物

99.78 Aquapheresis

Plasma water removal

Ultrafiltration [for water removal]

Excludes: hemodiafiltration (39.95)

hemodialysis (39.95)

therapeutic plasmapheresis (99.71)

99.78 液体平衡疗法

去除血浆水分

超滤[用于去除水分]

不包括:血过滤(39.95)

血液透析(39.95)

治疗性血浆取出法(99.71)

99.79 Other

Apheresis (harvest) of stem cells

99.79 其他

干细胞血浆分离置换法(采集)

99.8 Miscellaneous physical procedures

99.8 其他物理性操作

99.81 Hypothermia (central) (local)

Excludes: gastric cooling (96.31)

gastric freezing (96.32)

that incidental to open heart surgery (39.62)

99.81 低温(中枢)(局部)

不包括:胃冷却(96.31)

胃冰冻(96.32)

附属于开放性心脏手术(39.62)

99.82 Ultraviolet light therapy

Actinotherapy

99.82 紫外线光疗法

射线疗法

99.83 Other phototherapy

Phototherapy of the newborn

Excludes: extracorporeal photochemo-therap (99.88)

photocoagulation of retinal lesion (14.23-14.25, 14.33-14.35, 14.53-14.55)

99.83 其他光疗法

新生儿其他光疗法

不包括:体外光学化学疗法(99.88)

视网膜病损光凝固法(14.23-14.25, 14.33-14.35, 14.53-14.55)

99.84 Isolation

Isolation after contact with infectious disease

Protection of individual from his surroundings

99.84 隔离

接触传染性疾病后的隔离

环境的个人保护

Protection of surroundings from individual

个人的环境保护

99.85　Hyperthermia for treatment of cancer

Hyperthermia (adjunct therapy) induced by microwave, ultrasound, low energy radio frequency, probes (interstitial), or other means in the treatment of cancer

Code also: any concurrent chemotherapy or radiation therapy

99.85　癌症高热疗法

微波、超声、低能射频、探针(间质的)或其他方式诱发的高热(辅助治疗)治疗癌症

另编码: 任何的化学治疗或放射治疗

99.86　Non-invasive placement of bone growth stimulator

Transcutaneous (surface) placement of pads or patches for stimulation to aid bone healing

Excludes: insertion of invasive or semi invasive bone growth stimulators (device) (percutaneous electrodes) (78.90-78.99)

99.86　非侵袭性放置骨生长刺激器

经皮(表面)放置垫或片用于刺激帮助骨愈合

不包括: 侵袭性或半侵袭性骨生长刺激器置入(装置)(经皮电极)(78.90-78.99)

99.88　Therapeutic photopheresis

Extracorporeal photochemotherapy

Extracorporeal photopheresis

Excludes: other phototherapy (99.83) ultraviolet light therap (99.82)

99.88　治疗性光细胞分离法

体外光化学治疗

体外光细胞分离法

不包括: 其他光疗法(99.83)

紫外线光疗法(99.82)

`99.9` **Other miscellaneous procedures**

99.91　Acupuncture for anesthesia

99.92　Other acupuncture

Excludes: that with smouldering mox (93.35)

`99.9` **其他各类操作**

99.91　针刺用于麻醉

99.92　其他针刺

不包括: 同时使用艾灸(93.35)

99.93　Rectal massage (for levator spasm)

99.94　Prostatic massage

99.95　Stretching of foreskin

99.96　Collection of sperm for artificial insemination

99.97　Fitting of denture

99.98　Extraction of milk from lactating breast

99.99　Other

Leech therapy

99.93　直肠按摩(用于提肛肌痉挛)

99.94　前列腺按摩

99.95　包皮伸长

99.96　收集精液用于人工授精

99.97　安装牙托

99.98　授乳乳房的乳汁抽吸

99.99　其他

水蛭疗法

国际疾病分类
第九版临床修订本
手术与操作

ICD-9-CM-3

汉语拼音字母顺序索引

A

Abbe 手术
—肠吻合术 —见吻合术，肠
—阴道建造术　70.61
Abciximab(抗 GPⅡb/Ⅲa 抗体的 Fab 片段)，输
　注　99.20
Aburel 手术(羊膜腔内注射用于流产)　75.0

Adams 手术
—鼻中隔挤压术　21.88
—手掌筋膜切除术　82.35
—圆韧带前徙术　69.22
Albee 手术
—骨钉，股骨颈　78.05
—胫骨滑动的嵌入移植物　78.07
—移植物用于髌骨滑脱　78.06
Albert 手术(膝关节固定术)　81.22

Aldridge(-Studdiford)手术(尿道悬吊)　59.5

Alexander 手术
—前列腺切除术
——耻骨上　60.3
——会阴的　60.62
—圆韧带缩短　69.22
Alexander-Adams 手术(圆韧带缩短)　69.22

Almoor 手术(颞骨岩部外引流)　20.22

Altemeier 手术(会阴直肠拖出)　48.49

Ammon 手术(泪囊切开术)　09.53

Anderson 手术(胫骨延长)　78.37

Anel 手术(泪管扩张)　09.42

Arslan 手术(内耳开窗术)　20.61

Asai 手术(喉)　31.75

Abbe operation
- intestional anastomosis-see Anastomosis, intestine
- construction of vagina　70.61
Abciximab, infusion　99.20

Aburel operation (intra-amniotic injection for abortion)　75.0
Adams operation
- crushing of nasal septum　21.88
- excision of palmar fascia　82.35
- advancement of round ligament　69.22
Albee operation
- bone peg, femoral neck　78.05
- sliding inlay graft, tibia　78.07
- graft for slipping patella　78.06
Albert operation (arthrodesis of knee)　81.22

Aldridge (-Studdiford) operation (urethral sling)　59.5

Alexander operation
- prostatectomy
- - suprapubic　60.3
- - perineal　60.62
- shortening of round ligaments　69.22
Alexander-Adams operation (shortening of round ligaments)　69.22

Almoor operation (extrapetrosal drainage)　20.22

Altemeier operation (perineal rectal pull through)　48.49

Ammon operation (dacryocystotomy)　09.53

Anderson operation (tibial lengthening)　78.37

Anel operation (dilation of lacrimal duct)　09.42

Arslan operation (fenestration of inner ear)　20.61

Asai operation (larynx)　31.75

阿贝手术—见 Abbe 手术

阿布雷尔手术—见 Aburel 手术

阿德莱德(-斯地福特)手术 — 见 Aldridge
　(－studdiford)手术

阿尔比手术—见 Albee 手术

阿尔穆尔手术—见 Almoor 手术

阿尔内手术—见 Anel 手术

阿尔特迈耶手术—见 Altemeier 手术

阿蒙手术—见 Ammon 手术

阿塞手术—见 Asai 手术

阿斯兰手术—见 Arslan 手术

埃尔姆利斯－克瓦米手术—见 Elmslie－
　Cholmeley 手术

埃弗勒手术—见 Effier 手术

埃格斯手术—见 Eggers 手术

埃莱塞手术—见 Eloesser 手术

埃利奥特手术—见 Elliot 手术

埃利森手术—见 Ellison 手术

埃梅特手术—见 Emmet 手术

埃斯蒂斯手术—见 Estes 手术

埃斯特兰德手术—见 Estlander 手术

埃文斯手术—见 Evans 手术

艾伯特手术—见 Albert 手术

艾利斯琼斯手术—见 Ellis Jones 手术

安德逊手术—见 Anderson 手术

安装

一齿矫形

——钢丝　24.7

——器具　24.7

——填塞器　24.7

—弓形杆(正牙的)　24.7

——用于固定(骨折)　93.55

—假体,假体装置

——臂　84.43

———上(和肩)　84.41

———下(和手)　84.42

——肩(和上臂)　84.41

——手(和下臂)　84.42

——腿　84.47

——膝上　84.45

——膝下　84.46

——眼　95.34

阿贝手术— see Abbe operation

阿布雷尔手术— see Aburel operation

阿德莱德(-斯地福特)手术 — see Aldridge
　(－studdiford)operation

阿尔比手术— see Albee operation

阿尔穆尔手术— see Almoor operation

阿尔内手术— see Anel operation

阿尔特迈耶手术— see Altemeier operation

阿蒙手术— see Ammon operation

阿塞手术— see Asai operation

阿斯兰手术— see Arslan operation

埃尔姆利斯－克瓦米手术— see Elmslie－
　Cholmeley operation

埃弗勒手术— see Effier operation

埃格斯手术— see Eggers operation

埃莱塞手术— see Eloesser operation

埃利奥特手术— see Elliot operation

埃利森手术— see Ellison operation

埃梅特手术— see Emmet operation

埃斯蒂斯手术— see Estes operation

埃斯特兰德手术— see Estlander operation

埃文斯手术— see Evans operation

艾伯特手术— see Albert operation

艾利斯琼斯手术— see Ellis Jones operation

安德逊手术— see Anderson operation

Fitting

- orthodontic

- - wiring　24.7

- - appliance　24.7

- - obturator　24.7

- arch bars(orthodontic)　24.7

- - for immobilization(fracture)　93.55

- prosthesis,prosthetic device

- - arm　84.43

- - - upper(and shoulder)　84.41

- - - lower(and hand)　84.42

- - shouldcr(and upper arm)　84.41

- - hand(and lower arm)　84.42

- - leg　84.47

- - above knee　84.45

- - below knee　84.46

- - ocular　95.34

B

Brockman 手术（软组织松解用于畸形足）
 83. 84

Browne(-Denis)手术（尿道下裂修补术） 58. 45

Brunschwig 手术（暂时性胃造口术） 43. 19

Bunnell 手术（腱移植） 82. 56

Burch 操作（耻骨后尿道悬吊术用于尿道压迫性
 失禁） 59. 5

Burgess 手术（踝截断术） 84. 14

Burr 孔 01. 24

巴登霍伊厄手术—见 Bardenheurer 手术

巴蒂斯塔手术—见 Batista 手术

巴尔手术—见 Barr 手术

巴非斯手术—见 Baffes 手术

巴坎手术—见 Barkan 手术

巴奇-斯皮特勒-麦克法丁手术—见 Batch-Spitt-
 ler-McFaddin 手术

巴塞手术—见 Bassett 手术

巴斯基手术—见 Barsky 手术

巴西尼手术—见 Bassini 手术

巴治手术—见 Burch 手术

拔除

一指甲（床）（褶） 86. 23

白细胞去除术,治疗性 99. 72

班克哈特手术—见 Bankhart 手术

半结肠切除术

一右（扩大） 45. 73

一左 45. 75

半膀胱切除术 57. 6

半上颌切除术（伴骨移植）（伴假体） 76. 39

半舌切除术 25. 2

半胃切除术－见胃切除术

半下颌切除术 76. 31

半月板切除术（膝）NEC 80. 6

一肩锁 80. 91

一颞下颌的（关节） 76. 5

一腕 80. 93

Brockman operation（soft tissue release for
 clubfoot） 83. 84

Browne (-Denis) operation (hypospadias re-
 pair) 58. 45

Brunschwig operation (temporary gastrosto-
 my) 43. 19

Bunnell operation (tendon transfer) 82. 56

Burch procedure (retropubic urethral sus-
 pension for urinary stress incontinence)
 59. 5

Burgess operation (amputation of ankle)
 84. 14

Burr holes 01. 24

巴登霍伊厄手术— see Bardenheurer opera-
 tion

巴蒂斯塔手术— see Batista operation

巴尔手术— see Barr operation

巴非斯手术— see Baffes operation

巴坎手术— see Barkan operation

巴奇-斯皮特勒-麦克法丁手术— see Batch-
 Spittler-McFaddin operation

巴塞手术— see Bassett operation

巴斯基手术— see Barsky operation

巴西尼手术— see Bassini operation

巴治手术— see Burch operation

Evulsion

 - nail（bed）（fold） 86. 23

Leukopheresis, therapeutic 99. 72

班克哈特手术— see Bankhart operation

Hemicolectomy

 - right（extended） 45. 73

 - left 45. 75

Hemicystectomy 57. 6

Hemimaxillectomy（with bone graft）（with
 prosthesis） 76. 39

Hemiglossectomy 25. 2

Hemigastrectomy — see Gastrectomy

Hemimandibulectomy 76. 31

Meniscectomy（knee）NEC 80. 6

 - acromioclavicular 80. 91

 - temporomandibular（joint） 76. 5

 - wrist 80. 93

包皮切开术　**64.91**

保护

—隔离个人环境　99.84

—个人环境隔离　99.84

鲍勃手术—见 **Bobb** 手术

鲍尔迪-韦伯斯特手术—见 **Baldy-Webster** 手术

鲍尔手术—见 **Ball** 手术

暴露—另见切开术，按部位

—牙（为矫形齿科的治疗）　24.6

贝尔-博伊特讷手术—见 **Bell-Beuttner** 手术

贝尔西手术—见 **Belsey** 手术

贝克-加努手术-见 **Beck-Jianu** 手术

贝克手术—见 **Beck** 手术

贝尼南蒂手术—见 **Benenenti** 手术

被膜剥脱术，肾　**55.91**

贲门成形术（胃和食管）　**44.65**

—仅胃　44.66

——腹腔镜的　44.67

贲门肌切开术　**42.7**

贲门切除术（胃）　**43.5**

苯酚化学剥脱术（皮肤）　**86.24**

绷带　**93.57**

—弹性　93.56

鼻测压法　**89.12**

鼻成形术（外部）（内的）NEC　**21.87**

—尖　21.86

—扭曲的鼻　21.84

—限定性　21.86

—修复术　21.84

—增大（用移植物）（用人造植入物）　21.85

鼻唇成形术　**27.59**

—唇裂　27.54

鼻缝合术（外部的）（内部的）　**21.81**

—用于鼻出血　21.09

鼻甲切除术　**21.69**

鼻甲切除术（完全）（部分）NEC　**21.69**

Preputiotomy　64.91

Protection (of)

- surroundings from individual　99.84

- individual from his surroundings　99.84

鲍勃手术— **see Bobb operation**

鲍尔迪-韦伯斯特手术— **see Baldy-Webster operation**

鲍尔手术— **see Ball operation**

Exposure-see also Incision, by site

- tooth (for orthodontic treatment)　24.6

贝尔-博伊特讷手术-**see Bell-Beuttner operation**

贝尔西手术— **see Belsey operation**

贝克-加努手术— **see Beck-Jianu operation**

贝克手术— **see Beck operation**

贝尼南蒂手术— **see Benenenti operation**

Decapsulation, kidney　55.91

Cardioplasty (stomach and esophagus)　44.65

- stomach alone　44.66

- - laparoscopic　44.67

Cardiomyotomy　42.7

Cardiectomy (stomach)　43.5

Phenopeel (skin)　86.24

Bandage　93.57

- clastic　93.56

Rhinomanometry　89.12

Rhinoplasty (external) (internal) NEC　21.87

- tip　21.86

- twisted nose　21.84

- limited　21.86

- revision　21.84

- augmentation (with graft) (with synthetic implant)　21.85

Rhinocheiloplasty　27.59

- cleft lip　27.54

Rhinorrhaphy (external) (internal)　21.81

- for epistaxis　21.09

Conchectomy　21.69

Turbinectomy (complete) (partial) NEC　21.69

- －脑脊液 02.12 　　　　　　　　　　　- - cerebrospinal fluid 02.12
- －尿道 58.43 　　　　　　　　　　　　- - urethra 58.43
- －尿道肠的 69.42 　　　　　　　　　　- - uteroentetic 69.42
- －尿道会阴的 58.43 　　　　　　　　　- - urethroperineal 58.43
- －尿道会阴膀胱的 57.84 　　　　　　　- - urethroperineovesical 57.84
- －尿道阴道的 58.43 　　　　　　　　　- - urethrovaginal 58.43
- －尿道阴囊的 58.43 　　　　　　　　　- - urethroscrotal 58.43
- －尿道直肠的 58.43 　　　　　　　　　- - urethrorectal 58.43
- －排泄物的 46.79 　　　　　　　　　　- - fecal 46.79
- －膀胱 NEC 57.84 　　　　　　　　　　- - bladder NEC 57.84
- －膀胱肠的 57.83 　　　　　　　　　　- - vesicoenteric 57.83
- －膀胱会阴的 57.84 　　　　　　　　　- - vesicoperineal 57.84
- －膀胱结肠的 57.83 　　　　　　　　　- - vesicocolic 57.83
- －膀胱尿道的 57.84 　　　　　　　　　- - vesicourethral 57.84
- －膀胱尿道直肠的 57.83 　　　　　　　- - vesicourethrorectal 57.83
- －膀胱皮肤的 57.84 　　　　　　　　　- - vesicocutaneous 57.84
- －膀胱输尿管的 56.84 　　　　　　　　- - vesicoureteral 56.84
- －膀胱输尿管阴道的 56.84 　　　　　　- - vesicoureterovaginal 56.84
- －膀胱乙状结肠的 57.83 　　　　　　　- - vesicosigmoidal 57.83
- －膀胱乙状结肠阴道的 57.83 　　　　　- - vesicosigmoidovaginal 57.83
- －膀胱阴道的 57.84 　　　　　　　　　- - vesicovaginal 57.84
- －膀胱直肠的 57.83 　　　　　　　　　- - vesicorectal 57.83
- －膀胱子宫的 57.84 　　　　　　　　　- - vesicoutetine 57.84
- －膀胱子宫颈阴道的 57.84 　　　　　　- - vesicocervicovaginal 57.84
- －膀胱子宫直肠的 57.83 　　　　　　　- - vesicometrorectal 57.83
- －脾结肠的 41.95 　　　　　　　　　　- - splenocolic 41.95
- －脐尿管 57.51 　　　　　　　　　　　- - umbilicourinary 57.51
- －气管 NEC 31.73 　　　　　　　　　　- - trachea NEC 31.73
- －气管食管的 31.73 　　　　　　　　　- - tracheoesophageal 31.73
- －乳糜池(胸导管在腰部其起源处的膨大部分) 40.63 　- - cisterna chili 40.63
- －乳突(窦) 19.9 　　　　　　　　　　- - mastoid(antrum) 19.9
- －鳃裂 29.52 　　　　　　　　　　　　- - branchial cleft 29.52
- －肾,肾的 55.83 　　　　　　　　　　- - kidney,renal 55.83
- －肾一肠的 55.83 　　　　　　　　　　- - reno-intestinal 55.83
- －十二指肠 46.72 　　　　　　　　　　- - duodenum 46.72
- －食管 NEC 42.84 　　　　　　　　　　- - esothagus NEC 42.84
- －食管皮肤的 42.84 　　　　　　　　　- - esothagocutaneous 42.84
- －食管气管的 31.73 　　　　　　　　　- - esothagotracheal 31.73
- －食管胸膜皮肤的 34.73 　　　　　　　- - esophagopleurocutaneous 34.73
- －食管支气管的 33.42 　　　　　　　　- - esophagobronchial 33.42
- －输尿管 56.84 　　　　　　　　　　　- - ureter 56.84

－－输尿管膀胱的　56.84

－－输尿管乙状结肠的　56.84

－－输尿管阴道的　56.84

－－输尿管直肠的　56.84

－－输尿管子宫颈的　56.84

－－唾液（腺）（管）　26.42

－－外淋巴　20.93

－－外阴　71.72

－－胃，胃的 NEC　44.63

－－胃结肠的　44.63

－－胃空肠的　44.63

－－胃空肠结肠的　44.63

－－胃食管的　42.84

－－胃小肠结肠的　44.63

－－小肠结肠　46.74

－－心脏瓣膜－见修补术，心脏，瓣膜

－－胸 NEC　34.71

－－胸肠的　34.83

－－胸导管　40.63

－－胸腹　34.83

－－胸膜，胸膜 NEC　34.93

－－胸膜腹膜的　34.83

－－胸膜皮肤的　34.73

－－胸膜心包的　37.49

－－胸胃的　34.83

－－咽 NEC　29.53

－－咽食管的　29.53

－－胰十二指肠的　52.95

－－乙状结肠膀胱的　57.83

－－乙状结肠阴道的　70.74

－－阴道　70.8

－－阴道肠的　70.74

－－阴道会阴的　70.75

－－阴道膀胱的　57.84

－－阴道皮肤的　70.75

－－阴囊　61.42

－－圆窗　20.93

－－支气管　33.42

－－支气管内脏的　33.42

－－支气管皮肤的　33.42

－－支气管食管的　33.42

－－支气管胸膜的　34.73

－　－　ureterovesical　56.84

－　－　ureterosinmoidal　56.84

－　－　ureterovaginal　56.84

－　－　ureterorectal　56.84

－　－　ureterocervical　56.84

－　－　salivary（gland）（duct）　26.42

－　－　perilymph　20.93

－　－　vulva　71.72

－　－　stomach,gastric NEC　44.63

－　－　gastrocolic　44.63

－　－　gastrojejunal　44.63

－　－　gastrojejunocolic　44.63

－　－　gastroesophageal　42.84

－　－　gasrotenterocolic　44.63

－　－　enterocolic　46.74

－　－　heart valve-see Repair,heart,valve

－　－　thorax NEC　34.71

－　－　thoracointestinal　34.83

－　－　thoracic duct　40.63

－　－　thoracoabdominal　34.83

－　－　pleura,pleural NEC　34.93

－　－　pleuroperitoneal　34.83

－　－　pleurocutaneous　34.73

－　－　pleuropericardial　37.49

－　－　throacogastric　34.83

－　－　pharynx NEC　29.53

－　－　pharyngoesothageal　29.53

－　－　pancreaticoduodenal　52.95

－　－　sigmoidovesical　57.83

－　－　sigmoidovaginal　70.74

－　－　vagina　70.8

－　－　vaginoenteric　70.74

－　－　vaginoperineal　70.75

－　－　vaginovesical　57.84

－　－　vaginocutaneous　70.75

－　－　scrotum　61.42

－　－　round window　20.93

－　－　bronchus　33.42

－　－　bronchovisceral　33.42

－　－　bronchocutaneous　33.42

－　－　bronchoesophageal　33.42

－　－　bronchopleural　34.73

一泪点　09.91	– lacrimal punctum　09.91
一泪小管　09.6	– canaliculi　09.6
一淋巴结构(周围的)　40.9	– lymphatic structure(s)（peripheral）　40.9
一脑(脊)膜突出(骶骨)　03.51	– meningocele(sacral)　03.51
一脑脊髓瘘　02.12	– cerebrospinal fistula　02.12
一上颌窦　22.31	– maxillary sinus　22.31
一肾盏憩室　55.39	– calyceal diverticulum　55.39
一斯基恩腺(女性尿道旁管)　71.3	– Skene's gland　71.3
一胸膜腔　34.6	– pleural cavity　34.6
一腰部假性脑(脊)膜突出　03.51	– lumbar pseudomeningocele　03.51
一阴道,阴道的(部分)(全部)　70.4	– vagina,vaginal(partial)(total)　70.4
一一穹窿部　70.8	– – vault　70.8
一直肠子宫陷凹　70.92	– cul-de-sac　70.92

扁桃腺切除术　28.2　　　　　**Tonsillectomy　28.2**

一伴腺样体切除术　28.3　　　　– with adenoidectomy　28.3

扁桃腺切开术　28.0　　　　　**Tonsillotomy　28.0**

标测图　　　　　　　　　　　**Mapping**

一仅心电图　89.52　　　　　　– electrocardiogram only　89.52

一心的(电生理)　37.27　　　　– cardiac（electrophysiologic）　37.27

一一多普勒(流向)　88.72　　　– – doppler（folw）　88.72

表层角膜镜片术　11.76　　　**Epikeratophakia　11.76**

表面置换术,髋关节　00.86　　**Resurfacing,hip　00.86**

一部分的 NOS　00.86　　　　– partial NOS　00.86

一一股骨头　00.86　　　　　　– – femoral head　00.86

一一髋臼　00.87　　　　　　　– – acetabulum　00.87

一股骨头　00.86　　　　　　　– femoral head　00.86

一一伴髋臼　00.85　　　　　　– – with acetabulum　00.85

一髋臼　00.87　　　　　　　　– Acetabulum　00.87

一一伴股骨头　00.85　　　　　– – with femoral head　00.85

一全部的(髋臼和股骨头)　00.85　– total(acetabulum and femoral head)　00.85

宾尼手术—见 Binnie 手术　　　**宾尼手术— see Binnie operation**

髌骨成形术 NEC　78.46　　　**Patellaplasty NEC　78.46**

髌骨固定术　78.46　　　　　**Patellapexy　78.46**

髌骨切除术　77.96　　　　　**Patellectomy　77.96**

一部分　77.86　　　　　　　　– partial　77.86

冰冻　　　　　　　　　　　　**Freezing**

一前列腺　60.62　　　　　　　– prostate　60.62

一胃的　96.32　　　　　　　　– gastric　96.32

并指(趾)　86.89　　　　　　**Syndactylization　86.89**

波茨-史密斯手术—见 Potts-Smith 手术　　**波茨-史密斯手术— see Potts-Smith operation**

波耳亚手术—见 Polya 手术　　**波耳亚手术— see Polya operation**

波利坦诺-利德贝特手术—见 Politano – Lead-
better 手术

波罗手术—见 Porro 手术

波默罗伊手术—见 Pomeroy 手术

玻璃体切除术(机械性)(后入路)　**14.74**

—伴巩膜环扎术　14.49

—前入路　14.73

剥离—见切开,按部位

剥脱术(剥脱术)

—鼻　21.89

—鼻甲—见鼻甲切除术

—动脉　05.25

—肺(部分)(全部)　34.51

—骨(另见切开,骨)　77.10

—筋膜　83.14

——手　82.12

—颈动脉窦　39.8

—静脉曲张(下肢)　38.59

——上肢　38.53

—颅缝　02.01

—卵巢　65.29

——腹腔镜的　65.25

—膜,用于外科手术诱发分娩　73.1

—脑膜　01.51

——脊髓的　03.4

—肾　55.91

—声带　30.09

—心包　37.31

—心室,心脏(完全)　37.31

—心脏　37.31

—隐静脉,静脉曲张　38.59

—硬膜下的(脑的)　01.51

—周围动脉　05.25

——脊髓的　03.4

伯克手术—见 Berke 手术

博阿里手术—见 Boari 手术

博斯特手术—见 Bost 手术

博斯沃斯手术—见 Bosworth 手术

博腾手术—见 Borthen 手术

博伊德手术—见 Boyd 手术

波利坦诺-利德贝特手术— see Politano-Lead-
better operation

波罗手术— see Porro operation

波默罗伊手术— see Pomeroy operation

**Vitrectomy（mechanical）（posterior ap-
proach）　14.74**

 – with scleral buckling　14.49

 – anterior approach　14.73

Uncovering — see Incision, by site

Decortication(stripping)

 – nose　21.89

 – nasal turbinates—see Turbinectomy

 – arterial　05.25

 – lung（partial）（total）　34.51

 – bone（see also Incision, bone）　77.10

 – fascia　83.14

 – – hand　82.12

 – carotid sinus　39.8

 – varicose veins（lower limb）　38.59

 – – upper limb　38.53

 – cranial suture　02.01

 – ovary　65.29

 – – laparoscopic　65.25

 – membranes for surgical induction of labor
　73.1

 – cerebral meninges　01.51

 – – spinal　03.4

 – kidney　55.91

 – vocal cords　30.09

 – pericardium　37.31

 – ventricle,heart（complete）　37.31

 – heart　37.31

 – saphenous vein, varicose　38.59

 – subdural membrane（cerebral）　01.51

 – periarterial　05.25

 – – spinal　03.4

伯克手术— see Berke operation

博阿里手术— see Boari operation

博斯特手术— see Bost operation

博斯沃斯手术— see Bosworth operation

博腾手术— see Borthen operation

博伊德手术— see Boyd operation

C

Commando 手术（根治性舌切除术）　25.4

Coventry 手术（胫骨楔形骨切开术）　77.27

CPAP（持续气道正压）　93.90

Crawford 手术（眼睑睑板额肌悬吊术）　08.32

Credé 手法操作　73.59

Culp-Deweerd 手术（螺旋形的皮瓣肾盂成形术）　55.87

Culp-Scardino 手术（输尿管皮瓣肾盂成形术）　55.87

Curtis 手术（指（趾）间关节成形术）　81.72

CVP（中心静脉压监测）　89.62

擦洗，后鼻（粘连）　21.91
采集
－干细胞　99.79
－骨髓　41.91
采用
－齿矫形器　24.7
－治疗性药物（局部作用或全身作用）NEC　99.29
－－关节　81.92
－－－颞下颌的　76.96
－－腱　83.97
－－－手　82.95
－－筋膜　83.98
－－－手　82.96
－－静脉　39.92
－－黏液囊　83.96
－－－手　82.94
－－韧带（关节）　81.92
－－软组织 NEC　83.98
－－－手　82.96
－－心包　37.93
－－心脏　37.92
蔡尔德手术－见 Child 手术
苍白球豆状核袢切开术　01.42
苍白球切除术　01.42

Commando operation（radical glossectomy）25.4

Coventry operation（tibial wedge osteotomy）77.27

CPAP（continuous positive airway pressure）93.90

Crawford operation（tarso-frontalis sling of eyelid）08.32

Credé maneuver　73.59

Culp-Deweerd operation（spiral flap pyeloplasty）55.87

Culp-Scardino operation（ureteral flap pyeloplasty）55.87

Curtis operation（interphalangeal joint arthroplasty）81.72

CVP（central venous pressure monitoring）89.62

Scrub, posterior nasal（adhesions）21.91
Harvesting
– stem cells　99.79
– bone marrow　41.91
Introduction
– orthodontic applicance　24.7
– therapeutic substance（acting locally or systemically）NEC　99.29
– – joint　81.92
– – – temporomandibular　76.96
– – tendon　83.97
– – hand　82.95
– – fascia　83.98
– – hand　82.96
– – vein　39.92
– – bursa　83.96
– – – hand　82.94
– – – ligament（joint）　81.92
– – soft tissue NEC　83.98
– – – hand　82.96
– – pericardium　37.93
– – heart　37.92
蔡尔德手术— see Child operation
Pallidoansotomy　01.42
Pallidectomy　01.42

苍白球切开术　01.42
一通过立体定位放射外科学　92.32
－－单源光子　92.31
－－多源　92.32
－－放射外科学 NEC　92.39
－－钴-60　92.32
－－粒子　92.33
－－粒子束流　92.33
－－线性加速器(LINAC)　92.31

苍白球丘脑化学破坏术　01.42
操作－另见特指操作
一呼吸(非手术的)NEC　93.99
一其他杂项(非手术的)NEC　99.99
一外科手术的－见手术
一造口术,巩膜 NEC　12.69
一诊断性 NEC
－－奥狄括约肌　51.19
－－鼻,鼻的　21.29
－－－窦　22.19
－－鼻咽　29.19
－－扁桃腺　28.19
－－玻璃体　14.19
－－苍白球　01.18
－－肠　45.29
－－－大　45.28
－－－小　45.19
－－齿矫形　24.19
－－齿龈　24.19
－－垂体　07.19
－－胆管　51.19
－－胆囊　51.19
－－窦,鼻的　22.19
－－腭　27.29
－－耳
－－－内和中　20.39
－－－外　18.19
－－肺　33.29
－－肺动脉　33.29
－－附睾　63.09
－－腹(区)　54.29
－－腹膜　54.29
－－腹膜后　59.29

Pallidotomy　01.42
－ by stereotactic radiosurgery 92.32
－ － single source photon　92.31
－ － multi-source　92.32
－ － radiosurgery NEC　92.39
－ － cobalt-60　92.32
－ － particulate　92.33
－ － particle beam　92.33
－ － linear accelerator (LINAC)　92.31

Chemopallidectomy　01.42
Procedure － see also Specific procedure
－ respiratory(nonoperative)NEC　93.99
－ miscellaneous(nonoperative)NEC　99.99
－ surgical－see Operation
－ fistulizing,sclera NEC　12.69
－ diagnostic NEC
－ － sphincter of Oddi　51.19
－ － nose,nasal　21.29
－ － － sinus　22.19
－ － nasopharynx　29.19
－ － tonsils　28.19
－ － vitreous　14.19
－ － globus pallidus　01.18
－ － intestine　45.29
－ － － large　45.28
－ － － small　45.19
－ － orthodontic　24.19
－ － gum　24.19
－ － pituitary gland　07.19
－ － biliary tract　51.19
－ － gallbladder　51.19
－ － sinus,nasal　22.19
－ － palate　27.29
－ － ear
－ － － inner and middle　20.39
－ － － external　18.19
－ － lung　33.29
－ － pulmonary　33.29
－ － epididymis　63.09
－ － abdomen(region)　54.29
－ － peritoneum　54.29
－ － retroperitoneum　59.29

——乳头　85.19

——乳头肌(心脏)　37.29

——软组织　83.29

——舌　25.09

——神经(颅的)(周围的)NEC　04.19

———交感神经的　05.19

——神经节(颅的)(周围的)　04.19

———交感神经的　05.19

——肾　55.29

——肾上腺　07.19

——肾周组织　59.29

——十二指肠　45.19

——食管　42.29

——视网膜　14.19

——输精管　63.09

——输卵管　66.19

——输尿管　56.39

——松果腺　07.19

——胎儿　75.35

——外阴　71.19

——网膜　54.29

——胃,胃的　44.19

——涎腺或管　26.19

——腺样增殖体　28.19

——心包　37.29

——心脏　37.29

——胸　34.28

——胸壁　34.28

——胸导管　40.19

——胸膜　34.28

——胸腺　07.19

——悬雍垂　27.29

——血管(任何部位)　38.29

——牙,牙齿　24.19

——咽　29.19

——咽鼓管　20.39

——眼　16.29

———后房　14.19

———肌肉　15.09

———前房　12.29

——眼睑　08.19

——眼科学的　16.29

- - nipple　85.19

- - papillary muscle(heart)　37.29

- - soft tissue　83.29

- - tongue　25.09

- - nerve(cranial)(peripheral) NEC　04.19

- - - sympathetic　05.19

- - ganglion (cranial) (peripheral)　04.19

- - - sympathetic　05.19

- - renal,kidney　55.29

- - adrenal gland　07.19

- - perireanl tissue　59.29

- - duodenum　45.19

- - esophagus　42.29

- - retina　14.19

- - vas deferens　63.09

- - fallopian tube　66.19

- - ureter　56.39

- - pineal gland　07.19

- - fetus　75.35

- - vulva　71.19

- - omentum　54.29

- - stomach,gastric　44.19

- - salivary gland or duct　26.19

- - adenoid　28.19

- - pericardium　37.29

- - heart　37.29

- - thorax　34.28

- - chest wall　34.28

- - thoracic duct　40.19

- - plura　34.28

- - thymus　07.19

- - uvula　27.29

- - blood vessel(any site)　38.29

- - tooth,dental　24.19

- - pharynx　29.19

- - eustachian tube　20.39

- - eye,ocular　16.29

- - - posterior chamber　14.19

- - - muscle　15.09

- - - anterior chamber　12.29

- - eyelid　08.19

- - ophthalmologic　16.29

—气道阻力　89.38

—全身动脉

——血气　89.65

———连续性动脉内　89.60

——压力　89.61

—身体　93.07

—肾清除　89.29

—生理学的 NEC　89.39

—头围　93.07

—胃功能 NEC　89.39

—心排血量(通过)

——菲克方法　89.67

——热稀释指示剂　89.68

——氧消耗技术　89.67

——指示剂稀释技术　89.68

—心血管的 NEC　89.59

—血管的　89.59

—血气

——动脉　89.65

———连续性动脉内　89.60

——静脉　89.66

—眼内压力　89.11

——作为扩大的眼科病情检查　95.03

—腰围　93.07

—运动范围　93.05

—肢体长度　93.06

—智力　94.01

—中心静脉压　89.62

—子宫内压　89.62

测验,测定(为了)

—14C—尿素呼气　89.39

—班达视觉—运动完整形象测验　94.02

—本顿视觉保持测验　94.02

—刺激物,用于青光眼　95.26

—丹佛智力发育(筛查法)　94.02

—耳的功能 NEC　95.46

—耳语(听觉)　95.42

—放射性-钴 B_{12} 希林　92.04

—功能

——肌(通过)

———肌电描记术　93.08

– airway resistance　89.38

– systemic arterial

– – blood gases　89.65

– – – continuous intra-arterial　89.60

– – pressure　89.61

– body　93.07

– renal clearance　89.29

– physiologic NEC　89.39

– skull circumference　93.07

– gastric function NEC　89.39

– cardiac output (by)

– – Fick method　89.67

– – thermodilution indicator　89.68

– – oxygen consumption technique　89.67

– – indicator dilution technique　89.68

– cardiovascular NEC　89.59

– vascular　89.59

– blood gases

– – arterial　89.65

– – – continuous intra-arterial　89.60

– – venous　89.66

– intraocular tension or pressure　89.11

– – as part of extended ophthalmologic work-up　95.03

– girth　93.07

– range of motion　93.05

– limb length　93.06

– intelligence　94.01

– central venous pressure　89.62

– intrauterine pressure 89.62

Test, testing (for)

– 14 C-Urea breath　89.39

– Bender Visual-Montor Gestalt　94.02

– Benton Visual Retention　94.02

– provocative,for glaucoma　95.26

– Denver developmental(screening)　94.02

– auditory function NEC　95.46

– whispered speech(hearing)　95.42

– radio-cobalt B_{12} Schilling　92.04

– function

– – muscle(by)

– – – electromyography　93.08

————手法的 93.04

———前庭 95.46

————临床的 95.44

——神经的 NEC 89.15

——听觉 NEC 95.46

——心的 NEC 89.59

—肌肉功能（通过）

——肌电描记术 93.08

——手法的 93.04

—颈内动脉异戊巴比妥（瓦达） 89.10

—颈内-锁骨下静脉回流 89.62

—马斯特斯二阶应激（心的） 89.42

—尿素呼气，(14 C) 89.39

—前庭功能 NEC 95.46

——热 95.44

—青光眼 NEC 95.26

—神经的功能 NEC 89.15

—睡眠功能障碍—见细目 89.17—89.18

—斯坦福、比内特 94.01

—铊应激（经食管起搏） 89.44

—胎儿,胎儿的

——催产素激惹（收缩应激） 75.35

——敏感性（对催产素的）—省略编码

——无激惹（胎儿活动加速试验） 75.35

—听觉 95.47

——临床的 NEC 95.42

—瓦达（半脑功能） 89.10

—心的（血管的）

——功能 NEC 89.59

——应激 89.44

———马斯特斯二阶 89.42

———踏车 89.41

———自行车测力计 89.43

—心理学、施行智力的 94.01

—心理学的 NEC 94.08

—旋转（巴腊尼椅）（听觉） 95.45

—夜间阴茎肿胀 89.29

- - - manual 93.04

- - - vestibular 95.46

- - - clinical 95.44

- - neurologic NEC 89.15

- - hearing NEC 95.46

- - cardiac NEC 89.59

- muscle function(by)

- - electromyography 93.08

- - manual 93.04

- intracarotid amobarbital (Wada) 89.10

- internal jugular-subclavian venous reflux 89.62

- Masters' two-step stress (cardiac) 89.42

- urea breath,(14 C) 89.39

- vestibular function NEC 95.46

- - thermal 95.44

- glaucoma NEC 95.26

- neurologic function NEC 89.15

- sleep disorder funtion — see categories 89.17-89.18

- Stanford-Binet 94.01

- Thallium stress (transesophageal pacing) 89.44

- fetus,fetal

- - oxytocin challenge (contraction stress) 75.35

- - sensitivity(to oxytocin)— omit code

- - nonstress(fetal activity acceleration determinations) 75.35

- hearing 95.47

- - clinical NEC 95.42

- wada(hemiepheric function) 89.10

- cardiac(vascular)

- - function NEC 89.59

- - stress 89.44

- - - Masters'two step 89.42

- - - treadmill 89.41

- - - bicycle ergometer 89.43

- psychometric 94.01

- psychologic NEC 94.08

- rotation(Barany chair)(hearing) 95.45

- nocturnal penile tumescence 89.29

一音叉（听觉）　95.42

一运动范围　93.05

一智力　94.01

插管法－另见导管插入术和插入

一鼻-肠　96.08

一鼻胆（引流）　51.86

一鼻泪管（管）（伴冲洗）　09.44

一鼻胃

一一为了

一一一减压,肠　96.07

一一一喂养　96.6

一鼻胰引流（内镜的）　52.97

一肠（用于减压）　96.08

一胆管　51.59

一一内镜的　51.87

一一总　51.51

一一一内镜的　51.87

一喉　96.05

一呼吸道 NEC　96.05

一泪的用于

一一扩张　09.42

一一撕裂引流,鼻内的　09.81

一脑室小脑延髓池　02.2

一气管　96.04

一食管（非手术的）（森斯塔肯）　96.06

一一永久性管（硅）（苏塔）　42.81

一胃（鼻胃）（用于肠减压）NEC　96.07

一一用于喂养　96.6

一小肠（米勒-阿博特）　96.08

一咽鼓管　20.8

插入

一CRT-D（心律再同步化除颤器）　00.51

一CRT-P（心律再同步化起搏器）　00.50

一艾伦-布朗套管　39.93

一奥斯汀-穆尔假体　81.52

一巴尔通钳（颅骨）（同时伴骨骼牵引）　02.94

Intubation － see also Catheterization and insertion

- tuning fork (hearing)　95.42

- range of motion　93.05

- intelligence　94.01

- naso-intestinal　96.08

- nasobiliary (drainage)　51.86

- nasolacrimal(duct)(with irrigation)　09.44

- nasogastric

- - for

- - - decompression,intestinal　96.07

- - - feeding　96.6

- nasopancreatic drainage (endoscopic)　52.97

- intestine (for decompression)　96.08

- bile duct(s)　51.59

- - endoscopic　51.87

- - common　51.51

- - - endoscopic　51.87

- larynx　96.05

- respiratory tract NEC　96.05

- lacrimal for

- - dilation　09.42

- - tear drainage,intranasal　09.81

- ventriculocisternal　02.2

- trachea　96.04

- esophagus （nonoperative）（Sengstaken）　96.06

- - permanent tube (silicone)(Souttar)　42.81

- stomach （nasogastric）（for intestinal decompression）NEC　96.07

- - for feeding　96.6

- small intestine (Miller-Abbott)　96.08

- eustachian tube　20.8

Insertion

- CRT-D（cardiac resynchronization defibrillator）　00.51

- CRT-P（cardiac resynchronization pacemaker）　00.50

- Allen-Brown cannula　39.93

- Austin-Moore prosthesis　81.52

- Barton's tongs （skull）（with synchronous skeletal traction）　02.94

——刺激器　99.86

—肝内胆管（用于减压）　51.43

——内镜的　51.87

—睾丸假体（双侧）（单侧）　62.7

—格林费尔德过滤器　38.7

—弓形杆（正牙的）　24.7

——用于固定（骨折）　93.55

—骨骼肌刺激器　83.92

—骨生长刺激器（侵入）（经皮）（半侵入）　78.9

—骨填充物　84.55

——伴脊柱后凸成形术　81.66

——伴椎骨成形术　81.65

—骨形态形成蛋白（重组）（重组人骨形态发生蛋白）　84.52

—鼓膜切开术装置（钮）（管）　20.01

——伴插管法　20.01

—固定器，小型装置（骨）—见细目　78.1

—冠状（动脉）支架置入

> 注：并且使用 00.40,00.41,00.42 或 00.43 表明治疗血管的总数量。仅能一次使用 00.44 编码说明分杈血管操作。另外，使用 00.45,00.46,00.47 或 00.48 说明插入血管支架的总数量。

——支架，无药物洗脱　36.06

——支架，药物洗脱　36.07

—管—另见导管插入术和插管法

——鼻胆（引流）　51.86

——鼻胃（用于肠减压）NEC　96.07

——鼻胰引流（内镜的）　52.97

——胆管　51.43

———内镜的　51.87

——肋间（伴水密封），为了引流　34.04

———修复术（伴粘连松解术）　34.04

- - stimulator　99.86

- choledochohepatic tube(for decompression)　51.43

- - endoscopic　51.87

- testicular prosthesis(bilateral)(unilateral)　62.7

- Greenfield filter　38.7

- arch bars(orthodontic)　24.7

- - for immobilization(fracture)　93.55

- skeletal muscle stimulator　83.92

- bone growth stimulator(invasive)(percutaneous)(semi-invasive)　78.9

- bone void filler　84.55

- - that with kyphoplasty　81.66

- - that with vertebroplasty　81.65

- bone morphogenetic protein(recombinant)(rhBMP)　84.52

- myringotomy device(button)(tube)　20.01

- - with intubation　20.01

- fixator,mini device(bone)—see category　78.1

- coronary (artery)stent graft

> Note：Also use 00.40,00.41,00.42 or 00.43 to show the total number of vessels treated. Use code 00.44 once to show procedure on a bifurcated vessel. In addition, use 00.45,00.46,00.47 or 00.48 to show the number of vascular stents inserted.

- - stent,non-drug-eluting　36.06

- - stent,drug-eluting　36.07

- tube-see also Catheterization and Intubation

- - nasobiliary(drainage)　51.86

- - nasogastric(for intestinal decompression)NEC　96.07

- - nasopancreatic drainage(endoscopic)　52.97

- - bile duct　51.43

- - - endoscopic　51.87

- - intercostal(with water seal),for drainage　34.04

- - - revision(with lysis of adhesions)　34.04

注:并且使用 00.40,00.41,00.42 或 00.43 表明治疗血管的总数量。仅能一次使用 00.44 编码说明分权血管操作。另外,使用 00.45,00.46,00.47 或 00.48 说明插入血管支架的总数量。

—卡钳（颅骨）（伴骨骼牵引）　02.94

—康特洛维兹
——搏动球囊（正交转换）　37.61
——心脏泵　37.62
—科拉奇菲尔德钳（颅骨）（伴骨骼牵引）　02.94

—可调节性胃绷带系统　44.95
—克罗斯比-库尼钮　54.98
—髋关节假体（部分）　81.52
——全部　81.51
———髋臼和股骨成分（全部的）　00.70

———修复术
——修复术 NOS　81.53
———部分的
————仅股骨头成分　00.72
————仅股骨头和/或髋臼衬垫　00.73

————仅髋臼衬垫和/或股骨头　00.73

————仅髋臼成分　00.71
———仅股骨成分　00.72
———仅股骨头和/或髋臼衬垫　00.73

———仅髋臼成分　00.71
———仅髋臼衬垫和/或股骨头　00.73

———髋臼股骨成分（全部的）　00.70

———全部的（髋臼和股骨成分）　00.70

—框架（立体定向）
——用于放射外科学　93.59
—眶植入物（支架）（肌锥外）　16.69

Note:Also use 00.40,00.41,00.42 or 00.43 to show the total number of vessels treated. Use code 00.44 once to show procedure on a bifurcated vessel. In addition, use 00.45, 00.46, 00.47 or 00.48 to show the number of vascular stents inserted.

- caliper tongs(skull)(with synchronous skeletal traction)　02.94
- Kantrowitz
- - pulsation balloon(phase-shift)　37.61
- - heart pump　37.62
- Crutchfield tongs (skull)(with synchronous skeletal traction)　02.94
- Lap-Band　44.95
- Crosby-Cooney button　54.98
- hip prosthesis(partial)　81.52
- - total　81.51
- - - acetabular and femoral components(total)　00.70
- - - revision
- - revision NOS　81.53
- - - partial
- - - - femoral component only　00.72
- - - - femoral head only and/or acetabular liner　00.73
- - - - acetabular liner and/or femoral head only　00.73
- - - - acetabular component only　00.71
- - - femoral component only　00.72
- - - femoral head only and/or acetabular liner　00.73
- - - acetabular component only　00.71
- - - acetabular liner and/or femoral head only　00.73
- - - acetabular and femoral component(total)　00.70
- - - toal(acetabular and femoral component)　00.70
- frame(stereotactic)
- - for radiosurgery　93.59
- orbital implant (stent)(outside muscle cone)　16.69

——脊柱—见植入物,神经刺激器,脊柱　03.93

——颈动脉　39.8

——颅内—见植入物,神经刺激器,颅内　02.93

——脑—见植入,神经刺激器,脑　02.93

——神经系统的—见植入物,神经刺激器,按部位
———脊柱　03.93
———颅内　02.93
———脑　02.93
———周围神经　04.92
——心的(装置)(初始的)(永久性)(置换)　37.80
———单腔装置(初始的)　37.81
————节律反应　37.82
————置换　37.85
—————节律反应　37.86
———双腔装置(初始的)　37.83
————置换　37.87
———心脏手术中和心脏手术即时后　39.64

———再同步化(CRT-P)(装置)
————仅装置(初始的)(置换)　00.53

————经静脉导联进入左心室
—————冠状静脉系统　00.52
————全系统　00.50
————暂时性经静脉起搏器系统　37.78

————心脏手术中和心脏手术即时后　39.64

——心脏—见插入,起搏器,心的
——周围神经—见植入物,神经刺激器,周围神经

—气道
——鼻咽的　96.01
——口咽　96.02
——食管填塞物　96.03
—前列腺素栓药(用于流产)　96.49

- - spine — see Implant, neurostimulator, spine 03.93

- - carotid　39.8

- - intracranial — see Implant, neurostimulator, intracranial　02.93

- - brain — see Implant, neurostimulator, brain 02.93

- - neural-see Implant, neurostimulator, by site
- - - spine　03.93
- - - intracranial　02.93
- - - brain　02.93
- - - peripheral nerve　04.92
- - cardiac (device) (initial) (permanent) (replacement)　37.80
- - - single-chamber device(initial)　37.81
- - - - rate responsive　37.82
- - - - replacement　37.85
- - - - -rate responsive　37.86
- - - dual-chamber device(initial)　37.83
- - - - replacement　37.87
- - - during and immediately following cardiac surgery　39.64

- - - resynchronization(CRT-P)(device)
- - - - device only (initial) (replacement) 00.53

- - - - transvenous lead into left ventricular
- - - - -coronary venous system　00.52
- - - - total system　00.50
- - - - temporary transvenous pacemaker system 37.78

- - - - during and immediately following cardiac surgery　39.64

- - heart — see Insertion, pacemaker, cardiac
- - peripheral nerve — see Implant, neurostimulator, peripheral nerve

- airway
- - nasopharynx　96.01
- - oropharynx　96.02
- - esophageal obturator　96.03
- prostaglandin suppository (for abortion) 96.49

一心脏 — heart

——瓣膜—见置换,心脏瓣膜 — — valve-see Replacement,heart valve

——泵(康特洛维兹) 37.62 — — pump(Kantrowitz) 37.62

——辅助系统—见植入物,心脏辅助系统 — — assist system — see Implant,heart assist system

——起搏器—见插入,起搏器,心的 — — pacemaker — see Insertion,pacemaker,cardiac

——循环的辅助系统—见植入物,心脏辅助系统 — — circulatory assist system — see Implant,heart assist system

一胸管 34.04 — chest tube 34.04

一血管通路装置 86.07 — vascular access device 86.07

一循环记录器 86.09 — loop recorder 86.09

一牙托(全部) 99.97 — denture(total) 99.97

一牙周夹(齿矫形) 24.7 — peridontal splint(orthodontic) 24.7

一咽瓣膜,人工 31.75 — pharyngeal valve,artificial 31.75

一眼球,进入眼窝 16.69 — globe,into eye socket 16.69

一眼植入物 — ocular implant

——伴 — — with synchronous

———眼眶内容物剜出术 16.31 — — — evisceration 16.31

———眼球剜出术 16.42 — — — enucleation 16.42

————伴肌附着于植入物 16.41 — — — — with muscle attachment to implant 16.41

——眼球剜出术后或Ⅱ期 16.61 — — following or secondary to enucleation 16.61

———眼眶内容物剜出术 16.61 — — — evisceration 16.61

一阴道隔 96.17 — diaphragm,vagina 96.17

一阴道模型 96.15 — vaginal mold 96.15

一阴茎假体(非可膨胀的)(内的) 64.95 — penile prosthesis(non-inflatable)(internal) 64.95

——可膨胀的(内的) 64.97 — — inflatable(internal) 64.97

一引流管 — drainage tube

——肾 55.02 — — kidney 55.02

———骨盆 55.12 — — — pelvis 55.12

——肾盂 55.12 — — renal pelvis 55.12

一硬膜外钉 02.93 — epidural pegs 02.93

一硬膜下的 — subdural

——条带状 02.93 — — strips 02.93

——网状 02.93 — — grids 02.93

一折流板,心脏(心房的)(心房间的)(心房内的) 35.91 — baffle,heart(atrial)(interatrial)(intra-atrial) 35.91

一支架(支架植入) — stent(s)(stent graft)

——胆管 51.43 — — bile duct 51.43

———经皮经肝的　51.98　　　　　　　　－－－ percutaneous transhepatic　51.98

———内镜的　51.87　　　　　　　　　　－－－ endoscopic　51.87

——动脉（裸）（结合的）（药物涂层）（无药物洗脱）　　－－ artery（bare）（bonded）（drug-coated）（non-drug-eluting）

———非冠状血管　　　　　　　　　　　－－－ non-coronary vessel

————基底动脉　00.64　　　　　　　－－－－ basilar　00.64

————脊椎的　00.64　　　　　　　　－－－－ vertebral　00.64

————颈动脉　00.63　　　　　　　　－－－－ carotid　00.63

————颅内的　00.65　　　　　　　　－－－－ intracranial　00.65

————颅外的　00.64　　　　　　　　－－－－ extracranial　00.64

————周围的　39.90　　　　　　　　－－－－ peripheral　39.90

—————裸，药物涂层　39.90　　　　　－－－－－bare，drug-coated　39.90

—————药物洗脱　00.55　　　　　　－－－－－-drug-eluting　00.55

———冠状（裸）（结合的）（药物涂层）（无药物洗脱）　36.06　　－－－ coronary（bare）（bonded）（drug-coated）（non-drug-eluting）　36.06

————药物洗脱　36.07　　　　　　　－－－－ drug-eluting　36.07

——基底动脉　00.64　　　　　　　　－－－ basilar　00.64

——颈动脉　00.63　　　　　　　　　－－－ carotid　00.63

——颅内的　00.65　　　　　　　　　－－－ intracranial　00.65

——颅外的　00.64　　　　　　　　　－－－ extracranial　00.64

———颈动脉　00.63　　　　　　　　－－－ carotid　00.63

——脑血管的　　　　　　　　　　　　－－ cerebrovascular

———脑的（颅内的）　00.65　　　　　－－－ cerebral（intracranial）　00.65

———入脑前的（颅外的）　00.64　　　－－－ precerebral（extracranial）　00.64

————颈动脉　00.63　　　　　　　－－－－ carotid　00.63

——非冠状血管　39.90　　　　　　　－－ non-coronary vessel　39.90

———伴旁路—省略编码　　　　　　　－－－ with bypass—omit code

———伴血管成形术或动脉粥样硬化切除术　39.50　　－－－ with angioplasty or atherectomy　39.50

——基底动脉　00.64　　　　　　　　－－ basilar　00.64

——脊椎的　00.64　　　　　　　　　－－ vertebral　00.64

——颈动脉　00.63　　　　　　　　　－－ carotid　00.63

——颅内的　00.65　　　　　　　　　－－ intracranial　00.65

——颅外的　00.64　　　　　　　　　－－ extracranial　00.64

——周围的　39.90　　　　　　　　　－－ peripheral　39.90

———裸，药物涂层　39.90　　　　　　－－－ bare，drug-coated　39.90

———药物洗脱　00.55　　　　　　　－－－ drug-eluting　00.55

——冠状（动脉）（裸）（结合的）（药物涂层）（无药物洗脱）　36.06　　－－ coronary（artery）（bare）（bonded）（drug-coated）（non-drug-eluting）　36.06

———药物洗脱　36.07　　　　　　　－－－ drug-eluting　36.07

——脊椎的　00.64　　　　　　　　　－－ vertebral　00.64

——气管支气管的　96.05　　　　　　－－ tracheobronchial　96.05

——子宫颈　96.18	－ － cervix　96.18
———助产　73.1	－ － － to assist delivery of induce labor　73.1
—组织扩张器（皮肤）NEC　86.93	－ tissue expander(skin)NEC　86.93
——乳房　85.95	－ － breast　85.95
—组织轴柄（周围血管）（涤纶）（斯帕克型）　39.99	－ tissue mandril（peripheral vessel）（Dacron）（Spark's type）　39.99
——伴	－ － with
———血管旁路或分流—见旁路，血管的	－ － － vascular bypass or shunt－see Bypass, vascular
———血管修补术　39.56	－ － － blood vessel repair　39.56
查恩利手术—见 Charnley 手术	**查恩利手术— see Charnley operation**
查尔斯手术—见 Charles 手术	**查尔斯手术— see Charles operation**
拆除术	**Take-down**
—肠造口　46.50	－ intestinal stoma　46.50
——大　46.52	－ － large　46.52
——小　46.51	－ － small　46.51
—肠造口术　46.50	－ enterostomy　46.50
—动静脉分流　39.43	－ arteriovenous shunt　39.43
——伴创建新分流　39.42	－ － with creation of new shunt　39.42
—动脉旁路　39.49	－ arterial bypass　39.49
—喉造口术　31.62	－ laryngostomy　31.62
—回肠造口术　46.51	－ ileostomy　46.51
—结肠造口术　46.52	－ colostomy　46.52
—空肠回肠旁路　46.93	－ jejunoileal bypass　46.93
—空肠造口术　46.51	－ jejunostomy　46.51
—盲肠造口术　46.52	－ cecostomy　46.52
—脑室分流（脑的）　02.43	－ ventricular shunt(cerebral)　02.43
—气管造口术　31.72	－ tracheostomy　31.72
—十二指肠造口术　46.51	－ duodenostomy　46.51
—食管造口术　42.83	－ esophagostomy　42.83
—体动脉-肺动脉吻合术　39.49	－ systemic-pulmonary artery anastomosis　39.49
——法洛四联症全部修补术　35.81	－ － in total repair of tetralogy of Fallot　35.81
—胃空肠吻合术　44.5	－ gastrojejunostomy　44.5
—胃十二指肠吻合术　44.5	－ gastroduodenostomy　44.5
—吻合术	－ anastomosis
——肠　46.93	－ － intestine　46.93
——动脉的　39.49	－ － arterial　39.49
——脑室　02.43	－ － ventricular　02.43
——胃　44.5	－ － stomach　44.5
——胃的，胃肠的　44.5	－ － gastric,gastrointestinal　44.5
——血管，血管的　39.49	－ － blood vessel,vascular　39.49

一血管吻合术或旁路　39.49　　　　　　－ vascular anastomosis or bypass　39.49

一乙状结肠造口术　46.52　　　　　　　　－ sigmoidostomy　46.52

一造口　　　　　　　　　　　　　　　　　－ stoma

一一肠　46.50　　　　　　　　　　　　　－ － intestine　46.50

一一一大的　46.52　　　　　　　　　　　－ － － large　46.52

一一一小的　46.51　　　　　　　　　　　－ － － small　46.51

一一胆管　51.79　　　　　　　　　　　　－ － bile duct　51.79

一一胆囊　51.92　　　　　　　　　　　　－ － gallbladder　51.92

一一胆总管　51.72　　　　　　　　　　　－ － common duct　51.72

一一肝管　51.79　　　　　　　　　　　　－ － hepatic ducy　51.79

一一喉　31.62　　　　　　　　　　　　　－ － larynx　31.62

一一尿道　58.42　　　　　　　　　　　　－ － urethra　58.42

一一膀胱　57.82　　　　　　　　　　　　－ － bladder　57.82

一一气管　31.72　　　　　　　　　　　　－ － trachea　31.72

一一肾　55.82　　　　　　　　　　　　　－ － kidney　55.82

一一食管　42.83　　　　　　　　　　　　－ － esophagus　42.83

一一输尿管　56.83　　　　　　　　　　　－ － ureter　56.83

一一胃　44.62　　　　　　　　　　　　　－ － stomach　44.62

一一胸　34.72　　　　　　　　　　　　　－ － thorax　34.72

一一支气管　33.42　　　　　　　　　　　－ － bronchus　33.42

一一直肠　48.72　　　　　　　　　　　　－ － rectum　48.72

产钳分娩－见分娩,产钳　　　　　　　　**Forceps delivery**－see Delivery, forceps

产生－另见形成和创建　　　　　　　　　**Production** － see also Formation and Creation

一房间隔缺损　35.42　　　　　　　　　　－ atrial septal defect　35.42

一皮下隧道用于食管吻合术　42.86　　　　－ subcutaneous tunnel for esophageal anastomosis　42.86

一一伴吻合－见吻合术,食管,胸骨前　　　　－ － with anastomosis － see Anastomosis, esophagus, antestemal

肠肠吻合术　45.90　　　　　　　　　　**Enteroenterostomy　45.90**

一小肠-大肠　45.93　　　　　　　　　　　－ small-to-large intestine　45.93

一小肠-小肠　45.91　　　　　　　　　　　－ small-to-small intestine　45.91

肠肠营养　46.99　　　　　　　　　　　**Enteroentectropy　46.99**

肠穿刺术　45.00　　　　　　　　　　　**Enterocentesis　45.00**

一大肠　45.03　　　　　　　　　　　　　－ large intestine　45.03

一十二指肠　45.01　　　　　　　　　　　－ duodenum　45.01

一小肠 NEC　45.02　　　　　　　　　　　－ small intestine NEC　45.02

肠胆囊吻合术　51.32　　　　　　　　　**Enterocholecystostomy　51.32**

肠缝合术　46.79　　　　　　　　　　　**Enterorrhaphy　46.79**

一大肠　46.75　　　　　　　　　　　　　－ large intestine　46.75

一小肠　46.73　　　　　　　　　　　　　－ small intestine　46.73

肠切除术 NEC　45.63　　　　　　　　　**Enterectomy NEC　45.63**

肠切开术　**45. 00**

一大肠　45. 03

一小肠　45. 02

肠疝切除术　**53. 9**

一女性　70. 92

一阴道的　70. 92

肠石切开术　**45. 00**

肠胃造口术　**44. 39**

一腹腔镜的　44. 38

肠吻合术

一大肠一大肠　45. 94

一小肠一大肠　45. 93

一小肠一小肠　45. 91

肠系膜固定术　**54. 75**

肠系膜切除术　**54. 4**

肠系膜折叠术　**54. 75**

肠胰吻合术　**52. 96**

肠营养,全部　**99. 15**

一周围的　99. 15

肠造口术 NEC　**46. 39**

一横结肠(另见结肠造口术)　46. 10

一回肠(布鲁克)(德拉格施泰德)　46. 20

一一袢式　46. 01

一结肠(横的)(另见结肠造口术)　46. 10

一一袢式　46. 03

一空肠(喂养)　46. 39

一一经皮(内镜的)　46. 32

一一袢式　46. 01

一盲肠(另见结肠造口术)　46. 10

一袢式　46. 03

一十二指肠　46. 39

一一袢式　46. 01

一喂养 NEC　46. 39

一一经皮(内镜的)　46. 32

一延迟切开　46. 31

一乙状结肠(另见结肠造口术)　46. 10

一一袢式　46. 03

肠粘连松解术　**54. 59**

一腹腔镜的　54. 51

常规

Enterotomy　45. 00

- large intestine　45. 03

- small intestine　45. 02

Enterocelectomy　53. 9

- female　70. 92

- vaginal　70. 92

Enterolithotomy　45. 00

Enterogastrostomy　44. 39

- laparoscopic　44. 38

Enteroanastomosis

- large-to-large intestine　45. 94

- small-to-large intestine　45. 93

- small-to-small intestine　45. 91

Mesenteriopexy　54. 75

Mesenterectomy　54. 4

Mesenteriplication　54. 75

Enteropancreatostomy　52. 96

Parenteral nutrition, total　99. 15

- peripheral　99. 15

Enterostomy NEC　46. 39

- transverse colon（see also Colostomy）46. 10

- ileum（Brooke）（Dragstedt）　46. 20

- - loop　46. 01

- colon（transverse）（see also Colostomy）46. 10

- - loop　46. 03

- jejunum（feeding）　46. 39

- - percutaneous（endoscopic）　46. 32

- - loop　46. 01

- cecum（see also Colostomy）　46. 10

- loop　46. 03

- duodenum　46. 39

- - loop　46. 01

- feeding NEC　46. 39

- - percutaneous（endoscopic）　46. 32

- delayed opening　46. 31

- sigmoid colon（see also colostomy）　46. 10

- - loop　46. 03

Enterolysis　54. 59

- laparoscopic　54. 51

Routine

充气造影,充气造影术　　　　　　Pneumogram,Pneumography

一骶前的　88.15　　　　　　　　　- presacral　88.15

一腹膜 NEC　88.13　　　　　　　　- peritoneum NEC　88.13

一腹膜后　88.15　　　　　　　　　- retroperitoneum　88.15

一腹膜外的　88.15　　　　　　　　- extraperitoneal　88.15

一眶　87.14　　　　　　　　　　　- orbit　87.14

一盆腔　88.13　　　　　　　　　　- pelvic　88.13

一纵隔　87.33　　　　　　　　　　- mediastinal　87.33

充填术,肺　33.39　　　　　　**Plombage,lung　33.39**

冲洗　　　　　　　　　　　　**Irrigation**

一鼻的　　　　　　　　　　　　　- nasal

一一窦　22.00　　　　　　　　　　- - sinus　22.00

一一通道　96.53　　　　　　　　　- - passages　96.53

一鼻泪管　09.43　　　　　　　　　- nasolacrimal duct　09.43

一一伴管或支架插入　09.44　　　　- - with insertion of tube or stent　09.44

一肠造口术　96.36　　　　　　　　- enterostomy　96.36

一创伤性白内障　13.3　　　　　　- traumatic cataract　13.3

一胆囊造口术　96.41　　　　　　　- cholecystostomy　96.41

一导管　　　　　　　　　　　　　- catheter

一一泌尿系,留置的 NEC　96.48　　- - urinary,indwelling NEC　96.48

一一脑室　02.41　　　　　　　　　- - ventricular　02.41

一一伤口　96.58　　　　　　　　　- - wound　96.58

一一输尿管　96.46　　　　　　　　- - ureter　96.46

一一血管的　96.57　　　　　　　　- - vascular　96.57

一耳(耳垢去除)　96.52　　　　　　- ear(removal of cerumen)　96.52

一腹膜的　54.25　　　　　　　　　- peritoneal　54.25

一管　　　　　　　　　　　　　　- tube

一一鼻胃的 NEC　96.34　　　　　　- - nasogastric NEC　96.34

一一胆的 NEC　96.41　　　　　　　- - biliary NEC　96.41

一一脑室分流　02.41　　　　　　　- - ventricular shunt　02.41

一一输尿管造口术　96.46　　　　　- - ureterostomy　96.46

一一胰腺的　96.42　　　　　　　　- - pancreatic　96.42

一海绵体　64.98　　　　　　　　　- corpus cavernosum　64.98

一肌肉　83.02　　　　　　　　　　- muscle　83.02

一一手　82.02　　　　　　　　　　- - hand　82.02

一腱(鞘)　83.01　　　　　　　　　- tendon(sheath)　83.01

一一手　82.01　　　　　　　　　　- - hand　82.01

一角膜　96.51　　　　　　　　　　- cornea　96.51

一一伴去除异物　98.21　　　　　　- - with removal of foreign body　98.21

一泪的　　　　　　　　　　　　　- lacrimal

一一点　09.41　　　　　　　　　　- - punctum　09.41

一一小管　09.42　　　　　　　　　- - canaliculi　09.42

一（泪）小管　09.42

一膀胱造口术　96.47

一气管 NEC　96.56

一前房（眼）　12.91

一伤口（清洗）NEC　96.59

一肾盂造口术　96.45

一肾造口术　96.45

一胃　96.33

一胃造口术　96.36

一眼　96.51

——伴去除异物　98.21

一支气管 NEC　96.56

一直肠的　96.39

冲洗

一鼻泪管　09.43

——伴

———管或支架插入　09.44

———扩张　09.43

一泪管或囊　09.43

冲洗，灌洗

一鼻窦　22.00

——经自然腔口　22.02

——通过穿刺　22.01

一肺（全部）（整个）　33.99

——诊断性（内镜的）支气管肺泡灌洗（BAL）　33.24

一腹膜的（诊断性）　54.25

一气管 NEC　96.56

一气管内的　96.56

一胃的　96.33

一支气管　NEC　96.56

——诊断性（内镜的）支气管肺泡灌洗（BAL）　33.24

冲洗，阴道　**96.44**

冲洗－见灌洗和冲洗

重叠，巩膜，用于环扎术－另见环扎术，巩膜的　**14.49**

重建，连续性－另见吻合术

一肠　46.50

一输精管　63.82

一输卵管　66.79

– canaliculus　09.42

– cystostomy　96.47

– trachea NEC　96.56

– anterior chamber (eye)　12.91

– wound (cleaning) NEC　96.59

– pyelostomy　96.45

– nephrostomy　96.45

– stomach　96.33

– gastrostomy　96.36

– eye　96.51

– – with removal of foreign body　98.21

– bronchus NEC　96.56

– rectal　96.39

Syringing

– nasolacrimal duct　09.43

– – with

– – – insertion of tube or stent　09.44

– – – dilation　09.43

– lacrimal duct or sac　09.43

Lavage

– antral, nasal sinus(es)　22.00

– – through natural ostium　22.02

– – by puncture　22.01

– lung(total)(whole)　33.99

– – diagnostic (endoscopic) bronchoalveolar lavage(BAL)　33.24

– peritoneal(diagnostic)　54.25

– trachea NEC　96.56

– endotracheal　96.56

– gastric　96.33

– bronchus NEC　96.56

– – diagnostic (endoscopic) bronchoalveolar lavage(BAL)　33.24

Douche, vagina　96.44

Washing – see Lavage and Irrigation

overlapping, sclera, for buckling – see also Buckling, scleral　14.49

Re-establishment, continuity – see also Anastomosis

– bowel　46.50

– vas deferens　63.82

– fallopian tube　66.79

重建术(整形的)－另见建造术和修补术,按部位

一鼻(全部的)(用臂皮瓣)(用额皮瓣)　21.83

一肠人工造口　46.40

一唇裂　27.54

一动脉(移植)－见移植物,动脉

一额鼻管　22.79

一耳(外)(外耳)　18.71

一一道(新)(骨的皮肤覆盖)　18.6

一一前突或突出　18.5

一一外耳道　18.6

一一小骨　19.3

一耳道(外的)　18.6

一骨,除外面(另见骨成形术)　78.40

一一面 NEC　76.46

一一一伴全部骨切除术　76.44

一一下颌骨　76.43

一一一伴全部下颌骨切除术　76.41

一骨盆底　71.79

一关节一见关节成形术

一横膈　34.84

一腱滑轮(伴移植)(伴局部组织)　83.83

一一手　82.71

一一用于对向肌成形术　82.71

一角膜 NEC　11.79

一结膜穹窿　10.43

一一伴移植(颊黏膜)(游离)　10.42

一口　27.59

一口内的　27.59

一髋(全部的)(伴假体)　81.51

一淋巴(通过移植)　40.9

一眉　08.70

一拇指(骨成形术)(伴骨移植)(伴皮肤移植)　82.69

一尿道　58.46

一膀胱　57.87

一一伴

一一一回肠　57.87[45.51]

Reconstruction（plastic）－ see also Construction and Repair, by site

- nose（total）（with arm flap）（with forehead flap）　21.83

- artificial stoma, intestine　46.40

- cleft lip　27.54

- artery（graft）－ see Graft, artery

- frontonasal duct　22.79

- ear（external）（auricle）　18.71

- - meatus（new）（osseous skin-lined）　18.6

- - prominent or protruding　18.5

- - external auditory canal　18.6

- - ossicle　19.3

- auditory canal（external）　18.6

- bone, except facial（see also Osteoplasty）　78.40

- - facial NEC　76.46

- - - with total ostectomy　76.44

- - mandible　76.43

- - - with total mandibulectomy　76.41

- pelvic floor　71.79

- joint － see Arthroplasty

- diaphragm　34.84

- tendon pulley（with graft）（with local tissue）　83.83

- - hand　82.71

- - for opponensplasty　82.71

- comea NEC　11.79

- conjunctival cul-de-sac　10.43

- - with graft（buccal mucous membrane）（free）　10.42

- mouth　27.59

- intraoral　27.59

- hip（total）（with prosthesis）　81.51

- lymphatic（by transplantation）　40.9

- eyebrow　08.70

- thumb（osteoplastic）（with bone graft）（with skin graft）　82.69

- urethra　58.46

- bladder　57.87

- - with

- - - ileum　57.87[45.51]

一龈,齿槽的(突)(嵴)(伴移植物或植入物) 24.5

一支气管 33.48

一眦(侧的) 08.59

一足和趾(伴固定装置) 81.57

一一伴假体植入物 81.57

重新塑造

一心室 37.35

重组人类活化 C 蛋白(重组人类活化 C 蛋白),输注 00.11

抽出术,神经(颅的)(周围的)NEC 04.07

一膈神经 33.31

一交感神经 05.29

一听神经 04.01

抽吸,吸引术

一巴多林腺(囊肿)(经皮) 71.21

一白内障 13.3

一一伴

一一一晶体乳化 13.41

一一一晶体碎裂 13.43

一一一一后入路 13.42

一鼻窦 22.00

一一经穿刺 22.01

一一经自然腔口 22.02

一鼻气管 96.04

一一伴灌洗 96.56

一玻璃体(和置换) 14.72

一一诊断性 14.11

一垂体腺 07.72

一胆囊(经皮) 51.01

一肺(经皮)(穿刺)(针吸)(套针) 33.93

一腹水 54.91

一肝(经皮) 50.91

一干细胞 99.79

一睾丸 62.91

一睾丸鞘膜(积水)(经皮) 61.91

一骨髓(用于活组织检查) 41.31

一一干细胞 99.79

- alveolus,alveolar(process)(ridge)(with graft or implant) 24.5

- bronchus 33.48

- canthus(lateral) 08.59

- foot and toes(with fixation device) 81.57

- - with prosthetic implant 81.57

Remodel

- ventricle 37.35

Drotrecogin alfa(activated),infusion 00.11

Avulsion, nerve (cranial) (peripheral) NEC 04.07

- phrenic 33.31

- sympathetic 05.29

- acoustic 04.01

Aspiration

- Bartholin's gland (cyst) (percutaneous) 71.21

- cataract 13.3

- - with

- - - phacoemulsification 13.41

- - - phacofragmentation 13.43

- - - - posterior route 13.42

- nasal sinus 22.00

- - by puncture 22.01

- - through natural ostium 22.02

- nasotracheal 96.04

- - with lavage 96.56

- vitreous (and replacement) 14.72

- - diagnostic 14.11

- hypophysis,pituitary gland 07.72

- gallbladder (percutaneous) 51.01

- lung (percutaneous) (puncture) (needle) (trocar) 33.93

- ascites 54.91

- liver (percutaneous) 50.91

- stem cell 99.79

- testis 62.91

- tunica vaginalis (hydrocele) (percutaneous) 61.91

- bone marrow (for biopsy) 41.31

- - stem cell 99.79

出血控制－见控制,出血	Hemorrhage control – see Control, hemorrhage
楚奇手术—见手术楚奇	Tsuge operation Tsuge – see Operation Tsuge
处女膜成形术　70.76	Hymenoplasty　70.76
处女膜缝合术　70.76	Hymenorrhaphy　70.76
处女膜切除术　70.31	Hymenectomy　70.31
处女膜切开术　70.11	Hymenotomy　70.11
穿刺	Puncture
一鼻窦　22.01	– nasal sinus　22.01
一垂体腺　07.72	– pituitary gland, hypophysis　07.72
一动脉 NEC　38.98	– artery NEC　38.98
一一为了	– – for
一一一动脉造影术(另见动脉造影术)　88.40	– – – arteriography(see also Arteriography)　88.40
一一一冠状动脉造影术(另见动脉造影术,冠状)　88.57	– – – coronary arteriography(see also Arteriography, coronary)　88.57
一窦(鼻的)(双侧的)(单侧的)　22.01	– antrum(nasal)(bilateral)(unilateral)　22.01
一肺(用于抽吸)　33.93	– lung (for aspiration)　33.93
一关节　81.91	– joint　81.91
一虹膜　12.12	– iris　12.12
一喉　31.98	– larynx　31.98
一脊髓的　03.31	– spinal　03.31
一静脉 NEC　38.99	– vein NEC　38.99
一腊特克凹　07.72	– Rathke's pouch　07.72
一颅的　01.09	– cranial　01.09
一一伴对比介质　87.02	– – with contrast media　87.02
一颅颊囊　07.72	– craniobuccal pouch　07.72
一颅咽管瘤　07.72	– craniopharyngioma　07.72
一脑池的　01.01	– cistemal　01.01
一一伴对比介质　87.02	– – with contrast media　87.02
一脑室分流管　01.02	– ventricular shunt tubing　01.02
一黏液囊　83.94	– bursa　83.94
一一手　82.92	– – hand　82.92
一膀胱,耻骨上(为了引流)NEC　57.18	– bladder, suprapubic (for drainage) NEC　57.18
一一经皮(耻骨上)　57.17	– – percutaneous(suprapubic)　57.17
一一针吸　57.11	– – needle　57.11
一脾　41.1	– spleen　41.1
一一用于活组织检查　41.32	– – for biopsy　41.32
一肾(经皮)　55.92	– kidney(percutaneous)　55.92
一输卵管　66.91	– fallopian tube　66.91

一心包　37.0

一心脏　37.0

一一用于心内注射　37.92

一囟门,前的　01.09

一胸骨(用于骨髓活组织检查)　41.31

一一供者用于骨髓移植物　41.91

一胸膜腔　34.91

一腰的(诊断性)(去除染色)　03.31

穿刺放液术

一腹　54.91

一关节　81.91

一脊髓的(诊断性)　03.31

一颅的　01.09

一脑池的　01.01

一外淋巴　20.79

一胸　34.91

一腰的(诊断性)(去除染色)　03.31

一硬膜下的(经囟门)　01.09

穿刺术

一腹(经皮)　54.91

一鼓膜　20.09

一一伴插管法　20.01

一角膜　12.91

一膀胱　57.11

一前房,眼　12.91

一胸　34.91

一眼(前房)　12.91

穿孔

一镫骨底板　19.0

穿孔耳,外部(耳垂)　18.01

穿颅术(颅切开术),胎儿　73.8

穿丝法(动脉瘤)(脑的)　39.52

传导研究,神经　89.15

创建－另见形成

一并趾(手指)(趾)　86.89

一窗

一一心包　37.12

一一胸膜,为了引流　34.09

一分流－另见分流

一一动静脉瘘,为了透析　39.93

一一左-右(体循环与肺动脉循环)　39.0

- pericardium　37.0

- heart　37.0

- - for intracardiac injection　37.92

- fontanel,anterior　01.09

- sternal (for bone marrow biopsy)　41.31

- - donor for bone marrow transplant　41.91

- pleural cavity　34.91

- lumbar(diagnostic)(removal of dye)　03.31

Tap

- abdomen　54.91

- joint　81.91

- spinal(diagnostic)　03.31

- cranial　01.09

- cistermal　01.01

- perilymphatic　20.79

- chest,thorax　34.91

- linbar(diagnostic)(removal of dye)　03.31

- subdural(through fontanel)　01.09

paracentesis

- abdominal (percutaneous)　54.91

- tympanum　20.09

- - with intubation　20.01

- comea　12.91

- bladder　57.11

- anterior chamber,eye　12.91

- thoracic,thoracis　34.91

- eye(anterior chamber)　12.91

Perforation

- stapes footplate　19.0

Piercing ear, external (pinna)　18.01

Cephalotomy, fetus　73.8

Filipuncture (aneurysm) (cerebral)　39.52

Conduction study, nerve　89.15

Creation－see also Formation

- syndactyly(finger)(toe)　86.89

- window

- - pericardial　37.12

- - pleura,for drainage　34.09

- shunt-see also Shunt

- - arteriovenous fistula,for dialysis　39.93

- - left to right (systemic to pulmonary circulation)　39.0

一管道
——回肠的(泌尿系)　56.51
——右心房和肺动脉　35.94
——右心室和肺动脉(末端)动脉　35.92

———修补术的
————大血管转位　35.92
————动脉干　35.83
————肺动脉闭锁　35.92
——左心室和主动脉　35.93
一哈特曼凹—见结肠切除术,按部位
一囊袋
——丘脑刺激器脉搏发生器
———伴首次电池包植入—省略编码

———新部位(皮肤)(皮下)　86.09
——心脏起搏器
———伴首次起搏器植入—省略编码

———新部位(皮肤)(皮下)　37.79
——循环记录器　86.09
一皮下隧道用于食管吻合术　42.86

——伴吻合—见吻合术,食管,胸骨前

一气管食管瘘　31.95
一丘脑刺激器脉搏发生器囊袋
——伴首次电池包植入—省略编码

——新部位(皮肤)(皮下)　86.09
一食管胃括约肌功能 NEC　44.66

——腹腔镜的　44.67
一心包窗　37.12
一心房间隔瘘　35.42
一心脏起搏器囊袋
——伴首次起搏器植入—省略编码

——新部位(皮肤)(皮下)　37.79
一胸膜窗,为了引流　34.09
一直肠内回肠凹(J 型-凹)(H 型-凹)(S 型-凹)
(伴与肛门吻合)　45.95

- conduit
- - ileal(urinary)　56.51
- - right atrium and pulmonary artery　35.94
- - right ventricle and pulmonary(distal)artery 35.92
- - - in repair of
- - - - transposition of great vessels　35.92
- - - - truncus arteriosus　35.83
- - - pulmonary artery atresia　35.92
- - left ventricle and aorta　35.93
- Hartmann pouch—see Colectomy,by site
- pocket
- - thalamic stimulator pulse generator
- - - with initial insertion of battery package-omit code
- - - new site(skin)(subcutaneous)　86.09
- - cardiac pacemaker
- - - with initial insertion of pacemaker-omit code
- - - new site(skin)(subcutaneous)　37.79
- - loop recorder　86.09
- subcutaneous tunnel for esophageal anastomosis　42.86
- - with anastomosis-see Anastomosis,esophagus,antesternal
- tracheoesophageal fistula　31.95
- thalamic stimulator pulse generator pocket
- - with initial insertion of battery package-omit code
- - new site(skin)(subcutaneous)　86.09
- esophagogastric sphincteric competence NEC 44.66
- - laparoscopic　44.67
- pericardial window　37.12
- interatrial fistula　35.42
- cardiac pacemaker pocket
- - with initial insertion of pacemaker- omit code
- - new site(skin)(subcutaneous)　37.79
- pleural window,for drainage　34.09
- endorectal ileal pouch(J-pouch)(H-pouch)(S-pouch)(with anastomosis to anus)　45.95

吹入法

—输卵管(空气)(染色)(气体)(盐水)　66.8

——用于放射照相术—见子宫输卵管放射照相术

——治疗性物质　66.95

—咽鼓管　20.8

—腰腹膜后,双侧　88.15

垂体冷凝破坏术(完全)(全部)—另见垂体切除术　**07.69**

垂体切除术(完全)(全部)　**07.69**

—部分或大部　07.63

——经蝶窦入路　07.62

——经前额入路　07.61

—经蝶窦入路(完全)(全部)　07.65

——部分　07.62

—经前额入路(完全)(全部)　07.64

——部分　07.61

—特指入路 NEC　07.68

唇成形术　**27.59**

唇读训练　**95.49**

唇缝合术　**27.51**

唇口成形术　**27.59**

唇切开术　**27.0**

唇削薄　**27.43**

戳孔,肋间　**34.09**

磁共振影像(核的)—见影像,磁共振

磁吸术

—异物

——玻璃体　14.01

——巩膜　12.01

——虹膜　12.01

——角膜　11.0

——结膜　98.22

——睫状体　12.01

——晶体　13.01

——眶　98.21

——脉络膜　14.01

——前房,眼　12.01

——视网膜　14.01

Insufflation

- fallopian tube(air)(dye)(gas)(saline)　66.8

- - for radiography - see Hysterosalpingography

- - therapeutic substance　66.95

- eustachian tube　20.8

- lumbar retroperitoneal,bilateral　88.15

Cryohypophysectomy (complete) (total) - see also Hypophysectomy,Pituitectomy　07.69

Hypophysectomy (complete) (total)　07.69

- partial or subtotal　07.63

- - transsphenoidal approach　07.62

- - transfrontal approach　07.61

- transsphenoidal approach(complete)(total)　07.65

- - partial　07.62

- transfrontal approach (complete) (total)　07.64

- - partial　07.61

- specified approach NEC　07.68

Cheiloplasty　27.59

Lip reading training　95.49

Cheilorrhaphy　27.51

Cheilostomatoplasty　27.59

Cheilotomy　27.0

Lip shave　27.43

Stab,intercostal　34.09

Magnetic resonance imaging (nuclear) - see Imaging,magnetic resonance

Magnet extraction

- foreign body

- - vitreous　14.01

- - sclera　12.01

- - iris　12.01

- - cornea　11.0

- - conjunctiva　98.22

- - ciliary body　12.01

- - lens　13.01

- - orbit　98.21

- - choroid　14.01

- - anterior chamber,eye　12.01

- - retina　14.01

D

Doyle 手术(子宫颈周围的子宫去神经术)　69.3

Duhamel 手术(腹会阴的拖出)　48.65

Dührssen
一切开(子宫颈,助产)　73.93
一手术(阴道子宫固定术)　69.22
Dunn 手术(三关节固定术)　81.12
Dupuytren 手术
一筋膜切除术　82.35
一筋膜切开术　82.12
一一伴切除术　82.35
一一肩关节离断　84.08
Durabond(一种粘合剂)　86.59
Durham(－Caldwell)手术(股二头肌腱移植术)　83.75
DuToit 和 Roux 手术(钉合肩关节囊缝合术)　81.82
DuVries 手术(腱成形术)　83.88
Dwyer 手术
一筋膜切开术　83.14
一软组织松解 NEC　83.84
一楔形骨切开术,跟骨　77.28
达尔曼手术—见 Dahlman 手术
达拉科手术—见 Darrach 手术
达拉姆(-考德威尔)手术—见 Durham(－Caldwell)手术
达纳手术—见 Dana 手术
打磨(皮肤)　86.25
大脑半球切除术(脑的)　01.52
大小缩减术
一臂(脂肪)(蝙蝠翼状的)　86.83
一大腿(脂肪)　86.83
一腹壁(脂肪)(下垂的)　86.83
一皮肤　86.83
一皮下组织　86.83
一乳房(双侧)　85.32
一一单侧　85.31
一臀(脂肪)　86.83
带蒂皮瓣－见移植物,皮肤,蒂
带蒂皮瓣延迟移植术　86.71

Doyle operation (paracervical uterine denervation)　69.3

Duhamel operation (abdominoperineal pull through)　48.65

Dührssen´s
- incisions(cervix,to assist delivery)　73.93
- operation(vaginofixation of uterus)　69.22
Dunn operation (triple arthrodesis)　81.12
Dupuytren operation
- fasciectomy　82.35
- fasciotomy　82.12
- - with excision　82.35
- - shoulder disarticulation　84.08
Durabond　86.59
Durham (-Caldwell) operation (transfer of biceps femoris tendon)　83.75
DuToit and Roux operation (staple capsulorrhaphy of shoulder)　81.82
DuVries operation (tenoplasty)　83.88
Dwyer operation
- fasciotomy　83.14
- soft tissue release NEC　83.84
- wedge osteotomy,calcaneus　77.28
达尔曼手术— see Dahlman operation
达拉科手术— see Darrach operation
达拉姆(-考德威尔)手术— see Durham (-Caldwell) operation
达纳手术— see Dana operation
Sandpapering (skin)　86.25
Hemispherectomy (cerebral)　01.52
Size reduction
- arms (adipose)(batwing)　86.83
- thighs (adipose)　86.83
- abdominal wall (adipose)(pendulous)　86.83
- skin　86.83
- subcutaneous tissue　86.83
- breast (bilateral)　85.32
- - unilateral　85.31
- buttocks(adipose)　86.83
Pedicle flap－see Graft, skin, pedicle
Delaying of pedicle graft　86.71

袋形缝术－另见破坏,病损,按部位

－病损
——肝 50.21
——脑,脑的 01.59
—藏毛囊肿或窦(开放性切除术)(伴部分闭合) 86.21
—假囊肿,胰 52.3
—囊肿
——巴多林 71.23
——藏毛(开放性切除术)(伴部分闭合) 86.21

——肝 50.21
——含齿 24.4
——喉 30.01
——脊髓的(椎管内的)(脑膜) 03.4
——卵巢 65.21
———腹腔镜的 65.23
——脑 01.59
——脾,脾 41.41
——肾 55.31
——涎腺 26.21
——牙齿的 24.4
——胰 52.3
——子宫颈(纳博特) 67.31
—舌下囊肿,涎腺 26.21
戴洛姆手术—见 Delorme 手术
"戴帽"操作(掌骨延长和局部皮瓣转移术) 82.69
戴维斯手术—见 Davis 手术
丹福思手术-见 Danforth 手术
丹尼斯-巴科手术—见 Dennis-Barco 手术

胆管胆管吻合术 51.39
胆管胆囊胆总管切除术 51.22

胆管空肠吻合术(肝内) 51.39
胆管切开术 51.59
胆管胃吻合术 51.39
胆管-小肠吻合术 51.39
胆管胰造影术,内镜逆行的(ERCP) 51.10

Marsupialization—see also Destruction, lesion, by site
- lesion
- - liver 50.21
- - brain,cerebral 01.59
- pilonidal cyst or sinus (open excision) (with partial closure) 86.21
- pseudocyst,pancreas 52.3
- cyst
- - Bartholin's 71.23
- - pilonidal (open excision) (with partial closure) 86.21
- - liver 50.21
- - dentigerous 24.4
- - larynx 30.01
- - spinal (intraspinal)(meninges) 03.4
- - ovary 65.21
- - - laparoscopic 65.23
- - brain 01.59
- - spleen,splenic 41.41
- - kidney 55.31
- - salivary gland 26.21
- - dental 24.4
- - pancreas 52.3
- - cervical (nabothian) 67.31
- ranula,salivary gland 26.21
戴洛姆手术— see Delorme operation
"Cocked hat" procedure (metacarpal lengthening and transfer of local flap) 82.69
戴维斯手术— see Davis operation
丹福思手术— see Danforth operation
丹尼斯－巴科手术— see Dennis-Barco operation

Cholangiocholangiostomy 51.39
Cholangiocholecystocholedochectomy 51.22

Cholangiojejunostomy (intrahepatic) 51.39
Cholangiotomy 51.59
Cholangiogastrostomy 51.39
Cholangio-enterostomy 51.39
Cholangiopancreatography, endoscope retrograde (ERCP) 51.10

得美绊组织胶(用于拉坯、缩乳、腹部整形等手术)
　86.59

德格兰德芒手术—见 de Grandmont 手术

德怀尔手术—见 Dwyer 手术
德拉奇手术—见 Derlacki 手术
德马绷—见 Dermabond
德农维利叶手术—见 Denonvillier 手术
德翁布雷恩手术—见 D'Ombrain 手术
登克尔手术—见 Denker 手术
等响平衡　95.43
邓恩手术—见 Dunn 手术
镫骨底板穿孔(钉住)　20.79
镫骨固定术　19.19
　—伴砧骨置换　19.11
镫骨撼动术　19.0
镫骨切除术　19.19
　—伴砧骨置换(自体移植)(假体)　19.11

　—修复术　19.29
　——伴砧骨置换　19.21
低温疗法(中枢的)(局部的)　99.81
　—全身性(开放性心脏手术中)　39.62
　—胃的(冷却)　96.31
　——冷冻　96.32
迪尔森手术—见 Duhrssen 手术
迪芬巴赫手术—见 Dieffenbach 手术
迪克森-戴夫利手术—见 Dickson-Diveley 手术

骶骨切除术(部分的)　77.89
　—全部　77.99
电解术
　—睫状体　12.71
　—毛囊　86.92
　—皮肤　86.92
　—皮下组织　86.92
　—视网膜(为了)
　——病损破坏　14.21
　——撕裂修补术　14.31
　——再附着　14.51
电惊厥疗法(ECT)　94.27
电烙术-另见烧灼

Dermabond　86.59

德格兰德芒手术— see de Grandmont opera-
　tion

德怀尔手术— see Dwyer operation
德拉奇手术— see Derlacki operation
德马绷— see Dermabond
德农维利叶手术— see Denonvillier operation
德翁布雷恩手术— see D'Ombrain operation
登克尔手术— see Denker operation
Equiloudness balance　95.43
邓恩手术— see Dunn operation
Sacculotomy (tack)　20.79
Malleostapediopexy　19.19
　- with incus replacement　19.11
Stapediolysis　19.0
Stapedectomy　19.19
　- with incus replacement (homograft) (prosthe-
　sis)　19.11

　- revision　19.29
　- - with incus replacement　19.21
Hypothermia (central) (local)　99.81
　- systemic(in open heart surgery)　39.62
　- gastric(cooling)　96.31
　- - freezing　96.32
迪尔森手术— see Duhrssen operation
迪芬巴赫手术— see Dieffenbach operation
迪克森-戴夫利手术— see Dickson-diveley op-
　eration

Sacrectomy (partial)　77.89
　- total　77.99
Electrolysis
　- ciliary body　12.71
　- hair follicle　86.92
　- skin　86.92
　- subcutaneous tissue　86.92
　- retina (for)
　- - destruction of lesion　14.21
　- - repair of tear　14.31
　- - reattachment　14.51
Electroconvulsive therapy(ECT)　94.27
Electrocautery – see also Cauterization

一角膜病损（溃疡） 11.42 — comeal lesion (ulcer) 11.42

一食管 42.39 — esphagus 42.39

一一内镜的 42.33 — — endoscopic 42.33

一子宫颈 67.32 — cervix 67.32

电离,医学的 99.27 **Ionization, medical 99.27**

电麻醉 94.29 **Electronarcosis 94.29**

电凝术-另见破坏,病损,按部位 **Electrocoagulation – see also Destruction, lesion, by site**

一半规管 20.79 — semicirculae canals 20.79

一半月神经节 04.02 — gasserrian ganglion 04.02

一鼻,用于鼻出血（伴填塞） 21.03 — nose, for epistaxis (with packing) 21.03

一鼻甲 21.61 — nasal turbinates 21.61

一动脉瘤（脑的）（周围血管） 39.52 — aneurysm (cerebral) (peripheral vessels) 39.52

一耳 — ear

一一内 20.79 — — inner 20.79

一一外 18.29 — — external 18.29

一一中 20.51 — — middle 20.51

一卵巢 65.29 — ovary 65.29

一一腹腔镜的 65.25 — laparoscopic 65.25

一尿道膀胱连接处,经尿道 57.49 — urethrovesical junction, transurethral 57.49

一膀胱镜检查的 57.49 — cystoscopic 57.49

一前列腺床 60.94 — prostatic bed 60.94

一视网膜（为了） — retina (for)

一一病损破坏 14.21 — — destruction of lesion 14.21

一一撕裂修补术 14.31 — — repair of tear 14.31

一一再附着 14.51 — — reattachment 14.51

一输卵管（病损） 66.61 — fallopian tube (lesion) 66.61

一一用于管结扎一见结扎,输卵管 — — for tubal ligation-see Ligation, fallopian tube

一外阴 71.3 — vulva 71.3

一阴道 70.33 — vagina 70.33

一圆韧带 69.19 — round ligament 69.19

一直肠（息肉） 48.32 — rectum (polyp) 48.32

一一根治 48.31 — — radical 48.31

一子宫 68.29 — uterus 68.29

一子宫骶骨韧带 69.19 — uterosacral ligament 69.19

一子宫颈 67.32 — cervix 67.32

一子宫韧带 69.19 — uterine ligament 69.19

电切除术－另见破坏,病损,按部位 **Electroresection – see also Destruction, lesion, by site**

一膀胱颈（经尿道） 57.49 — bladder neck (transurethral) 57.49

电子绑腿 93.59

雕刻,心脏瓣膜－见瓣膜成形术,心脏

碟形手术

—骨(另见切除术,病损,骨) 77.60

—直肠 48.99

蝶窦切除术 **22.64**

蝶窦切开术 **22.52**

钉合术

—动脉 39.31

—肺大疱(气肿性的) 32.21

—骨干(另见钉合术,骨骺金属板) 78.20

—骨骺金属板 78.20

——尺骨 78.23

——腓骨 78.27

——肱骨 78.22

——股骨 78.25

——胫骨 78.27

——桡骨 78.23

——特指部位 NEC 78.29

—静脉 39.32

—胃静脉曲张 44.91

—移植－见移植物

钉入,髓内 －见复位,骨折伴内固定

—尺骨 79.32

—腓骨 79.36

—肱骨 79.31

—股骨 79.35

—胫骨 79.36

—桡骨 79.32

定位,胎盘 **88.78**

—通过 RISA 注射 92.17

动静脉吻合术 **39.29**

—用于肾透析 39.27

动脉成形术－见修补术,动脉

动脉缝合术 **39.31**

动脉瘤成形术－见动脉瘤缝合术

动脉瘤缝合术 NEC **39.52**

—马塔斯 39.52

—用或伴

Electronic gaiter **93.59**

Sculpturing, heart valve – see Valvuloplasty, heart

saucerization

- bone (see also excision, lesion, bone) 77.60

- rectum 48.99

Sphenoidectomy **22.64**

Sphenoidotomy **22.52**

Stapling

- artery 39.31

- blebs, lung (emphysematous) 32.21

- diaphysis (see also stapling, epiphyseal plate) 78.20

- epiphyseal plate 78.20

- - ulna 78.23

- - fibula 78.27

- - humerus 78.22

- - femur 78.25

- - tibia 78.27

- - radius 78.23

- - specified site NRC 78.29

- vein 39.32

- gastric varices 44.91

- graft-see graft

Nailing, intramedullary – see Reduction, fracture with internal fixation

- ulna 79.32

- fibula 79.36

- humerus 79.31

- femur 79.35

- tibia 79.36

- radius 79.32

Localization, placenta **88.78**

- by RISA injection 92.17

Arteriovenostomy **39.29**

- for renal dialysis 39.27

Arterioplasty – see Repair, artery

Arteriorrhaphy **39.31**

Aneurysmoplasty – see Aneurysmorrhaphy

Aneurysmorrhaphy NEC **39.52**

- Matas′ 39.52

- by or with

——包裹术　39.52

——穿丝法　39.52

——电凝术　39.52

——缝合　39.52

——甲基丙烯酸甲酯　39.52

——凝固　39.52

——钳夹　39.51

——切除术或部分切除术－另见动脉瘤切除术，按部位

———伴

————吻合术－见动脉瘤切除术，伴吻合，按部位

————移植物置换－见动脉瘤切除术，伴移植物置换，按部位

——栓结术　39.52

——吻合术－见动脉瘤切除术，伴吻合，按部位

——血管内移植

———腹主动脉　39.71

———上肢动脉　39.79

———下肢动脉　39.79

———胸主动脉　39.73

——移植物置换－见动脉瘤切除术，伴移植物置换，按部位

动脉瘤内缝合术－另见动脉瘤缝合术　39.52

—用或伴

——血管内移植

———腹主动脉　39.71

———上肢动脉　39.79

———下肢动脉　39.79

———胸主动脉　39.73

动脉瘤切除术　38.60

—伴

——吻合术　38.30

———腹

————动脉　38.36

————静脉　38.37

———颅内 NEC　38.31

———上肢（动脉）（静脉）　38.33

———头和颈 NEC　38.32

———下肢

－ － wrapping　39.52

－ － filipuncture　39.52

－ － electrocoagulation　39.52

－ － suture　39.52

－ － methyl methacrylate　39.52

－ － coagulation　39.52

－ － clipping　39.51

－ － excision or resection － see also Aneurysmectomy, by site

－ － － with

－ － － － anastomosis － see Aneurysmectomy, with anastomosis, by site

－ － － graft replacement -see Aneurysmectomy, with graft replacement, by site

－ － wiring　39.52

－ － anastomosis － see Aneurysmectomy, with anastomosis, by site

－ － endovascular graft

－ － － abdominal aorta　39.71

－ － － upper extremity artery(s)　39.79

－ － － lower extremity artery(s)　39.79

－ － － thoracic aorta　39.73

－ － graft replacement-see Aneurysmectomy, with graft replacement, by site

Endoaneurysmorrhaphy － see also Aneurysmorrhaphy　39.52

－ by or with

－ － endovascular graft

－ － － abdominal aorta　39.71

－ － － upper extremity artery(s)　39.79

－ － － lower extremity artery(s)　39.79

－ － － thoracic aorta　39.73

Aneurysmectomy　38.60

－ with

－ － anastomosis　38.30

－ － － abdominal

－ － － － artery　38.36

－ － － － vein　38.37

－ － － intracranial NEC　38.31

－ － － upper limb(artery)(vein)　38.33

－ － － head and neck NEC　38.32

－ － － lower limb

————动脉　38.38

————静脉　38.39

———胸 NEC　38.35

———主动脉(弓)(升)(降)　38.34

——移植物置换(插补)　38.40

———腹的

————动脉　38.46

————静脉　38.47

————主动脉　38.44

———颅内 NEC　38.41

———上肢(动脉)(静脉)　38.43

———头和颈 NEC　38.42

———下肢

————动脉　38.48

————静脉　38.49

———胸的 NEC　38.45

———主动脉(弓)(升)(胸降)

————腹的　38.44

————胸的　38.45

————胸腹的　38.45[38.44]

—腹的

——动脉　38.66

——静脉　38.67

—颅内 NEC　38.61

—上肢(动脉)(静脉)　38.63

—头和颈 NEC　38.62

—瓦尔萨尔瓦窦(主动脉窦)　35.39

—下肢

——动脉　38.68

——静脉　38.69

—心房,心耳　37.32

—心室(心肌)　37.32

—心脏　37.32

—胸的 NEC　38.65

—主动脉(弓)(升)(降)　38.64

动脉瘤切开术－见动脉瘤切除术

动脉内膜切除术(气体)(伴补片移植)　38.10

—腹的　38.16

—冠状动脉－见细目　36.0

– – – – artery　38.38

– – – – vein　38.39

– – – thoracic NEC　38.35

– – – aorta(arch)(ascending)(descending)　38.34

– – graft replacement(interposition)　38.40

– – – abdominal

– – – – artery　38.46

– – – – vein　38.47

– – – – aorta　38.44

– – – intracranial NEC　38.41

– – – upper limb(artery)(vein)　38.43

– – – head and neck NEC　38.42

– – – lower limb

– – – – artery　38.48

– – – – vein　38.49

– – – thoracic NEC　38.45

– – – aorta(arch)(ascending)(descending thoracic)

– – – – abdominal　38.44

– – – – thoracic　38.45

– – – – thoracoabdominal　38.45[38.44]

– abdominal

– – artery　38.66

– – vein　38.67

– intracranial NEC　38.61

– upper limb(artery)(vein)　38.63

– head and neck NEC　38.62

– sinus of Valsava　35.39

– lower limb

– – artery　38.68

– – vein　38.69

– atrial,auricular　37.32

– ventricle(myocardium)　37.32

– heart　37.32

– thoracic NEC　38.65

– aorta(arch)(ascending)(descending)　38.64

Aneurysmotomy – see Aneurysmectomy

Endarterectomy (gas) (with patch graft)　38.10

– abdominal　38.16

– coronary artery-see category　36.0

——开放性胸入路　36.03
—颅内（开放性）NEC　38.11
——经皮入路，颅内血管　00.62

——经皮入路，入脑前的（颅外）血管　00.61

—上肢　38.13
—头和颈（开放性）NEC　38.12
——经皮入路，颅内血管　00.62

——经皮入路，入脑前的（颅外）血管　00.61

—下肢　38.18
—胸的 NEC　38.15
—主动脉（弓）（升）（降）　38.14

动脉切除术　38.60
—伴
——吻合术　38.30
———腹的　38.36
———颅内的 NEC　38.31
———上肢　38.33
———头和颈 NEC　38.32
———下肢　38.38
———胸的 NEC　38.35
———主动脉（弓）（升）（降）　38.34

——移植物置换（插补）　38.40
———腹的　38.46
————主动脉　38.44
———颅内的 NEC　38.41
———上肢　38.43
———头和颈 NEC　38.42
———下肢　38.48
———胸的 NEC　38.45
———主动脉（弓）（升）（降胸）

————腹的　38.44
————胸的　38.45
————胸腹的　38.45［38.44］
—腹的　38.66
—颅内的 NEC　38.61

- - open chest approach　36.03
- - intracranial(open)NEC　38.11
- - - percutaneous approach, intracranial vessel
(s)　00.62
- - - percutaneous approach,precerebral(extracranial)
vessel(s)　00.61
- - upper limb　38.13
- - head and neck(open) NEC　38.12
- - - percutaneous approach,intracranial vessel(s)
00.62
- - - percutaneous approach,precerebral (extracranial)
vessel(s)　00.61
- - lower limb　38.18
- - thoracic NEC　38.15
- - arorta （arch）（ascending）（descending）
38.14

Arteriectomy　38.60
- with
- - anastomosis　38.30
- - - abdominal　38.36
- - - intracranial NEC　38.31
- - - upper limb　38.33
- - - head and neck NEC　38.32
- - - lower limb　38.38
- - - thoracic NEC　38.35
- - - aorta（arch）（ascending）（descending）
38.34
- - graft replacement(interposition)　38.40
- - - abdominal　38.46
- - - - aorta　38.44
- - - intracranial NEC　38.41
- - - upper limb　38.43
- - - head and neck NEC　38.42
- - - lower limb　38.48
- - - thoracic NEC　38.45
- - - aorta(arch)(ascending)(descending tho-
racic)
- - - - abdominal　38.44
- - - - thoracic　38.45
- - - - thoracoabdominal　38.45［38.44］
- abdominal　38.66
- intracranial NEC　38.61

一下肢　88.48

一胸内 NEC　88.44

一用

一一超声(多普勒)一见超声波检查,按部位

一一放射性同位素一见扫描,放射性同位素

一主动脉(弓)(升)(降)　88.42

动脉粥样斑块切除术

一冠状一见血管成形术

一脑血管的一见血管成形术

一周围的　39.50

窦开窗术－见窦切开术

窦开窗术手术－见窦切开术,上颌

窦腔 X 线照相

一腹壁　88.03

一腹膜后　88.14

一胸壁　87.38

窦切除术

一乳突　20.49

一上颌　22.39

一一根治性　22.31

一幽门的　43.6

窦切除术(鼻的)(完全)(部分)(伴鼻甲切除术)　22.60

一蝶　22.64

一窦　22.62

一一伴考德威尔-卢克入路　22.61

一额的　22.42

一筛的　22.63

一上颌(病损)　22.62

一一伴考德威尔-卢克入路　22.61

窦切开术(鼻的)　22.50

一鼻周的　22.50

一蝶　22.52

一窦(鼻内的)　22.2

一一伴外部入路(考德威尔-卢克)　22.39

一一一根治性(伴膜衬切除术)　22.31

一多个的　22.53

一额的　22.41

- lower extremity　88.48

- intrathoracic NEC　88.44

- by

- - ultrasound(Doppler)—see Ultrasonography,by site

- - radioisotope-see Scan,radioisotope

- aorta(arch)(ascending)(descending)　88.42

Atherectomy

- coronary—see Angioplasty

- cerebrovascular-see Angioplasty

- peripheral　39.50

Antrostomy－see Antrotomy

Antrum window operation－see Antrotomy, maxillary

Sinogram

- abdominal wall　88.03

- retroperitoneum　88.14

- chest wall　87.38

Antrectomy

- mastoid　20.49

- maxillary　22.39

- - radical　22.31

- pyloric　43.6

Sinusectomy(nasal)(complete)(partial)(with turbinectomy)　22.60

- sphenoid　22.64

- antrum　22.62

- - with Caldwell-Luc approach　22.61

- frontal　22.42

- ethmoid　22.63

- maxillary(lesion)　22.62

- - with Caldwell-Luc approach　22.61

Sinusotomy(nasal)　22.50

- perinasal　22.50

- sphenoid　22.52

- antrum(intranasal)　22.2

- - with external approach(Caldwell-Luc)　22.39

- - - radical(with removal of membrane lining)　22.31

- multiple　22.53

- frontal　22.41

一筛的　22.51

一上颌(鼻内的)　22.2

一一外部入路(考德威尔-卢克)　22.39

一一一根治的(伴膜衬切除术)　22.31

窦切开术(探查术)(鼻窦)　22.2

一鼻内的　22.2

一一伴外部入路(考德威尔-卢克)　22.39

一一一根治的　22.31

一考德威尔-卢克(上颌窦)　22.39

一一伴膜衬切除术　22.31

一上颌(单纯)　22.2

一一伴考德威尔-卢克入路　22.39

一一一伴膜衬切除术　22.31

一一根治的(伴膜衬切除术)　22.31

一一外部的(考德威尔-卢克入路)　22.39

一一一伴膜衬切除术　22.31

毒物学－见检查,显微镜的

杜菲埃手术—见 Tuffier 手术

杜弗里斯手术—见 DuVries 手术

杜哈梅尔手术—见 Duhamel 手术

杜拉邦德—见 Durabond

杜普伊特伦手术—见 Dupuytren 手术

杜托伊特和鲁氏手术—见 Dutoit 和 Roux 手术

断头术,胎儿　73.8

锻炼(物理疗法)NEC　93.19

一被动的肌肉骨骼 NEC　93.17

一对抗阻力的　93.13

一辅助的　93.11

一一游泳池中的　93.31

一呼吸的　93.18

一肌肉骨骼的

一一被动的 NEC　93.17

一一主动的 NEC　93.12

一神经的　89.13

一主动肌肉骨骼 NEC　93.12

对抗休克法,心的 NEC　99.62

对切－另见切除术

- ethmoid　22.51

- maxillary (intranasal)　22.2

- - extillary approach (Caldwell-Luc)　22.39

- - - radical (with removal of membrane lining)　22.31

Antrotomy (exploratory) (nasal sinus)　22.2

- intranasal　22.2

- - with external approach (Caldwell-Luc)　22.39

- - - radical　22.31

- Caldwell-Luc(maxillary sinus)　22.39

- - with removal of membrane lining　22.31

- maxillary(simple)　22.2

- - with Caldwell-Luc approach　22.39

- - - with removal of membrane lining　22.31

- - radical(with removal of membrane lining)　22.31

- - external(Caldwell-Luc approach)　22.39

- - with removal of membrane lining　22.31

Toxicology－see Examination, microscopic

杜菲埃手术— see Tuffier operation

杜弗里斯手术— see DuVries operation

杜哈梅尔手术— see Duhamel operation

杜拉邦德— see Durabond

杜普伊特伦手术— see Dupuytren operation

杜托伊特和鲁氏手术— see Dutoit and Roux operation

Decapitation,fetal　73.8

Exercise (physical therapy) NEC　93.19

- passivemuscloskeletal NEC　93.17

- resistive　93.13

- assisting　93.11

- - in pool　93.31

- breatheng　93.18

- musculoskeletal

- - passive NEC　93.17

- - active NEC　93.12

- neurologic　89.13

- active musculoskeletal NEC　93.12

Countershock, cardiac NEC　99.62

Bisection－see also Excision

E

F

放射外科学,立体定位　92.30
－单源光子　92.31
－多源　92.32
－放射外科学 NEC　92.39
－钴-60　92.32
－粒子　92.33
－粒子束流　92.33
－线性加速器(LINAC)　92.31

放射线学
－诊断性－见放射照相术
－治疗性－见疗法,放射

放射性同位素
－扫描－见扫描,放射性同位素
－治疗性－见疗法,放射性同位素

放射照相术(诊断性)NEC　88.39
－KUB(肾-输尿管-膀胱)　87.79
－鼻　87.16
－鼻窦　87.16
－鼻泪管　87.09
－鼻咽　87.09
－扁桃腺和腺样增殖体　87.09
－肠 NEC　87.65
－超声－见超声波检查
－大腿(骨骼)　88.27
－－软组织　88.37
－对比(空气)(气体)(放射性不透明物质)NEC

－－鼻窦　87.15
－－鼻泪管　87.05
－－鼻咽　87.06
－－胆管 NEC　87.54
－－胆囊 NEC　87.59
－－动脉(通过荧光镜透视检查法)－见动脉造影术
－－窦道－另见放射照相术,对比,按部位

－－－鼻　87.15
－－－腹壁　88.03
－－－胸壁　87.38
－－附睾　87.93
－－腹壁　88.03
－－腹膜 NEC　88.13

Radiosurgery, stereotactic　92.30
- single source photon　92.31
- multi-source　92.32
- radiosurgery NEC　92.39
- Cobalt-60　92.32
- particulate　92.33
- particle beam　92.33
- linear accelerator(LINAC)　92.31

Radiology
- diagnostic－see Radiography
- therapeutic－see Therapy, radiation

Radioisotope
- scanning－see Scan, radioisotope
- therapeutic－see Therapy, radioisotope

Radiography (diagnostic) NEC　88.39
- KUB (kidney-ureter-bladder)　87.79
- nose　87.16
- nasal sinuses　87.16
- nasolacrimal duct　87.09
- nasopharynx　87.09
- tonsils and adenoids　87.09
- intestine NEC　87.65
- ultrasonic－see Ultrasonography
- thigh (skeletal)　88.27
- - soft tissue　88.37
- contrast (air)(gas)(radio-opaque substance) NEC
- - nasal sinuses　87.15
- - nasolacrimal ducts　87.05
- - nasopharynx　87.06
- - bile ducts NEC　87.54
- - gallbladder NEC　87.59
- - arteries(by fluoroscopy)－see Arteriography
- - sinus tract－see also Radiography, contrast, by site
- - - nose　87.15
- - - abdominal wall　88.03
- - - chest wall　87.38
- - epididymis　87.93
- - abdominal wall　88.03
- - peritoneum NEC　88.13

一足　88.28

菲克手术—见 Fick 手术

肺穿刺术　**33.93**

肺活量测量法(激发的)(呼吸的)**89.37**

肺空腔镜检查　**34.21**

肺切除术(完全)(扩大)(根治)(标准)(全部)(伴
　纵隔清扫)　**32.5**

一部分

——切除术(楔形),一叶　32.3

——完全切除术,一叶　32.4

肺切开术(伴探查术)　**33.1**

肺松解术(用于肺萎陷)　**33.39**

肺小舌切除术,肺　**32.3**

分杈,骨－另见骨切开术　**77.30**

分光光度测定法 NEC　**89.39**

一尿　89.29

一胎盘　89.29

一血　89.39

分离

一双胎(附着的)(联体的)(联胎)　84.93

——不对称(不等的)　84.93

——对称(对等的)　84.92

分离,子宫骶骨韧带　**69.3**

分离术,隔离

一肠段或带蒂皮瓣

——大　45.52

——小　45.51

一回肠袢　45.51

一接触传染病后　99.84

分裂－另见切断

一脊索束　03.29

——经皮　03.21

一腱鞘　83.01

——手　82.01

一泪乳头　09.51

一泪小管　09.52

－ foot　88.28

菲克手术— see Fick operation

Pneumocentesis　**33.93**

Spirometry （incentive）（respiratory）
89.37

Cavernoscopy　**34.21**

Pneumonectomy (complete) (extended)(radical) （standard）（total）（with mediastinal dissection)　**32.5**

－ partial

－ － resection(wedge),one lobe　32.3

－ － complete excision,one lobe　32.4

Pneumonotomy (with exploration)　**33.1**

Pneumonolysis （for collapse of lung）
33.39

Lingulectomy, lung　**32.3**

Bifurcation, bone － see also Osteotomy
77.30

Spectrophotometry NEC　**89.39**

－ urine 89.29

－ placenta　89.29

－ blood 89.39

Separation

－ twins （attached）（conjoined）（Siamese）
84.93

－ － asymmetrical （unequal）　84.93

－ － symmetrical （equal）　84.92

Detachment, uterosacral ligaments　**69.3**

Isolation

－ intestinal segment or pedicle flap

－ － large　45.52

－ － small　45.51

－ ileal loop　45.51

－ after contact with infectious disease 99.84

Splitting － see also Division

－ spinal cord tracts　03.29

－ － percutaneous　03.21

－ tendon sheath　83.01

－ － hand　82.01

－ lacrimal papilla　09.51

－ canaliculus　09.52

分流－另见吻合术和旁路,血管的

一半规管-蛛网膜下　20.71
一肠
一一大-大　45.94
一一小-大　45.93
一一小-小　45.91
一肠系膜腔静脉　39.1
一肠系膜上动脉-腔静脉　39.1
一动静脉 NEC　39.29
一一用于肾透析(通过)
一一一外部套管　39.93
一一一吻合　39.27
一肺动脉-无名　39.0
一肺静脉与心房　35.82
一腹静脉　54.94
一腹膜的-颈静脉　54.94
一腹腔静脉　54.94
一腹腔-血管的　54.94
一股腓动脉　39.29
一股腘的　39.29
一海绵体-尿道海绵体　64.98
一海绵体-隐静脉　64.98
一脊髓的(鞘)(伴有瓣)NEC　03.79
一一蛛网膜下-腹膜的　03.71
一一蛛网膜下-输尿管的　03.72
一降主动脉与肺动脉(波茨-史密斯)　39.0

一经颈静脉肝内门静脉体的(TIPS)　39.1

一颈动脉-颈动脉　39.22
一颈动脉-锁骨下　39.22
一颅外-颅内(EC-IC)　39.28
一门静脉-体静脉的　39.1
一门静脉与腔静脉　39.1
一门腔静脉(双)　39.1
一内淋巴(-蛛网膜下)　20.71
一内淋巴-外淋巴　20.71
一脑室(脑的)(伴有瓣)　02.2
一一至
一一一鼻咽的　02.31
一一一大脑内的部位 NEC　02.2

Shunt－see also Anastomosis and bypass, vascular

- semicircular-subarachnoid　20.71
- intestinal
- - large to large　45.94
- - small to large　45.93
- - small to small　45.91
- mesocaval　39.1
- superior mesenteric-caval　39.1
- arteriovenous NEC　39.29
- - for renal dialysis (by)
- - - external cannula 39.93
- - - anastomsois　39.27
- pulmonary-innominate　39.0
- pulmonary vein to atrium　35.82
- abdominovenous　54.94
- peritoneal-jugular　54.94
- peritoneovenous　54.94
- peritoneo-vascular　54.94
- femoroperoneal　39.29
- femoropopliteal　39.29
- corpora cavernosa-corpus spongiosum　64.98
- corpora-saphenous　64.98
- spinal (thecal)(with valve) NEC　03.79
- - subarachnoid-peritoneal　03.71
- - subarachnoid-ureteral　03.72
- descending aorta to pulmonary artery (Potts-Smith)　39.0
- transjugular intrahepatic portosystemic (TIPS)　39.1
- carotid-carotid　39.22
- carotid-subclavian　39.22
- extracranial-intracranial(EC-IC)　39.28
- portal -systemic　39.1
- portal vein to vena cava　39.1
- portacaval (double)　39.1
- endolymphatic (-subarachnoid)　20.71
- endolymph-perilymph　20.71
- ventricular (cerebral)(with valve)　02.2
- - to
- - - nasopharynx　02.31
- - - intracerebral site NEC　02.2

缝合（撕裂）

－Ⅱ期

－－腹壁　54.61

－－腹膜　54.64

－－外阴切开术　75.69

－鼻（外的）（内的）　21.81

－－用于鼻出血　21.09

－扁桃腺窝　28.7

－产科撕裂 NEC　75.69

－－肛门括约肌　75.62

－－会阴　75.69

－－尿道　75.61

－－膀胱　75.61

－－盆底　75.69

－－外阴　75.69

－－阴道　75.69

－－直肠　75.62

－－子宫　75.50

－－子宫颈　75.51

－－子宫体　75.52

－肠　46.79

－－大　46.75

－－小　46.73

－肠膨出　70.92

－肠系膜　54.75

－齿龈　24.32

－处女膜　70.76

－唇　27.51

－大血管　39.30

－－动脉　39.31

－－静脉　39.32

－胆管　51.79

－胆囊　51.91

－胆总管　51.71

－骶骨子宫韧带　69.29

－动静脉瘘　39.53

－动脉　39.31

－－经皮穿刺闭合－省略编码

－动脉瘤（脑的）（周围的）　39.52

－腭　27.61

－－裂　27.62

－腭裂　27.62

Suture（laceration）

－ secondary

－ － abdominal wall　54.61

－ － peritoneum　54.64

－ － episiotomy　75.69

－ nose（external）（internal）　21.81

－ － for epistaxis　21.09

－ tonsillar fossa　28.7

－ obstetric laceration NEC 75.69

－ － sphincter ani　75.62

－ － perineum　75.69

－ － urethra　75.61

－ － bladder　75.61

－ － pelvic floor　75.69

－ － vulva　75.69

－ － vagina　75.69

－ － rectum　75.62

－ － uterus　75.50

－ － cervix　75.51

－ － corpus uteri　75.52

－ intestine　46.79

－ － large　46.75

－ － small 46.73

－ enterocele　70.92

－ mesentery　54.75

－ gingiva,gum　24.32

－ hymen　70.76

－ lip　27.51

－ great vessel　39.30

－ － artery　39.31

－ － vein　39.32

－ bile duct　51.79

－ gallbladder　51.91

－ common duct　51.71

－ sacrouterine ligament　69.29

－ arteriovenous fistula　39.53

－ artery　39.31

－ － percutaneous puncture closure-omit code

－ aneurysm（cerebral）（peripheral）　39.52

－ palate　27.61

－ － cleft　27.62

－ cleft palate　27.62

一肺　33.43

一附睾(和)

一一精索　63.51

一一输精管　63.81

一腹壁　54.63

一一Ⅱ期　54.61

一腹膜　54.64

一肝　50.61

一肝管　51.79

一肛门　49.71

一一产科撕裂(近期)　75.62

一一一陈旧性　49.79

一肛门括约肌　49.71

一一产科撕裂(近期)　75.62

一一一陈旧性　49.79

一睾丸　62.61

一睾丸鞘膜　61.41

一巩膜(伴结膜修补术)　12.81

一骨膜　78.20

一一尺骨　78.23

一一腓骨　78.27

一一跗骨的,跖骨的　78.28

一一肱骨　78.22

一一股骨　78.25

一一骨盆的　78.29

一一胫骨　78.27

一一桡骨　78.23

一一特指部位　NEC 78.29

一一腕骨的,掌骨的　78.24

一一趾骨(足)(手)　78.29

一一椎骨　78.24

一关节囊　81.96

一一伴关节成形术一见关节成形术

一一一踝　81.94

一一一上肢　81.93

一一一下肢 NEC　81.95

一一一足　81.94

一横膈　34.82

一喉　31.61

一回肠　46.73

一会阴(女性)　71.71

一一分娩后　75.69

- lung　33.43

- epididymis (and)

- - spermatic cord　63.51

- - vas deferens　63.81

- abdominal wall　54.63

- - secondary　54.61

- peritoneum　54.64

- liver　50.61

- hepatic duct　51.79

- anus　49.71

- - obstetric laceration (current)　75.62

- - - old　49.79

- sphincter ani　49.71

- - obstetric laceration(current)　75.62

- - - old　49.79

- testis　62.61

- tunica vaginalis　61.41

- sclera(with repair of conjunctiva)　12.81

- periosteum　78.20

- - ulna　78.23

- - fibula　78.27

- - tarsal,metatarsal　78.28

- - humerus　78.22

- - femur　78.25

- - pelvic　78.29

- - tibia　78.27

- - radius　78.23

- - specified site NEC　78.29

- - carpal,metacarpal　78.24

- - phalanges(foot)(hand)78.29

- - vertebrae　78.24

- joint capsule　81.96

- - with arthroplasty一see Arthroplasty

- - - ankle　81.94

- - - upper extremity　81.93

- - - lower extremity NEC　81.95

- - - foot　81.94

- diaphragm　34.82

- larynx　31.61

- ileum　46.73

- perineum(female)　71.71

- - after delivery　75.69

一一手　86.73

一视网膜-见再附着,视网膜

一咽皮瓣(用于腭裂修补术)　27.62

一一二期或随后的　27.63

一眼肌

一一眼轮匝肌与眉　08.36

一一直肌与额肌　15.9

复苏

一肺动脉　93.93

一口对口　93.93

一气管内插管法　96.04

一人工呼吸　93.93

一手法的　93.93

一心的　99.60

一一去除心脏颤动　99.62

一一外部按摩　99.63

一一一开胸　37.91

一一心复率术　99.62

一一一心房的　99.61

一一一心内注射　37.92

一心肺　99.60

复位

一复律器或除颤器

一一导联(感知)(起搏)(心外膜补片)　37.99

一一脉搏发生器　37.99

一一囊袋　37.99

一虹膜　12.39

一甲状腺组织　06.94

一睫毛底　08.71

一皮下装置囊袋 NEC　86.09

一三尖瓣瓣膜(伴折叠术)　35.14

一神经刺激器

一一导联

一一一骶神经内部或上面　04.92

一一一脊柱内　03.93

一一一脑内　02.93

一一一一皮下,不伴装置置换　86.09

一一一周围神经内部或上面　04.92

一一脉搏发生器

- - hand　86.73

- retina—see Reattachment,retina

- pharyngeal flap (for cleft palate repair) 27.62

- - secondary or subsequent　27.63

- eye muscle

- - orbicularis oculi to eyebrow　08.36

- - rectus to frontalis　15.9

Resuscitation

- pulmonary　93.93

- mouth to mouth　93.93

- endotracheal intubation　96.04

- artifical respiration　93.93

- manual　93.93

- cardiac　99.60

- - defibrillation　99.62

- - external massage　99.63

- - open chest　37.91

- - cardioversion　99.62

- - - atrial　99.61

- - intracardiac injection　37.92

- cardiopulonary　99.60

Reposition

- cardioverter/defibrillator

- - lead(s)(sensing)(pacing)(epicardial patch) 37.99

- - pulse generator　37.99

- - pocket　37.99

- iris　12.39

- thyroid tissue　06.94

- cilia base　08.71

- subcutaneous device pocket NEC　86.09

- tricuspid valve (with plication)　35.14

- neurostimulator

- - leads

- - - within or over sacral nerve　04.92

- - - within spine　03.93

- - - within brain　02.93

- - - subcutaneous, without device replacement 86.09

- - - within or over peripheral nerve　04.92

- - pulse generator

————皮下,不伴装置置换　86.09

—肾血管,迷行　39.55
—心脏起搏器
——电极(心房的)(经静脉的)(心室的)　37.75

——囊袋　37.79
复位术
—肠扭结
——肠　46.80
———大　46.82
————内镜的(球囊)　46.85
———小　46.81
——胃　44.92
—肠套叠　46.80
——伴
———超声波检查引导　96.29
———电离放射灌肠法　96.29
———荧光镜透视检查法　96.29
——充气的　96.29
——大肠　46.82
———内镜的(球囊)　46.85
——流体静力学的　96.29
——小肠　46.81
—倒转,子宫通过子宫托　96.18
—分离,骺(伴内固定)(闭合性)　79.40

——腓骨(闭合性)　79.46
———开放性　79.56
——肱骨(闭合性)　79.41
———开放性　79.51
——股骨(闭合性)　79.45
———开放性　79.55
——胫骨(闭合性)　79.46
———开放性　79.56
——开放性　79.50
——特指部位(闭合性)NEC—另见细目　79.4

———开放性—见细目　79.5
—骨折(骨)(伴石膏管型)(伴夹板)(伴牵引装置)(闭合性)　79.00
——伴内固定　79.10

- - - subcutaneous, without device replacement　86.09
- renal vessel, aberrant　39.55
- cardiac pacemaker
- - electrode(s)(atrial)(transvenous)(ventricular)　37.75
- - pocket　37.79

Reduction
- volvulus
- - intestine　46.80
- - - large　46.82
- - - - endoscopic(balloon)　46.85
- - - small　46.81
- - stomach　44.92
- intussusception　46.80
- - with
- - - ultrasonography guidance　96.29
- - - ionizing radiation enema　96.29
- - - fluoroscopy　96.29
- - pneumatic　96.29
- - large intestine　46.82
- - - endoscopic(balloon)　46.85
- - hydrostatic　96.29
- - small intestine　46.81
- retroversion, uterus by pessary　96.18
- separation, epiphysis (with internal sixation)(closed)　79.40
- - fibula (closed)　79.46
- - - open　79.56
- - humerus (closed)　79.41
- - - open　79.51
- - femur (closed)　79.45
- - - open　79.55
- - tibia (closed)　79.46
- - - open　79.56
- - open　79.50
- - specified site (closed) NEC—see also category　79.4
- - - open—see category　79.5
- fracture(bone)(with cast)(with splint)(with traction device)(closed)　79.00
- - with internal fixation　79.10

——下颌骨(伴牙齿钢丝)(闭合性)　76.75

———开放性　76.76

——指(趾)骨

———手(闭合性)　79.04

————伴内固定　79.14

————开放性　79.24

—————伴内固定　79.34

———足(闭合性)　79.08

————伴内固定　79.18

————开放性　79.28

—————伴内固定　79.38

——椎骨　03.53

——足(闭合性)NEC　79.07

———伴内固定　79.17

———开放性　79.27

————伴内固定　79.37

—骨折-脱位—见复位,骨折

—肩(闭合性)　79.71

——开放性　79.81

—开放性(伴外固定)(伴内固定)　79.80

——特指部位 NEC　79.89

—髋(闭合性)　79.75

——开放性　79.85

—颞下颌(闭合性)　76.93

——开放性　76.94

—扭转

——肠(手法的)(外科的)　46.80

———大　46.82

————内镜的(球囊)　46.85

———小　46.81

——睾丸　63.52

———伴睾丸固定术　62.5

——精索　63.52

———伴睾丸固定术　62.5

——肾蒂　55.84

——网膜　54.74

——子宫 NEC　69.98

———妊娠　75.99

—疝—另见修补术,疝手法的　96.27

- - mandible (with dental wiring) (closed) 76.75

- - - open　76.76

- - phalanges

- - - hand (closed)　79.04

- - - - with internal fixation　79.14

- - - - open　79.24

- - - - -with internal fixation　79.34

- - - foot (closed)　79.08

- - - - with internal fixation　79.18

- - - - open　79.28

- - - - -with internal fixation　79.38

- - vertebra　03.53

- - foot (closed) NEC　79.07

- - - with internal fixation　79.17

- - - open　79.27

- - - with internal fixation　79.37

- fracture-dislocation—see Reduction,fracture

- shoulder(closed)　79.71

- - open　79.81

- open (with external fixation) (with internal fixation)　79.80

- - specified site NEC　79.89

- hip (closed)　79.75

- - open　79.85

- temporomandibular(closed)　76.93

- - open　76.94

- torsion

- - intestine (manual) (sugical)　46.80

- - - large　46.82

- - - - endoscopic(balloon)　46.85

- - - small　46.81

- - testis　63.52

- - - with orchiopexy　62.5

- - spermatic cord　63.52

- - - with orchiopexy　62.5

- - kidney pedicle　55.84

- - omentum　54.74

- - uterus NEC　69.98

- - - gravid　75.99

- hernia — see also Repair, hernia manual 96.27

一手(闭合性) 79.74	- hand(closed) 79.74
一一开放性 79.84	- - open 79.84
一手指(闭合性) 79.74	- finger(closed) 79.74
一一开放性 79.84	- - open 79.84
一特指部位(闭合性)NEC 79.79	- specified site(closed) NEC 79.79
一一开放性 79.89	- - open 79.89
一脱垂	- prolapse
一一肠造口术(手法的) 96.28	- - enterostomy(manual) 96.28
一一肛门(手术的) 49.94	- - anus (operative) 49.94
一一回肠造口术(手法的) 96.28	- - ileostomy (manual) 96.28
一一结肠造口术(手法的) 96.28	- - colostomy (manual) 96.28
一一直肠(手法的) 96.26	- - rectum (manual) 96.26
一一子宫	- - uterus
一一一通过子宫托 96.18	- - - by pessary 96.18
一一一外科手术的 69.22	- - - surgical 69.22
一脱离,踝穴(闭合性) 79.77	- diastasis,ankle mortise (closed) 79.77
一一开放性 79.87	- - open 79.87
一脱位(关节)(手法处理)(伴石膏管型)(伴夹板)(伴牵引装置)(闭合性) 79.70	- dislocation (of joint) (manipulation) (with cast) (with splint) (with traction device) (closed) 79.70
一一伴骨折一见复位,骨折,按部位	- - with fracture—see Reduction, fracture, by site
一一踝(闭合性) 79.77	- - ankle (closed) 79.77
一一一开放性 79.87	- - - open 79.87
一一肘(闭合性) 79.72	- - elbow(closed) 79.72
一一一开放性 79.82	- - - open 79.82
一腕(闭合性) 79.73	- wrist (closed) 79.73
一一开放性 79.83	- - open 79.83
一膝(闭合性) 79.76	- knee(closed) 79.76
一一开放性 79.86	- - open 79.86
一下垂过度矫正术(睑) 08.37	- ptosis overcorrection 08.37
一旋转不良,肠(手法的)(外科手术的) 46.80	- malrotation, intestine(manual) (surgical) 46.80
一一大 46.82	- - large 46.82
一一一内镜的(球囊) 46.85	- - - endoscopic(balloon) 46.85
一一小 46.81	- - small 46.81
一趾(闭合性) 79.78	- toe (closed) 79.78
一一开放性 79.88	- - open 79.88
一痔(手法的) 49.41	- hemorrhoids (manual) 49.41
一足(闭合性) 79.78	- foot (closed) 79.78
一一开放性 79.88	- - open 79.88
腹壁缝合术 54.63	**laparorrhaphy 54.63**

G

- - 仅感应（床旁装置检查） 89.49

- CRT-P（心律再同步化起搏器）
- - 伴 NIPS（诱发心律失常） 37.26
- - 仅感应（床旁装置检查） 89.45

- 复律器或除颤器，自动的（AICD）
- - 伴 NIPS（诱发心律失常） 37.26
- - 仅感应（床旁装置检查） 89.49

- 起搏器
- - 伴 NIPS（诱发心律失常） 37.26
- - 仅感应（床旁装置 检查） 89.45

肛镜检查 49.21
肛裂切除术 49.39
- 内镜的 49.31
- 皮肤（皮下组织） 49.04
肛瘘切开术 49.11
肛门成形术 49.79
- 伴痔切除术 49.46
肛门梳切开术－另见括约肌切开，肛门的 49.59

肛周下部切开
- 肛周组织 49.02
- 毛囊 86.09
钢丝
- 伴骨折-复位－见复位，骨折

- - 牙矫形 24.7
- 动脉瘤 39.52
- 牙齿的（用于固定） 93.55
高位产钳分娩 72.39
- 伴外阴切开术 72.31
高温疗法 NEC 93.35
- 用于癌治疗（间质的）（射频）（超声） 99.85

高压氧疗法 93.95
- 伤口 93.59
高营养（胃肠外的） 99.15
睾丸 X 线照相术－见放射照相术
睾丸成形术 62.69

- - interrogation only (bedside device check) 89.49
- CRT-P(cardiac resynchronization pacemaker)
- - with NIPS(arrhythmia induction) 37.26
- - interrogation only(bedside device check) 89.45
- cardioverter/defibrillator,automatic(AICD)
- - with NIPS (arrhythmia induction) 37.26
- - interrogation only (bedside device check) 89.49
- pacemaker
- - with NIPS(arrhythmia induction) 37.26
- - interrogation only (bedside device check) 89.45

Anoscopy 49.21
Fissurectomy,anal 49.39
- endoscopic 49.31
- skin (subcutaneous tissue) 49.04
Fistulotomy, anal 49.11
Anoplasty 49.79
- with hemorrhoidectomy 49.46
Pectenotomy – see also Sphincterotomy, a-nal 49.59
Undercutting
- perianal tissue 49.02
- hair follicle 86.09
Wiring
- with fracture-reduction-see Reduction, fracture
- - orthodontic 24.7
- aneurysm 39.52
- dental (for immobilization) 93.55
High forceps delivery 72.39
- with episiotomy 72.31
Hyperthermia NEC 93.35
- for cancer treatment (interstitial) (radiofrequency) (ultrasound) 99.85
Hyperbaric oxygenation 93.95
- wound 93.59
Hyperalimentation (parenteral) 99.15
Orthoroentgenography – see Radiography
Orchidoplasty,Orchioplasty 62.69

睾丸缝合术　62.61

睾丸固定术　62.5

睾丸切除术(伴附睾切除术)(单侧)　62.3

一残留或孤立睾丸　62.42

一双侧(根治)　62.41

睾丸切开术　62.0

戈德韦特手术—见 Goldthwaite 手术

戈姆利手术—见 Ghormley 手术

哥贝尔-弗兰哥哈姆-斯托克手术—见 Goebel-
　Frangenheim-Stoeckel 手术

哥登-泰勒手术-见 Gordon–Taylor 手术

格德尔斯通手术—见 Girdlestone 手术

格德尔斯通-泰勒手术—见 Girdlestone-Taylor
　手术

格德纳手术—见 Goldner 手术

格尔曼手术—见 Gelman 手术

格赖斯手术—见 Grice 手术

格里蒂-斯托克斯手术—见 Gritti-Stokes 手术

格林手术—见 Green 手术

格伦手术—见 Glenn 手术

格罗斯手术—见 Gross 手术

隔离 – 见分离术,隔离

膈成形术　34.84

膈神经切断术　04.03

一用于肺萎陷　33.31

膈神经抽出术　04.03

一用于肺萎陷　33.31

膈神经切除术　04.03

一用于肺萎陷　33.31

膈神经压轧术　04.03

一用于肺萎陷　33.31

给予 – 另见注射

—MMPI(明尼苏达多项人格测验)　94.02

一班达视觉—运动完整形象试验　94.02

一本顿视觉保持试验　94.02

一抗毒素 NEC　99.58

——白喉　99.58

——波特淋菌中毒(肉毒中毒)　99.57

——破伤风　99.56

Orchidorrhaphy　62.61

Orchidopexy,Orchiopexy　62.5

Orchidectomy, Orchiectomy (with epididy-
　mectomy) (unilateral) 62.3

- remaining or solitary testis　62.42

- bilateral(radical)　62.41

Orchidotomy　62.0

戈德韦特手术— see Goldthwaite operation

戈姆利手术— see Ghormley operation

哥贝尔-弗兰哥哈姆-斯托克手术— see Goebel-
　Frangenheim-Stoeckel operation

哥登-泰勒手术— see Gordon-Taylor operation

格德尔斯通手术— see Girdlestone 手术

格德尔斯通 — 泰勒手术— see Girdlestone –
　Taylor operation

格德纳手术— see Goldner operation

格尔曼手术— see Gelman operation

格赖斯手术— see Grice operation

格里蒂-斯托克斯手术— see Gritti-Stokes op-
　eration

格林手术— see Green operation

格伦手术— see Glenn operation

格罗斯手术— see Gross operation

Isolation – see Isolation

Phrenoplasty　34.84

Phrenicotomy　04.03

- for collapse of lung　33.31

Phrenicoexeresis　04.03

- for collapse of lung　33.31

Phrenicectomy　04.03

- for collapse of lung　33.31

Phrenemphraxis,Phrenicotripsy　04.03

- for collapse of lung　33.31

Administration(of) – see also Injection

- MMPI(minnesota multiphasic personality in-
　ventory)　94.02

- Bender visual-motor gestalt test　94.02

- Benton visual retention test　94.02

- antitoxins NEC　99.58

- - dispheheria　99.58

- - botulism　99.57

- - tetanus　99.56

巩膜热切术 **12. 62**   **Thermosclerectomy 12. 62**

巩膜造口术(沙伊) **12. 62**   **Sclerostomy (Scheie's) 12. 62**

沟通分析   **Transactional analysis**

一个人 94. 39   - individual 94. 39

一团体 94. 44   - group 94. 44

古德-鲍尔手术 – 见 Goodall-Power 手术   **古德-鲍尔手术 – see Goodall-Power operation**

股四头肌成形术(汤普森) **83. 86**   **Quadricepsplasty (Thompson) 83. 86**

骨   **Bone**

一矿物质密度研究 88. 98   - mineral density study 88. 98

一龄研究 88. 33   - age studies 88. 33

骨病处理 – 另见处理,骨病 **93. 67**   **Osteopathic manipulation – see also Manipulation, osteopathic 93. 67**

骨成形术 NEC – 见亚目 **78. 4**   **Osteoplasty NEC – see category 78. 4**

一伴骨移植 – 见移植物,骨   - with bone graft—see Graft, bone

一鼻骨 21. 89   - nasal bones 21. 89

一髌骨 78. 46   - patella 78. 46

一尺骨 78. 43   - ulna 78. 43

一腓骨 78. 47   - fibula 78. 47

一跗骨的,跖骨的 78. 48   - tarsal, metatarsal 78. 48

一肱骨 78. 42   - humerus 78. 42

一股骨 78. 45   - femur 78. 45

一骨盆的 78. 49   - pelvic 78. 49

一肩胛骨 78. 41   - scapula 78. 41

一胫骨 78. 47   - tibia 78. 47

一颅骨 NEC 02. 06   - cranium, skull NEC 02. 06

一一伴   - - with

一一一皮瓣(骨) 02. 03   - - - flap(bone) 02. 03

一一一移植(骨) 02. 04   - - - graft(bone) 02. 04

一面骨 NEC 76. 69   - facial bone NEC 76. 69

一桡骨 78. 43   - radius 78. 43

一上颌骨(节段的) 76. 65   - maxilla(segmental) 76. 65

一一全部的 76. 66   - - total 76. 66

一锁骨 78. 41   - clavicle 78. 41

一特指部位 NEC 78. 49   - specified site NEC 78. 49

一腕骨的,掌骨的 78. 44   - carpal, metacarpal 78. 44

一为了   - for

一一骨连接不正或骨折不连接的修补术 – 见修补术,骨折,骨连接不正或不连接   - - repair of malunion or nonunion of fracture-see Repair, fracture, malunion of nonunion

一一骨缩短 – 见缩短,骨   - - bone shortening-see Shortening, bone

一一骨延长 – 见延长,骨   - - bone lengthening-see Lengthening, bone

一下颌骨,下颌骨的 NEC 76. 64   - mandible, mandibular NEC 76. 64

一一分支(开放性) 76. 62   - - ramus(open) 76. 62

——牵引(骨骼)NEC　93.44
———间歇性　93.43
——石膏管型固定 NEC　93.53
——压力绷带　93.56
—网膜　54.74
—阴道　70.77
—阴囊中的睾丸　62.5
—直肠(悬带)　48.76
—子宫(腹)(阴道)(腹壁固定)　69.22

—子宫旁(组织)的　69.22
—子宫主韧带　69.22

固定(通过)

—伴骨折-复位—见复位,骨折

—伴骨折或脱位的复位—见复位,骨折,和复位,
　脱位
—绷带　93.59
—骨　93.53
—夹板(石膏)(盘状)　93.54
—立体定位头框架　93.59
—石膏管型 NEC　93.53
——伴骨折或脱位的复位—见复位,骨折,和复
　位,脱位

—压力绷带　93.56
—装置 NEC　93.59

刮匙排除术,晶体　13.2

刮除

—角膜上皮　11.41
——用于涂片或培养　11.21
—沙眼滤泡　10.33

刮除术

—髌骨　77.66
—骨(另见切除术、病损、骨)　77.60

—角膜(上皮)　11.41
——用于涂片或培养　11.21

刮除术(伴填塞)(伴Ⅱ期闭合)—另见扩宫和刮宫

—齿龈下　24.31
—肛门　49.39

- - traction(skeletal)NEC　93.44
- - - intermittent　93.43
- - cast immobilization NEC　93.53
- - pressure dressing　93.56
- omentum　54.74
- vagina　70.77
- testis in scrotum　62.5
- rectum(sling)　48.76
- uterus(abdominal)(vaginal)(ventrofixation)
　69.22
- parametrial　69.22
- cardinal ligaments　69.22

Immobilization (by)

- with fracture-reduction-see Reduction, fracture
- with reduction of fracture or dislocation-see Reduction,fracture,and reduction,dislocation
- bandage　93.59
- bone　93.53
- splint(plaster)(tray)　93.54
- stereotactic head frame　93.59
- cast NEC　93.53
- - with reduction of fracture or dislocation—see Reduction,fracture,and reduction,dislocation
- pressure dressing　93.56
- device NEC　93.59

Curette evacuation, lens　13.2

Scraping

- cormeal epithelium　11.41
- - for smear or culture　11.21
- trachoma follicles　10.33

Shaving

- patella　77.66
- bone (see also Excision, lesion, bone) 77.60
- cormea (epithelium)　11.41
- - for smear or culture　11.21

Curettage (with packing) (with secondary closure) – see also Dilation and curettage

- subgingival　24.31
- anus　49.39

——内镜的　49.31　　　　　　　　　　　－ － endoscopic　49.31

一巩膜　12.84　　　　　　　　　　　　－ sclera　12.84

一骨(另见切除术、病损、骨)　77.60　　　－ bone(see also Excision,lesion,bone)　77.60

一关节(另见切除术、病损、关节)　80.80　　－ joint(see also Excision,lesion,joint)　80.80

一肌肉　83.32　　　　　　　　　　　　－ muscle　83.32

——手　82.22　　　　　　　　　　　　－ － hand　82.22

一脊索(脑膜)　03.4　　　　　　　　　　－ spinal cord(meninges)　03.4

一睑板腺囊肿　08.25　　　　　　　　　　－ chalazion　08.25

一腱　83.39　　　　　　　　　　　　　－ tendon　83.39

——鞘　83.31　　　　　　　　　　　　－ － sheath　83.31

———手　82.21　　　　　　　　　　　－ － － hand　82.21

一角膜上皮　11.41　　　　　　　　　　　－ corneal epithelium　11.41

——用于涂片或培养　11.21　　　　　　　－ － for smear or culture　11.21

一结膜(沙眼滤泡)　10.33　　　　　　　　－ conjunctiva(trachoma follicles)　10.33

一脑　01.59　　　　　　　　　　　　　－ brain　01.59

一脑膜　01.51　　　　　　　　　　　　－ cerebral meninges　01.51

一脑膜(脑的)　01.51　　　　　　　　　　－ meninges(cerebral)　01.51

——脊髓的　03.4　　　　　　　　　　　－ － spinal　03.4

一黏液囊　83.39　　　　　　　　　　　－ bursa　83.39

——手　82.29　　　　　　　　　　　　－ － hand　82.29

一膀胱　57.59　　　　　　　　　　　　－ bladder　57.59

——经尿道　57.49　　　　　　　　　　　－ － transurethral　57.49

一皮肤　86.3　　　　　　　　　　　　　－ skin　86.3

一软骨(另见切除术、病损、关节)　80.80　　－ cartilage(see also Excision,lesion,joint)　80.80

一神经(周围的)　04.07　　　　　　　　　－ nerve(peripheral)　04.07

——交感神经　05.29　　　　　　　　　　－ － sympathetic　05.29

一外耳　18.29　　　　　　　　　　　　－ ear,external　18.29

一腺样增殖体　28.6　　　　　　　　　　－ adenoids　28.6

一眼睑　08.25　　　　　　　　　　　　－ eyelid　08.25

一子宫(伴扩张)　69.09　　　　　　　　　－ uterus(with dilation)　69.09

——抽吸(诊断性)NEC　69.59　　　　　　　－ － aspiration(diagnostic)NEC　69.59

———流产或分娩后　69.52　　　　　　　－ － － after abortion or delivery　69.52

———为了终止妊娠　69.51　　　　　　　－ － － to terminate pregnancy　69.51

———分娩后或流产　69.02　　　　　　　－ － － following delivery or abortion　69.02

刮除与磨光,牙齿　96.54　　　　　　　**Scaling and polishing, dental　96.54**

关闭－见闭合　　　　　　　　　　　　**Closure－see closure**

关节成形术(伴固定装置)(伴牵引)　81.96　　**Arthroplasty（with fixation device）（with traction）　81.96**

一杯(部分髋)　81.52　　　　　　　　　　－ cup(partial hip)　81.52

一福勒(掌指关节)　81.72　　　　　　　　－ Fowler(metacarpophalangeal joint)　81.72

一股骨头 NEC　81.40　　　　　　　　　　－ femoral head NEC　81.40

一肘　81.85
——伴假体置换(全部)　81.84
一足(跖的)伴关节置换　81.57

关节穿刺术　81.91

一为关节造影术－见关节造影术

关节固定术(压迫)(关节外)(关节内)(伴骨移植)(伴固定装置)　81.20

一骶髂的　81.08
一跗骨间的　81.14
一跗跖的　81.15
一踝　81.11
一环杓关节　31.69
一脊柱(另见融合术,脊柱)　81.00
一肩　81.23
一胫距的　81.11
一距下的　81.13
一髋　81.21
一麦基弗(跖趾)　81.16
一全距骨　81.11
一三关节　81.12
一手指　81.28
一特指关节 NEC　81.29
一腕关节　81.26
一腕桡关节　81.25
一膝　81.22
一腰骶的,腰的 NEC　81.08
——后的(椎体),后侧路法　81.08

——前的(椎体),前侧路法　81.06

——外侧路法　81.07
一掌腕的　81.26
一掌指的　81.27
一跖趾　81.16
一指(趾)间关节
——手指　81.28
——趾 NEC　77.58
———锤状趾修补术　77.56
———爪形趾修补术　77.57
一趾 NEC　77.58
——锤状趾修补术　77.56

- elbow　81.85
- – with prosthetic replacement(total)　81.84
- foot(metatasal)with joint replacement　81.57

Arthrocentesis　81.91

- for arthrography－see Arthrogram

Arthrodesis (compression)(extra-articular)(intra-articular)(with bone graft)(with fixation device)　81.20

- sacroiliac　81.08
- midtarsal　81.14
- tarsometatarsal　81.15
- ankle　81.11
- cricoarytenoid　31.69
- spinal(see also Fusion,spinal)　81.00
- shoulder　81.23
- tibiotalar　81.11
- subtalar　81.13
- hip　81.21
- McKeever(metatarsophalangeal)　81.16
- pantalar　81.11
- triple　81.12
- finger　81.28
- specified joint NEC　81.29
- wrist　81.26
- carporadial　81.25
- knee　81.22
- lumbosacral,lumbar NEC　81.08
- – posterior(interbody),posterolateral technique　81.08
- – anterior(interbody),anterolateral technique　81.06
- – lateral transverse process technique　81.07
- metacarpocarpal　81.26
- metacarpophalangeal　81.27
- metatarsophalangeal　81.16
- interphalangeal
- – finger　81.28
- – toe NEC　77.58
- – – hammer toe repair　77.56
- – – claw toe repair　77.57
- toe NEC　77.58
- – hammer toe repair　77.56

一一爪形趾修补术　77.57

一肘　81.24

一足 NEC　81.17

一坐骨股骨的　81.21

关节截除术　80.90

一踝　80.97

一脊柱 NEC　80.99

一肩　80.91

一髋　80.95

一手和手指　80.94

一特指部位 NEC　80.99

一腕　80.93

一膝　80.96

一一半月软骨　80.6

一肘　80.92

一椎间盘一见亚目　80.5

一足和趾　80.98

关节离断　84.91

一踝　84.13

一手指,除拇指外　84.01

一一拇指　84.02

一肩　84.08

一髋　84.18

一拇指　84.02

一腕　84.04

一膝　84.16

一趾　84.11

一肘　84.06

关节内镜检查　80.20

一踝　80.27

一肩　80.21

一髋　80.25

一手　80.24

一手指　80.24

一特指部位 NEC　80.29

一腕　80.23

一膝　80.26

一趾　80.28

一肘　80.22

一足　80.28

关节囊成形术－见关节成形术

关节囊缝合术　81.96

- - claw toe repair　77.57

- elbow　81.24

- foot NEC　81.17

- ischiofemoral　81.21

Arthrectomy　80.90

- ankle　80.97

- spine NEC　80.99

- shoulder　80.91

- hip　80.95

- hand and finger　80.94

- specified site NEC　80.99

- wrist　80.93

- knee　80.96

- - semilunar cartilage　80.6

- elbow　80.92

- intervertebral disc-see category　80.5

- foot and toe　80.98

Disarticulation　84.91

- ankle　84.13

- finger, except thumb　84.01

- - thumb　84.02

- shoulder　84.08

- hip　84.18

- thumb　84.02

- wrist　84.04

- knee　84.16

- toe　84.11

- elbow　84.06

Arthroscopy, Arthroendoscopy　80.20

- ankle　80.27

- shoulder　80.21

- hip　80.25

- hand　80.24

- finger　80.24

- specified site NEC　80.29

- wrist　80.23

- knee　80.26

- toe　80.28

- elbow　80.22

- foot　80.28

Capsuloplasty－see Arthroplasty

Capsulorrhaphy　81.96

一伴关节成形术－见关节成形术
一踝　81.94
一上肢　81.93
一下肢 NEC　81.95
一足　81.94

关节强硬,产生－见关节固定术

关节切开术　80.10
一踝　80.17
一脊柱　80.19
一肩　80.11
一髋　80.15
一手和手指　80.14
一特指部位 NEC　80.19
一腕　80.13
一膝　80.16
一肘　80.12
一足和趾　80.18
一作为手术入路－省略编码
一一伴
一一一肺注射　81.92
一一一关节内镜检查－见关节内镜检查
一一一关节造影术－见关节造影术
一一一去除假体(另见去除,假体,关节结构)
　80.00

关节松解术　93.26
关节盂成形术,肩　81.83
一伴
一一部分置换　81.81
一一全部置换　81.80
一用于复发性脱臼　81.82
关节造口术－另见关节切开术　80.10
关节造影术,关节造影术　88.32
一颞下颌的　87.13
冠,牙齿(陶瓷的)(金的)　23.41
管道成形术,外耳道　18.6

管饲法,胃的　96.35
贯通－另见固定
一虹膜(凸起的)　12.11
灌肠法(经肛门)NEC　96.39
一为了去除嵌塞的粪便　96.38
灌肠法(小肠)　96.43

– with arthroplasty-see Arthroplasty
– ankle　81.94
– upper extremity　81.93
– lower extremity NEC　81.95
– foot　81.94

Ankylosis, production of – see Arthrodesis

Arthrotomy　80.10
– ankle　80.17
– spine　80.19
– shoulder　80.11
– hip　80.15
– hand and finger　80.14
– specified site NEC　80.19
– wrist　80.13
– knee　80.16
– elbow　80.12
– foot and toe　80.18
– as operative approach-omit code
– – with
– – – injection of lung　81.92
– – – arthroscopy—see Arthroscopy
– – – arthrography—see Arthrogram
– – – removal of prosthesis(see also Removal,
　prosthesis,joint structures)　80.00

Arthrolysis　93.26
Glenoplasty, shoulder　81.83
– with
– – partial replacement　81.81
– – total replacement　81.80
– for recurrent dislocation　81.82
Arthrostomy – see also Arthrotomy　80.10
Arthrogram,Arthrography　88.32
– temporomandibular　87.13
Crown, dental (ceramic) (gold)　23.41
**Canaloplasty, external auditory meatus
　18.6**

Gavage, gastric　96.35
Transfixion – see also Fixation
– iris(bombe)　12.11
Enema (transanal) NEC　96.39
– for removal of impacted feces　96.38
Enteroclysis (small bowel)　96.43

灌输

一放射性同位素(腔内)(静脉内)　92.28

一膀胱　96.49

一生殖泌尿系 NEC　96.49

一消化道,除外胃饲法　96.43

灌洗-见冲洗,灌洗

灌注 NEC　39.97

一肠(大)(局部的)　46.96

一一小　46.95

一肝,局部的　50.93

一高热(淋巴),局部区域或部位　93.35

一冠状动脉　39.97

一颈　39.97

一颈动脉　39.97

一全身　39.96

一肾,局部的　55.95

一头　39.97

一为了

一一化学疗法 NEC　99.25

一一激素疗法 NEC　99.24

一肢体(下的)(上的)　39.97

一蛛网膜下(脊索)(冷冻盐水)　03.92

光化学疗法 NEC　99.83

一体外　99.88

光量子疗法,治疗性　99.88

光疗法 NEC　99.83

一新生儿　99.83

一紫外线的　99.82

光凝术

一虹膜　12.41

一黄斑孔-见光凝术,视网膜

一睫状体　12.73

一眶病损　16.92

一视网膜

一一激光(束)

一一一为了

一一一一病损破坏　14.24

一一一一撕裂或缺损修补术　14.34

一一一一再附着　14.54

Instillation

- radioisotope (intracavitary)(intravenous) 92.28

- bladder　96.49

- genitourinary NEC　96.49

- digestive tract,except gastric gavage　96.43

Lavage-seelavage

Perfusion NEC　39.97

- intestine(large)(local)　46.96

- - small　46.95

- liver,localized　50.93

- hyperthermic(lymphatic),localized region or site　93.35

- coronary artery　39.97

- neck　39.97

- carotid artery　39.97

- total body　39.96

- kidney, local　55.95

- head　39.97

- for

- - chemotherapy NEC　99.25

- - hormone therapy NEC　99.24

- limb (lower)(upper)　39.97

- subarachnoid (spinal cord)(refrigerated saline)　03.92

Photochemotherapy NEC　99.83

- extracorporeal　99.88

Photopheresis, therapeutic　99.88

Phototherapy NEC　99.83

- newborn　99.83

- ultraviolet　99.82

Photocoagulation

- iris　12.41

- macular hole—see Photocoagulation,retina

- ciliary body　12.73

- orbital lesion　16.92

- retina

- - laser(beam)

- - - for

- - - - destruction of lesion　14.24

- - - - repair of tear or defect　14.34

- - - - reattachment　14.54

——为了

———病损破坏　14.25

———撕裂或缺损修补术　14.35

———再附着　14.55

——氙弧光

——为了

————病损破坏　14.23

————撕裂或缺损修补术　14.33

————再附着　14.54

一眼,眼球　16.99

光凝术－见光凝术

广视野膀胱镜检查　57.32

一经人工造口　57.31

一特指部位,除外膀胱－见内镜检查,按部位

龟头成形术　64.49

－－for

－－－destruction of lesion　14.25

－－－repair of tear or defect　14.35

－－－reattachment　14.55

－－xenon arc

－－－for

－－－－destrution of lesion　14.23

－－－－repair of tear or defect　14.33

－－－－reattachment　14.54

－eye,eyeball　16.99

Light coagulation－see Photocoagulation

Panendoscopy　57.32

－through artificial stoma　57.31

－specified site,other than bladder－see Endoscopy,by site

Balanoplasty　64.49

H

Hagner 手术(附睾切开术)　63.92

Halsted 手术－见修补术,疝,腹股沟的

Hampton 手术(吻合术 小肠与直肠残端)　45.92

Harrison-Richardson 手术(阴道悬吊术)　70.77

Hartmann 切除术(肠)(伴凹)－见结肠切除术,按部位

Heaney 手术(阴道子宫切除术)　68.59

一腹腔镜辅助(LAVH)　68.51

Hegar 手术(会阴缝合术)　71.79

Heine 手术(睫状体分离术)　12.55

Heineke-Mikulicz 手术(幽门成形术)　44.29

Heller 手术(食管肌切开术)　42.7

Hellstrom 手术(迷行的肾血管移植)　39.55

Henley 手术(空肠转位)　43.81

Hey 手术(足截断术)　84.12

Hey-Groves 手术(前交叉韧带重建术)　81.45

Hagner operation (epididymotomy)　63.92

Halsted operation－see Repair, hernia, inguinal

Hampton operation (anastomosis small intestine to rectal stump)　45.92

Harrison-Richardson operation (vaginal suspension)　70.77

Hartmann resection (of intestine) (with pouch) － see colectomy, by site

Heaney operation (vaginal hysterectomy)　68.59

－laparoscopically assisted(LAVH)　68.51

Hegar operation (perineorrhaphy)　71.79

Heine operation (cyclodialysis)　12.55

Heineke-Mikulicz operation (pyloroplasty)　44.29

Heller operation (esophagomyotomy)　42.7

Hellstrom operation (transplantation of aberrant renal vessel)　39.55

Henley operation (jejunal transposition)　43.81

Hey operation (amputation of foot)　84.12

Hey-Groves operation (reconstruction of anterior cruciate ligament)　81.45

—跟腱切断术　83.11

—踇囊肿切除术伴内收肌腱移植术　77.53

合生,胸膜　**34.6**

核查－见检查,核查

核磁共振影像－见影像,磁共振

赫斯特伦手术－见 Hellstrom 手术

黑-葛若夫斯手术-见 Hey－Groves 手术

黑加手术—见 Hegar 手术

黑氏手术—见 Hey 手术

亨利手术—见 Henley 手术

横结肠造口术－另见结肠造口术　**46.10**

横切－另见切断

—动脉(伴结扎)(另见切断,动脉)　38.80

——肾的,迷行的(伴再植入)　39.55

—骨(另见骨切开术)　77.30

—肌　83.19

——手　82.19

——眼　15.13

———多数(两条或多条肌)　15.3

—脊髓的

——神经根　03.1

——索束　03.29

—腱　83.13

——手　82.11

—静脉(伴结扎)(另见切断,静脉)　38.80

——静脉曲张(下肢)　38.59

——肾的,迷行的(伴再植入)　39.55

—神经(颅的)(周围的)NEC　04.03

——根(脊髓的)　03.1

——脊索内束　03.29

——交感神经　05.0

——迷走神经(经腹)(另见 迷走神经切断术)　44.00

——三叉　04.02

——听神经　04.01

－ achillotenotomy　83.11

－ bunionectomy with adductor tendon transfer　77.53

symphysis, pleural　34.6

Check－see Check

Nuclear magnetic resonance imaging－see Imaging,magnetic resonance

赫斯特伦手术－**see Hellstrom operation**

黑-葛若夫斯手术—**see Hey-Groves operation**

黑加手术—**see Hegar operation**

黑氏手术—**see Hey operation**

亨利手术—**see Henley operation**

Transversostomy－see also Colostomy　46.10

Transection－see also Division

－　artery (with ligation) (see also Divition, artery)　38.80

－ － renal, aberrant (with reimplantation)　39.55

－ bone(see also Osteotomy)　77.30

－ muscle　83.19

－ － hand　82.19

－ － eye　15.13

－ － － multiple(two or more muscles)　15.3

－ spinal

－ nerve root　03.1

－ － cord tracts　03.29

－ tendon　83.13

－ － hand　82.11

－ vein(with ligation)(see also Divition,vein)　38.80

－ － varicose(lower limb)　38.59

－　renal, aberrant (with reimplantation)　39.55

－ nerve(cranial)(peripheral) NEC　04.03

－ － root(spinal)　03.1

－ － tracts in spinal cord　03.29

－ － sympathetic　05.0

－ － vagus (transabdominal)(see also Vagotomy)　44.00

－ － trigeminal　04.02

－ － acoustic　04.01

回波描记术－见超声波检查　　　　　　　　Echography－see Ultrasonography

回肠的　　　　　　　　　　　　　　　　　Ileal

一膀胱　　　　　　　　　　　　　　　　　- bladder

一一闭合性　57.87［45.51］　　　　　　　- - closed　57.87［45.51］

一一开放性(回肠输尿管吻合术)　56.51　　- - open(ileoureterostomy)　56.51

一通道(回肠输尿管吻合术)　56.51　　　　- conduit(ileoureterostomy)　56.51

回肠缝合术　**46.73**　　　　　　　　　　**Ileorrhaphy　46.73**

回肠固定术　**46.61**　　　　　　　　　　**Ileopexy　46.61**

回肠横结肠吻合术　**45.93**　　　　　　　**Ileotransversostomy　45.93**

回肠回肠吻合术　**45.91**　　　　　　　　**Ileoileostomy　45.91**

一近端与远端段　45.62　　　　　　　　　- proximal to distal segment　45.62

回肠结肠切除术　**45.73**　　　　　　　　**Ileocolectomy　45.73**

回肠结肠切开术　**45.00**　　　　　　　　**Ileocolotomy　45.00**

回肠结肠吻合术　**45.93**　　　　　　　　**Ileocolostomy　45.93**

回肠镜检查　**45.13**　　　　　　　　　　**Ileoscopy　45.13**

一经腹(手术的)　45.11　　　　　　　　　- transabdominal(operative)　45.11

一经造口(人工的)　45.12　　　　　　　　- through stoma(artificial)　45.12

回肠盲肠吻合术　**45.93**　　　　　　　　**Ileocecostomy　45.93**

回肠袢造影术　**87.78**　　　　　　　　　**Ileoloopogram　87.78**

回肠膀胱成形术(分离段吻合术)(开放瓣)　　**Ileocystoplasty (isolated segment anasto-**
57.87［45.51］　　　　　　　　　　　　**mosis) (open loop) 57.87**［45.51］

回肠切除术(部分)　**45.62**　　　　　　　**Ileoectomy (partial)　45.62**

一伴盲肠切除术　45.72　　　　　　　　　- with cecectomy　45.72

回肠切开术　**45.02**　　　　　　　　　　**Ileotomy　45.02**

回肠十二指肠切开术　**45.01**　　　　　　**Ileoduodenotomy　45.01**

回肠食管吻合术　**42.54**　　　　　　　　**Ileoesophagostomy　42.54**

回肠输尿管吻合术(布里克)(回肠膀胱)　**56.51**　**Ileoureterostomy (Bricker's) (ileal bladder)**
　　　　　　　　　　　　　　　　　　　56.51

回肠外翻　**46.99**　　　　　　　　　　　**Ileoentectropy　46.99**

回肠胰腺吻合术　**52.96**　　　　　　　　**Ileopancreatostomy　52.96**

回肠乙状结肠吻合术　**45.93**　　　　　　**Ileosigmoidostomy　45.93**

回肠造口术　**46.20**　　　　　　　　　　**Ileostomy　46.20**

一保罗(暂时性)　46.21　　　　　　　　　- Paul(temporary)　46.21

一管(暂时性)　46.21　　　　　　　　　　- tube(temporary)　46.21

一亨登(暂时性)　46.21　　　　　　　　　- Hendon(temporary)　46.21

一节制性(永久性)　46.22　　　　　　　　- continent(permanent)　46.22

一一用于泌尿系转流术　56.51　　　　　　- - for urinary diversion　56.51

一袢式　46.01　　　　　　　　　　　　　- loop　46.01

一迁移至新位置　46.23　　　　　　　　　- transplantation to new site　46.23

一输尿管的　　　　　　　　　　　　　　- ureteral

一一内的　56.71　　　　　　　　　　　　- - internal　56.71

一一外部　56.51　　　　　　　　　　　　- - external　56.51

Johanson 手术(尿道重建术)　58.46

Jones 手术
—锤状趾(指(趾)间关节融合术)　77.56
—腓腱修补术　83.88
—改良(腱移植术伴关节固定术)　77.57

—泪囊鼻腔造口术　09.81
—爪形趾(伸拇长肌肌腱移植术)　77.57

——改良(伴关节固定术)　77.57
Joplin 手术(外生骨疣切除术伴腱移植)　77.53

奇静脉造影术　88.63
机械性通气—见通气
—持续气道正压通气(CPAP)　93.90

—负压(持续性)(CNP)　93.99

—呼气末正压通气(PEEP)—见亚目　96.7

—间歇性正压呼吸(IPPB)　93.91

—间歇性指令通气(IMV)—见亚目

—其他连续性(未特指持续时间)　96.70

——用于连续96小时或更多　96.72
——用于少于连续96小时　96.71
—气管内呼吸辅助—见亚目　96.7

—双相正压通气(BIPAP)　93.90

—压力支持通气(PSV)—见亚目　96.7

肌成形术—另见修补术,肌　83.87
—乳突　19.9
—手(另见修补术,肌肉,手)　82.89
肌电图,肌电描记术(EMG)(肌肉)　93.08

—尿道括约肌　89.23
—眼　95.25

Johanson operation (urethral reconstruc-tion)　58.46

Jones operation
– hammer toe (interphalangeal fusion)　77.56
– repair of peroneal tendon　83.88
– modified (tendon transfer with arthrodesis)　77.57
– dacryocystorhinostomy　09.81
– claw toe (transfer of extensor hallucis longus tendon)　77.57
– – modified (with arthrodesis)　77.57
Joplin operation (exostectomy with tendon transfer)　77.53

Azygography　88.63
Mechanical ventilation – see Ventilation
– continuous positive airway ptessure(CPAP)　93.90
– negative pressure (continuous) (CNP)　93.99
– posistve end expiratory pressure(PEEP) -see category　96.7
– intermittent positive pressure breathing(IPPB)　93.91
– intermittent mandatory ventilation(IMV)-see category
– other continuous (unspecified dutation)　96.70
– – for 96 consecutive hours or more　96.72
– – for less than 96 consecutive hours　96.71
– endotracheal respiratory assistance -see category　96.7
– bi-level positive airwar pressure (BIPAP)　93.90
– pressure support ventilation(PSV) -see category　96.7

Myoplasty – see also Repair, muscle　83.87
– mastoid　19.9
– hand(see also Repair,muscle,hand)　82.89
Electromyogram, electromyography (EMG) (muscle)　93.08

– urethral sphincter　89.23
– eye　95.25

肌缝合术 **83.65**

一手 82.46

肌腱(病变)切除术 **83.39**

一腱鞘 83.31

一一手 82.21

一手 82.29

一提上睑肌 08.33

一眼 15.13

一一多数(两或多条肌腱) 15.3

一一提上睑肌 08.33

肌腱成形术－另见修补术,腱 **83.88**

一手 82.86

肌腱切开术 **83.13**

一手 82.11

肌瘤切除术,肌部分切除术(子宫) **68.29**

一阔韧带 69.19

肌切断术 **83.99**

一手 82.99

肌切开术 **83.02**

一伴切断 83.19

一一手 82.19

一环咽 29.31

一一用于咽(咽食管的)憩室切除术 29.32

一结肠 NEC 46.92

一一乙状 46.91

一食管 42.7

一手 82.02

一一伴切断 82.19

一提睑肌 08.38

一眼(斜肌)(直肌) 15.21

一一多数的(两或多条肌) 15.4

一乙状(结肠) 46.91

肌肉成形术－另见修补术,肌 **83.87**

一于－另见修补术,肌肉,于 82.89

肌肉切除术 **83.45**

一肛门直肠的 48.92

一手 82.36

一一用于移植 82.34

一提上睑肌 08.33

Myorrhaphy, Myosuture **83.65**

- hand 82.46

Tenectomy **83.39**

- tendon sheath 83.31

- - hand 82.21

- hand 82.29

- levator palpebrae 08.33

- eye 15.13

- - multiple(two or move tendon) 15.3

- - levator palpebrae 08.33

Myotenontoplasty, Myotenoplasty - see also Repair, tendon **83.88**

- hand 82.86

Myotenotomy **83.13**

- hand 82.11

Myomectomy (uterine) **68.29**

- broad ligament 69.19

Myoclasis **83.99**

- hand 82.99

Myotomy **83.02**

- with division 83.19

- - hand 82.19

- cricopharyngeal 29.31

- - that for pharyngeal (pharyngoesophageal) diverticulectomy 29.32

- colon NEC 46.92

- - sigmoid 46.91

- esophagus 42.7

- hand 82.02

- - with division 82.19

- levator palperbrae 08.38

- eye (oblique)(rectus) 15.21

- - multiple(two or more mucles) 15.4

- sigmoid (colon) 46.91

Musculoplasty - see also Repair, muscle **83.87**

hand-see also Repair, muscle, hand 82.89

Myectomy **83.45**

- anorectal 48.92

- hand 82.36

- - for graft 82.34

- levator palpebrae 08.33

一眼肌　15.13

－－多数　15.3

一用于移植　83.43

－－手　82.34

一直肠的　48.92

肌伸展　93.27

基础代谢率　89.39

基德纳手术－见 **Kidner** 手术

基利安手术－见 **Killian** 手术

激光－另见凝固,破坏,和光凝术,按部位

一血管成形术,经皮经管腔　39.59

－－冠状－见血管成形术,冠状

吉尔手术－见 **Gill** 手术

吉尔-斯坦手术－见 **Gill-stein** 手术

吉福德手术－见 **Gifford** 手术

吉利姆手术－见 **Gilliam** 手术

挤压术

一鼻中隔　21.88

一骨－见亚目　78.4

一结石

－－胆(肝的)通道　51.49

－－－内镜的　51.88

－－膀胱(泌尿系)　57.0

－－胰腺管　52.09

－－－内镜的　52.94

一神经(颅的)(周围的)NEC　04.03

－－耳的　04.01

－－膈　04.03

－－－用于肺萎陷　33.31

－－交感神经　05.0

－－前庭　04.01

－－三叉　04.02

　　听神经　04.01

一神经节－见挤压术,神经

一输精管　63.71

一输卵管(另见结扎,输卵管)　66.39

一痔　49.45

脊髓麻醉－省略编码

－ eye muscle　15.13

－ - multiple　15.3

- for graft　83.43

－ - hand　82.34

- rectal　48.92

Myotasis　93.27

Basal metabolic rate　89.39

基德纳手术－ **see kidner operation**

基利安手术－ **see killian operation**

Laser － see also Coagulation, destruction, and photocoagulation, by site

－　angioplasty, percutaneous transluminal　39.59

－ - coronary－see Angioplasty,coronary

吉尔手术－ **see Gill operation**

吉尔-斯坦手术－ **see Gill-stein operation**

吉福德手术－ **see Gifford operation**

吉利姆手术－ **see Gilliam operation**

Crushing

- nasal septum　21.88

- bone－see category　78.4

- calculus

－ - bile (hepatic)passage　51.49

－ - - endoscopic　51.88

－ - bladder (urinary)　57.0

－ - pancreatic duct　52.09

－ - - endoscopic　52.94

－ - nerve(cranial)(peripheral)NEC　04.03

－ - auditory　04.01

－ - phrenic　04.03

－ - - for collapse of lung　33.31

－ - sympathetic　05.0

－ - vestibular　04.01

－ - trigemianl　04.02

－ - acoustic　04.01

－ ganglion－see Crushing,nerve

- vas deferens　63.71

－　fallopian tube (see also ligation, fallopian tube)　66.39

- hemorrhoids　49.45

Spinal anesthesia－omit code

脊髓切断术(脊髓丘脑的)(前的)(后的)NEC 03.29
- 经皮 03.21
- 立体定位 03.21

脊髓切开术
- 脊髓的(双侧)NEC 03.29
- - 经皮 03.21
- 脊柱,脊髓的(索)(管)(一期)(二期) 03.29
- 经皮 03.21

脊髓造影,脊髓造影术(空气)(气体) **87.21**
- 后颅窝 87.02

脊柱后凸成形术 **81.66**

脊柱融合-另见融合术,脊柱 **81.00**

济格勒手术—见 **Ziegler** 手术

寄生虫学-见检查,显微镜的

加布尔杜华纳手术—见 **Graber Duvernay** 手术

加德纳手术—见 **Gardner** 手术

加尔索手术—见 **Garceau** 手术

加固-另见修补术,按部位
- 巩膜 NEC 12.88
- - 伴移植 12.87

加深
- 齿槽嵴 24.5
- 唇颊沟 24.91
- 舌沟 24.91

加压
- 移植治疗 00.16

夹板
- 肌肉骨骼 93.54
- 输尿管 56.2
- 牙齿(用于固定) 93.55
- - 齿矫形 24.7

家庭
- 辅导(医学的)(社会的) 94.49
- 疗法 94.42

家务疗法 **93.83**

甲成形术 **86.86**

甲切除术 **86.23**

Chordotomy(spinothalmic)(anterior)(posterior) NEC 03.29
- percutaneous 03.21
- stereotactic 03.21

Chordotomy, Myelotomy
- spinal(bilateral)NEC 03.29
- - percutaneous 03.21
- spine, spinal (cord)(tract)(one-stage)(two-stage) 03.29
- percutaneous 03.21

Myelogram, myelography (air) (gas) 87.21
- posterior fossa 87.02

Kyphoplasty 81.66

Spondylosyndesis – see also Fusion, spinal 81.00

济格勒手术— **see Ziegler operation**

Parasitology – see Examination, microscopic

加布尔-杜华纳手术— see Graber-Duvernay operation

加德纳手术— see Gardner operation

加尔索手术— see Garceau operation

Reinforcement – see also Repair, by site
- sclera NEC 12.88
- - with graft 12.87

Deepening
- alveolar ridge 24.5
- buccolabial sulcus 24.91
- lingual sulcus 24.91

Pressurized
- graft treatment 00.16

Splinting
- musculoskeletal 93.54
- ureteral 56.2
- dental (for immobilization) 93.55
- - orthodontic 24.7

Family
- counsling (medical)(social) 94.49
- therapy 94.42

Domestic tasks therapy 93.83

Onychoplasty 86.86

Onychectomy 86.23

甲切开术　**86.09**
—伴引流　86.04
甲状旁腺切除术(部分)(大部)NEC　**06.89**

—全部的,完全的　06.81
—全部切除　06.81
—异位的　06.89
—纵隔的　06.89
甲状软骨切开术　**31.3**
—伴钽板　31.69
甲状腺缝合术　**06.93**
甲状腺切除术 NEC　**06.39**
—伴喉切除术—见喉切除术
—部分或大部 NEC　06.39
——伴残留叶全部去除　06.2

——颏下入路(舌)　06.6
——胸骨下(通过纵隔切开术)(经胸骨入路)　06.51
—残留组织　06.4
—单侧(伴峡部去除)(伴其他叶部分去除)　06.2

—经口的入路(舌)　06.6
—经胸骨入路(另见甲状腺切除术,胸骨下)　06.50
—颏下入路(舌)　06.6
—舌(完全)(部分)(大部)(全部)　06.6

—通过纵隔切开术(另见甲状腺切除术,胸骨下)　06.50
—完全或全部的　06.4
——经口的入路(舌)　06.6
——胸骨下(通过纵隔切开术)(经胸骨入路)　06.52
—胸骨下(通过纵隔切开术)(经胸骨入路)　06.50
——部分或大部　06.51
——完全或全部　06.52
甲状腺切开术(区)(腺)NEC　**06.09**
—手术后　06.02
假指成形术(第五掌骨)　**82.81**
间隔切除术

Onychotomy　**86.09**
- with drainage　86.04
Parathyroidectomy (partial) (subtotal) NEC　**06.89**
- total,complete　06.81
- global removal　06.81
- ectopic　06.89
- mediastinal　06.89
Thyrochondrotomy,Thyrotomy　**31.3**
- with tantalum plate　31.69
Thyroidorrhaphy　**06.93**
Thyroidectomy NEC　**06.39**
- with laryngectomy — see Laryngectomy
- partial or subtotal NEC　06.39
- - with compelet removal of remaining lobe　06.2
- - submental route(lingual)　06.6
- - substernal (by mediastinotomy) (transsternal route)　06.51
- remaining tissues　06.4
- unilateral (with removal of isthmus) (with removal of portion of other lobe)　06.2
- transoral route(lingual)　06.6
- transsternal route (see also Thyroidectomy, substernal)　06.50
- submental route(lingual)　06.6
- lingual (complete) (partial) (subtotal) (total)　06.6
- by mediastinotomy (see also thyroidectomy, substernal)　06.50
- complete or total　06.4
- - transoral route(lingual)　06.6
- - substernal (by mediastinotomy) (transsternal route)　06.52
- substernal (by mediastinotomy) (transsternal route)　06.50
- - partial or subtotal　06.51
- - complete or total　06.52
Thyroidotomy (field) (gland) NEC　**06.09**
- postoperative　06.02
Phalangization (fifth metacarpal)　**82.81**
Septectomy

—用于颅骨骨折　02.02

—颅骨骨折　02.02

—颅内的　01.24

—马尾　03.09

—迷路　20.79

—内淋巴囊　20.79

—脑　01.24

—三叉(神经根)　04.41

—神经(周围的)NEC　04.49

——耳的　04.42

——颅的 NEC　04.42

——三叉(根)　04.41

——正中　04.43

—神经节(周围)NEC　04.49

——颅的 NEC　04.42

—腕管　04.43

—胃的　96.07

—心包　37.0

—心脏　37.0

—胸出口

——通过

———肌切开术(前斜角肌切断)　83.19

———腱切断术　83.13

—胰腺管　52.92

——内镜的　52.93

—正中神经　04.43

—直肠　48.0

—椎板切除术　03.09

—椎板切开术　03.09

—总胆管　51.42

——通过插管法　51.43

———经皮的　51.98

———内镜的　51.87

检查,核查

—CRT-D(心律再同步化除颤器)(仅感应)
　89.49

—CRT-P(心律再同步化起搏器)(仅感应)
　89.45

—起搏器,人工(心的)(功能)(仅感应)(率)
　89.45

——电极阻抗　89.47

- - for skull fracture　02.02

- skull fracture　02.02

- intacranial　01.24

- cauda equina　03.09

- labyrinth　20.79

- endolymphatic sac　20.79

- brain　01.24

- trigeminal (nerve root)　04.41

- nerve (peripheral) NEC　04.49

- - auditory　04.42

- - cranial NEC　04.42

- - trigeminal (root)　04.41

- - median　04.43

- ganglion (penpherl) NEC　04.49

- - cranial NEC　04.42

- carpal tunnel　04.43

- gastric　96.07

- pericardium　37.0

- heart　37.0

- thoracic outlet

- - by

- - - myotomy (division of scalenus anticus muscle)　83.19

- - - tenotomy　83.13

- pancreatic duct　52.92

- - endoscopic　52.93

- menian nerve　04.43

- rectum　48.0

- laminectomy　03.09

- laminotomy　03.09

- common bile duct　51.42

- - by intubation　51.43

- - - percutaneous　51.98

- - - endoscopic　51.87

Check

- CRT-D (cardiac resynchronization defibrillator)(interrogation only)　89.49

- CRT-P (cardiac resynchronization pacemader)(interrogation only)　89.45

- pacemaker, artificial (cardiac) (funcition)(interrogation only)(rate)　89.45

- - electrode impedance　89.47

——电流安培阈值 89.48   — — Amperage threshold 89.48

——电压阈值 89.48   — — voltage threshold 89.48

——伪差波形 89.46   — — artifact wabe form 89.46

—视力 NEC 95.09   — vision NEC 95.09

—植入自动复律器或除颤器(AICD)(仅感应) 89.49   — automatic implantable cardioverter/defibrillatory(AICD)(interrogation only) 89.49

检查(为了)   **Examination (for)**

—肠造口(指检) 89.33   — enterostomy stoma (digital) 89.33

—单克隆抗体治疗药,下颌骨 87.12   — panorex,mandible 87.12

—妇产科学的 89.26   — gynecological 89.26

—骨盆(手法的) 89.26   — pelvic (manual) 89.26

——骨盆测量的 88.25   — — pelvimetric 88.25

——器械(通过骨盆测量器) 88.25   — — instrumental (by pelvimeter) 88.25

—甲状腺区,手术后 06.02   — thyroid field,postoperative 06.02

—检眼镜的 16.21   — opthalmoscopic 16.21

—结肠造口(指检) 89.33   — colostomy stoma (digital) 89.33

—颈肋(通过 X 线) 87.43   — cervial rib (by x-ray) 87.43

—青光眼 95.03   — glaucoma 95.03

—全身性体格 89.7   — general physical 89.7

—乳房   — breast

——超声 88.73   — — ultrasonic 88.73

——放射照相 NEC 87.37   — — radiographic NEC 87.37

——热象图的 88.85   — — themographic 88.85

——手法的 89.36   — — manual 89.36

—神经科的 89.13   — neurolgic 89.13

—神经眼科学 95.03   — neuro-ophthalmology 95.03

—视觉区 95.05   — visual field 95.05

—视网膜病 95.03   — retinal disease 95.03

—死后 89.8   — postmortem 89.8

—胎儿,子宫内 75.35   — fetus,intrauterine 75.35

—特指类型(手法的)NEC 89.39   — specified type (manual) NEC 89.39

—体格,全身性 89.7   — physical,general 89.7

—听觉 95.47   — hearing 95.47

—显微镜(标本)(... 的) 91.9   — microscope (specimen) (of) 91.9

注   Note

类目 90－91 使用下列四位数细目标明涂片类型   Use the following fourth digit subclassification with categories 90-91 to identify type of smear

1 细菌涂片   1 bacterial smear

2 培养   2 culture

3 培养和敏感性   3 culture and sensitivity

4 寄生虫学   4 parasitology

5 毒物学

6 细胞块和帕帕尼格拉乌涂片

9 其他显微镜检查

　——鼻　90.3

　——扁桃腺　90.3

　——肠系膜　91.1

　——垂体腺　90.1

　——大便　90.9

　——大肠　90.9

　——胆管　91.0

　——胆囊　91.0

　——耳　90.3

　——肺　90.4

　——腹膜（液）　91.1

　——腹膜后　91.1

　——肝　91.0

　——肛门　90.9

　——骨　91.5

　——骨髓　90.6

　——关节液　91.5

　——横膈　90.4

　——喉　90.3

　——滑膜　91.5

　——回肠　90.9

　——肌肉　91.5

　——肌肉骨骼系统　91.5

　——脊髓液　90.0

　——甲状旁腺　90.1

　——甲状腺　90.1

　——腱　91.5

　——结肠　90.9

　——筋膜　91.5

　——精囊　91.3

　——精子　91.3

　——空肠　90.9

　——口　90.8

　——阑尾　90.9

　——淋巴（结）　90.7

　——卵巢　91.4

　——毛发　91.6

　——内分泌腺 NEC　90.1

　——脑　90.0

5 toxicology

6 cell block and Papanicolaou smear

9 other microscopic examination

　– – nose　90.3

　– – tonsil　90.3

　– – mesentery　91.1

　– – pituitary gland　90.1

　– – stool　90.9

　– – large intestion　90.9

　– – bile ducts　91.0

　– – gallbadder　91.0

　– – ear　90.3

　– – lung　90.4

　– – peritorieum（fiuid）　91.1

　– – retroperitoneum　91.1

　– – liver　91.0

　– – anus　90.9

　– – bone　91.5

　– – marrow　90.6

　– – joint fluid　91.5

　– – diaphragm　90.4

　– – larynx,throat　90.3

　– – burrsa,synovia membrane　91.5

　– – ileum　90.9

　– – muscle　91.5

　– – musculoskeletal system　91.5

　– – spinal fluid　90.0

　– – parathyroid gland　90.1

　– – thyroid gland　90.1

　– – tendon　91.5

　– – colon　90.9

　– – fascia　91.5

　– – seminal vesicle　91.3

　– – semen　91.3

　– – jejunum　90.9

　– – mouth　90.8

　– – appendix　90.9

　– – lymph（node）　90.7

　– – ovary　91.4

　– – hair　91.6

　– – endocring gland NEC　90.1

　– – brain　90.0

腱肌成形术－另见修补术，腱　**83.88**

一手(另见修补术，腱，手)　82.86

腱肌切开术－见腱切除术(缩短)

腱膜缝合术－另见缝合，腱　**83.64**

一手(另见缝合，腱，手)　82.45

腱膜切除术　**83.42**

一手　82.33

腱膜切开术　**83.13**

一手　82.11

腱鞘切断术－见腱切断术

腱切除术(缩短)　**83.42**

一手　82.33

一一用于移植　82.32

一用于移植　83.41

一一手　82.32

腱切断术　**83.13**

一镫骨肌　19.0

一跟腱　83.11

一鼓膜张肌　19.0

一内收肌(髋)(皮下)　83.12

一手　82.11

一提上睑肌　08.38

一胸小肌肌腱(胸廓出口减压)　83.13

一眼　15.12

一一多数(两或多条腱)　15.4

一一提上睑肌　08.38

腱悬吊术　**83.88**

一手　82.86

腱粘连松解术　**83.91**

一手　82.91

交感神经切除术，交感神经切断术 NEC　**05.29**

一骶前的　05.24

一鼓膜　20.91

一颈的　05.22

一颈胸的　05.22

一肾的　05.29

一胸腰的　05.23

一腰的　05.23

一周围动脉　05.25

Tenontomyoplasty, Tenomyoplasty － see also Repair, tendon　83.88

－ hand(see also Repair, tendon, hand)　82.86

Tenomyotomy － see Tenonectomy

Aponeurorrhaphy － see also Suture, tendon　83.64

－ hand(see also Suture, tendon, hand)　82.45

Aponeurectomy, Tenosynovectomy　83.42

－ hand　82.33

Aponeurotomy　83.13

－ hand　82.11

Tenovaginotomy － see Tenotomy

Tenonectomy　83.42

－ hand　82.33

－ － for graft　82.32

－ for graft　83.41

－ － hand　82.32

Tenotomy　83.13

－ stapedius　19.0

－ achilles tendon　83.11

－ tensor tympani　19.0

－ adductor(hip)(subcutaneous)　83.12

－ hand　82.11

－ levator palpebrae　08.38

－ pectoralis minor tendon(decompression thoracic outlet)　83.13

－ eye　15.12

－ － multiple(two or more tendon)　15.4

－ － levator palpebrae　08.38

Tenosuspension　83.88

－ hand　82.86

Tendolysis, Tenolysis　83.91

－ hand　82.91

Sympathectomy NEC　05.29

－ presacral　05.24

－ tympanum　20.91

－ cervical　05.22

－ cervicothoracic　05.22

－ renal　05.29

－ thoracolumbar　05.23

－ lumbar　05.23

－ periarterial　05.25

一动脉干

一一部分－见特指操作

一一全部　35.83

一一一期　35.83

一腭(裂)　27.62

一法洛四联症

一一部分－见特指操作

一一全部　35.81

一一一期　35.81

一房间隔缺损(另见修补术,房间隔缺损)　35.71

一一合并瓣膜和室间隔缺损修补术－见修补术,
心内膜垫缺损

一畸形足 NEC　83.84

一脊柱假关节－见再融合术,脊柱的

一睑下垂(另见修补术,睑下垂)　08.36

一角膜 NEC　11.59

一一折射的 NEC　11.79

一一一表层角膜镜片术　11.76

一一一根治性角膜切开术　11.75

一一一角膜移植成形术　11.72

一一一屈光性角膜成形,角膜磨镶术　11.71

一裂

一一唇　27.54

一一腭　27.62

一淋巴水肿(肢体)　40.9

一一淋巴管闭塞　40.9

一一切除术伴移植　40.9

一一自体淋巴移植　40.9

一内翻子宫－见修补术,内翻子宫

一强制,肌肉骨骼畸形的 NEC　93.29

一全部异常肺动静脉连接

一一部分－见 特指的操作

一一全部　35.82

一一一期　35.82

一三尖瓣闭锁　35.94

一食管闭锁　42.85

一一通过磁力　42.99

- truncus arteriosus

- - partial—see specific procedure

- - total　35.83

- - one-stage　35.83

- palate(cleft)　27.62

- tetralogy of Fallot

- - partial—see specific procedure

- - total　35.81

- - one-stage　35.81

- atrial septal defect (see also Repair, atrial septal defect)　35.71

- - combined with repair of valvual and ventricular septal defects—see Repair, endocardial cushion defect

- clubfoot NEC　83.84

- spinal pseudoarthrosis—see Refusion, spinal

- blepharoptosis(see also Repair, blepharoptosis)　08.36

- cornea NEC　11.59

- - refractive NEC　11.79

- - - epikeratophakia　11.76

- - - radical keratotomy　11.75

- - - keratophakia　11.72

- - - keratomeleusis　11.71

- cleft

- - lip　27.54

- - palate　27.62

- lymphedema(of limb)　40.9

- - obliteration of lymphatics　40.9

- - excision with graft　40.9

- - transplantation of autogenous lymphatics　40.9

- inverted uterus—see Repair, inverted uterus

- forcible, of musculoskeletal deformity NEC　93.29

- total anomalous pulmonary venous connection

- - partial—see specific procedure

- - total　35.82

- - one-stage　35.82

- tricuspid atresia　35.94

- esophageal atresia　42.85

- - by magnetic forces　42.99

－－胸的 NEC　38.85

－－用于鼻出血控制－见控制，鼻出血

－－中脑膜　02.13

－－主动脉（弓）（升）（降）　38.84

－动脉导管未闭　38.85

－动脉瘤　39.52

－多余指　86.26

－耳，心脏　37.99

－冠状

－－动脉（异常的）　36.99

－－窦　36.39

－甲状腺血管（动脉）（静脉）　06.92

－精索的，精液的

－－静脉（高的）　63.1

－－索　63.72

－－－精索静脉曲张　63.1

－精索静脉曲张　63.1

－颈外动脉　21.06

－静脉　38.80

－－腹的　38.87

－－甲状腺　06.92

－－精索的，高的　63.1

－－静脉曲张　38.50

－－－腹的　38.57

－－－颅内的 NEC　38.51

－－－上肢　38.53

－－－食管　42.91

－－－－内镜的　42.33

－－－头和颈 NEC　38.52

－－－胃，胃的　44.91

－－－－内镜的　43.41

－－－下肢　38.59

－－－胸的 NEC　38.55

－－颅内 NEC　38.81

－－上肢　38.83

－－肾上腺　07.43

－－头和颈 NEC　38.82

－－下肢　38.89

－－胸的 NEC　38.85

－静脉曲张

－－食管　42.91

－ － thoracic NEC　38.85

－ － for control of epistaxis-see Control,epistaxis

－ － middle meningeal　02.13

－ － aorta （arch）（ascending）（descending）　38.84

－ ductus arteriosus,patent　38.85

－ aneurysm　39.52

－ supernumerary digit　86.26

－ auricle,heart　37.99

－ coronary

－ － artery （anomalous）　36.99

－ － sinus　36.39

－ thyroid vessel （artery）（vein）　06.92

－ spermatic

－ － vein （high）　63.1

－ － cord　63.72

－ － － varicocele　63.1

－ varicocele　63.1

－ external carotid artery　21.06

－ vein　38.80

－ － abdominal　38.87

－ － thyroid　06.92

－ － spermatic,high　63.1

－ － varicose　38.50

－ － － abdominal　38.57

－ － － intracranial NEC　38.51

－ － － upper limb　38.53

－ － － esophagus　42.91

－ － － － endoscopic　42.33

－ － － head and necd NEC　38.52

－ － － gastric,stomach　44.91

－ － － － endoscopic　43.41

－ － － lower limb　38.59

－ － － thoracic NEC　38.55

－ － intracranial NEC　38.81

－ － upper limb　38.83

－ － adrenal　07.43

－ － head and neck NEC　38.82

－ － lower limb　38.89

－ － thoracic NEC　38.85

－ varices

－ － esophageal　42.91

一胃的
一一动脉　38.86
一一静脉曲张　44.91
一一一内镜的　43.41
一心房,心脏　37.99
一胸导管　40.64
一血管　38.80
一一腹的
一一一动脉　38.86
一一一静脉　38.87
一一甲状腺　06.92
一一颅内的 NEC　38.81
一一脑膜(动脉)(矢状窦)　02.13

一一上肢(动脉)(静脉)　38.83
一一肾上腺　07.43
一一食管　42.91
一一一内镜的　42.33
一一头和颈 NEC　38.82
一一下肢
一一一动脉　38.88
一一一静脉　38.89
一一胸的 NEC　38.85
一一主动脉(弓)(升)(降)　38.84

一牙　93.55
一一嵌顿　24.6
一疣　86.26
一支气管　33.92
一趾(多余的)　86.26
一痔　49.45
一赘生物,皮肤　86.26
捷特尼手术—见 Jatene 手术
睫状肌切开术　12.55
睫状体电解术　12.71
睫状体分离术(初始的)(随后的)　12.55
睫状体光凝术　12.73
睫状体肌切开术　12.55
睫状体冷冻疗法　12.72
睫状体贫血术　12.74
睫状体切除术(睫状体)　12.44

- gastric
- - artery　38.86
- - varices　44.91
- - - endoscopic　43.41
- atrium,heart　37.99
- thoracic duct　40.64
- blood vessel　38.80
- - abdominal
- - - artery　38.86
- - - vein　38.87
- - thyroid　06.92
- - intracranial NEC　38.81
- - meningeal (artery)(longitudinal sinus)　02.13
- - upper limb (atrery)(vein)　38.83
- - adrenal　07.43
- - esophagus　42.91
- - - endoscopic　42.33
- - head and neck NEC　38.82
- - lower limb
- - - artery　38.88
- - - vein　38.89
- - thoracic NEC　38.85
- - aorta (arch)(ascending)(descending)　38.84
- tooth　93.55
- - impacted　24.6
- wart　86.26
- bronchus　33.92
- toes (supemumerary)　86.26
- hemorrhoids　49.45
- appendages,dermal　86.26
捷特尼手术－Jatene
Cyclicotomy　12.55
Cycloelectrolysis　12.71
Cyclodialysis (initial)(subsequent)　12.55
Cyclophotocoagulation　12.73
Cyclotomy　12.55
Cyclocryotherapy　12.72
Cycloanemization　12.74
Ciliectomy, Cyclectomy (ciliary body)　12.44

解除

Freeing

解除－见松解术

Relief－see Release

一男性 NEC（另见结扎，输精管）　63.70

一女性（另见 特指的手术）　66.39

军用抗休克裤（MAST）　**93.58**

均等化，腿

一缩短一见细目　78.2

一延长一见细目　78.3

- male NEC（see also Ligation，vas deferens）63.70

- female（see also Specific operation）　66.39

Military anti-shock trousers（MAST）　93.58

Equalization, leg

- shortening—see category　78.2

- lengthening—see category　78.3

K

Kader 手术（暂时性胃造口术）　**43.19**

Kasai 门静脉肠造口术　**51.37**

Kaufman 手术（用于尿道压迫性失禁）　**59.79**

Kazanjiian 手术（颊前庭颊唇沟或舌沟牵伸术）　**24.91**

Kehr 手术（肝固定术）　**50.69**

Keller 手术（踇囊肿切除术）　**77.59**

Kelly(-Kennedy) 手术（尿道膀胱折叠术）　**59.3**

Kelly-Stoeckel 手术（尿道膀胱折叠术）　**59.3**

Kerr 手术（子宫颈下剖宫产术）　**74.1**

Kessler 手术（关节成形术，腕掌关节）　**81.74**

Kidner 手术（副舟骨切除术）（伴腱移植）　**77.98**

Killian 手术（额窦切开术）　**22.41**

King-Steelquist 手术（后肢截断术）　**84.19**

Kirk 手术（经大腿截断术）　**84.17**

Kockogram（回肠代膀胱造影）　**87.78**

Kockoscopy（小肠内镜检查）　**45.12**

Kock 凹手术

一ESWL（体外休克波碎石术）　98.51

一肠吻合术一省略编码

一节制性回肠造口术　46.22

Kader operation（temporary gastrostomy）43.19

Kasai portoenterostomy　51.37

Kaufman operation（for urinary stress incontinence）　59.79

Kazanjiian operation（buccal vestibular sulcus extension）　24.91

Kehr operation（hepatopexy）　50.69

Keller operation（bunionectomy）　77.59

Kelly（-Kennedy）operation（urethrovesical plication）　59.3

Kelly-Stoeckel operation（urethrovesical plication）　59.3

Kerr operation（low cervical cesarean section）74.1

Kessler operation（arthroplasty, carpometacarpal joint）　81.74

Kidner operation（excision of accessory navicular bone）（with tendon transfer）77.98

Killian operation（frontal sinusotomy）22.41

King-Steelquist operation（hindquarter amputation）　84.19

Kirk operation（amputation through thigh）84.17

Kockogram（ileal conduitogram）　87.78

Kockoscopy　45.12

Kock pouch operation

- ESWL（extracorporeal shockwave lithotripsy）98.51

- bowel anastomosis-omit code

- continent ileostomy　46.22

空肠盲肠吻合术　45.93	**Jejunocecostomy　45.93**
空肠切除术　45.62	**Jejunectomy　45.62**
空肠切开术　45.02	**Jejunotomy　45.02**
空肠造口术(喂养)　46.39	**Jejunostomy (feeding)　46.39**
—经皮(内镜的)(PEJ)　46.32	- percutaneous (endoscopic)(PEJ)　46.32
—袢式　46.01	- loop　46.01
—修复术　46.41	- revision　46.41
—延迟切开　46.31	- delayed opening　46.31
空腔切开术,肾　55.39	**Cavernotomy, kidney　55.39**
空腔造口术　33.1	**Cavernostomy　33.1**
控制	**Control**
—鼻出血　21.00	- epistaxis　21.00
——通过(用)	- - by
———鼻黏膜切除术伴移植　21.07	- - - excision of nasal mucosa with grafting 21.07
———电凝术(伴填塞)　21.03	- - - electrocoagulation(with packing)　21.03
———动脉结扎　21.09	- - - ligation of artery　21.09
————筛的　21.04	- - - - ethmoidal　21.04
————上颌(经鼻窦的)　21.05	- - - - maxillary (transantral)　21.05
————外部颈动脉　21.06	- - - - external carotid　21.06
———凝固(伴填塞)　21.03	- - - coagulation (with packing)　21.03
———烧灼(和填塞)　21.03	- - - cauterization(and packing)　21.03
———特指的方法 NEC　21.09	- - - specified means NEC　21.09
———填塞(鼻的)(前的)　21.01	- - - packing(nasal)(anterior)　21.01
————后的(和 前的)　21.02	- - - - posterior(and anterior)　21.02
—出血　39.98	- hemorrhage　39.98
——鼻(另见控制,鼻出血)　21.00	- - nose(see also Control,epistaxis)　21.00
——扁桃腺(手术后)　28.7	- - tonsils(postoperative)　28.7
——腹腔　54.19	- - abdominal cavity　54.19
——肛门(手术后)　49.95	- - anus(postoperative)　49.95
——甲状腺(手术后)　06.02	- - thyroid(postoperative)　06.02
——结肠　45.49	- - colon　45.49
———内镜的　45.43	- - - endoscopic　45.43
——开腹手术部位　54.12	- - laparotomy site　54.12
——膀胱(手术后)　57.93	- - bladder(postoperative)　57.93
——前列腺　60.94	- - prostate　60.94
——十二指肠(溃疡)　44.49	- - duodenum(ulcer)　44.49
———内镜的　44.43	- - - endoscopic　44.43
———通过(用)	- - - by
————缝合(结扎)　44.42	- - - - suture(ligation)　44.42
————栓塞(经导管)　44.44	- - - - embolization(transcatheter)　44.44
——食管　42.39	- - esophagus　42.39

——伴管或支架插入　09.44　　　　　　　　- - with insertion of tube or stent　09.44

—鼻咽的　29.91　　　　　　　　　　　　- nasopharynx　29.91

—肠(内镜的)(球囊)　46.85　　　　　　- intestine (endoscopic) (balloon)　46.85

—肠造口　96.24　　　　　　　　　　　　- enterostomy stoma　96.24

—肠造口(人工的)　96.24　　　　　　　- intestinal stoma (artificial)　96.24

—弛缓不能(贲门括约肌)　42.92　　　　- achalasia (cardiac sphincter)　42.92

—胆管　　　　　　　　　　　　　　　　- biliary duct

——经皮(内镜检查)　51.98　　　　　　- - percutaneous (endoscopy)　51.98

——括约肌　　　　　　　　　　　　　　- - sphincter

———奥狄　51.81　　　　　　　　　　- - - of Oddi　51.81

———内镜的　51.84　　　　　　　　- - - - endoscopic　51.84

———胰腺　51.82　　　　　　　　　- - - pancreate　51.82

———内镜的　51.85　　　　　　　　- - - - endoscopic　51.85

——内镜　51.84　　　　　　　　　　　- - endoscope　51.84

——胰腺管　52.99　　　　　　　　　　- - pancreate duct　52.99

———内镜的　52.98　　　　　　　　- - - endoscopic　52.98

—蝶骨孔　22.52　　　　　　　　　　　- sphenoid ostia　22.52

—额鼻管　96.21　　　　　　　　　　　- frontonasal duct　96.21

—法特壶腹　51.81　　　　　　　　　　- ampulla of Vater　51.81

——内镜的　51.84　　　　　　　　　　- - endoscopic　51.84

—肛门,肛门的(括约肌)　96.23　　　　- anus,anal (sphincter)　96.23

—喉　31.98　　　　　　　　　　　　　- larynx　31.98

—华顿管　26.91　　　　　　　　　　　- Wharton's duct　26.91

—回肠(内镜的)(球囊)　46.85　　　　- ileum (endoscopic)(balloon)　46.85

—回肠造口　96.24　　　　　　　　　　- ileostomy stoma　96.24

—结肠(内镜的)(球囊)　46.85　　　　- colon (endoscopic) (balloon)　46.85

—结肠造口术的口　96.24　　　　　　　- colostomy stoma　96.24

—空肠(内镜的)(球囊)　46.85　　　　- jejunum(endoscopic)(balloon)　46.85

—括约肌　　　　　　　　　　　　　　- sphincter

——奥狄　51.81　　　　　　　　　　　- - of Oddi　51.81

———内镜的　51.84　　　　　　　　- - - endoscopic　51.84

——贲门的　42.92　　　　　　　　　　- - cardiac　42.92

——肛门的　96.23　　　　　　　　　　- - anal　96.23

——胰腺　51.82　　　　　　　　　　　- - pancreata　51.82

———内镜的　51.85　　　　　　　　- - - endoscopic　51.85

——幽门,内镜的　44.22　　　　　　　- - pylorus,endoscopic　44.22

———通过切开　44.21　　　　　　　- - - by incision　44.21

—泪的　　　　　　　　　　　　　　　- lacrimal

——点　09.41　　　　　　　　　　　　- - punctum　09.41

——管　09.42　　　　　　　　　　　　- - duct　09.42

—泪乳头点　09.41　　　　　　　　　　- punctum,lacrimal papilla　09.41

—淋巴结构(周围的)　40.9　　　　　　- lymphatic structure(s) (peripheral)　40.9

一内镜的一见扩张,按部位　　　　　　endoscopic-see Dilation, by site

一尿道　58.6　　　　　　　　　　　- urethra　58.6

一一前列腺(经尿道)(球囊)　60.95　- - prostatic (transurethral) (balloon)　60.95

一尿道膀胱连接处　58.6　　　　　　- urethrovesical junction　58.6

一膀胱　96.25　　　　　　　　　　- bladder　96.25

一一颈　57.92　　　　　　　　　　- - neck　57.92

一膀胱颈　57.92　　　　　　　　　- vesical neck　57.92

一气管　31.99　　　　　　　　　　- trachea　31.99

一前列腺尿道(经尿道)(球囊)　60.95　- prostatic urethra (transurethral) (balloon)　60.95

一十二指肠(内镜的)(球囊)　46.85　- duodenum (endoscopic) (balloon)　46.85

一食管(通过探针)(通过探子)　42.92　- esophagus (by bougie) (by sound)　42.92

一输卵管　66.96　　　　　　　　　- fallopian tube　66.96

一输尿管　59.8　　　　　　　　　- ureter　59.8

一一口　56.91　　　　　　　　　　- - meatus　56.91

一输尿管膀胱口　59.8　　　　　　- ureterovesical orifice　59.8

一斯滕森管　26.91　　　　　　　　- Stenson's duct　26.91

一维尔松管　52.99　　　　　　　　- Wirsung's duct　52.99

一一内镜的　52.98　　　　　　　　- - endoscopic　52.98

一胃空肠吻合术部位,(内镜的)　44.22　- gastrojejunostomy site, (endoscopic)　44.22

一涎管　26.91　　　　　　　　　　- salivary duct　26.91

一心脏瓣膜一见瓣膜切开术,心脏　　- heart valve-see Valvulotomy, heart

一咽　29.91　　　　　　　　　　　- pharynx　29.91

一胰腺管　52.99　　　　　　　　　- pancreatic duct　52.99

一一内镜的　52.98　　　　　　　　- - endoscopic　52.98

一阴道(器械)(手法的)NEC　96.16　- vagina (instrumental) (manual) NEC　96.16

一幽门　　　　　　　　　　　　　- pylorus

一一内镜的　44.22　　　　　　　　- - endoscopic　44.22

一一通过切开　44.21　　　　　　　- - by incision　44.21

一支气管　33.91　　　　　　　　　- bronchus　33.91

一直肠　96.22　　　　　　　　　　- rectum　96.22

一子宫颈(管)　67.0　　　　　　　- cervix (canal)　67.0

一一帮助分娩　73.1　　　　　　　- - to assist delivery　73.1

一一产科的　73.1　　　　　　　　- - obstetrical　73.1

括约肌成形术　　　　　　　　　**Sphincteroplasty**

一奥狄括约肌　51.83　　　　　　　- sphincter of Oddi　51.83

一肛门　49.79　　　　　　　　　　- anal　49.79

一一产科撕裂(近期)　75.62　　　- - obstetrical laceration(current)　75.62

一一一陈旧性　49.79　　　　　　　- - - old　49.79

一膀胱颈　57.85　　　　　　　　　- bladder neck　57.85

一胰　51.83　　　　　　　　　　　- pancreas　51.83

括约肌缝合术,肛门的　49.71　　**Sphincterorrhaphy, anal　49.71**

一产科撕裂（近期）　75.62
——陈旧性　49.79
括约肌切除术，肛门的　49.6
括约肌切开术
一奥狄括约肌　51.82
——内镜的　51.85
一肛门的（外部）（内的）　49.59
——后的　49.52
——左侧的　49.51
一虹膜　12.12
一经十二指肠壶腹　51.82
——内镜的　51.85
一膀胱（颈）（经尿道）　57.91
一胰腺的　51.82
——内镜的　51.85
一总胆管的　51.82
——内镜的　51.85

L

Labbe 手术（胃切开术）　43.0
Ladd 手术（肠松解术）　54.95

Lagrange 手术（虹膜巩膜切除术）　12.65

Lambrinudi 手术（三关节固定术）　81.12

Langenbeck 手术（腭裂修补术）　27.62

Lapidus 手术（踇囊肿切除术伴跖骨骨切开术）　77.51
Larry 手术（肩关节离断术）　84.08

Lash 手术
一腹腔镜子宫颈上的子宫切除术　68.31

一子宫颈内口修补术　67.59
LASIK（准分子激光角膜原位磨镶术）　11.71

Latzko 手术
一剖宫产术　74.2
一阴道封闭术　70.4

- obstetrical laceration(current)　75.62
- - old　49.79
Sphincterectomy, anal　49.6
Sphincterotomy
- sphincter of Oddi　51.82
- - endoscopic　51.85
- anal (external)(internal)　49.59
- - posterior　49.52
- - left lateral　49.51
- iris　12.12
- transduodenal ampullary　51.82
- - endoscopic　51.85
- bladder (neck)(transurethral)　57.91
- pancreatic　51.82
- - endoscopic　51.85
- choledochal　51.82
- - endoscopic　51.85

Labbe operation (gastrotomy)　43.0
Ladd operation (mobilization of intestine)　54.95
Lagrange operation (iridosclerectomy)　12.65
Lambrinudi operation (triple arthrodesis)　81.12
Langenbeck operation (cleft palate repair)　27.62
Lapidus operation (bunionectomy with metatarsal osteotomy)　77.51
Larry operation (shoulder disarticulation)　84.08

Lash operation
- laparoscopic supracervical hysterectomy　68.31
- internal cervical os repair　67.59
LASIK (Laser-assisted in situ keratomileusis)　11.71
Latzko operation
- cesarean section　74.2
- colpoclesis　70.4

拉兹-佩雷亚手术—见 **Raz－Pereyra** 手术

兰布里努迪手术—见 **Lambrinudi** 手术
兰根贝克手术—见 **Langenbeck** 手术
兰金手术 —见 **Rankin** 手术
阑尾盲肠吻合术　**47.91**
阑尾切除术(伴引流)　**47.09**

一附带的　47.19
一一腹腔镜的　47.11
一腹腔镜的　47.01
阑尾切开术　**47.2**
阑尾小肠吻合术　**47.91**
阑尾造口术　**47.91**
一闭合　47.92
阑尾粘连松解术　**54.59**
一伴阑尾切除术
一一腹腔镜的　47.01
一一其他　47.09
一腹腔镜的　54.51
朗迈尔手术—见 **Longmire** 手术
劳埃德-戴维斯手术—见 **Lloyd－Davies** 手术

勒除,息肉,结肠(内镜的)　**45.42**
勒福特手术—见 **LeFort** 手术
勒里施手术—见 **Leriche** 手术
勒梅热勒手术—见 **LeMesurier** 手术
肋骨切除术　**77.91**
一伴肺切除术—见切除术,肺
一与胸部手术有关的一省略编码
肋骨切开术　**77.31**
肋骨椎骨横突切除术　**77.91**
一与胸部手术有关的一省略编码
肋软骨切除术　**77.91**
一与胸部手术有关的一省略编码
肋软骨胸骨成形术(用于漏斗胸修补术)　**34.74**

肋胸骨成形术(漏斗胸修补术)　**34.74**

泪点剪断(伴扩张)　**09.51**
泪点三剪手术　**09.51**
泪管鼻腔造口术　**09.81**

拉兹—佩雷亚手术— **see Raz-Pereyra opera-tion**

兰布里努迪手术— **see Lambrinudi operation**
兰根贝克手术— **see Langenbeck operation**
兰金手术— **see Rankin** 手术
Appendicocecostomy　47.91
Appendectomy, Appendicectomy (with drain-age)　47.09
- incidental　47.19
- - laparoscopic　47.11
- laparoscopic　47.01
Appendicotomy　47.2
Appendicoenterostomy　47.91
Appendicostomy　47.91
- closure　47.92
Appendicolysis　54.59
- with appendectomy
- - laparoscopic　47.01
- - other　47.09
- laparoscopic　54.51
朗迈尔手术— **see Longmire operation**
劳埃德-戴维斯手术— **see Lloyd-Davies opera-tion**

Snaring, polyp, colon (endoscopic)　45.42
勒福特手术— **see LeFort operation**
勒里施手术— **see Leriche operation**
勒梅热勒手术— **see LeMesurier operation**
Costectomy　77.91
- with lung excision-see excision, lung
- associated with thoracic operation-omit code
Costotomy　77.31
Costotransversectomy　77.91
- associated with thoracic operation—omit code
Costochondrectomy　77.91
- associated with thoracic operation-omit code
chondrosternoplasty (for pectus excavatum repair)　34.74

Costosternoplasty (pectus excavatum re-pair)　34.74

Snip, punctum (with dilation)　09.51
Three-snip operation, punctum　09.51
Canaliculorhinostomy　09.81

瘘管切除术－另见闭合，瘘，按部位

－鼻的　21.82

－－窦　22.71

－鼻唇的　21.82

－鼻咽的　21.82

－肠

－－大　46.76

－－小　46.74

－肠子宫的　69.42

－胆管 NEC　51.79

－胆管　51.79

－胆囊　51.93

－胆囊胃肠的　51.93

－腹胸的　34.83

－腹子宫　69.42

－肝肺动脉的　34.73

－肝管　51.79

－肝胸膜的　34.73

－肛门　49.12

－骨（另见切除术，骨）　77.60

－关节（另见切除术，病损，关节）　80.80

－横膈　34.83

－喉　31.62

－喉气管的　31.62

－会阴乙状结肠的　71.72

－会阴直肠的　71.72

－角膜　11.49

－口 NEC　27.53

－口鼻的　21.82

－口腔鼻窦的　22.71

－阑尾　47.92

－泪的

－－囊　09.6

－－腺　09.21

－尿道　58.43

－膀胱（经尿道入路）　57.84

－膀胱乙状结肠阴道的　57.83

－皮肤　86.3

－皮下组织　86.3

－气管 NEC　31.73

－气管食管的　31.73

Fistulectomy-see also Closure, fistula, by site

- nasal　21.82

- - sinus　22.71

- nasolabial　21.82

- nasopharyngeal　21.82

- intestine

- - large　46.76

- - small　46.74

- enterouterine, intestinouterine　69.42

- biliary tract NEC　51.79

- bile duct　51.79

- gallbladder　51.93

- cholecystogastroenteric　51.93

- abdominothoracic　34.83

- abdominouterine　69.42

- hepatopulmonary　34.73

- hepatic duct　51.79

- hepatopleural　34.73

- anus　49.12

- bone (see also Excision, bone)　77.60

- joint(see also Excisison, lesion, joint)　80.80

- diaphragm　34.83

- larynx　31.62

- laryngotracheal　31.62

- perineosignoidal　71.72

- perineorectal, vulvorectal　71.72

- cornea　11.49

- mouth NEC　27.53

- oronasal　21.82

- oroantral　22.71

- appendix　47.92

- lacrimal

- - sac　09.6

- - gland　09.21

- urethra　58.43

- bladder (transurethral approach)　57.84

- vesicosigmoidovaginal　57.83

- skin　86.3

- subcutaneous tissue　86.3

- trachea NEC　31.73

- tracheoesophageal　31.73

一鳃裂　29.52

一声带　31.62

一食管 NEC　42.84

一食管胸膜皮肤的　34.73

一输卵管　66.73

一输尿管　56.84

一胃 NEC　44.63

一涎（管）（腺）　26.42

一胸 NEC　34.73

一胸肠的　34.83

一胸腹　34.83

一胸膜　34.73

一胸胃的　34.83

一咽 NEC　29.53

一咽食管的　29.53

一胰腺　52.95

一阴道　70.75

一阴囊　61.42

一支气管内脏的　33.42

一支气管皮肤的　33.42

一支气管食管的　33.42

一支气管胸膜的　34.73

一支气管胸膜皮肤的　34.73

一支气管胸膜纵隔的　34.73

一支气管纵隔的　34.73

一直肠　48.73

一直肠尿道的　58.43

一直肠膀胱　57.83

一直肠外阴的　71.72

一直肠阴唇的　71.72

一直肠阴道的　70.73

一直肠周的,开口不进入直肠　48.93

一直肠子宫的　69.42

一子宫肠的　69.42

一子宫颈乙状结肠的　67.62

一子宫阴道的　69.42

一子宫直肠的　69.42

一纵隔皮肤的　34.73

瘘管造影术

一腹壁　88.03

一腹膜后　88.14

一胸壁　87.38

– branchial cleft　29.52

– vocal cords　31.62

– esophagus NEC　42.84

– esophagopleurocutaneous　34.73

– fallopiantube　66.73

– ureter　56.84

– gastric,stomach NEC　44.63

– salivary (duct) (gland)　26.42

– thorax NEC　34.73

– thoracointestinal　34.83

– thoracoabdominal　34.83

– pleura　34.73

– thoracogastric　34.83

– pharynx NEC　29.53

– pharyngoesophageal　29.53

– pancreas　52.95

– vagina　70.75

– scrotum　61.42

– bronchovisceral　33.42

– bronchocutaneous　33.42

– bronchoesophageal　33.42

– bronchopleural　34.73

– bronchopleurocutaneous　34.73

– bronchopleuromediastinal　34.73

– bronchomediastinal　34.73

– rectum　48.73

– rectourethral　58.43

– rectovesical　57.83

– rectovulvar　71.72

– rectolabial　71.72

– rectovaginal　70.73

– perirectal,not opening into rectum　48.93

– rectouterine　69.42

– uteroenteric,uterointestinal　69.42

– cervicosigmoidal　67.62

– uterovaginal　69.42

– uterorectal　69.42

– mediastinocutaneous　34.73

Fistulogram

– abdominal wall　88.03

– retroperitoneum　88.14

– chest wall　87.38

M

一脊髓的—省略编码

一冷止痛神经（颅的）（周围的）　04.2

一针刺疗法，用于　99.91

麻醉分析法　**94.21**

麻醉精神疗法　**94.21**

马德伦纳手术—见 **Madlener** 手术

马格努森(-斯塔克)手术—见 **Magnuson(-Stack)** 手术

马克沃尔德手术—见 **Markwald** 手术

马裤式手术（胃吻合修正术）　**44.5**

马洛斯特罗姆真空抽吸术　**72.79**

一伴外阴切开术　**72.71**

马斯塔德手术—见 **Mustard** 手术

马斯特斯应激测试—见 **Masters** 应激测验

马塔斯手术—见 **Matas** 手术

马歇尔-马凯蒂(-克兰茨手术)—见 **Marshall-Marchetti-(-Krantz)** 手术

马泽特手术-见 **Mazet** 手术

迈尔斯手术—见 **Miles** 手术

麦基弗手术—见 **Mckeever** 手术

麦基索克手术—见 **Mckeever** 手术

麦金杜手术—见 **McIndoe** 手术

麦考尔手术—见 **McCall** 手术

麦考利手术—见 **McCauley** 手术

麦克伯尼手术—见 **Mcburney** 手术

麦克布赖德手术—见 **McBride** 手术

麦克雷诺兹手术—见 **McReynolds** 手术

麦克唐纳手术—见 **McDonald** 手术

麦克维手术—见 **McVay** 手术

曼彻斯特(-唐纳德)(-福瑟吉尔)手术—见 **Manchester(-Donald)(-Fothergill)** 手术

芒福德手术—见 **Mumford** 手术

盲肠缝合术　**46.75**

盲肠固定术　**46.64**

盲肠-回肠造口术　**45.93**

盲肠结肠吻合术　**45.94**

盲肠切除术（伴回肠末端切除术）　**45.72**

盲肠切开术　**45.03**

- spinal-omid code

- cryoanalgesia nerve(cranial)(peripheral)
04.2

- acupuncture for　99.91

Narcoanalysis　**94.21**

Narcosynthesis　**94.21**

马德伦纳手术— see **Madlener** operation

马格努森(-斯塔克)手术— see **Magnuson(-Stack)** operation

马克沃尔德手术— see **Markwald** operation

Pantaloon operation（revision of gastric anastomosis）　**44.5**

Malstrom's vacuum extraction　**72.79**

- with episiotomy　**72.71**

马斯塔德手术— see **Mustard** operation

马斯特斯应激测试— see **Masters' stress**

马塔斯手术— see **Matas** operation

马歇尔-马凯蒂(-克兰茨手术)— see **Marshall-Marchetti-(-Krantz)** operation

马泽特手术- see **Mazet** operation

迈尔斯手术— see **Miles** operation

麦基弗手术— see **Mckeever** operation

麦基索克手术— see **Mckeever** operation

麦金杜手术— see **McIndoe** operation

麦考尔手术— see **McCall** operation

麦考利手术— see **McCauley** operation

麦克伯尼手术— see **Mcburney** operation

麦克布赖德手术— see **McBride** operation

麦克雷诺兹手术— see **McReynolds** operation

麦克唐纳手术— see **McDonald** operation

麦克维手术— see **McVay** operation

曼彻斯特(-唐纳德)(-福瑟吉尔)手术— see **Manchester(-Donald)(-Fothergill)** operation

芒福德手术— see **Mumford** operation

Cecorrhaphy　**46.75**

Cecofixation,Cecopexy　**46.64**

Ceco-ileostomy　**45.93**

Cecocolostomy　**45.94**

Cecectomy（with resection of terminal ileum）　**45.72**

Cecotomy　**45.03**

拇指整复(保留神经和血液供给) **82.61**

Pollicization (with carry over of nerves and blood supply) **82.61**

踇囊肿切除术(根治) **77.59**
一伴
一第一跖骨切开术　77.51
一关节固定术　77.52
一关节切除术伴假体植入物　77.59

一软组织矫正 NEC　77.53

Bunionectomy (radical) **77.59**
- with
- osteotomy of first metataral　77.51
- arthrodesis　77.52
- resection of joint with prosthetic implant 77.59
- soft tissue correction NEC　77.53

N

Nicola 手术(腱固定术用于复发性肩脱日) **81.82**

NIPS(非入侵性程序化电刺激) **37.26**

Nissen 手术(胃底折叠术) **44.66**

一腹腔镜的　44.67
Noble 手术(小肠折叠术) **46.62**

Norman Miller 手术(阴道固定术) **70.77**

Norton 手术(腹膜外剖宫产术) **74.2**

囊切除术
一关节(另见关节截除术)　80.90
一晶体　13.65
一一伴晶体抽吸术　13.51
一卵巢　65.29
一一腹腔镜的　65.25
一肾　55.91
囊切除术－另见切除术,病损,按部位

一胆囊一见胆囊切除术
一泌尿系(部分)(大部)　57.6
一一根治　57.71
一一一一伴盆腔内容物剜出(女性)　68.8
一一全部(伴尿道切除术)　57.79
一一完全(伴尿道切除术)　57.79
囊切开术
一关节(另见切断,关节囊)　80.40
一一用于爪形趾修补术　77.57

Nicola operation (tenodesis for recurrent dislocation of shoulder) **81.82**

NIPS (non-invasive programmed electrical stimulation) **37.26**

Nissen operation (fundoplication of stomach) **44.66**

- laparoscopic　44.67
Noble operation (plication of small intestine) **46.62**

Norman Miller operation (vaginopexy) **70.77**

Norton operation (extraperitoneal cesarean section) **74.2**

Capsulectomy
- joint(see also arthrectomy)　80.90
- lens　13.65
- - with extraction of lens　13.51
- ovary　65.29
- - laparoscopic　65.25
- kidney　55.91
Cystectomy – see also Excision, lesion, by site
- gallbladder-see Cholecystectomy
- urinary(partial)(subtotal)　57.6
- - radical　57.71
- - - with pelvic exenteration(female)　68.8
- - total (with urethrectomy)　57.79
- - complete(with urethrectomy)　57.79
capsulotomy
- joint(see also Division, joint capsule)　80.40
- - for claw toe repair　77.57

内镜检查

一鼻　21.21

一鼻窦　22.19

一肠 NEC　45.24

一一大　45.24

一一一经腹(手术中)　45.21

一一一经造口(人工的)　45.22

一一一纤维光学的(可曲的)　45.23

一一小　45.13

一一一经腹的(手术的)　45.11

一一一经造口(人工的)　45.12

一一一食管胃十二指肠镜检查(EGD)　45.13

一一一一伴闭合性活组织检查　45.16

一胆管(手术的)　51.11

一一经皮的(经现有的 T 一管或其他管道)　51.98

一一一伴胆总管结石去除　51.96

一一术中的　51.11

一一通过逆行性胆管造影术(ERC)　51.11

一一通过逆行性胰胆管造影术(ERCP)　51.10

一窦,鼻　22.19

一 耳　18.11

一伴活组织检查一见活组织检查,按部位,闭合性

一肺一见支气管镜检查

一腹膜　54.21

一肛门　49.21

一骨盆　55.22

一喉　31.42

一一经造口(人工的)　31.41

一回肠　45.13

一一经腹的(手术的)　45.11

一一经造口(人工的)　45.12

一结肠　45.23

一一经腹(手术的)　45.21

一一经造口(人工的)　45.22

一经胸膜

一一胸　34.21

一一纵隔　34.22

Endoscopy

- nose　21.21

- nasal sinus　22.19

- intestine NEC　45.24

- - large　45.24

- - - transabdominal (intraopative)　45.21

- - - through stoma (artificial)　45.22

- - - fiberoptic (flexible)　45.23

- - small　45.13

- - - transabdominal (operative)　45.11

- - - through stoma (artificial)　45.12

- - - esophagogastroduodenoscopy (EGD)　45.13

- - - - with closed biopsy　45.16

- biliary tract (operative)　51.11

- - percutaneous (via existing T-tube or other tract)　51.98

- - - with removal of common duct stones　51.96

- - intraoperative　51.11

- - by retograde cholangiography (ERC)　51.11

- - by retograde cholangiopancreatography (ERCP)　51.10

- sinus,nasal　22.19

- ear　18.11

- with biopsy-see Biopsy,by site,closed

- lung-see Bronchoscopy

- peritoneum　54.21

- anus　49.21

- pelvis　55.22

- larynx　31.42

- - through stoma (artificial)　31.41

- ileum　45.13

- - transabdominal (operative)　45.11

- - through stoma (artificial)　45.12

- colon　45.23

- - transabdominal (operative)　45.21

- - through stoma (artificial)　45.22

- transpleural

- - thorax　34.21

- - mediastinum　34.22

内向破裂(心理脱敏疗法) **94.33**

内脏取出术
一骨盆(前的)(后的)(部分)(全部)(女性) 68.8

一一男性 57.71
一眶(另见内容物剜出,眶) 16.59
一眼内容物 16.39
一一伴植入物(至巩膜壳) 16.31
一眼球 16.39
一一伴植入物(至巩膜壳) 16.31
内脏神经切除术 **05.29**
内脏神经切断术 **05.0**
内折术,关节囊-另见关节成形术 **81.96**

内置管引流术
一胆管 51.87
一股骨头(双极) 81.52
尼古拉手术—见 Nicola 手术
尼莫地平,输注 **99.75**
尼森手术-见 Nissen 手术
黏膜下切除术
一鼻中隔 21.5
一喉 30.29
黏液囊穿刺术 **83.94**
一手 82.92
黏液囊切除术 **83.5**
一手 82.31
黏液囊切开术 **83.03**
一手 82.03
尿道成形术 **58.49**
一胶原质植入物 59.72
一聚四氟乙烯置入 59.72
一增大(聚四氟乙烯注射) 59.79
一脂肪植入物 59.72
一植入性注射(内镜的)至尿道 59.72

尿道导管插入术,留置的 **57.94**
尿道缝合术 **58.41**
尿道固定术 **58.49**
一前的 59.79
尿道镜检查 **58.22**

Implosion (psychologic desensitization)
94.33

Evisceration
- pelvic (anterior) (posterior) (partial) (total) (female) 68.8
- - male 57.71
- orbit(see also exenteration,orbit) 16.59
- ocular contens 16.39
- - with implant (into scleral shell) 16.31
- eyeball 16.39
- - with implant (into scleral shell) 16.31
splanchnicectomy 05.29
splanchnicotomy 05.0
Reefing, joint capsule - see also Arthroplasty 81.96
Endoprosthesis
- bile duct 51.87
- femoral head (bipolar) 81.52
尼古拉手术— **see Nicola operation**
Nimodipine, infusion 99.75
尼森手术- **see Nissen operation**
submucous resection
- nasal septum 21.5
- larynx 30.29
bursocentesis 83.94
- hand 82.92
bursectomy 83.5
- hand 82.31
bursotomy 83.03
- hand 82.03
Urethroplasty 58.49
- collagen implant 59.72
- polytef implant 59.72
- augmentation(polytef injection) 59.79
- fat implant 59.72
- injection(endoscopic) of implant into urethra 59.72

Urethral catheterization, indwelling 57.94
Urethrorrhaphy 58.41
Urethropexy 58.49
- anterior 59.79
Urethroscopy 58.22

一会阴的　58.21
一用于控制前列腺出血　60.94
尿道膀胱固定术(通过)　59.79
一耻骨后悬吊术　59.5
一耻骨上悬吊术　59.4
一提肌悬吊　59.71
尿道膀胱造影术(逆行的)(排空的)　87.76

尿道切除术(完全)(部分)(根治)　58.39

一伴
一一根治性膀胱切除术　57.71
一一盆腔内容物剜出　68.8
一一完全膀胱切除术　57.79
尿道切开取石术　58.0
尿道切开术(外部)　58.0
一内的(内镜的)　58.5
尿道松解术　58.5
尿道外口切开术
一尿道　58.1
一一内的　58.5
一输尿管　56.1
尿道压力分布图(UPP)　89.25
尿道造口术(会阴的)　58.0
尿流量测定(UFR)　89.24
尿路造影术(顺行的)(排泄的)(静脉内)　87.73

一逆行的　87.74
凝固,电凝术－另见破坏,病损,按部位

一半规管　20.79
一半月神经节　04.05
一鼻,用于鼻出血(伴填塞)　21.03
一动静脉瘘　39.53
一动脉瘤(脑的)(周围血管)　39.52

一耳
一一内　20.79
一一外　18.29
一一中　20.51
一脊索(病损)　03.4
一阔韧带　69.19

- perineal　58.21
- for control of hemorrhage of prostate　60.94
Urethrocystopexy (by)　59.79
- retropubic suspension　59.5
- suprapubic suspension　59.4
- levator muscle sling　59.71
Urethrocystography (retrograde) (voiding)　87.76
Urethrectomy (complete) (partial) (radical)　58.39
- with
- - radical cystectomy　57.71
- - pelvic exenteration　68.8
- - complete cystectomy　57.79
Urethrolithotomy　58.0
Urethrotomy (external)　58.0
- internal(endoscopic)　58.5
urethrolysis　58.5
Meatotomy
- urethra　58.1
- - internal　58.5
- ureter　56.1
Urethral pressure profile (UPP)　89.25
Urethrostomy (perineal)　58.0
Uroflowmetry (UFR)　89.24
Urography (antegrade) (excretory) (intravenous)　87.73
- retrograde　87.74
Coagulation, electrocoagulation － see also Destruction, lesion, by site
- semicircular canals　20.79
- gasserian ganglion　04.05
- nose, for epistaxis(with packing)　21.03
- arteriovenous fistula　39.53
- aneurysm (cerebral) (peripheral vessel)　39.52
- ear
- - inner　20.79
- - external　18.29
- - middle　20.51
- spinal cord(lesion)　03.4
- broad ligament　69.19

O

Ober（-Yount）手术（臀-髂胫筋膜切开术）
83. 14

O´Donoghue 手术（膝关节三联修补术）　81. 43

Olshausen 手术（子宫悬吊术）　69. 22

Oscar Miller 手术（跗骨间关节固定术）　81. 14

Osmond-Clark 手术（软组织松解伴腓骨短肌腱
移植）83. 75

Oxford 手术（用于泌尿系失禁）　59. 4

欧温手术—见 Irwin 手术
欧文手术—见 Irving 手术

Ober （-Yount） operation （gluteal-iliotibial
fasciotomy）83. 14

O´Donoghue operation （triad knee repair）
81. 43

Olshausen operation （uterine suspension）
69. 22

Oscar Miller operation （midtarsal arthrode-
sis）81. 14

Osmond-Clark operation （soft tissue release
with peroneus brevis tendon transfer）
83. 75

Oxford operation （for urinary incontinence）
59. 4

欧温手术— see Irwin operation
欧文手术— see Irving operation

P

Panas 手术（线形直肠切开术）　48. 0

Pancoast 手术（于卵圆孔处的三叉神经切断）
04. 02

Paquin 手术（输尿管肾囊肿吻合术）　56. 74

Partsch 手术（牙齿囊肿袋形缝合术）　24. 4

Pattee 手术（耳的管）　18. 6

Peet 手术（自主神经切除术）　05. 29

PEJ（经皮内镜空肠造口术）　46. 32

Pemberton 手术
—髂骨切开术　77. 39
—直肠（松动术和固定，用于脱垂修补术）　48. 76

Pereyra 手术（尿道旁悬吊术）　59. 6

PICC（经周围静脉插入中心静脉导管）　38. 93

Pilojection（动脉瘤）（Gallagher）　39. 52

Pinsker 手术（鼻中隔毛细血管扩张闭塞）
21. 07

Panas operation （linear proctotomy）　48. 0

Pancoast operation （division of trigeminal
nerve at foramen ovale）04. 02

Paquin operation （ureteroneocystostomy）
56. 74

Partsch operation （marsupialization of dent-
al cyst）24. 4

Pattee operation （auditory canal）　18. 6

Peet operation （splanchnic resection）
05. 29

PEJ （percutaneous endoscopic jejunostomy）
46. 32

Pemberton operation
- osteotomy of ilium　77. 39
- rectum （mobilization and fixation for prolapse
repair）48. 76

Pereyra operation （paraurethral suspension）
59. 6

PICC （peripherally inserted central catheter）
38. 93

Pilojection （aneurysm）（Gallagher）　39. 52

Pinsker operation （obliteration of nasoseptal
telangiectasia）21. 07

一冠状(另见旁路,主动脉冠状动脉)　36.10

一回肠-空肠的　45.91
一回肠末端　45.93
一颈动脉-脊椎的　39.28
一颈动脉-脑的　39.28
一空肠-回肠　45.91
一颅外-颅内[EC-IC]　39.28
一乳房内-冠状动脉(单)　36.15

——双血管　36.16
一胃的　44.39
——腹腔镜的　44.38
———普林特和梅桑　44.31
——高位　44.31
一胃肠吻合术　44.39
——腹腔镜的　44.38
一胃十二指肠吻合术(雅布累)　44.39
——腹腔镜的　44.38
一胃网膜-冠状动脉　36.17
一胃胃吻合术　44.39
——腹腔镜的　44.38
一心肺动脉　39.61
——经皮的(闭合性)　39.66
——开放性　39.61
一心脏-肺(完全的)(部分的)　39.61
——经皮(闭合性)　39.66
——开放性　39.61
一血管的(动脉的)(移植)(心轴生长移植)(静脉移植)NEC　39.29
——腹内(动脉)NEC　39.26
———静脉 NEC　39.1
——肝总-髂总动脉-肾　39.26
——股动脉-股动脉　39.29
——股腓动脉　39.29
——股腘动脉(逆转的隐静脉)(隐静脉)　39.29
——股胫的(前的)(后的)　39.29
——冠状(另见旁路,主动脉冠状动脉)　36.10
——腘动脉-胫动脉的　39.29
——颈动脉-脊椎的　39.28

- coronary (see also Bypass, aortocoronary) 36.10

- ileo-jejunal 45.91
- terminal ileum 45.93
- carotid-vertebral 39.28
- carotid-cerebral 39.28
- jejunal-ileum 45.91
- extracranial-intracranial [EC-IC] 39.28
- internal mammary-coronary artery (single) 36.15

- - double vessel 36.16
- gastric 44.39
- - laparoscopic 44.38
- - Printen and Mason 44.31
- - high 44.31
- gastroenterostomy 44.39
- - laparoscopic 44.38
- gastroduodenostomy(Jaboulay's) 44.39
- - laparoscopic 44.38
- gastroepiploic-coronary artery 36.17
- gastrogastrostomy 44.39
- - laparoscopic 44.38
- cardiopulmonary 39.61
- - percutaneous (closed) 39.66
- - open 39.61
- heart-lung (complete) (partal) 39.61
- - percutaneous (closed) 39.66
- - open 39.61
- vascular (arterial) (graft) (mandril grown graft) (vein graft) NEC 39.29
- - intra-abdominal (arterial) NEC 39.26
- - - venous NEC 39.1
- - common hepatic-common iliac-renal 39.26
- - femoral-femoral 39.29
- - femoroperoneal 39.29
- - femoropopliteal (reversed saphenous vein) (saphenous) 39.29
- - femorotibial (anterior) (posterior) 39.29
- - coronary (see also Bypass, aortocoronary) 36.10
- - popliteal-tibial 39.29
- - carotid-vertebral 39.28

一经皮(闭合性)(耻骨上)　57.17

一开放性(耻骨上)　57.18

膀胱造口术　**57.21**

膀胱造影图,膀胱造影术 NEC　**87.77**

膀胱直肠吻合术　**57.88**

培养(和敏感性)一见检查,显微镜的

佩里拉手术一见 Pereyra 手术

配眼镜处方　**95.31**

配制(伴安装)

一接触镜片　95.32

一视力低下辅助设备 NEC　95.33

一眼镜　95.31

蓬塞手术一见 Poncet 手术

膨胀,膀胱(治疗性)(间歇性)　**96.25**

膨胀过度,膀胱(治疗性)　**96.25**

皮肤瘢痕磨削术(激光)　**86.25**

一用于伤口清创术　86.28

皮罗戈夫手术一见 Pirogoff 手术

皮特手术一见 Peet 手术

皮脂切除术　**86.83**

脾 X 线照相　**88.64**

一放射性同位素的　92.05

脾成形术　**41.95**

脾缝合术　**41.95**

脾固定术　**41.95**

脾门静脉造影(通过脾动脉造影术)　**88.64**

脾切除术(完全)(全部)　**41.5**

一部分　41.43

脾切开术　**41.2**

脾松解术　**54.59**

一腹腔镜的　54.51

偏侧骨盆切除术　**84.19**

偏侧喉切除术(前的)(侧的)(垂直的)　**30.1**

偏侧甲状腺切除术(伴峡部切除)(伴残留叶部分
切除)　**06.2**

- percutaneous(closed)(suprapubic)　57.17

- open(suprapubic)　57.18

Vesicostomy　57.21

Cystogram, cystography NEC　87.77

Cystoproctostomy　57.88

Culture (and sensitivity) – see Examination, microscopic

佩里拉手术一 **see Pereyra operation**

Prescription for glasses　95.31

Dispensing (with fitting)

- contact lens　95.32

- low vision aids NEC　95.33

- spectacles　95.31

蓬塞手术一 **see Poncet operation**

Distention, bladder (therapeutic) (intermittent)　96.25

Overdistension, bladder (therapeutic)　96.25

Dermabrasion (laser)　86.25

- for wound debridement　86.28

皮罗戈夫手术一 **see Pirogoff operation**

皮特手术一 **see Peet operation**

Cutaneolipectomy　86.83

Splenogram　88.64

radioisotopic　92.05

Splenoplasty　41.95

Splenorrhaphy　41.95

Splenopexy　41.95

Splenoportogram (by splenic arteriography)　88.64

Splenectomy (complete) (total)　41.5

- partial　41.43

Splenotomy　41.2

Splenolysis　54.59

- laparoscopic　54.51

Hemipelvectomy　84.19

Hemilaryngectomy (anterior) (lateral) (vertical)　30.1

Hemithyroidectomy (with removal of isthmus) (with removal of portion of remaining lobe)　06.2

——卵巢   - - ovary

———囊肿通过破裂(手压) 65.93   - - - cyst by rupture (manual) 65.93

———通过(用)   - - - by

————抽吸 62.91   - - - - aspiration 62.91

————切除术 65.29   - - - - excision 65.29

—————腹腔镜的 65.25   - - - - -laparoscopic 65.25

——脉络膜 14.29   - - - choroid 14.29

———通过(用)   - - - by

————放射疗法 14.26   - - - - radiation therapy 14.26

————放射源植入 14.27   - - - - implantaion of radiation source 14.27

————光凝术 14.25   - - - - photocoagulation 14.25

—————激光 14.24   - - - - -laser 14.24

—————氙弧光 14.23   - - - - -xenon arc 14.23

————冷冻疗法 14.22   - - - - crytherapy 14.22

————透热疗法 14.21   - - - - diathermy 14.21

——眉 08.25   - - eyebrow 08.25

——内镜的 42.33   - - endoscopic 42.33

——脑(经颞入路)NEC 01.59   - - brain (transtemporal approach) NEC 01.59

———通过立体定位放射外科学 92.30   - - - by stereotactic radiosurgery 92.30

————单源光子 92.31   - - - - single source photon 92.31

————多源 92.32   - - - - multi-source 92.32

————放射外科学 NEC 92.39   - - - - radiosurgery NEC 92.39

————钴-60 92.32   - - - - Cobalt-60 92.32

————粒子束流 92.33   - - - - particle beam 92.33

————线性加速器(LINAC) 92.31   - - - - linear accelerator(LINAC) 92.31

——脑的 NEC 01.59   - - cerebral NEC 01.59

———脑膜 01.51   - - - meninges 01.51

——脑膜(脑的) 01.51   - - meninges (cerebral) 01.51

———脊髓的 03.4   - - - spinal 03.4

——尿道(切除的) 58.39   - - urethra (excisional) 58.39

———内镜的 58.31   - - - endoscopic 58.31

——膀胱 57.59   - - bladder 57.59

———经尿道 57.49   - - - transurethral 57.49

——皮肤 NEC 86.3   - - skin NEC 86.3

——皮下组织 NEC 86.3   - - subcutaneous tissue NEC 86.3

——脾 41.42   - - spleen 41.42

———通过袋形缝合术 41.41   - - - by marsupialization 41.41

——乳房 NEC 85.20   - - breast NEC 85.20

——舌 25.1   - - tongue 25.1

——神经(周围的) 04.07   - - nerve (periperal) 04.07

———交感 05.29   - - -sympathetic 05.29

－－交感神经,通过注射神经破坏药　05.32

－神经瘤
－－颅的　04.07
－－莫顿　04.07
－－听神经
－－－通过放射外科学　04.07
－－－通过立体定位放射外科学　92.30
－－－－单源光子　92.31
－－－－多源　92.32
－－－－放射外科学 NEC　92.39
－－－－钴-60　92.32
－－－－粒子　92.33
－－－－粒子束流　92.33
－－－－线性加速器(LINAC)　92.31
－－－通过颅骨切开术　04.01
－－周围的
－－－莫顿　04.07
－输卵管　66.39
－－伴
－－－挤压术(和结扎)　66.31
－－－－通过内镜检查(腹腔镜检查)　66.21
－－－结扎　66.39
－－－－伴
－－－－－挤压术　66.31
－－－－－－通过内镜检查(后穹窿镜检查)　66.21
－－－－－切断　66.32
－－－－－－通过内镜检查(后穹窿镜检查)(子宫镜检查)(腹腔镜检查)(腹腔镜检查)　66.22
－－－切断(和 结扎)　66.32
－－－－通过内镜检查(后穹窿镜检查)(子宫镜检查)(腹腔镜检查)(腹腔镜检查)　66.22
－－单侧　66.92
－胎儿　73.8
－痔　49.49
－－通过
－－－冷冻疗法　49.44
－－－硬化疗法　49.42
－椎间盘(NOS)　80.50
－－疝出的(髓核)　80.51

－ － sympathetic, by injection of neurolytic agent　05.32
- neuroma
- - cranial　04.07
- - Morton's　04.07
- - acoustic
- - - by radiosurgery　04.07
- - - by stereotactic radiosurgery　92.30
- - - - single source photon　92.31
- - - - multi-source　92.32
- - - - radiosurgery NEC　92.39
- - - - Cobalt-60　92.32
- - - - particulate　92.33
- - - - particle beam　92.33
- - - - linear accelerator (LINAC)　92.31
- - - by craniotomy　04.01
- - peripheral
- - - Morton's　04.07
- fallopian tube　66.39
- - with
- - - crushing (and ligation)　66.31
- - - - by endoscopy (laparoscopy)　66.21
- - - ligation　66.39
- - - - with
- - - - - crushing　66.31
- - - - - - by endoscopy (culdoscopy)　66.21
- - - - - division　66.32
- - - - - - by endoscopy (culfoscopy)(hysteroscopy)(laparoscopy)(peritoneoscopy)　66.22
- - - division (and ligation)　66.32
- - - - by endoscopy (culddoscopy)(hysteroscopy)(laparoscopy)(peritoneoscopy)　66.22
- - unilateral　66.92
- fetus　73.8
- hemorrhoids　49.49
- - by
- - - cryotherapy　49.44
- - - sclerotherapy　49.42
- intevertebral disc (NOS)　80.50
- - herniated (nucleus pulposus)　80.51

Q

起搏器

—心的—另见插入，起搏器，心脏手术中采取的（暂时性）　39.64

—暂时性（心脏手术中或即后）　39.64

气腹(外科手术诱发的)　54.96

—骨盆　88.12

—用于肺萎陷　33.33

气管成形术　31.79

—伴人工喉　31.75

气管分裂术　31.1

气管缝合术　31.71

气管喉切开术(紧急的)　31.1

—永久性开放　31.29

气管环状软骨切开术(用于辅助呼吸)　31.1

气管镜检查 NEC　31.42

—经气管切开术(口)　31.41

气管切开术(紧急的)(暂时性)(用于辅助呼吸)　31.1

—永久性　31.29

气管造口术(紧急的)(暂时性)(用于辅助呼吸)　31.1

—修复术　31.74

—永久性 NEC　31.29

—纵隔　31.21

气管造影术　87.32

气脑造影图　87.01

气体动脉内膜切除术　38.10

—腹　38.16

—冠状动脉　36.09

—颅内 NEC　38.11

—上肢　38.13

—头和颈 NEC　38.12

—下肢　38.18

—胸 NEC　38.15

—主动脉(弓)(升)(降)　38.14

气胸(人工的)(外科手术的)　33.32

—胸膜内　33.32

憩室切除术

—肠

Pacemaker

- cardiac—see also Insertion, pacemaker, cardiac intraoperative(temporary)　39.64

- temporary(during and immediately following cardiac surgery)　39.64

Pneumoperitoneum （surgically-induced）　54.96

- pelvic　88.12

- for collapse of lung　33.33

Tracheoplasty　31.79

- with artificial larynx　31.75

Tracheofissure　31.1

Tracheorrhaphy　31.71

Tracheolaryngotomy (emergency)　31.1

- permanent opening　31.29

Tracheocricotomy (for assistance in breathing)　31.1

Tracheoscopy NEC　31.42

- through tracheotomy(stoma)　31.41

Tracheotomy (emergency) (temporary) (for assistance in breathing)　31.1

- permanent　31.29

Tracheostomy （emergency） （temporary） (for assistance in breathing)　31.1

- revision　31.74

- permanent NEC　31.29

- mediastinal　31.21

Tracheography　87.32

Pneumoencephalogram　87.01

Gas endarterectomy　38.10

- abdominal　38.16

- coronary artery　36.09

- intracranial NEC　38.11

- upper limb　38.13

- head and neck NEC　38.12

- lower limb　38.18

- thoracic NEC　38.15

- aorta(arch)(ascending)(descending)　38.14

Pneumothorax (artificial) (surgical)　33.32

- intrapleural　33.32

Diverticulectomy

- intestine

——大 45.41

———内镜的 45.43

——小 45.33

—美克尔 45.33

—尿道 58.39

——内镜的 58.31

—膀胱(耻骨上) 57.59

——经尿道入路 57.49

—肾 55.39

—十二指肠 45.31

——内镜的 45.30

—食管 42.31

——内镜的 42.33

—食管肌层切开术 42.7

—胃 43.42

——内镜的 43.41

—下咽的(通过环咽肌切开术) 29.32

—咽的(通过环咽肌切开术) 29.32

—咽食管的(通过环咽肌切开术) 29.32

牵伸术

—唇颊沟 24.91

—舌沟 24.91

—下颌嵴 76.43

—肢体,强迫性 93.25

牵引

—伴骨折或脱位的复位—见复位,骨折和复位,脱位

—布克 93.46

—布赖恩特(骨骼) 93.44

—邓洛普(骨骼) 93.44

—骨骼 NEC 93.44

——间歇性 93.43

—环钳装置,颅骨 93.41

——同时伴插入装置 02.94

—机械性,间歇性 93.21

—脊髓的 NEC 93.42

——伴颅骨装置(环钳)(卡钳)(克拉奇菲尔德)(加德纳维尔斯)(文凯)(钳) 93.41

- - large 45.41

- - endoscopic 45.43

- - small 45.33

- Meckel′s 45.33

- urethra 58.39

- - endoscopic 58.31

- baldder (suprapubic) 57.59

- - transurethral approach 57.49

- kidney 55.39

- duodenum 45.31

- - endpscopic 45.30

- esophagus 42.31

- - endoscopic 42.33

- esophagomyotomy 42.7

- stomach 43.42

- - endoscopic 43.41

- hypopharygeal (by cricopharyngeal myotomy) 29.32

- pharyngeal(by cricopharyngeal myotomy) 29.32

- pharyngoesophageal (by cricopharyngeal myotomy) 29.32

Extension

- buccolabial sulcus 24.91

- lingual sulcus 24.91

- mandibular ridge 76.43

- limb,forced 93.25

Traction

- with reduction of fracture or dislocation — see Reduction,fracture and reduction,dislocation

- Buck′s 93.46

- Bryant′s(skeletal) 93.44

- Dunlop′s(skeletal) 93.44

- skeletal NEC 93.44

- - intermittent 93.43

- halo device,skull 93.41

- - with synchronous insertion of device 02.94

- mechanical, intermittent 93.21

- spinal NEC 93.42

- - with skull device(halo)(caliper)(Crutch-field) (Gardner wells) (Vinke) (tongs) 93.41

一经尿道　60.29

一一超声引导激光 诱发的（TULIP）　60.21

一一电汽化术　60.29

一一前列腺切除术（TURP）　60.29

一一剜出术　60.29

一一消融,切除（接触性）（非接触性）通过激光　60.21

一经膀胱钻孔（耻骨上）　60.3

一袢式　60.29

前列腺切开取石术　60.0

前列腺切开术（会阴的）　60.0

前徙（移）术

一蒂（皮瓣）　86.72

一腱　83.71

一一深部（瓦格纳）　82.51

一一手　82.51

一深部肌腱（瓦格纳）　82.51

一瓦格纳（深部肌腱）　82.51

一小叶（心脏）　35.10

一眼肌　15.12

一一多条（伴切除术或退缩术）　15.3

一眼睑肌　08.59

一眼外肌　15.12

一一多条（伴切除术或退缩术）　15.3

一圆韧带　69.22

钳夹

一动脉瘤（脑的）　39.51

一脑室分流　02.43

一血管一见结扎,血管

钳夹

一动静脉瘘　39.53

一动脉瘤（基底动脉）（颈动脉）（小脑的）（小脑脑桥的）（交通动脉）（脊椎的）　39.51

一系带

一一唇（嘴唇）　27.91

一一舌（舌头）　25.91

一悬雍垂尖　27.72

钳夹和烧灼,痔　49.43

- transurethral　60.29

- - ultrasound guided laser induced(TULIP)　60.21

- - electrovaporization　60.29

- - resection of prostate(TURP)　60.29

- - enucleative　60.29

- - ablation(contact)(noncontact)by laser　60.21

- transvesical punch(suprapubic)　60.3

- loop　60.29

Prostatolithotomy　60.0

Prostatotomy(perineal)　60.0

Advancement

- pedicle(flap)　86.72

- tendon　83.71

- - profundus(Wagner)　82.51

- - hand　82.51

- profundus tendon(Wagner)　82.51

- Wagner(profundus tendon)　82.51

- leaflet(heart)　35.10

- eye muscle　15.12

- - multiple(with resection or recession)　15.3

- eyelid muscle　08.59

- extraocular muscle　15.12

- - multiple(with resection or recession)　15.3

- round ligament　69.22

Clamping

- aneurysm(cerebral)　39.51

- ventricular shunt　02.43

- blood vessel一see Ligation,blood vessel

Clipping

- arteriovenous fistula　39.53

- aneurysm(basilar)(carotid)(cerebellar)(cerebellopontine)(communicating artery)(vertebral)　39.51

- frenulum,frenum

- - labia(lips)　27.91

- - lingual(tongue)　25.91

- tip of uvula　27.72

Clamp and cautery, hemorrhoids　49.43

嵌缝法

— 锤状趾　77.56

— 胰　52.3

嵌体,牙　**23.3**

腔静脉照相术(下腔静脉)　**88.51**

强力裂断法(强力折裂骨性关节强硬)　**93.26**

强迫性伸展,肢体　**93.25**

乔普林手术—见 Joplin 手术

切除的活组织检查－见活组织检查

切除术

— 巴多林腺　71.24

— 白内障(另见抽吸术,白内障)　13.19

— — 后发性膜(后发性白内障)　13.65

— 瘢痕－另见切除术,按部位

— — 皮肤　86.3

— — 乳突　20.92

— — 心包　37.31

— — 心外膜　37.31

— — 胸　34.4

— — 胸膜　34.59

— 瘢痕(皮肤)　86.3

— 瘢痕疙瘩(瘢痕),皮肤　86.3

— 半月板(膝)　80.6

— — 肩锁　80.91

— — 肩锁骨的　80.91

— — 颞下颌的(关节)　76.5

— — 腕关节　80.93

— 贝克囊肿,膝　83.39

— 鼻唇囊肿　27.49

— 鼻腭部囊肿　27.31

— — 通过广泛切除术　27.32

— 扁桃腺　28.2

— — 伴增殖腺切除术　28.3

— — 残余　28.4

— — 舌　28.5

— 髌骨(完全)　77.96

— — 部分的　77.86

— 病损(局部的)

— — 奥狄括约肌　51.62

— — — 内镜的　51.64

Filleting

– hammer toe　77.56

– pancreas　52.3

Inlay, tooth　**23.3**

Cavography (inferior vena cava)　**88.51**

Brisement (forcé)　**93.26**

Forced extension, limb　**93.25**

乔普林手术— see Joplin operation

Excisionalbiopsy-see Biopsy

Excision

– Bartholin's gland　71.24

–　cataract (see also Extraction, cataract)　13.19

– –　secondary membrane (after cataract)　13.65

– scar-see also Excision,by site

– – skin　86.3

– – mastoid　20.92

– – pericardium　37.31

– – epicardium　37.31

– – thorax　34.4

– – pleura　34.59

– cicatrix (skin)　86.3

– keloid (scar),skin　86.3

– meniscus(knee)　80.6

– – acromioclavicular　80.91

– – stemoclavicular　80.91

– – temporomandibular (joint)　76.5

– – wrist　80.93

– Baker's cyst,knee　83.39

– nasolabial cyst　27.49

– nasopalatine cyst　27.31

– – by wide excision　27.32

– tonsil　28.2

– – with adenoidectomy　28.3

– – tag　28.4

– – lingual　28.5

– patella(complete)　77.96

– – partia　77.86

– lesion (local)

– – sphincter of Oddi　51.62

– – – endoscopic　51.64

——鼻　21.30	− − nose　21.30
———鼻内的　21.31	− − − intranasal　21.31
———皮肤　21.32	− − − skin　21.32
———特指部位 NEC　21.32	− − − specified site NEC　21.32
———息肉　21.31	− − − polyp　21.31
——鼻窦　22.60	− − nasal sinus　22.60
———蝶的　22.64	− − − sphenoid　22.64
———窦　22.62	− − − antrum　22.62
————伴考德威尔—卢克入路　22.61	− − − − with Caldwell-Luc approach　22.61
————特指入路 NEC　22.62	− − − − specified approach NEC　22.62
———额的　22.42	− − − frontal　22.42
———筛的　22.63	− − − ethmoid　22.63
———上颌　22.62	− − − maxillary　22.62
————伴考德威尔—卢克入路　22.61	− − − − with Caldwell-Luc approach　22.61
————特指入路 NEC　22.62	− − − − specifid approach NEC　22.62
——鼻内的　21.31	− − intranasal　21.31
——鼻咽　29.3	− − nasopharynx　29.3
——扁桃腺　28.92	− − tonsill　28.92
——肠	− − intestine
———大　45.41	− − − large　45.41
————内镜的 NEC　45.43	− − − − endoscopic NEC　45.43
—————息肉切除术　45.42	− − − − −polypectomy　45.42
———小 NEC　45.33	− − − small NEC　45.33
——肠系膜　54.4	− − mesentery　54.4
——齿龈　24.31	− − gum　24.31
——齿龈下　24.31	− − subgingival　24.31
——垂体腺(另见垂体切除术,部分)　07.63	− − pituitary gland(see also Hypophysectomy, partial)　07.63
———通过立体定位放射外科学　92.30	− − − by stereotactic radiosurgery　92.30
————单源光子　92.31	− − − − single source photon　92.31
————多源　92.32	− − − − multi-source　92.32
————放射外科学 NEC　92.39	− − − − radiosurgery NEC　92.39
————钴-60　92.32	− − − − Cobalt-60　92.32
————粒子　92.33	− − − − particulate　92.33
————粒子束流　92.33	− − − − particle beam　92.33
————线性加速器(LINAC)　92.31	− − − − linear accelerator(LINAC)　92.31
——唇　27.43	− − lip　27.43
———通过广泛切除术　27.42	− − − by wide excision　27.42
——胆管　51.69	− − biliary ducts　51.69
———内镜的　51.64	− − − endoscopic　51.64
——胆囊　51.21	− − gallbladder　51.21
——道格拉斯凹　70.32	− − pouch of Douglas　70.32

——骶前的　54.4

——顶泌腺　86.3

——动脉　38.60

———腹　38.66

———颅内 NEC　38.61

———上肢　38.63

———头和颈 NEC　38.62

———下肢　38.68

———胸 NEC　38.65

———主动脉（弓）（升）（降，胸部的）　38.64

————伴端-端吻合术　38.45

—————腹的　38.44

—————胸的　38.45

—————胸腹的　38.45[38.44]

————伴插补，移植物置换　38.45

—————腹的　38.44

—————胸的　38.45

—————胸腹的　38.45［38.44］

——窦（鼻的）-见切除术，病损，鼻窦

——腭（骨性）　27.31

———软　27.49

———通过广泛切除术　27.32

——耳廓　18.29

———根治　18.31

——耳前（耳）　18.21

——法特壶腹　51.62

——非牙源性的　24.31

——肺 NEC　32.29

———内镜的　32.28

———通过广泛切除术　32.3

——肺动脉（纤维化）　32.29

———内镜的　32.28

——附睾　63.3

——副窦-见切除术，病损，鼻窦

——腹壁　54.3

——腹股沟管　54.3

——腹股沟区（腹壁）（腹股沟的）　54.3

- - presacral　54.4

- - apocrine gland　86.3

- - artery　38.60

- - - abdominal　38.66

- - - intracranial NEC　38.61

- - - upper limb　38.63

- - - head and neck NEC　38.62

- - - lower limb　38.68

- - - thoracic NEC　38.65

- - - aorta （arch）（ascending）（descending thoracic）　38.64

- - - - with end to end anastomosis　38.45

- - - - - abdominal　38.44

- - - - - thoracic　38.45

- - - - - thoracoabdminal　38.45［38.44］

- - - - with interposition graft replacement 38.45

- - - - -abdominal　38.44

- - - - -thoracic　38.45

- - - - -thoracoabdominal　38.45［38.44］

- - sinus （nasal）- see Excision, lesion, nasal sinus

- - palate （bony）　27.31

- - - soft　27.49

- - - by wide excision　27.32

- - pinna　18.29

- - - radical　18.31

- - preauricular （ear）　18.21

- - ampulla of Vater　51.62

- - nonodontogenic　24.31

- - lung NEC　32.29

- - - endoscopic　32.28

- - - by wide excision　32.3

- - pulmonary(fibrosis)　32.29

- - - endoscopic　32.28

- - epididymis　63.3

- - accessory sinus- see Excision, lesion, nasal sinus

- - abdominal wall　54.3

- - inguinalcanal 54.3

- - groin region(abdominal wall) (inguinal) 54.3

————皮肤　86.3　　　　　　　　　　　－ － － skin　86.3

————皮下组织　86.3　　　　　　　　－ － － subcutaneous tissue　86.3

——腹膜　54.4　　　　　　　　　　　－ － peritoneum　54.4

——腹膜后　54.4　　　　　　　　　　－ － retroperitoneum 54.4

——肝　50.29　　　　　　　　　　　　－ － liver　50.29

——肝管　51.69　　　　　　　　　　　－ － hepatucduct　51.69

——肛门 NEC　49.39　　　　　　　　－ － anus NEC　49.39

———内镜的　49.31　　　　　　　　　－ － － endoscopic　49.31

——睾丸　62.2　　　　　　　　　　　　－ － testis　62.2

——睾丸鞘膜　61.92　　　　　　　　　－ － tunicavaginalis　61.92

——巩膜　12.84　　　　　　　　　　　－ － sclera　12.84

——骨　77.60　　　　　　　　　　　　－ － bone　77.60

———髌骨　77.66　　　　　　　　　　－ － － patella　77.66

———尺骨　77.63　　　　　　　　　　－ － － ulna　77.63

———腓骨　77.67　　　　　　　　　　－ － － fibula　77.67

———跗骨的,距骨的　77.68　　　　　－ － － tarsal,metatarsal　77.68

———肱骨　77.62　　　　　　　　　　－ － － humerus　77.62

———股骨　77.65　　　　　　　　　　－ － － femur　77.65

———骨盆的　77.69　　　　　　　　　－ － － pelvic　77.69

———颌骨　76.2　　　　　　　　　　　－ － － jaw　76.2

————齿的　24.4　　　　　　　　　　－ － － － dental　24.4

———肩胛骨　77.61　　　　　　　　　－ － － scapula　77.61

———胫骨　77.67　　　　　　　　　　－ － － tibia　77.67

———颅骨　01.6　　　　　　　　　　　－ － － skull　01.6

———面的　76.2　　　　　　　　　　　－ － － facial　76.2

———桡骨　77.63　　　　　　　　　　－ － － radius　77.63

———锁骨　77.61　　　　　　　　　　－ － － clavicle　77.61

———特指部位 NEC　77.69　　　　　－ － － specified site NEC　77.69

———腕骨的,掌骨的　77.64　　　　　－ － － carpal,meracarpal　77.64

———胸(肋骨)(胸骨)　77.61　　　　　－ － － thorax (rids) (sternum)　77.61

———趾骨（足）(手)　77.69　　　　　－ － － phalanges (foot) (hand)　77.69

———椎骨　77.69　　　　　　　　　　－ － － vertebrae　77.69

——关节　80.80　　　　　　　　　　　－ － joint　80.80

———颌骨　76.5　　　　　　　　　　　－ － － jaw　76.5

———踝　80.87　　　　　　　　　　　　－ － － ankle 80.87

———脊柱　80.89　　　　　　　　　　－ － － spine 80.89

———肩　80.81　　　　　　　　　　　　－ － － sholder　80.81

———髋　80.85　　　　　　　　　　　　－ － － hip　80.85

———手和手指　80.84　　　　　　　　－ － － hand and finger 80.84

———特指部位 NEC　80.89　　　　　－ － － specified site NEC　80.89

———腕　80.83　　　　　　　　　　　　－ － － wrist　80.83

———膝　80.86　　　　　　　　　　　　－ － － knee　80.86

———根治(广泛)(累及皮下或邻近结构)(伴皮瓣闭合)　86.4

———乳房　85.21

———阴囊　61.3

——皮下组织　86.3

———乳房　85.21

——脾(囊肿)　41.42

——气管　31.5

——前房(眼)NEC　12.40

——前列腺(经尿道)　60.61

——前列腺周围组织　60.82

——韧带(关节)(另见切除术,病损,关节)　80.80

———阔　69.19

———圆　69.19

———子宫骶骨　69.19

——乳房(节段的)(楔形)　85.21

——乳房管　85.21

——乳突(骨)　20.49

——软组织 NEC　83.39

———手　82.29

——腮腺或管 NEC　26.29

——舌　25.1

——神经(颅的)(周围的)　04.07

———交感神经　05.29

——肾　55.39

———伴部分肾上腺切除术　55.4

——肾上腺　07.21

——肾周围组织　59.91

——十二指肠(局部的)　45.31

———内镜的　45.30

——食管 NEC　42.32

———内镜的　42.33

——输卵管　66.61

——输尿管　56.41

——斯基恩腺　71.3

——松果体　07.53

——外耳　18.29

———根治　18.31

——外耳道　18.29

———根治的　18.31

——网膜　54.4

- - - radical (wide) (involving underlying or adjacent structure) (with flap closure)　86.4

- - - breast　85.21

- - - scrotum　61.3

- - subcutaneous tissue　86.3

- - - breast　85.21

- - spleen (cyst)　41.42

- -trachea　31.5

- - anterior chamber (eye) NEC　12.40

- - prostate(transurethral)　60.61

- - periprostatic tissue　60.82

- - ligament (joint) (see also Excision, lesion, joint)　80.80

- - - broad　69.19

- - - round　69.19

- - - uterosacral　69.19

- - breast (segmental) (wedge)　85.21

- - mammary duct　85.21

- - mastoid(bone)　20.49

- - soft tissue NEC　83.39

- - - hand　82.29

- - parotid gland or duct NEC　26.29

- - tongue　25.1

- - nerve(cranial)(peripheral)　04.07

- - sympathetic　05.29

- - kidney　55.39

- - - with partial nephrectomy　55.4

- - adrenal gland(s)　07.21

- - perirenal tissue　59.91

- - duodenum(local)　45.31

- - - endoscopic　45.30

- - esophagus NEC　42.32

- - - endoscopic　42.33

- - Fallopian tube　66.61

- - ureter　56.41

- - Skene gland　71.3

- - pineal gland　07.53

- - auricle,(external) ear　18.29

- - - radical　18.31

- - auditory canal or meatus,extermal　18.29

- - - radical　18.31

- - omentum　54.4

一阔韧带　69.19
一阑尾（另见阑尾切除术）　47.01
一阑尾残端　47.09
一肋骨（颈的）　77.91
一肋软骨　80.99
一泪的
一一道　09.6
一一囊　09.6
一一腺　09.20
一一一部分　09.22
一一一全部　09.23
一镰状韧带　54.4
一裂,肛门　49.39
一一内镜的　49.31
一淋巴,淋巴的
一一结（单纯）NEC　40.29
一一一伴
一一一一肌肉和深筋膜一见切除术,淋巴,结,根治的
一一一一乳房切除术一见乳房切除术,根治的
一一一腹股沟,腹股沟的（深）（表浅的）　40.24
一一一一根治的　40.54
一一一一区域性（扩大）　40.3
一一一一根治的　40.50
一一一一伴乳房切除术一见乳房切除术,根治
一一一一特指的部位 NEC　40.59
一一一一颈（深）（伴斜角肌脂肪垫切除术）　40.21
一一一一伴喉切除术　30.4
一一一一表浅的　40.29
一一一一根治的（包括肌和深筋膜）　40.40
一一一一一单侧的　40.41
一一一一一双侧的　40.42
一一一一一区域性（扩大）　40.3
一一一一颈的一见切除术,淋巴,结,颈的
一一一一气管旁的一见切除术,淋巴,结,颈的
一一一一髂的　40.29
一一一一一根治的　40.53

- broad ligament　69.19
- appendix (see also Appendectomy)　47.01
- appendiceal stump　47.09
- rib(cervical)　77.91
- costal cartilage　80.99
- lacrimal
- - passage　09.6
- - sac　09.6
- - gland　09.20
- - - partial　09.22
- - - total　09.23
- falciform ligament　54.4
- fissure,anus　49.39
- - endoscopic　49.31
- lymph,lymphatic
- - node(simple)NEC　40.29
- - - with
- - - - muscle and deep fascia-see Excision, lymph,node,radical
- - - - mastectomy-see Mastectomy,radical
- - - groin, inguinal (deep) (superficial)　40.24
- - - - radical　40.54
- - - - regional(extended)　40.3
- - - - radical　40.50
- - - - with mastectomy一 see Mastectomy, radical
- - - - specified site NEC　40.59
- - - cervical(deep)(with excision of scalene fat pad)　40.21
- - - - with laryngectomy　30.4
- - - - superficia；　40.29
- - - - radical(including muscle and deep fascia)　40.40
- - - - -unilateral　40.41
- - - - -bilateral　40.42
- - - - regional(extended)　40.3
- - - jugular-see Excision,lymph,node,cervical
- - - paratracheal-see Excision, lymph, node, cervical
- - - iliac　40.29
- - - - radical　40.53

一皮肤（局部的） 86.3

一一附属物

一一一耳周的 18.29

一一一肛周的 49.03

一一根治（广泛）（累及皮下或邻近结构）（伴皮瓣闭合） 86.4

一一用于移植（伴闭合供体部位） 86.91

一脾（全部的） 41.5

一一部分的 41.43

一一副 41.93

一脐 54.3

一脐尿管，脐尿管的（囊肿）（膀胱） 57.51

一一腹壁 54.3

一憩室

一一肠

一一一大的 45.41

一一一一内镜的 45.43

一一一小的 NEC 45.33

一一法特壶腹 51.62

一一肛门 49.39

一一一内镜的 49.31

一一美克尔 45.33

一一尿道 58.39

一一一内镜的 58.31

一一膀胱 57.59

一一一经尿道的 57.49

一一十二指肠 45.31

一一一内镜的 45.30

一一食管（局部的） 42.31

一一一内镜的 42.33

一一胃 43.42

一一一内镜的 43.41

一一心室 37.33

一一咽（通过环咽肌切开术） 29.32

一一咽食管的（通过环咽肌切开术） 29.32

一一咽下部的（通过环咽肌切开术） 29.32

一前列腺一见前列腺切除术

一前列腺周围的组织 60.82

- skin (local) 86.3

- - tags

- - - periauricular 18.29

- - - perianal 49.03

- - radical (wide) (involving underlying or adjacent structure) (with flap closure) 86.4

- - for graft (with closure of donor site) 86.91

- spleen (total) 41.5

- - partial 41.43

- - accessory 41.93

- umbilicus 54.3

- urachus, urachal (cyst) (bladder) 57.51

- - abdominal wall 54.3

- diverticulum

- - intestine

- - - large 45.41

- - - - endoscopic 45.43

- - - small NEC 45.33

- - ampulla of Vater 51.62

- - anus 49.39

- - - endoscopic 49.31

- - Meckel's 45.33

- - urethra 58.39

- - - endsocopic 58.31

- - bladder 57.59

- - - transurethral 57.49

- - duodenum 45.31

- - - endoscopic 45.30

- - esoophagus (local) 42.31

- - - endoscopic 42.33

- - stomach 43.42

- - - endoscopic 43.41

- - ventricle, heart 37.33

- - pharyngeal (by cricopharyngeal myotomy) 29.32

- - pharyngoesophageal (by cricopharyngeal myotomy) 29.32

- - hypopharyngeal (by cricopharyngeal myotomy) 29.32

- prostate—see Prostatectomy

- periprostatic tissue 60.82

——全部(完全的)　77.91	- - total (complete)　77.91
—外耳道(完全)NEC　18.39	- ear,external (complete) NEC　18.39
——部分的　18.29	- - partial　18.29
———根治的　18.31	- - - radical　18.31
—外生骨疣(另见切除术,病损,骨)　77.60	- exostosis (see also Excision,lesion,bone)　77.60
——第一跖骨(蹈外翻修补术)-见蹈囊肿切除术	- - first metatarsal (hallux valgus repair)-see Bunionectomy
——面骨　76.2	- - facial bone　76.2
——外耳道　18.29	- - auditory canal,external;　18.29
—外阴(双侧的)(单纯的)(另见外阴切除术)　71.62	- vulva (bilateral) (simple) (see also Vulvectomy)　71.62
—胃-见胃切除术	- stomach—see Gastrectomy
—胃结肠韧带　54.4	- gastrocolic ligament　54.4
—纹身　86.3	- tattoo　86.3
——通过擦皮法　86.25	- - by dermabrasion　86.25
—息肉-另见切除,病损,按部位	- polyp-see also Excsion,lesion,by site
——鼻　21.31	- - nose　21.31
——大肠　45.41	- - large intestine　45.41
———内镜的　45.42	- - - endoscopic　45.42
——食管　42.32	- - esophagus　42.32
———内镜的　42.33	- - - endoscopic　42.33
——胃(内镜的)　43.41	- - stomach (endoscopic)　43.41
——直肠(内镜的)　48.36	- rectum(endoscopic)　48.36
—系带	- frenulum,frenum
——唇　27.41	- - labial (lip)　27.41
——舌　25.92	- - lingual (tongue)　25.92
—纤维腺瘤,乳房　85.21	- fiboradenoma,breast　85.21
—涎腺　26.30	- salivary gland　26.30
——部分的　26.31	- - partial　26.31
——根治的　26.32	- - radical　26.32
——完全的　26.32	- - complete　26.32
—腺瘤-见切除术,病损,按部位	- adenoma—see Excision,lesion,by site
—腺样增殖体(附属物)　28.6	- asenoids (tag)　28.6
——伴扁桃腺切除术　28.3	- - with tonsillectomy　28.3
—小趾囊肿(伴骨切开术)　77.54	- bunionette (with osteotomy)　77.54
—斜角肌脂肪垫　40.21	- scalene fat pad　40.21
—心包粘连　37.31	- pericardial adhesions　37.31
—心瘤　37.33	- cardioma　37.33
—心肉柱(心脏)　35.35	- trabeculae cameae cordis (heart)　35.35
—心脏辅助系统-见去除	- heart assist system-see Removal
—胸膜 NEC　34.59	- pleura NEC　34.59

——其他特指的(椎间盘切除术)　80.51
——疝出的(髓核)　80.51
—椎间盘—见切除术,盘,椎间(NOS)　80.50

—子宫(体)(另见子宫切除术)　68.9

——病损　68.29
——隔　68.22
———子宫颈　67.4
———病损　67.39
—子宫颈(残端)NEC　67.4
——电锥形切除术　67.32
——冷冻(刀)　67.2
——冷冻锥形切除术　67.33
——锥形切除术　67.2
—总
——胆管　51.63
——左房后部和冠状窦间共同壁(伴结合部缺损顶部用补片移植)　35.82

切除术(部分)－另见切除术,按部位
—奥狄括约肌　51.89
—鼻(完全的)(扩大的)(部分的)(根治的)　21.4

—鼻甲—见鼻甲切除术
—鼻中隔(黏膜下)　21.5
—病损—见切除术,病损,按部位
—肠(部分的)NEC　45.79
——大(部分的)(节段的)NEC　45.79
———多节段的　45.71
———全部的　45.8
———用于间置术　45.52
——多节段的(大肠)　45.71

———小肠　45.61
——肝曲　45.73
——回肠　45.62
———伴盲肠　45.72
——节段的(大肠)　45.79
———多　45.71
———小肠　45.62
————多数　45.61

- - other specified (diskectomy)　80.51
- - hemiated (nucleus pulposus)　80.51
- intervertebral disc － see Excision, disc, intervertebral (NOS)　80.50

- uterus (corpus) (see also Hysterectomy) 68.9

- - lesion　68.29
- - septum　68.22
- - cervix　67.4
- - - lesion　67.39
- cervix (stump) NEC　67.4
- - electroconization　67.32
- - cold (knife)　67.2
- - cryoconization　67.33
- - conization　67.2
- common
- - duct　51.63
- - wall between posterior and coronary sinus (with roofing of resultant defect with patch graft)　35.82

Resection － see also Excision, by site
- sphincter of Oddi 51.89
- nose (complete) (extended) (partial) (radical) 21.4

- turbinates-see Turbinectomy
- nasal septum (submucous)　21.5
- lesion-see Excision, lesion, by site
- intestine (partial) NEC　45.79
- - large (partial) (segmental) NEC　45.79
- - - multiple segmental　45.71
- - - total　45.8
- - - for interposition 45.52
- - multiple segmental (large intestine) 45.71

- - - small intestine　45.61
- - hepatic flexure　45.73
- - ileum　45.62
- - - with cecum　45.72
- - segmental (large intestine)　45.79
- - - multiple　45.71
- - - small intestine　45.62
- - - - multiple　45.61

——盲肠（伴回肠末端）45.72	－ － cecum (with terminal ileum) 45.72
——全部的	－ － total
———大肠 45.8	－ － － large intestine 45.8
———小肠 45.63	－ － － small intestine 45.63
——外置的（大肠）46.04	－ － exteriorized (large intestine) 46.04
———小肠 46.02	－ － － small intestine 46.02
——小的（部分的）（节段的）NEC 45.62	－ － small (partial)(segmental) NEC 45.62
———多节段的 45.61	－ － － multiple segmental 45.61
———全部的 45.63	－ － － total 45.63
———用于间置术 45.51	－ － － for interposition 45.51
——乙状结肠 45.76	－ － sigmoid 45.76
———用于间置术 45.50	－ － － for interposition 45.50
———大肠 46.52	－ － － large intestine 46.52
———小肠 45.51	－ － － small intestine 45.51
——右半结肠 45.73	－ － right hemicolon 45.73
——左半结肠 45.75	－ － left hemicolon 45.75
—肠系膜 54.4	－ mesentery 54.4
—齿槽突和腭（整块）27.32	－ alveolar process and palate (en bloc) 27.32
—唇（楔形）27.43	－ lip (wedge) 27.43
—胆管 NEC 51.69	－ bile duct NEC 51.69
——胆总管 NEC 51.63	－ － common duct NEC 51.63
—胆囊（全部的）51.22	－ gallbladder (total) 51.22
—动脉—见动脉切除术	－ artery—see Arteriectomy
—动脉瘤—见动脉瘤切除术	－ aneurysm—see Aneurysmectomy
—腭（骨性）（局部的）27.31	－ palate (bony)(local) 27.31
——软 27.49	－ － soft 27.49
——通过广泛切除术 27.32	－ － by wide excision 27.32
—肺（楔形）NEC 32.29	－ lung (wedge) NEC 32.29
——节段的（任何部分）32.3	－ － segmental (any part) 32.3
——内镜的 32.28	－ － endoscopic 32.28
——容量减小 32.22	－ － volume reduction 32.22
—腹会阴的（直肠）48.5	－ abdominoperineal (rectum) 48.5
——拖出（阿尔特迈尔）（斯温森）NEC 48.49	－ － pull-through (Altmeier)(Swenson) NEC 48.49
———杜哈梅尔型 48.65	－ － － Duhamel type 48.65
—腹膜 54.4	－ peritoneum 54.4
—腹直肠内（联合的）48.5	－ abdominoendorectal (combined) 48.5
—肝（部分的）（楔形）50.22	－ liver (partial)(wedge) 50.22
——全部的 50.4	－ － total 50.4
——叶（全部的）50.3	－ － lobe(total) 50.3
—肝的	－ hepatic
——管 51.69	－ － duct 51.69

　　——半球　01.52　　　　　　　　　　　　　　　- - hemisphere　01.52

　　——通过立体定位放射外科学　92.30　　　　　- - by stereotactic radiosurgery　92.30

　　———单源光子　92.31　　　　　　　　　　　- - - single source photon　92.31

　　———多源　92.32　　　　　　　　　　　　　- - - multi-source　92.32

　　———放射外科学 NEC　92.39　　　　　　　- - - radiosurgery NEC　92.39

　　———钴-60　92.32　　　　　　　　　　　　- - - Cobalt 60　92.32

　　———粒子　92.33　　　　　　　　　　　　　- - - particulate　92.33

　　———粒子束流　92.33　　　　　　　　　　　- - - particle beam　92.33

　　———线性加速器(LINAC)　92.31　　　　　　- - - linear accelerator(LINAC)　92.31

　　——叶　01.53　　　　　　　　　　　　　　- - lobe　01.53

　　—脑膜　01.51　　　　　　　　　　　　　　- cerebral meninges　01.51

　　——脊髓的　03.4　　　　　　　　　　　　　- - spinal　03.4

　　—黏膜下　　　　　　　　　　　　　　　　- submucous

　　——鼻中隔　21.5　　　　　　　　　　　　　- - nasal septum　21.5

　　——喉　30.29　　　　　　　　　　　　　　- - larynx　30.29

　　——声带　30.22　　　　　　　　　　　　　- - vocal cords　30.22

　　—黏液囊　83.5　　　　　　　　　　　　　　- bursa　83.5

　　——手　82.31　　　　　　　　　　　　　　- - hand　82.31

　　—膀胱(部分的)(节段的)(经膀胱的)(楔形)　　　- bladder (partial) (segmental) (transvesical)
　　　57.6　　　　　　　　　　　　　　　　　　　(wedge)　57.6

　　——病损 NEC　57.59　　　　　　　　　　　- - lesion NEC　57.59

　　———经尿道入路　57.49　　　　　　　　　　- - - transurethral approach　57.49

　　——颈　57.59　　　　　　　　　　　　　　- - neck　57.59

　　———经尿道入路　57.49　　　　　　　　　　- - - transurethral approach　57.49

　　——完全或全部的　57.79　　　　　　　　　- - complete or total　57.79

　　—膀胱颈　57.59　　　　　　　　　　　　　- vesical neck　57.59

　　——经尿道的　57.49　　　　　　　　　　　- - transurethral　57.49

　　—盆腔内脏(大面积)(女性)　68.8　　　　　　- pelvic viscera(en masse)(female)　68.8

　　——男性　57.71　　　　　　　　　　　　　- - male　57.71

　　—脾曲(结肠)　45.75　　　　　　　　　　　- spenic flexure (colon)　45.75

　　—气管　31.5　　　　　　　　　　　　　　- trachea　31.5

　　—前列腺—另见前列腺切除术　　　　　　　　- prostate—see also Prostatectomy

　　——经尿道(钻孔)　60.29　　　　　　　　　- - transurethral (punch)　60.29

　　—桡骨头　77.83　　　　　　　　　　　　　- radial head　77.83

　　—韧带(另见关节截除术)　80.90　　　　　　- ligament (see also Arthrectomy)　80.90

　　——阔　69.19　　　　　　　　　　　　　　- - broad　69.19

　　——圆　69.19　　　　　　　　　　　　　　- - round　69.19

　　——子宫　69.19　　　　　　　　　　　　　- - uterine　69.19

　　—乳房—另见乳房切除术　　　　　　　　　　- breast—see also Mastectomy

　　——节段的　85.23　　　　　　　　　　　　- - segmental　85.23

　　——象限　85.22　　　　　　　　　　　　　- - quadrant　85.22

　　—软组织 NEC　83.49　　　　　　　　　　　- soft tissue NEC　83.49

一唇系带　27.91

一动静脉瘘(伴结扎)　39.53

一动脉(伴结扎)　38.80

一一腹的　38.86

一一颅内的 NEC　38.81

一一上肢　38.83

一一头和颈 NEC　38.82

一一下肢　38.88

一一胸的 NEC　38.85

一一主动脉(弓)(升)(降)　38.84

一动脉导管未闭　38.85

一耳硬化隆突或材料,中耳　19.0

一跟腱　83.11

一弓形韧带(脊柱)一省略编码

一骨(另见骨切开术)　77.30

一鼓膜　20.23

一关节囊　80.40

一一踝　80.47

一一肩　80.41

一一髋　80.45

一一手和手指　80.44

一一特指部位 NEC　80.49

一一腕　80.43

一一膝　80.46

一一肘　80.42

一一足和趾　80.48

一虹膜后粘连　12.33

一虹膜前房角粘连　12.31

一虹膜前粘连　12.32

一喉神经(外的)(复发性)(上)　31.91

一黄韧带(脊柱)一省略编码

一肌　83.19

一一手　82.19

一脊髓的

一一神经根　03.1

一一索束　03.29

一一一经皮的　03.21

一睑缝合术　08.02

　　　　－ labial frenum　27.91

　　　　－ arteriovenous fistula (with ligation)　39.53

　　　　－ artery (with ligation)　38.80

　　　　－ － abdominal　38.86

　　　　－ － intracranial NEC　38.81

　　　　－ － upper limb　38.83

　　　　－ － head and neck NEC　38.82

　　　　－ － lower limb　38.88

　　　　－ － thorcic NEC　38.85

　　　　－ － aorta (arch) (ascending) (descending)　38.84

　　　　－ patent ductus arteriosus　38.85

　　　　－ otosclerotic process or material, middle ear　19.0

　　　　－ achilles tendon　83.11

　　　　－ arcuate ligament (spine)－omit code

　　　　－ bone (see also Osteotomy)　77.30

　　　　－ tympanum　20.23

　　　　－ joint capsule　80.40

　　　　－ － ankle　80.47

　　　　－ － shoulder　80.41

　　　　－ － hip　80.45

　　　　－ － hand and finger　80.44

　　　　－ － specified site NEC　80.49

　　　　－ － wrist　80.43

　　　　－ － knee　80.46

　　　　－ － elbow　80.42

　　　　－ － foot and toe　80.48

　　　　－ posterrior synechiae　12.33

　　　　－ goniosynechiae　12.31

　　　　－ anterior synechiae　12.32

　　　　－ laryngeal nerve (external) (recurrent) (superior)　31.91

　　　　－ ligamentum flavum (spine)－omit code

　　　　－ muscle　83.19

　　　　－ － hand　82.19

　　　　－ spinal

　　　　－ － nerve root　03.1

　　　　－ － cord tracts　03.29

　　　　－ － － percutaneous　03.21

　　　　－ blepharorrhaphy　08.02

一膀胱颈　57.91

一髂胫束　83.14

一前斜角肌　83.19

一韧带　80.40

一一弓形的（脊柱）一省略编码

一一踝　80.47

一一脊柱　80.49

一一一弓形一省略编码

一一一黄的一省略编码

一一肩　80.41

一一髋　80.45

一一手和手指　80.44

一一特指部位 NEC　80.49

一一腕　80.43

一一膝　80.46

一一眼睑　08.36

一一肘　80.42

一一子宫骶骨的　69.3

一一眦的　08.36

一一足和趾　80.48

一乳头肌（心脏）　35.31

一软骨　80.40

一一踝　80.47

一一脊柱　80.49

一一肩　80.41

一一髋　80.45

一一手和手指　80.44

一一特指部位 NEC　80.49

一一腕　80.43

一一膝　80.46

一一肘　80.42

一一足和趾　80.48

一软组织 NEC　83.19

一一手　82.19

一舌咽神经　29.92

一神经（颅的）（周围的）NEC　04.03

一一耳的　04.01

一一根,脊髓的或椎管内的　03.1

一一横膈的　04.03

一一一用于肺萎陷　33.31

一一喉的（外的）（复发性）（复发性）（上的）
　31.91

- bladder neck　57.91

- iliotibial band　83.14

- scalenus anticus muscle　83.19

- ligament　80.40

- - arcuate (spine)－omit code

- - ankle　80.47

- - spine　80.49

- - - arcuate-omit code

- - - flavum-omit code

- - shoulder　80.41

- - hip　80.45

- - hand and finger　80.44

- - specified site NEC　80.49

- - wrist　80.43

- - knee　80.46

- - palpebrae　08.36

- - elbow　80.42

- - uterosacral　69.3

- - canthal　08.36

- - foot and toe　80.48

- papillary muscle (heart)　35.31

- cartilage　80.40

- - ankle　80.47

- - spine　80.49

- - shoulder　80.41

- - hip　80.45

- - hand and finger　80.44

- - specified site NEC　80.49

- - wrist　80.43

- - knee　80.46

- - ebow　80.42

- - foot and toe　80.48

- soft tissue NEC　83.19

- - hand　82.19

- glossopharyngeal nerve　29.92

- nerye (cranial) (peripheral) NEC　04.03

- - auditory　04.01

- - root, spinal or intraspinal　03.1

- - phrenic　04.03

- - - for collapse of lung　33.31

- - laryngeal (external) (recurrent) (recur-
rent) (superior)　31.91

－左心房后和冠状窦间的共同壁层（伴结合部缺损的顶部用补片移植）　35.82

切开

－骨性迷路（耳）　20.79

－脊膜　03.09

－颅缝合　02.01

－心脏瓣膜

－－闭合性心脏技术－见瓣膜切开术，按部位

－－开放性心脏技术－见瓣膜切开术，按部位

切开（和引流）

－奥狄括约肌　51.82

－－内镜的　51.85

－巴多林腺或囊肿　71.22

－伴

－－探查术－见探查术

－－异物去除－见去除，异物

－鼻　21.1

－鼻泪管（狭窄）　09.59

－扁桃腺　28.0

－藏毛窦（囊肿）　86.03

－肠　45.00

－－大的　45.03

－－小的　45.02

－齿龈　24.0

－处女膜　70.11

－垂体腺　07.72

－大脑内的　01.39

－胆管（伴 T 或 Y 管插入）NEC　51.59

－－总（探查术）　51.51

－－－用于

－－－－解除梗阻 NEC　51.42

－－－－去除结石　51.41

－－－用于

－－－－解除梗阻　51.49

－－－探查术　51.59

－胆囊　51.04

－道格拉斯凹　70.12

Opening

－ common wall between posterior left atrium and coronary sinus（with roofing of resultant defect with patch graft）　35.82

－ bony labyrinth（ear）　20.79

－ spinal dura　03.09

－ cranial suture　02.01

－ heart valve

－－ closed heart technique－see Valvulotomy, by site

－－ open heart technique－see Valvulotomy, by site

Incision（and drainage）

－ sphincter of Oddi　51.82

－－ endoscopic　51.85

－ Bartholin's gland or cyst　71.22

－ with

－－ exploration－see Exploration

－－ removal of foreign body-see Removal, foreign, body

－ nose　21.1

－ nasolacrimal duct（stricture）　09.59

－ tonsil　28.0

－ pilonidal sinus（cyst）　86.03

－ intestine　45.00

－－ large　45.03

－－ small　45.02

－ gingiva, gum　24.0

－ hymen　70.11

－ pituitary gland　07.72

－ intracerebral　01.39

－ bile duct（with T or Y tube insertion）NEC　51.59

－－ common（exploratory）　51.51

－－－ for

－－－－ relief of obstruction NEC　51.42

－－－－ removal of calculus　51.41

－－－ for

－－－－ relief of obstruction　51.49

－－－ exploration　51.59

－ gallbladder　51.04

－ pouch of Douglas　70.12

一迪尔森(子宫颈切开助产) 73.93

一动脉 38.00

一一腹的 38.06

一一颅内的 NEC 38.01

一一上肢 38.03

一一头和颈 NEC 38.02

一一下肢 38.08

一一胸的 NEC 38.05

一一主动脉(弓)(升)(降) 38.04

一窦一见窦切开术

一腭 27.1

一耳

一一内的 20.79

一一外的 18.09

一一中的 20.23

一肺 33.1

一附睾 63.92

一腹壁 54.0

一一作为手术入路一省略编码

一腹股沟区(腹壁)(腹股沟的) 54.0

一一皮肤 86.09

一一皮下组织 86.09

一腹膜 54.95

一一骨盆(女性) 70.12

一一一男性 54.19

一一通过开腹术,腹切开术 54.19

一腹膜后间隙 54.0

一腹膜内的 54.19

一肝 50.0

一肝管 51.59

一肛门 NEC 49.93

一一隔 49.91

一一瘘 49.11

一肛周的(皮肤)(组织) 49.02

一一脓肿 49.01

一睾丸 62.0

一睾丸鞘膜 61.0

一膈下隙 54.19

一巩膜 12.89

一骨 77.10

- Dührssen's (cervix, to assist delivery) 73.93

- artery 38.00

- - abdominal 38.06

- - intracranial NEC 38.01

- - upper limb 38.03

- - head and neck NEC 38.02

- - lower limb 38.08

- - thoracic NEC 38.05

- - aorta (arch) (ascending) (descending) 38.04

- sinus—see Sinusotomy

- palate 27.1

- ear

- - inner 20.79

- - external 18.09

- - middle 20.23

- lung 33.1

- epididymis 63.92

- abdominal wall 54.0

- - as operative approach—omit code

- groin region (abdominal wall) (inguinal) 54.0

- - skin 86.09

- - subcutaneous tissue 86.09

- peritoneum 54.95

- - pelvic(female) 70.12

- - - male 54.19

- by laparotomy 54.19

- retroperitoneum 54.0

- intraperitoneal 54.19

- liver 50.0

- hepatic ducts 51.59

- anus NEC 49.93

- - septum 49.91

- - fistula 49.11

- perianal(skin)(tissue) 49.02

- - abscess 49.01

- testis 62.0

- tunica vaginalis 61.0

- subphrenic space 54.19

- sclera 12.89

- bone 77.10

一一髋骨　77.16
一一尺骨　77.13
一一腓骨　77.17
一一跗骨,跖骨　77.18
一一肱骨　77.12
一一股骨　77.15
一一骨盆　77.19
一一肩胛骨　77.11
一一胫骨　77.17
一一颅骨　01.24
一一面的　76.09
一一桡骨　77.13
一一锁骨　77.11
一一特指部位 NEC　77.19
一一腕骨,掌骨　77.14
一一胸(肋骨)(胸骨)　77.11
一一龈,牙槽的　24.0
一一趾骨(足)(手)　77.19
一一椎骨　77.19
一关节结构(另见关节切开术)　80.10
一腘动脉间隙　86.09
一汗腺,皮肤　86.04
一颌下腺　86.09
一一伴引流　86.04
一横膈下间隙　54.19
一喉 NEC　31.3
一黄韧带(脊柱)一省略编码
一会阴(女性)　71.09
一一男性　86.09
一肌肉　83.02
一一伴切断　83.19
一一一手　82.19
一一手　82.02
一一一伴切断　82.19
一脊髓的
一一神经根　03.1
一一索　03.09
一脊柱　03.09
一季肋部　54.0
一一腹内　54.19
一颊　86.09
一颊腔　27.0

- - patella　77.16
- - ulna　77.13
- - fibula　77.17
- - tarsals,metatarsals　77.18
- - humerus　77.12
- - femur　77.15
- - pelvic　77.19
- - scapula　77.11
- - tibia　77.17
- - skull　01.24
- - facial　76.09
- - radius　77.13
- - clavicle　77.11
- - specified site NEC　77.19
- - carpals,metacarpals　77.14
- - thorax(ribs)(sternum)　77.11
- - alveolus,alverlar　24.0
- - phalanges(foot)(hand)　77.19
- - vertebrae　77.19
- joint structures(see also Arthrotomy)　80.10
- popliteal space　86.09
- sweat glands,skin　86.04
- submaxillary　86.09
- - with drainage　86.04
- subdiaphragmatic space　54.19
- larynx NEC　31.3
- ligamentum flavum(spine)—omit code
- perineum(female)　71.09
- - male　86.09
- muscle　83.02
- - with division　83.19
- - - hand　82.19
- - hand　82.02
- - - with division　82.19
- spinal
- - nerve root　03.1
- - cord　03.09
- vertebral column　03.09
- hypochondrium　54.0
- - intra-abdominal　54.19
- cheek　86.09
- buccal space　27.0

一甲沟炎　86.09	- paronychia　86.09
一甲状腺（区）（腺）NEC　06.09	- thyroid(field)(gland) NEC　06.09
一一手术后　06.02	- - postoperative　06.02
一睑板腺囊肿　08.09	- chalazion　08.09
一一伴囊去除　08.21	- - with removal of capsule　08.21
一睑腺炎　08.09	- hordeolum, meibomian gland, stye　08.09
一腱（鞘）　83.01	- tendon(sheath)　83.01
一一伴切断　83.13	- - with division　83.13
一一一手　82.11	- - - hand　82.11
一一手　82.01	- - hand　82.01
一一一伴切断　82.11	- - - with division　82.11
一角膜　11.1	- cornea　11.1
一一光线（屈光）　11.75	- radial(refractive)　11.75
一疖一见切开，按部位	- furuncle—see Incision, by site
一结膜　10.1	- conjunctiva　10.1
一筋膜　83.09	- fascia　83.09
一一伴切断　83.14	- - with division　83.14
一一一手　82.12	- - - hand　82.12
一一手　82.09	- - hand　82.09
一一一伴切断　82.12	- - - with division　82.12
一筋膜腔隙，头和颈　27.0	- fascial compartments, head and neck　27.0
一精囊　60.72	- seminal vesicle　60.72
一精索　63.93	- spermatic cord　63.93
一颈　86.09	- neck　86.09
一颈动脉体　39.8	- carotid body　39.8
一静脉　38.00	- vein　38.00
一一腹　38.07	- - abdominal　38.07
一一颅内 NEC　38.01	- - intracranial NEC　38.01
一一上肢　38.03	- - upper limb　38.03
一一头和颈 NEC　38.02	- - head and neck NEC　38.02
一一下肢　38.09	- - lower limb　38.09
一一胸 NEC　38.05	- - thoracic NEC　38.05
一颏下间隙　27.0	- submental space　27.0
一口 NEC　27.92	- mouth NEC　27.92
一一底　27.0	- - floor　27.0
一眶（另见眶切开术）　16.09	- obit(see also Orbitotomy)　16.09
一腊特克凹　07.72	- Rathke's pouch　07.72
一阑尾　47.2	- appendix　47.2
一雷济厄斯间隙　59.19	- space of Retzius　59.19
一泪的	- lacrimal
一一道 NEC　09.59	- - passage NEC　09.59
一一点　09.51	- - punctum　09.51

——泪小管 09.52

——囊 09.53

——腺 09.0

—淋巴结构(管道)(结)(血管) 40.0

—淋巴血管瘤 40.0

—瘘,肛门的 49.11

—颅窦 01.21

—颅骨(骨) 01.24

—颅颊囊 07.72

—颅内(硬膜外腔)(硬膜外间隙) 01.24

——蛛网膜下腔或硬膜下腔 01.31

—卵巢 65.09

——腹腔镜的 65.01

—毛囊 86.09

—眉 08.09

—面 86.09

—囊肿

——根的(根尖的)(根尖周的) 24.0

——含齿的 24.0

—脑 01.39

——皮质粘连 02.91

—垂体 07.72

—脑的(脑膜) 01.39

——硬脊膜外的或硬脊膜外腔 01.24

——蛛网膜下腔或硬脊膜下腔 01.31

—脑膜(脑的) 01.31

——脊髓的 03.09

—内淋巴囊 20.79

—内生指甲 86.09

—黏液囊 83.03

——手 82.03

——咽 29.0

—尿道 58.0

—尿道球腺 58.91

—尿道周围组织 58.91

—颞窝 27.0

—颞下窝 27.0

—脓肿—另见切开,按部位

——唇 27.0

——腹膜的 NEC 54.19

— — canaliculus 09.52

— — sac 09.53

— – gland 09.0

– lymphatic structure(channel)(node)(vessel)
40.0

– lymphangioma 40.0

– fistula,anal 49.11

– cranial sinus 01.21

– skull(bone) 01.24

– craniobuccal pouch 07.72

– intracranial(epidural space)(extradural space)
01.24

– – subarachnoid or subdural space 01.31

– ovary 65.09

– – laparoscope 65.01

– hair follicles 86.09

– eyebrow 08.09

– face 86.09

– cyst

– – radicular(apical)(periapical) 24.0

– – dentigerous 24.0

– brain,cerebrum 01.39

– – cortical adhesion 02.91

– hypophysis 07.72

– cerebral(meninges) 01.39

– – epidural or extradural space 01.24

– – subarachnoid or subdural space 01.31

– meninges(cerebral) 01.31

– – spinal 03.09

– endolymphatic sac 20.79

– ingrown nail 86.09

– bursa 83.03

– – hand 82.03

– – pharynx 29.0

– urethra 58.0

– bulbourethral gland 58.91

– periurethral tissue 58.91

– temporal pouches 27.0

– infratemporal fossa 27.0

– abscess—see also Incision,by site

– – lip 27.0

– – peritoneal NEC 54.19

－－－脉搏发生器导联　86.99　　　　　　　　　－－－pulse generator lead wire　86.99

－－－－伴首次操作－省略编码　　　　　　　　－－－－with initial procedure－omit code

－－－食管的　42.86　　　　　　　　　　　　　－－－esophageal　42.86

－－－－伴吻合－见吻合术，食管，胸骨前　　　　－－－－with anastomosis－see Anastomosis,e-
　　　　　　　　　　　　　　　　　　　　　　　　　sophagus,antesternal

－皮脂囊肿　86.04　　　　　　　　　　　　　　－sebaceous cyst　86.04

－脾　41.2　　　　　　　　　　　　　　　　　　－spleen　41.2

－脾周的　54.19　　　　　　　　　　　　　　　－perisplenic　54.19

－蹼，食管　42.01　　　　　　　　　　　　　　－web,esophageal　42.01

－脐　54.0　　　　　　　　　　　　　　　　　　－umbilicus　54.0

－脐尿管囊肿　54.0　　　　　　　　　　　　　　－urachal cyst　54.0

－气管 NEC　31.3　　　　　　　　　　　　　　　－trachea NEC　31.3

－髂窝　54.0　　　　　　　　　　　　　　　　　－iliac fossa　54.0

－前列腺（会阴的入路）（经尿道入路）　60.0　　　－prostate(perineal approach)(transurethral ap-
　　　　　　　　　　　　　　　　　　　　　　　　　proach)　60.0

－前列腺周围的组织　60.81　　　　　　　　　　－periprostatic tissue　60.81

－颧骨后间隙　27.0　　　　　　　　　　　　　　－postzygomatic space　27.0

－乳房（皮肤）　85.0　　　　　　　　　　　　　－breast(skin)　85.0

－－伴去除组织扩张器　85.96　　　　　　　　　－－with removal of tissue expander　85.96

－乳突　20.21　　　　　　　　　　　　　　　　－mastoid　20.21

－软组织 NEC　83.09　　　　　　　　　　　　　－soft tissue NEC　83.09

－－伴切断　83.19　　　　　　　　　　　　　　－－with division　83.19

－－－手　82.19　　　　　　　　　　　　　　　－－－hand　82.19

－－手　82.09　　　　　　　　　　　　　　　　－－hand　82.09

－－－伴切断　82.19　　　　　　　　　　　　　－－－with division　82.19

－腮腺　　　　　　　　　　　　　　　　　　　　－parotid

－－间隙　27.0　　　　　　　　　　　　　　　　－－space　27.0

－－腺或管　26.0　　　　　　　　　　　　　　　－－gland or duct　26.0

－上腹部　54.0　　　　　　　　　　　　　　　　－epigastric region　54.0

－－腹内　54.19　　　　　　　　　　　　　　　－－intra-abdominal　54.19

－舌 NEC　25.94　　　　　　　　　　　　　　　－tongue NEC　25.94

－－用于舌系带　25.91　　　　　　　　　　　　－－for tongue tie　25.91

－舌下间隙　27.0　　　　　　　　　　　　　　　－sublingual space　27.0

－神经（颅的）（周围的）NEC　04.04　　　　　　－nerve(cranial)(peripheral)NEC　04.04

－－根（脊髓的）　03.1　　　　　　　　　　　　－－root(spinal)　03.1

－肾　55.01　　　　　　　　　　　　　　　　　－kidney　55.01

－－骨盆　55.11　　　　　　　　　　　　　　　－－pelvis　55.11

－肾上腺　07.41　　　　　　　　　　　　　　　－adrenal gland　07.41

－肾盂　55.11　　　　　　　　　　　　　　　　－renal pelvis　55.11

－肾周围组织　59.09　　　　　　　　　　　　　－perirenal tissue　59.09

－十二指肠　45.01　　　　　　　　　　　　　　－duodenum　45.01

－食管，食管 NEC　42.09　　　　　　　　　　　－esophagus,esophageal NEC　42.09

一一蹼　42.01	- - web　42.01
一手掌间隙(中)　82.04	- palmar space(middle)　82.04
一输精管　63.6	- vas deferens　63.6
一输卵管　66.01	- fallopian tube　66.01
一输尿管　56.2	- ureter　56.2
一输尿管周围组织　59.09	- periureteral tissue　59.09
一水囊瘤一另见切开,按部位	- hygroma—see also Incision,by site
一一囊肿的　40.0	- - cystic　40.0
一斯基恩管或腺　71.09	- Skene's duct or gland　71.09
一松果腺　07.52	- pineal gland　07.52
一锁骨上窝　86.09	- supraclavicular fossa　86.09
一一伴引流　86.04	- - with drainage　86.04
一探查术一见探查术	- exploratory -see Exploration
一臀肌的　86.09	- gluteal　86.09
一外耳　18.09	- auricle　18.09
一外耳道或口　18.02	- auditory canal or meatus,external　18.02
一外阴　71.09	- vulva　71.09
一一产科的　75.92	- - obstetrical　75.92
一网膜　54.19	- omentum　54.19
一胃　43.0	- stomach　43.0
一胃周的　54.19	- perigastric　54.19
一下颌下间隙　27.0	- submandibular space　27.0
一涎腺或管　26.0	- salivary gland or duct　26.0
一胁腹(侧腹)　54.0	- flank　54.0
一心房(心脏)　37.11	- atrium (heart)　37.11
一心肌　37.11	- myocardium　37.11
一心内膜　37.11	- endocardium　37.11
一心脏　37.10	- heart　37.10
一一瓣膜一见瓣膜切开术	- - valve-see Valvulotomy
一胸壁(用于胸膜外引流)(为了异物去除)　34.01	- chest wall (for extrapleural drainage)(removal of foreign body)　34.01
一一作为手术入路一省略编码	- - as operative approach-omit code
一胸膜 NEC　34.09	- pleura NEC　34.09
一胸膜外的　34.01	- extrapleural　34.01
一胸腺　07.92	- thymus　07.92
一悬雍垂　27.71	- uvula　27.71
一血管(另见血管切开术)　38.00	- blood vessel(see also Angiotomy)　38.00
一血肿一另见切开,按部位	- hematoma-see also Incision,by site
一一耳　18.09	- - ear　18.09
一一腹股沟区(腹壁)(腹股沟的)　54.0	- - groin region(abdominal wall)(inguinal)　54.0
一一一皮肤　86.04	- - - skin　86.04

———皮下组织　86.04　　　　　　　　－－－ subcutaneous tissue　86.04

——腘动脉间隙　86.04　　　　　　　－－ popliteal space　86.04

——会阴（女性）　71.09　　　　　　　－－ perineum(female)　71.09

———男性　86.04　　　　　　　　　　－－－ male　86.04

——开腹手术部位　54.12　　　　　　　－ laparotomy site　54.12

——阔韧带　69.98　　　　　　　　　　－ broad ligament　69.98

——雷济厄斯间隙　59.19　　　　　　　－ space of Retzius　59.19

——皮肤　86.04　　　　　　　　　　　－ skin　86.04

——皮下组织　86.04　　　　　　　　　－ subcutaneous tissue　86.04

——外阴切开术部位　75.91　　　　　　－ episiotomy site　75.91

——窝（表浅的）NEC　86.04　　　　　　－ fossa(superficial)NEC　86.04

——腋窝　86.04　　　　　　　　　　　－ axilla　86.04

——阴道（穹窿断端）　70.14　　　　　　－ vagina(cuff)　70.14

———产科的 NEC　75.92　　　　　　　－－ obstetrical NEC　75.92

———外阴切开术部位　75.91　　　　　　－－ episiotomy site　75.91

——阴囊　61.0　　　　　　　　　　　　－ scrotum　61.0

——纵隔　34.1　　　　　　　　　　　　－ mediastinum　34.1

—牙髓管　24.0　　　　　　　　　　　－ pulp canal(tooth)　24.0

—咽,咽（囊）　29.0　　　　　　　　　－ pharynx,pharyngeal(bursa)　29.0

——间隙,侧的　27.0　　　　　　　　　－ space,lateral　27.0

—咽后的（口的）（经颈的）　28.0　　　　－ retropharyngeal(oral)(transcervical)　28.0

—咽旁的（口的）（经颈的）　28.0　　　　－ parapharyngeal(oral)(transcervical)　28.0

—岩部（气房）（尖）（乳突）　20.22　　　－ petrous pyramid(air cells)(apex)(mastoid)　20.22

—眼睑　08.09　　　　　　　　　　　　－ eyelid　08.09

——缘（倒睫）　08.01　　　　　　　　　－ margin(trichiasis)　08.01

—腋窝　86.09　　　　　　　　　　　　－ axilla　86.09

—胰　52.09　　　　　　　　　　　　　－ pancreas　52.09

—胰腺括约肌　51.82　　　　　　　　　－ pancreatic sphincter　51.82

——内镜的　51.85　　　　　　　　　　　－ endoscopic　51.85

—翼腭窝　27.0　　　　　　　　　　　　－ pterygopalatine fossa　27.0

—阴唇　71.09　　　　　　　　　　　　－ labia　71.09

—阴道（穹窿断端）（隔）（狭窄）　70.14　　－ vagina(cuff)(septum)(stenosis)　70.14

——用于　　　　　　　　　　　　　　　－－ for

———产科血肿 NEC　75.92　　　　　　－－－ obstetrical hematoma NEC　75.92

———盆腔脓肿　70.12　　　　　　　　　－－－ pelvic abscess　70.12

———切口血肿（外阴切开术）　75.91　　　－－－ incisional hematoma（episiotomy）　75.91

—阴茎　64.92　　　　　　　　　　　　－ penis　64.92

—阴囊　61.0　　　　　　　　　　　　　－ scrotum　61.0

—龈,齿槽骨　24.0　　　　　　　　　　－ alveolus,alveolar bone　24.0

—硬膜外腔（脑的）　01.24　　　　　　　－ extradural space(cerebral)　01.24

——黄的—省略编码

—剖宫产术—见剖宫产术

—塞米斯（角膜）　11.1

—神经（颅的）（周围的）NEC　04.03

——脊髓根（后的）　03.1

——交感　05.0

——三叉　04.02

——听的　04.01

—神经节，交感神经　05.0

—牙（嵌顿）　23.19

切开取石术

—胆道　51.49

—胆囊　51.04

—胆总管　51.41

——经皮的　51.96

—肝管　51.49

—膀胱（泌尿系）　57.19

—肾　55.01

——经皮的　55.03

—输尿管　56.2

轻抚法　93.39

清除

—骨盆的

——男性　57.71

——女性　68.8

—肾盂（经尿道）　56.0

—输尿管（经尿道）　56.0

—斜角肌前脂垫　40.21

清创术

—髌骨　77.66

—带蒂皮瓣移植　86.75

—腹壁　54.3

—感染（皮肤）　86.28

——非切除的　86.28

——切除的　86.22

——指（趾）甲床或褶　86.27

—骨（另见切除术，病损，骨）　77.60

——骨折—见清创术，开放性骨折

—关节—见切除术，病损，关节

—肌肉　83.45

——手　82.36

—脊索（脑膜）　03.4

- - flavum—omit code

- cesarean—see Cesarean section

- Saemisch (comeal)　11.1

- nerve (cranial)(peripheral) NEC　04.03

- - spinal root (posterior)　03.1

- - sympathetic　05.0

- - trigeminal tract　04.02

- - acoustic　04.01

- ganglion, sympathetic　05.0

- tooth (impacted)　23.19

Lithotomy

- bile passage　51.49

- gallbladder　51.04

- common duct　51.41

- - percutaneous　51.96

- hepatic duct　51.49

- bladder(urinary)　57.19

- kidney　55.01

- - percutaneous　55.03

- ureter　56.2

Effleurage　93.39

Clearance

- pelvic

- - male　57.71

- - female　68.8

- renal pelvis(transurethral)　56.0

- ureter (transurethral)　56.0

- prescalene fat pad　40.21

Debridement

- patella　77.66

- pedicle graft　86.75

- abdominal wall　54.3

- infection（skin）　86.28

- - nonexcisional　86.28

- - excisional　86.22

- - nail bed or fold　86.27

- bone(see also Exision,lesion,bone)　77.60

- - fracture—see Debridement,open fracture

- joint—see Excision,lesion,joint

- muscle　83.45

- - hand　82.36

- spinal cord (meninges)　03.4

一一非切除的　86.28

一一切除的　86.22

一神经(周围的)　04.07

一心脏瓣膜(钙化)一见瓣膜成形术,心脏

一牙齿的　96.54

一移植(皮瓣)(蒂)　86.75

一指(趾)甲　86.27

清扫术－另见切除术

一动脉-静脉-神经束　39.91

一动脉瘤　38.60

一腹股沟(淋巴结)根治的　40.54

一腹膜后的 NEC　59.00

一根治,颈一见清扫术,颈,根治

一股疝　53.29

一喉大块(整块)　30.3

一颈,根治的　40.40

一一伴喉切除术　30.4

一一单侧的　40.41

一一双侧的　40.42

一眶纤维带　16.92

一鳃裂瘘或窦　29.52

一胸结构(块)(整块)(根治的)(臂丛,支气管,肺叶,肋骨和交感神经神经)　32.6

一血管束　39.91

一翼状胬肉(伴复位)　11.31

一支气管　32.1

一纵隔伴肺切除术　32.5

清洗,伤口　**96.59**

清洗创口

一皮肤一见清创术,皮肤或皮下组织

一气管造口术　96.55

琼斯手术一见 Jones 手术

丘脑化学破坏术　**01.41**

丘脑冷冻切除术　**01.41**

丘脑切除术　**01.41**

丘脑切开术　**01.41**

一通过立体定位放射外科学　92.32

一一单源光子　92.31

一一多源　92.32

- - nonexcisional　86.28

- - excisional　86.22

- nerve (peripheral)　04.07

- heart valve (calcified)-see Valvuloplasty, heart

- dental　96.54

- graft (flap) (pedicle)　86.75

- nail　86.27

Dissection－see also Excision

- artery-vein-nerve bundle　39.91

- aneursm　38.60

- groin,radical　40.54

- retoperitoneal NEC　59.00

- radical neck一see Dissection,neck,radical

- femoral hemia　53.29

- larynx block (en bloc)　30.3

- neck,radical　40.40

- - with laryngectomy　30.4

- - unilateral　40.41

- - bilateral　40.42

- orbital fibrous bands　16.92

- branchial cleft fistula or sinus　29.52

- thoracic structures (block) (en bloc) (radical) (brachial plexus, bronchus, lobe of lung, ribs, and sympathetic nerves)　32.6

- vascular bundle　39.91

- pterygium (with reposition)　11.31

- bronchus　32.1

- mediastinum with pneumonectomy　32.5

Cleaning, wound　96.59

Toilette

- skin — see Debridement,skin or subcutaneous tissue

- tracheostomy　96.55

琼斯手术一 **see Jones operation**

Chemothalamectomy　01.41

Cryothalamectomy　01.41

Thalamectomy　01.41

Thalamotomy　01.41

- by stereotactic radiosurgery　92.32

- - single source photon　92.31

- - multi-source　92.32

——放射外科学 NEC　92.39

——钴-60　92.32

——粒子　92.33

——粒子束流　92.33

——线性加速器(LINAC)　92.31

球结膜环状切除术　10.31

球结膜环状切开术　10.1

球囊

—泵,主动脉内的　37.61

—间隔造口术(心房)　35.41

—血管成形术—见血管成形术,球囊球切除术

—颈的　20.51

—颈动脉的　39.8

屈光性角膜成形术,角膜磨镶术　11.71

躯体疗法,精神病学的 NEC　94.29

去除覆盖—另见切开,按部位

—肾囊肿　55.39

—外的

——耳 NEC　18.09

——耳道　18.02

去除—另见切除术

—T—管(胆管)　97.55

—艾布勒姆斯棒(胸壁)　34.01

—巴尔通钳(颅骨)　02.95

——同时伴置换　02.94

—瓣膜

——脑室(脑的)　02.43

——输精管　63.85

—泵辅助装置,心脏　37.64

——伴置换　37.63

——非手术的　97.44

—鼻石　21.31

—扁桃腺残体　28.4

—髌骨(完全的)　77.96

——部分　77.86

—病损—见切除术,病损,按部位

—玻璃体(伴置换)　14.72

——开放式技术　14.71

——前的入路(部分)　14.71

—不可吸收的外科手术材料 NEC—见去除,异物,按部位

—— radiosurgery NEC　92.39

—— cobalt 60　92.32

—— particulate　92.33

—— particle beam　92.33

—— linear accelerator(LINAC)　92.31

Peritectomy,Peridectomy　10.31

Peritomy　10.1

Balloon

- pump,intra-aortic　37.61

- septostomy (atrial)　35.41

- angioplasty — see Angioplasty, balloon glomectomy

- jugulare　20.51

- carotid　39.8

Keratomileusis　11.71

Somatotherapy,psychiatric NEC　94.29

Unroofing—see also Incision, by site

- kidney cyst　55.39

- extermal

- - ear NEC　18.09

- - auditory canal　18.02

Removal—see also Excision

- T-tube (bile duct)　97.55

- Abrams bar (chest wall)　34.01

- Barton's tongs (skull)　02.95

- - with synchronous replacement　02.94

- valve

- - ventricular(cerebral)　02.43

- - vas deferens　63.85

- pump assist device,heart　37.64

- - with replacement　37.63

- - nonoperative 97.44

- rhinolith　21.31

- tonsillar tag　28.4

- patella(complete)　77.96

- - partial　77.86

- lesion—see Excision,lesion,by site

- vitreous (with replacement)　14.72

- - open sky technique　14.71

- - anterior approach(partial)　14.71

- nonabsorbable surgical material NEC — see Removal,foreign body,by site

一产后物（通过）

一一抽吸刮宫　69.52

一一手法　75.4

一一子宫颈扩宫和刮宫　69.02

一储池，脑室（欧麻亚）（里克汉）　02.43

一一同时伴置换　02.42

一刺激接收器（脑）（颅内）－见去除，神经刺激器　01.22

一一同时伴置换　02.93

一胆囊管残余　51.61

一胆石

一一肠　45.00

一一一大　45.03

一一一小 NEC　45.02

一一胆管（通过切开）NEC　51.49

一一一内镜的　51.88

一一胆囊　51.04

一一一腹腔镜的　51.88

一一一内镜的　51.88

一一胆总管（通过切开）　51.41

一一一经皮　51.96

一一一内镜的　51.88

一一肝　50.0

一一肝管　51.49

一一一内镜的　51.88

一一十二指肠　45.01

一导管（留置的）－另见去除，管

一一泌尿系　97.64

一一脑室（脑的）　02.43

一一一同时伴置换　02.42

一一膀胱　97.64

一一输尿管　97.62

一一中耳（鼓室）　20.1

一导联（心的）－见去除，电极，心脏起搏器

一碘苯酯染色，椎管　03.31

一电刺激器－见去除，电的，刺激器，按部位

一电的

一一刺激器－见去除，神经刺激器，按部位

- secundines(by)

- - aspiration curettage　69.52

- - manual　75.4

- - D and C　69.02

- reservoir, ventricular(Ommaya)(Rickham)　02.43

- - with synchronous replacement　02.42

- stimoceiver（brain）（intracranial）— see Removal, neurostimulator　01.22

- - with synchronous replacement　02.93

- cystic duct remnant　51.61

- gallstones

- - intestine　45.00

- - - large　45.03

- - - small NEC　45.02

- - bile duct（by incision）NEC　51.49

- - - endoscopic　51.88

- - gallbladder　51.04

- - - laparoscopic　51.88

- - - endoscopic　51.88

- - common duct（by incision）　51.41

- - - percutaneous　51.96

- - - endoscopic　51.88

- - liver　50.0

- - hepatic ducts　51.49

- - - endoscopic　51.88

- - duodenum　45.01

- catheter(indwelling)— see also Removal, tube

- - urinary　97.64

- - ventricular(cerebral)　02.43

- - - with synchronous replacement　02.42

- - bladder　97.64

- - ureter　97.62

- - middle ear(tympanum)　20.1

- leads（cardiac）— see Removal, electrodes, cardiac pacemaker

- pantopaque dye, spinal canal　03.31

- electrostimulator — see Removal, electronic, stimulator, by site

- electronic

- - stimulator— see Removal, neurostimulator, by site

一钢丝,牙的(固定装置)　97.33

一一齿矫形的　24.8

一睾丸(单侧的)　62.3

一一残留或孤立　62.42

一一双侧　62.41

一根,残留(牙)(埋藏)(存留)　23.11

一弓形杆(齿矫形的)　24.8

一一固定装置　97.33

一宫内避孕装置(IUD)　97.71

一巩膜扣压术或植入物　14.6

一骨软骨的游离体,关节结构(另见关节切开术)　80.10

一骨生长刺激器一见细目　78.6

一骨碎片(另见切开,骨)　77.10

一一关节(另见,关节切开术)　80.10

一一坏死的(另见,死骨切除术,骨)　77.00

一一一关节(另见关节切开术)　80.10

一一一颅骨　01.25

一一一一伴哆开性骨折清创术　02.02

一骨性骨针,椎管　03.53

一鼓膜切开术装置或管　20.1

一鼓上隐窝外壁(中耳)　20.59

一固定装置

一一尺骨　78.63

一一跗骨的,跖骨的　78.68

一一胫骨　78.67

一一内的　78.60

一一一髌骨　78.66

一一一腓骨　78.67

一一一肱骨　78.62

一一一股骨　78.65

一一一骨盆的　78.69

一一一肩胛骨　78.61

一一一面(骨)的　76.97

一一一桡骨　78.63

一一一锁骨　78.61

一一一腕骨的,掌骨的　78.64

- wiring,dental(immobilization device)　97.33

- - orthodontic　24.8

- testis(unilateral)　62.3

- - remaining or solitary　62.42

- - bilateral　62.41

- root,residual（tooth）（buried）（retained）　23.11

- arch bars（orthodontic）　24.8

- - immobilization device　97.33

- intrauterine contraceptive device（IUD）　97.71

- scleral buckle or implant　14.6

- osteocartilagenous loose body,joint structures（see also Arthrotomy）　80.10

- bone growth stimulator-see category　78.6

- bone fragment(ship)（see also Incision,bone）　77.10

- - joint（see also Arthrotomy）　80.10

- - necrotic（see also Sequestrectomy,bone）　77.00

- - - joint（see also Arthrotomy）　80.10

- - skull　01.25

- - - with debridement of compound fracture　02.02

- bony spicules,spinal canal　03.53

- myringotomy device or tube　20.1

- outer attic wall（middle ear）　20.59

- fixation device

- - ulna　78.63

- - tarsal,metatarsal　78.68

- - tibia　78.67

- - internal　78.60

- - - patella　78.66

- - - fibula　78.67

- - - humerus　78.62

- - - femur　78.65

- - - pelvic　78.69

- - - scapula　78.61

- - - facial（bone）　76.97

- - - radius　78.63

- - - cavice　78.61

- - - carpale,metacarpal　78.64

注：并且使用 00.40，00.41，00.42 或 00.43 表明治疗血管的总数量。仅能一次使用 00.44 编码说明分权血管操作。另外，使用 00.45，00.46，00.47 或 00.48 说明插入血管支架的总数量。

Note：Also use 00.40,00.41,00.42 or 00.43 to show the total number of vessels treated. Use code 00.44 once to show procedure on a bifurcated vessel. In addition, use 00.45, 00.46, 00.47 or 00.48 to show the number of vascular stents inserted.

一一阑尾　97.53　　　　　　　　　　　　－ － appendix　97.53

一一膀胱造口术　97.63　　　　　　　　　－ － cystostomy　97.63

一一气管造口术　97.37　　　　　　　　　－ － tracheostomy　97.37

一一肾盂造口术　97.61　　　　　　　　　－ － pyelostomy　97.61

一一肾造口术　97.61　　　　　　　　　　－ － nephrostomy　97.61

一一输尿管造口术　97.62　　　　　　　　－ － ureterostomy　97.62

一一胃造口术　97.51　　　　　　　　　　－ － gastrostomy　97.51

一一小肠　97.52　　　　　　　　　　　　－ － small intestine　97.52

一一胸廓切开术　97.41　　　　　　　　　－ － thoracotomy　97.41

一一胸膜腔　97.41　　　　　　　　　　　－ － pleural cavity　97.41

一一胰　97.56　　　　　　　　　　　　　－ － pancreas　97.56

一一纵隔　97.42　　　　　　　　　　　　－ － mediastinum　97.42

一硅橡胶管　　　　　　　　　　　　　　－ silastic tubes

一一耳　20.1　　　　　　　　　　　　　－ － ear　20.1

一一输卵管　66.94　　　　　　　　　　　－ － fallopian tubes　66.94

一一一同时伴置换　66.93　　　　　　　　－ － － with synchronous replacement　66.93

一坏死　　　　　　　　　　　　　　　　－ necrosis

一一皮肤　86.28　　　　　　　　　　　　－ － skin　86.28

一一一切除的　86.22　　　　　　　　　　－ － － excisional　86.22

一环钳牵引装置(颅骨)　02.95　　　　　　－ halo traction device (skull)　02.95

一一同时伴置换　02.94　　　　　　　　　－ － with synchronous replacement　02.94

一环形管,眼(巩膜上)　14.6　　　　　　　－ encircling tube,eye(episcleral)　14.6

一环扎术材料,子宫颈　69.96　　　　　　－ cerclage matenal,cervix　69.96

一黄韧带(脊柱)一省略编码　　　　　　　－ ligamentum flavum(spine)－omit code

一霍夫曼微型固定装置(骨)一见细目　78.6　－ Hoffman minifixator device (bone)－see category　78.6

一肌肉刺激器(骨骼)　83.93　　　　　　　－ muscle stimulator (skeletal)　83.93

一一伴置换　83.92　　　　　　　　　　　－ － with replacement　83.92

一脊柱一见去除,神经刺激器　　　　　　　－ spine -see Removal,neurostimulator

一继发膜性白内障(伴虹膜切除术)　13.65　－ secondary membranous cataract(with iridectomy)　13.65

一加德纳维尔斯钳(颅骨)　02.95　　　　　－ Gardner Wells tongs (skull)　02.95

一一同时伴置换　02.94　　　　　　　　　－ － with synchronous replacement　02.94

一夹板　97.88　　　　　　　　　　　　　－ spling　97.88

一假体　　　　　　　　　　　　　　　　－ prosthesis

一一胆管　51.95　　　　　　　　　　　　－ － bile duct　51.95

一一一非手术性　97.55　　　　　　　　　－ － － nonoperative　97.55

一一耳蜗假体装置　20.99　　　　　　　　－ － cochlear prosthetic device　20.99

一一睾丸,通过切开　62.0　　　　　　　　－ － testicular;by incision　62.0

一一关节结构　80.00　　　　　　　　　　－ － joint structures　80.00

一一一踝　80.07　　　　　　　　　　　　－ － － ankle　80.07

一一一脊柱　80.09　　　　　　　　　　　－ － － spine　80.09

一乳房植入物　85.94　　　　　　　　　　　　　　- breast implant　85.94

一一组织扩张器　85.96　　　　　　　　　　　　- - tissue expander　85.96

一塞子,填塞　　　　　　　　　　　　　　　　　- - pack,packing

一一鼻　97.32　　　　　　　　　　　　　　　　- - nasal　97.32

一一躯干 NEC　97.85　　　　　　　　　　　　　- - trunk NEC　97.85

一一外阴　97.75　　　　　　　　　　　　　　　- - vulva　97.75

一一牙齿　97.34　　　　　　　　　　　　　　　- - dental　97.34

一一阴道　97.75　　　　　　　　　　　　　　　- - vagina　97.75

一一直肠　97.59　　　　　　　　　　　　　　　- - rectum　97.59

一一子宫内　97.72　　　　　　　　　　　　　　- - intrauterine　97.72

一沙眼滤泡　10.33　　　　　　　　　　　　　　- trachoma follicles　10.33

一上皮向下生长,前房　12.93　　　　　　　　　- epithelial downgrowth, anterior chamber　12.93

一神经刺激器　　　　　　　　　　　　　　　　- neurostimulator

一一电极　　　　　　　　　　　　　　　　　　- - electrodes

一一一骶神经　04.93　　　　　　　　　　　　- - - sacral nerve　04.93

一一一一同时伴置换　04.92　　　　　　　　　- - - - with synchronous replacement　04.92

一一一脊髓的　03.94　　　　　　　　　　　　- - - spinal　03.94

一一一一同时伴置换　03.93　　　　　　　　　- - - - with synchronous replacement　03.93

一一一颅内的　01.22　　　　　　　　　　　　- - - intracranial　01.22

一一一一同时伴置换　02.93　　　　　　　　　- - - - with synchronous replacement　02.93

一一一脑　01.22　　　　　　　　　　　　　　- - - brain　01.22

一一一一同时伴置换　02.93　　　　　　　　　- - - - with synchronous replacement　02.93

一一一周围神经　04.93　　　　　　　　　　　- - - peripheral nerve　04.93

一一一一同时伴置换　04.92　　　　　　　　　- - - - with synchronous replacement　04.92

一一脊髓　03.94　　　　　　　　　　　　　　- - spinal　03.94

一一一同时伴置换　03.93　　　　　　　　　　- - - with synchronous replacement　03.93

一一颅内　01.22　　　　　　　　　　　　　　- - intracranial　01.22

一一一同时伴置换　02.93　　　　　　　　　　- - - with synchronous replacement　02.93

一一脉搏发生器(单列,双列)　86.05　　　　　- - pulse generator(single array,dual array)　86.05

一一一同时伴置换　86.96　　　　　　　　　　- - - with synchronous replacement　86.96

一一一一单列　86.94　　　　　　　　　　　　- - - - single array　86.94

一一一一双列　86.95　　　　　　　　　　　　- - - - dual array　86.95

一一脑　01.22　　　　　　　　　　　　　　　- - brain　01.22

一一一同时伴置换　02.93　　　　　　　　　　- - - with synchronous replacement　02.93

一一周围神经　04.93　　　　　　　　　　　　- - peripheral nerve　04.93

一一一同时伴置换　04.92　　　　　　　　　　- - - with synchronous replacement　04.92

一神经起搏器一见去除,神经刺激器,按部位　　- neuropacemaker一see Removal,neurostimulator,by site

一肾一另见肾切除术　　　　　　　　　　　　　- kidney一see also Nephrectomy

一一机械性　55.98　　　　　　　　　　　　　- - mechanical　55.98

——肠

————大的(腔内)　98.04

—————通过切开　45.03

————通过切开　45.00

————小的(腔内)　98.03

—————通过切开　45.02

——齿龈　98.22

———通过切开　24.0

——大肠(腔内)　98.04

———通过切开　45.03

——胆囊　51.04

——道(泪)　09.49

———通过切开　09.59

——点(泪)　09.41

———通过切开　09.51

——窦(鼻的)　22.50

———蝶　22.52

———窦(上颌)　22.2

————伴考德威尔-卢克入路　22.39

———额的　22.41

———筛的　22.51

———上颌　22.2

————伴考德威尔-卢克入路　22.39

——腭(穿透性的)　98.22

———通过切开　27.1

——耳(腔内)　98.11

———伴切开　18.09

——肺　33.1

——附睾　63.92

——腹(腔)的　54.92

———壁　54.0

——腹股沟区(腹壁)(腹股沟的)　54.0

——腹膜后　54.92

——腹膜腔　54.92

——肝　50.0

——肛门(腔内)　98.05

———通过切开　49.93

——睾丸　62.0

——睾丸鞘膜　98.24

——巩膜(通过切开)　12.00

———伴使用磁铁　12.01

- - intestine

- - - large (intraluminal)　98.04

- - - - by incision　45.03

- - - by incision　45.00

- - - small (intraluminal)　98.03

- - - - by incision　45.02

- - gum　98.22

- - - by incision　24.0

- - large intestion (intraluminal)　98.04

- - - by incision　45.03

- - gallbladder　51.04

- - passage(s)　09.49

- - - by incision　09.59

- - punctum　09.41

- - - by incision　09.51

- - sinus (nasal)　22.50

- - - sphenoid　22.52

- - - antrum　22.2

- - - - with Caldwell-Luc approach　22.39

- - - frontal　22.41

- - - ethmoid　22.51

- - - maxillary　22.2

- - - - with Caldwell-Luc approach　22.39

- - palate (penetrating)　98.22

- - - by incision　27.1

- - ear (intraluminal)　98.11

- - - with incision　18.09

- - lung　33.1

- - epididymis　63.92

- - abdominal (cavity)　54.92

- - - wall　54.0

- - groin region (abdominal wall) (inguinal) 54.0

- - retroperitoneum　54.92

- - peritoneal cavity　54.92

- - liver　50.0

- - anus (intraluminal)　98.05

- - - by incision　49.93

- - testis　62.0

- - tunica vaginalis　98.24

- - sclera (by incision)　12.00

- - - with use of magnet　12.01

———穿透性　69.97　　　　　　　　　– – – penetrating　69.97

——眦　98.22　　　　　　　　　　　 – – canthus　98.22

———通过切开　08.51　　　　　　　 – – – by incision　08.51

——纵隔　34.1　　　　　　　　　　 – – mediastinum　34.1

——足　98.28　　　　　　　　　　　– – foot　98.28

—翼状胬肉　11.39　　　　　　　　　– pterygium　11.39

——伴角膜移植　11.32　　　　　　　– – with corneal graft　11.32

—阴道隔　97.73　　　　　　　　　　– diaphragm, vagina　97.73

—引流装置—见去除,管　　　　　　　– drainage device—see Removal, tube

—硬膜外钉　01.22　　　　　　　　　– epidural pegs　01.22

——同时伴置换　02.93　　　　　　　– – with synchronous replacement　02.93

—硬膜下的　　　　　　　　　　　　 – subdural

——条带状　01.22　　　　　　　　　– – strips　01.22

——网状　01.22　　　　　　　　　　– – grids　01.22

—游离体　　　　　　　　　　　　　 – loose body

——骨—见死骨切除术,骨　　　　　　– – bone—see Sequestrectomy, bone

——关节　80.10　　　　　　　　　　– – joint　80.10

——网状物(外科手术的)—见去除,异物,按部位　　　– – mesh (surgical) — see Removal, foreign body, by site

—暂时性经静脉起搏器系统—省略编码　　　– temporary transvenous pacemaker system — omit code

—支持物　97.88　　　　　　　　　　– brace　97.88

—支架　　　　　　　　　　　　　　 – stent

——胆管　97.55　　　　　　　　　　– – bile duct　97.55

——喉　31.98　　　　　　　　　　　– – larynx　31.98

——尿道的　97.65　　　　　　　　　– – urethral　97.65

——输尿管　97.62　　　　　　　　　– – ureteral　97.62

—肢体延长装置,内的—见细目　78.6　　　– limb lengthening device, internal—see category　78.6

—植入物　　　　　　　　　　　　　 – implant

——耳蜗假体装置　20.99　　　　　　– – cochlear prosthetic device　20.99

——鼓膜　20.1　　　　　　　　　　 – – tympanum　20.1

——关节(结构)　80.00　　　　　　　– – joint (structure)　80.00

———踝　80.07　　　　　　　　　　– – – ankle　80.07

———脊柱　80.09　　　　　　　　　– – – spine　80.09

———肩　80.01　　　　　　　　　　– – – shoulder　80.01

———髋　80.05　　　　　　　　　　– – – hip　80.05

———手和手指　80.04　　　　　　　– – – hand and finger　80.04

———特指部位 NEC　80.09　　　　　– – – specified site NEC　80.09

———腕　80.03　　　　　　　　　　– – – wrist　80.03

———膝　80.06　　　　　　　　　　– – – knee　80.06

———趾　80.08　　　　　　　　　　– – – toe　80.08

—子宫外胚胎—见去除，异位胎儿

—组织扩张器（皮肤）NEC　86.05

——乳房　85.96

去除心脏颤动，电的（外部的）（内的）　99.62

—自动的复律器或除颤器—见细目　37.9

去皮质术

—脑　01.51

去蹼

—并趾（手指）（趾）　86.85

—食管　42.01

去神经术

—颈动脉体　39.8

—卵巢　65.94

—主动脉体　39.8

—椎骨关节面，经皮（射频）　03.96

—子宫骶骨的　69.3

—子宫颈周围子宫的　69.3

去脏术

—眶　16.59

——伴

———颞肌移植　16.59

———去除邻近结构　16.51

———治疗性骨去除　16.52

—盆腔（器官）（女性）　68.8

——男性　57.71

—筛窦气泡　22.63

—岩锥气泡　20.59

去脂，皮瓣或蒂移植　86.75

圈套法，动脉瘤（脑的）　39.52

全子宫切除术（腹）　68.49

—腹腔镜的　68.41

—阴道的　68.59

——腹腔镜辅助（LAVH）　68.51

群体疗法　94.44

—　extrauterine　embryo　— see Removal，ectopic fetus

—　tissue expander(skin)NEC　86.05

—　—　breast　85.96

Defibrillation, electric （external）（internal）　99.62

—　automatic cardioverter/defibrillator—see category　37.9

Decortication

—　brain　01.51

Dewebbing

—　syndactyly （fingers）（toes）　86.85

—　esophagus　42.01

Denervation

—　caotid body　39.8

—　ovarian　65.94

—　aortic body　39.8

—　facet，percutaneous （radiofrequency）　03.96

—　uterosacral　69.3

—　paracervical uterine　69.3

Exenteration

—　orbit　16.59

—　—　with

—　—　—　temporalis muscle transplant　16.59

—　—　—　removal of adjacent structures　16.51

—　—　—　therapeutic removal of bone　16.52

—　pelvic(organs)(female)　68.8

—　—　male　57.71

—　ethmoid air cells　22.63

—　petrouspyramid air cells　20.59

Defatting, flap or pedicle graft　86.75

Trapping, aneurysm （cerebral）　39.52

Panhysterectomy （abdominal）　68.49

—　laparoscopic　68.41

—　vaginal　68.59

—　—　laparoscopically assisted(LAVH)　68.51

Group therapy　94.44

R

Ramadier 手术（颞骨岩部内引流）　20.22

Ramadier operation （intrapetrosal drainage）　20.22

——跗骨关节 NEC 81.17

——跗骨间的 81.14

——跗跖的 81.15

——踝 81.11

——脊椎的(另见融合术,脊椎的) 81.00

——胫距的 81.11

——距下的 81.13

——髋 81.21

——全距骨的 81.11

——跖趾 81.16

——指(趾)间关节,手指 81.28

——趾 NEC 77.58

———重叠趾 77.58

———锤状趾 77.56

———爪形趾 77.57

——爪形趾 77.57

——足 NEC 81.17

——坐骨股骨的 81.21

—骺骨干固定术(另见停止,骨生长) 78.20

—寰枢(脊柱) 81.01

——用于假关节 81.09

—脊椎的(伴移植)(伴内固定)(伴辅助装置) 81.00

注:另外使用 81.62,81.63,或 81.64 作为附加编码并表示全部融合的椎骨数量

——背的,背腰的 NEC 81.05

———后的(椎体),后侧路法 81.05

————用于假关节 81.35

———前的(椎体),前侧路法 81.04

————用于假关节 81.34

———用于假关节 81.35

——寰枢(前路经口的)(后的) 81.01

———用于假关节 81.31

——颈的(C₂水平或以下)NEC 81.02

———C₁～C₂水平(前的)(后的) 81.01

————用于假关节 81.31

- - tarsal joints NEC 81.17

- - midtarsal 81.14

- - tarsometatarsal 81.15

- - ankle 81.11

- - spinal(see also Fusion,spinal) 81.00

- - tibiotalar 81.11

- - subtalar 81.13

- - hip 81.21

- - pantalar 81.11

- - metatarsophalangeal 81.16

- - interphalangeal,finger 81.28

- - toe NEC 77.58

- - - overlapping toe(s) 77.58

- - - hammer toe 77.56

- - - claw toe 77.57

- - claw toe 77.57

- - foot NEC 81.17

- - ischiofemoral 81.21

- epiphysiodesis(see also Arrest, bone growth) 78.20

- atlas-axis(spine) 81.01

- - for pseudarthrosis 81.09

- spinal (with graft) (with internal fixation)
(with instrumentation) 81.00

Note:also use either 81.62,81.63,or 81.64 as
an additional code to show the total number of
vertebrae fused

- - dorsal,dorsolumbar NEC 81.05

- - - posterior(interbody),posterolateral tech-
nique 81.05

- - - - for pseudarthrosis 81.35

- - - anterior(interbody),anterolateral tech-
nique 81.04

- - - - for pseudarthrosis 81.34

- - - for pseudarthrosis 81.35

- - atlas-axis(anterior transoral)(posterior)
81.01

- - - for pseudarthrosis 81.31

- - cervical (C₂ level or below)NEC 81.02

- - - C₁-C₂ level(anterior)(posterior) 81.01

- - - - for pseudarthrosis 81.31

－－－后的（椎体），后侧路法　81.03

－－－－用于假关节　81.33

－－－前的（椎体），前侧路法　81.02

－－－－用于假关节　81.32

－－－用于假关节　81.32

－－头颈的（前的）（经口的）（后的）　81.01

－－－用于假关节 NEC　81.31

－－腰的，腰骶的 NEC　81.08

－－－后的（椎体），后侧路法　81.08

－－－－用于假关节　81.38

－－－前的（椎体），前侧路法　81.06

－－－－用于假关节　81.36

－－－外侧路法　81.07

－－－－用于假关节　81.37

－－－用于假关节　81.38

－－枕部-C_2（前的）（经口的）（后的）　81.01

－－－用于假关节　81.31

－－椎骨数量－见编码　81.62－81.64

－颈（脊柱）（C_2水平或以下）NEC　81.02

－－$C_1 \sim C_2$水平（前椎体）（前侧路）　81.01

－－后的（椎体），后侧路法　81.03

－－前的（椎体），前侧路法　81.02

－－用于假关节　81.09

－－枕部-C_2　81.01

－头颈的　81.01

－－用于假关节　81.09

－舌（至唇）　25.59

－腰的，腰骶的 NEC　81.08

－－后的（椎体），后侧路法　81.08

- - - posterior(interbody), posterolateral technique　81.03

- - - - for pseudarthrosis　81.33

- - - anterior (interbody), anterolateral technique　81.02

- - - - for pseudarthrosis　81.32

- - - for pseudarthrosis　81.32

- - craniocervical(anterior)(transoral)(posterior)　81.01

- - - for pseudarthrosis NEC　81.31

- - lumbar,lumbosacral NEC　81.08

- - - posterior (interbody), posterolateral technique　81.08

- - - - for pseudarthrosis　81.38

- - - anterior (interbody), anterolateral technique　81.06

- - - - for pseudarthrosis　81.36

- - - lateral transverse process technique　81.07

- - - - for pseudarthrosis　81.37

- - - for pseudarthrosis　81.38

- - occiput-C_2 (anterior)(transoral)(posterior)　81.01

- - - for pseudarthrosis　81.31

- - number of vertebrae-see codes　81.62-81.64

- cervical (spine)(C_2 level or below)NEC　81.02

- - C_1-C_2 level(anterior interbody)(anterolateral)　81.01

- - posterior (interbody), posterolateral technique　81.03

- - anterior(interbody),anterolateral technique　81.02

- - for pseudarthrosis　81.09

- - occiput-C_2　81.01

- craniocervical　81.01

- - for pseudarthrosis　81.09

- tongue(to lip)　25.59

- lumbar,lumbosacral NEC　81.08

- - posterior (interbody), posterolateral technique　81.08

Spinelli 手术(内翻子宫矫正术)　**75.93**

Spivack 手术(永久性胃造口术)　**43.19**

S. P. Rogers 手术(膝关节离断)　**84.16**

Ssabanejew-Frank 手术(永久性胃造口术)
　43.19

Stacke 手术(单纯乳突切除术)　**20.41**

Stallard 手术(结膜泪囊吻合术)　**09.82**

一伴管或支架插入　09.83
Stamm(-Kader)手术(暂时性胃造口术)　**43.19**

Steinberg 手术　**44.5**
Steindler 手术
一肌肉转移术　83.77
一筋膜剥脱术(用于弓形足畸形)　83.14
一屈肌成形术(肘)　83.77
Stewart 手术(肾折叠术伴肾盂成形术)　**55.87**

Stone 手术(肛门成形术)　**49.79**

Strassman 手术(子宫成形术)　**69.49**

Strayer 手术(腓肠肌退缩术)　**83.72**

Stromeyer-Little 手术(肝切开术)　**50.0**

Strong 手术(腹腔动脉松解)　**39.91**

Stryker 框架　**93.59**
Sturmdorf 手术(子宫颈锥形切除术)　**67.2**

Summerskill 手术(泪囊鼻腔造口术,通过插管法)　**09.81**

Surmay 手术(空肠造口术)　**46.39**

Sweep 术,虹膜前　**12.97**
Swenson 手术
一膀胱重建术　57.87
一直肠切除术　48.49
Swinney 手术(尿道重建术)　**58.46**

Spinelli operation (correction of inverted uterus)　**75.93**

Spivack operation (permanent gastrostomy)　**43.19**

S. P. Rogers operation (knee disarticulation)　**84.16**

Ssabanejew-Frank operation (permanent gastrostomy)　**43.19**

Stacke operation (simple mastoidectomy)　**20.41**

Stallard operation (conjunctivocystorhinostomy)　**09.82**
- with insertion of tube or stent　09.83
Stamm (-Kader) operation (temporary gastrostomy)　**43.19**

Steinberg operation　**44.5**
Steindler operation
- muscle transfer　83.77
- fascia stripping (for cavus deformity)　83.14
- flexorplasty (elbow)　83.77
Stewart operation (renal plication with pyeloplasty)　**55.87**

Stone operation (anoplasty)　**49.79**
Strassman operation (metroplasty)　**69.49**
Strayer operation (gastrocnemius recession)　**83.72**

Stromeyer-Little operation (hepatotomy)　**50.0**

Strong operation (unbridling of celiac artery axis)　**39.91**

Stryker frame　**93.59**
Sturmdorf operation (conization of cervix)　**67.2**

Summerskill operation (dacryocystorhinostomy by intubation)　**09.81**
Surmay operation (jejunostomy)　**46.39**
Sweep, anterior iris　**12.97**
Swenson operation
- bladder reconstruction　57.87
- proctectomy　48.49
Swinney operation (urethral reconstruction)　**58.46**

Syme 手术

－经胫骨和腓骨的踝骨踝关节截断术　84.14

－尿道切开术,外部的　58.0

撒尔手术－见 **Thal** 手术

撒粉法

－心包内　36.39

－胸膜　34.6

萨登-布鲁克斯手术 - 见 Seddon-Brooks 手术

萨-弗手术－见 **Ssabanejew-Frank** 手术

萨默斯基尔手术－见 **Summerkill** 手术

塞弗手术－见 **Sever** 手术

塞米施手术－见 **Saemisch** 手术

塞姆手术－见 **Semb** 手术

塞西尔手术－见 **Cecil** 手术

腮腺切除术　26.30

－部分　26.31

－根治　26.32

－完全　26.32

赛姆手术－见 **Syme** 手术

三关节固定术　81.12

扫描,扫描

－C.A.T.（计算机轴向 X 线断层摄影术）　88.38

－－伴计算机辅助手术(CAS)　00.31

－－腹　88.01

－－骨　88.38

－－－矿物质密度　88.98

－－骨骼　88.38

－－－矿物质密度　88.98

－－脑　87.03

－－肾　87.71

－－头　87.03

－－胸　87.41

－C.T.－见扫描,C.A.T.

－MUGA(多门控探测)－见扫描,放射性同位素

－放射性同位素

－－肠　92.04

－－垂体　92.11

Syme operation

－ ankle amputation through malleoli of tibia and fibula　84.14

－ urethrotomy,external　58.0

撒尔手术－ **see Thal operation**

Poudrage

－ intrapericardial　36.39

－ pleural　34.6

萨登-布鲁克斯手术 — see Seddon-Brooks operation

萨-弗手术— **see Ssabanejew-Frank operation**

萨默斯基尔手术— **see Summerkill operation**

塞弗手术— **see Sever operation**

塞米施手术— **see Saemisch operation**

塞姆手术— **see Semb operation**

塞西尔手术— **see Cecil operation**

Parotidectomy　26.30

－ partial　26.31

－ radical　26.32

－ complete　26.32

赛姆手术— **see Syme operation**

Triple arthrodesis　81.12

Scan, scanning

－ C.A.T.（computerized axial tomography）　88.38

－ － with computer assisted surgery（CAS）　00.31

－ － abdomen　88.01

－ － bone　88.38

－ － mineral density　88.98

－ － skeletal　88.38

－ － mineral density　88.98

－ － brain　87.03

－ － kidney　87.71

－ － head　87.03

－ － thorax　87.41

－ C.T.－see Scan,C.A.T.

－ MUGA（multiple gated acquistion)-see Scan, radioisotope

－ radioisotope

－ － bowel,intestine　92.04

－ － pituitary gland　92.11

山区胜地疗养　**93.98**　　　　　　Mountain resort sanitarium　**93.98**

闪烁扫描－见扫描,放射性同位素　　Scintiscan－see Scan,radioisotope

闪烁照射术－见扫描,放射性同位素　Scintiphotography－see Scan,radioisotope

疝缝合术－见修补术,疝　　　　　　Herniorrhaphy－see Repair, hernia

疝切除术(绞窄性)　**53.9**　　　　　Kelotomy　**53.9**

疝切开术－见修补术,疝　　　　　　Herniotomy－see Repair, hernia

疝修复术－见修补术,疝　　　　　　Hernioplasty－see Repair, hernia

上消化道摄片(**X**线)　**87.62**　　　Upper GI series（**x-ray**）　**87.62**

烧伤敷料　**93.57**　　　　　　　　Burn dressing, cauterization－see also Destruction, lesion, by site　**93.57**

烧灼－另见破坏,病损,按部位

－巴多林腺　71.24　　　　　　　　- Bartholin's gland　71.24

－鼻,用于鼻出血(伴填塞)　21.03　- nose, for epistaxis（with packing）　21.03

－扁桃腺窝　28.7　　　　　　　　　- tonsillar fossa　28.7

－腭(骨性)　27.31　　　　　　　　- palate（bony）　27.31

－肺　32.29　　　　　　　　　　　- lung　32.29

－－内镜的　32.28　　　　　　　　- - endoscopic　32.28

－肝　50.29　　　　　　　　　　　- liver　50.29

－肛门 NEC　49.39　　　　　　　　anus NEC　49.39

－－内镜的　49.31　　　　　　　　- - endoscopic　49.31

－巩膜　12.84　　　　　　　　　　- sclera　12.84

－－伴虹膜切除术　12.62　　　　　- - with iridectomy　12.62

－虹膜　12.41　　　　　　　　　　- iris　12.41

－喉　30.09　　　　　　　　　　　- larynx　30.09

－睑板腺囊肿　08.25　　　　　　　- chalazion　08.25

－睑内翻　08.41　　　　　　　　　- entropion　08.41

－睑腺炎　08.25　　　　　　　　　- meibomian gland　08.25

－角膜(瘘)(溃疡)　11.42　　　　　- cornea（fistula）（ulcer）　11.42

－角膜翳(表浅的)　11.42　　　　　- pannus（superficial）　11.42

－结膜　10.33　　　　　　　　　　- conjunctiva　10.33

－－病损　10.32　　　　　　　　　- - lesion　10.32

－阔韧带　69.19　　　　　　　　　- broad ligament　69.19

－泪的　　　　　　　　　　　　　- lacrimal

－－点　09.72　　　　　　　　　　- - punctum　09.72

－－－用于外翻　09.71　　　　　　- - - for eversion　09.71

－－囊　09.6　　　　　　　　　　　- - sac　09.6

－－腺　09.21　　　　　　　　　　- - gland　09.21

－泪小管　09.73　　　　　　　　　- canaliculi　09.73

－卵巢　65.29　　　　　　　　　　- ovary　65.29

－－腹腔镜的　65.25　　　　　　　- - laparoscopic　65.25

－脉络丛　02.14　　　　　　　　　- choroids plexus　02.14

－尿道　58.39　　　　　　　　　　- urethra　58.39

－－内镜的　58.31　　　　　　　　- - endoscopic　58.31

一包皮　99.95

一虹膜　12.63

一肌肉　93.27

一腱　93.27

一筋膜　93.28

一神经(颅的)(周围的)　04.91

一眼睑(伴延长)　08.71

伸展过度,关节　93.25

神经成形术(颅的)(周围的)NEC　04.79

一陈旧性损伤的(延迟修补术)　04.76

一修复术　04.75

神经抽出术 NEC　04.07

神经缝合术(颅的)(周围的)　04.3

神经根切除术　03.1

神经根切断术(射频)(脊髓的)　03.1

一三叉的　04.02

一听神经的　04.01

神经化学松解术　04.2

神经节切除术

一半月的　04.05

一蝶腭(美克尔)　05.21

一腱鞘(腕关节)　82.21

一一除手以外的部位　83.31

一三叉　04.05

一神经(颅的)(周围的)NEC　04.06

一一交感神经　05.29

一腰交感神经　05.23

神经节切开术,三叉(射频)　04.02

神经冷冻止痛(颅的)(周围的)　04.2

神经牵伸术(颅的)(周围的)　04.91

**神经切除术(颅的)(眶下的)(枕部的)(周围的)
(脊髓的)NEC　04.07**

一半月神经节后根的　04.07

一骶前的　05.24

一鼓室的　20.91

一交感的一见交感神经切除术

一颈旁的　05.22

一三叉的　04.07

- foreskin　99.95

- iris　12.63

- muscle　93.27

- tendon　93.27

- fascia　93.28

- nerve (cranial)(peripheral)　04.91

- eyelid (with elongation)　08.71

Hyperextension, joint　93.25

**Neuroplasty（cranial）（peripheral）NEC
04.79**

- of old injury (delayed repair)　04.76

- revision　04.75

Neurexeresis NEC　04.07

Neurorrhaphy（cranial）（peripheral）　04.3

Radiculectomy　03.1

**Rhizotomy,Radicotomy,radiculotomy(radio-
frequency)(spinal)　03.1**

- trigeminal　04.02

- acoustic　04.01

chemoneurolysis　04.2

Ganglionectomy

- gasserian　04.05

- sphenopalatine(Meckel's)　05.21

- tendon sheath(wrist)　82.21

- - site other than hand　83.31

- trigeminal　04.05

- nerve(cranial)(peripheral)NEC　04.06

- - sympathetic　05.29

- lumbar sympathetic　05.23

**Ganglionotomy, trigeminal（radiofrequency）
04.02**

**Cryoanalgesia nerve（cranial）（peripheral）
04.2**

Neurectasis (cranial) (peripheral)　04.91

**Neurectomy（cranial）（infraorbital）（occipi-
tal）（peripheral）（spinal）NEC　04.07**

- retrogasserian　04.07

- presacral　05.24

- tympanic　20.91

- sympathectic -see Sympathectomy

- paracervial　05.22

- trigeminal　04.07

史密斯威克手术—见 Smithwick 手术使用

—MAST(军用抗休克裤)　93.58
—巴尔通钳(颅骨)(同时伴骨骼牵引)　02.94

—布克牵引　93.46
—布莱恩特牵引　93.44
——伴骨折或脱位的复位—见复位,骨折和复位,脱位

—产钳,伴分娩—见分娩,产钳
—齿矫形器(填塞器)(钢丝)　24.7

—邓洛普牵引　93.44
——伴骨折或脱位的复位—见复位,骨折和复位,脱位

—电子绑腿　93.59
—弓形杆(正牙的)　24.7
——用于固定(骨折)　93.55
—骨盆悬吊　93.44
——伴骨折或脱位的复位—见复位,骨折和复位,脱位

—骨生长刺激器(表浅的)(经皮的)　99.86

—骨形态形成蛋白(重组)(基因工程人骨形成蛋白)　84.52
—冠(人造的)　23.41
—管型(玻璃纤维)(石膏)(塑料)NEC　93.53

——伴骨折或脱位的复位—见复位,骨折和复位,脱位

——人字型绷带　93.51
—夹板,用于固定(石膏)(气的)(托盘)　93.54

——伴骨折复位—见复位,骨折

—假体,用于耳缺失　18.71
—间歇压力装置　93.59
—颈托　93.52

史密斯威克手术— see Smithwick operation application

- MAST(military anti-shock trousers)　93.58
- Barton's tongs (skull) (with synchronous skeletal traction)　02.94
- Buck's traction　93.46
- Bryant's traction　93.44
- – with reduction of fracture or dislocation— see Reduction,fracture and reduction, dislocation
- forceps,with delivery—see Delivery,forceps
- orthodontic appliance(obturator)(wiring)　24.7
- Dunlop's traction　93.44
- – with reduction of fracture or dislocation— see Reduction,fracture and reduction, dislocation
- electronic gaiter　93.59
- arch bars(orthodontic)　24.7
- – for immobilization (fracture)　93.55
- pelvic sling　93.44
- – with reduction of fracture or dislocation— see Reduction,fracture and reduction, dislocation
- bone growth stimulator(surface)(transcutaneous)　99.86
- bone morphogenetic protein(recombinant)(rhBMP)　84.52
- crown(artificial)　23.41
- cast(fiberglass)(plaster)(plastic)NEC 93.53
- – with reduction of fracture or dislocation— see Reduction,fracture and reduction, dislocation
- – spica　93.51
- splint,for immobilization(plaster)(pneumatic)(tray)　93.54
- – with fracture reduction — see Reduction, fracture
- prosthesis for missing ear　18.71
- intermittent pressure device　93.59
- cervical collar　93.52

——伴骨折或脱位的复位—见复位,骨折和复位,脱位

—颈支持物(模型) 93.52
—卡钳(颅骨)(同时伴骨骼牵引) 02.94

—抗休克裤 93.58
—科拉奇菲尔德钳(颅骨)(同时伴骨骼牵引) 02.94
—莱曼史密斯牵引 93.44
——伴骨折或脱位的复位—见复位,骨折和复位,脱位

—立体定位头框架 93.59
—鲁塞尔牵引 93.44
——伴骨折或脱位的复位—见复位,骨折和复位,脱位
—米纳瓦夹克 93.52
—脑动脉瘤钳夹(科拉奇菲尔德)(西尔弗斯通) 39.51
—屏障物,粘连 99.77
—牵引
——伴骨折或脱位的复位—见复位,骨折和复位,脱位

——布克 93.46
——布莱恩特 93.44
——邓洛普 93.44
——顶架 93.46
——骨骼 NEC 93.44
———间歇性 93.43
——卡脊髓的 NEC 93.42
———用颅骨装置(环钳)(卡钳)(科拉奇菲尔德)(加德纳维尔斯)(文克)(钳) 93.41
————伴插入 02.94
——胶带(皮肤) 93.46
——科特雷尔 93.42
——莱曼史密斯 93.44
——鲁塞尔 93.44
——皮肤,四肢 NEC 93.46
——托马斯夹板 93.45
——靴状 93.46

- - with reduction of fracture or dislocation—see Reduction,fracture and reduction,dislocation
- neck support(molded) 93.52
- caliper tongs(skull)(with synchronous skeletal traction) 02.94
- anti-shock trousers 93.58
- Crutchfield tongs (skull) (with synchronous skeletal traction) 02.94
- Lyman Smith traction 93.44
- - with reduction of fracture or dislocation—see Reduction,fracture and reduction,dislocation
- stereotactic head frame 93.59
- Russell's traction 93.44
- - with reduction of fracture or dislocation-see Reduction,fracture and reduction,dislocation
- Mineva jacket 93.52
- clamp, cerebral aneurysm(Crutchfield)(Silverstone) 39.51
- barrier substance,adhesion 99.77
- traction
- - with reduction of fracture or dislocation—see Reduction,fracture and Reduction,dislocation
- - Buck's 93.46
- - Bryant's 93.44
- - Dunlop's 93.44
- - gallows 93.46
- - skeletal NEC 93.44
- - - intermittent 93.43
- - spinal NEC 93.42
- - - with skull device(halo)(caliper)(Crutchfield)(Gardner-Wells)(Vinke)(tongs) 93.41
- - - - with synchronous insertion 02.94
- - adhesive tape(skin) 93.46
- - Cotrel's 93.42
- - Lyman Smith 93.44
- - Russell's 93.44
- - skin,limbs NEC 93.46
- - Thomas'splint 93.45
- - boot 93.46

——用于全身松动术（全身关节）　93.61

一关节

——脱位—见复位,脱位

——粘连　93.26

———颞下颌的　76.95

一肌肉骨骼（物理疗法）NEC　93.29

一肌肉结构　93.27

一泪道（道）NEC　09.49

一颞下颌关节 NEC　76.95

一输尿管结石,通过导管

——伴去除　56.0

——不伴去除　59.8

一胃,术中采取的　44.92

一涎管　26.91

一直肠　96.22

一子宫 NEC　69.98

——内翻

———手法的置换（分娩后）　75.94

———外科手术的—见修补术,内翻子宫

——妊娠　75.99

手法操作（方法）

一布拉格　72.52

一布腊和特　72.52

一德李（钥匙锁式旋转）　72.4

一范霍恩　72.52

一克勒德　73.59

一克里斯特勒　72.54

一勒夫塞特（臀位臂牵引）　72.52

一利特根　73.59

一莫里索(-斯梅利-伟特)　72.52

一皮纳德（全臀位牵引术）　72.54

一斯坎佐尼（旋转）　72.4

一维甘德-马丁　72.52

手工艺疗法　93.81

手术

一Maze 操作（心脏组织消融或破坏）

——经胸入路　37.33

– – for general mobilization (general articula-
tion)　93.61

– joint

– – dislocation—see Reduction,dislocation

– – adhesions　93.26

– – – temporomandibular　76.95

– musculoskeletal （physical therapy） NEC
93.29

– muscle structures　93.27

– lacrimal passage (tract) NEC　09.49

– temporomandibular joint NEC　76.95

– ureteral calculus by catheter

– – with removal　56.0

– – without removal　59.8

– stomach,intraoperative　44.92

– salivary duct　26.91

– rectum　96.22

– uterus NEC　69.98

– – inverted

– – – manual replacement (following delivery)
75.94

– – – surgical -see Repair,inverted uterus

– – gravid　75.99

Maneuver(method)

– Prague　72.52

– Bracht　72.52

– De Lee (key-in-lock)　72.4

– Van Hoorn　72.52

– Crede　73.59

– Kristeller　72.54

– Lovset's (extraction of arms in breech birth)
72.52

– Ritgen　73.59

– Mauriceau (-Smellie -Veit)　72.52

– Pinard (total breech extraction)　72.54

– Scanzoni (rotation)　72.4

– Wigand -Martin　72.52

Manual arts therapy　93.81

Operation

– Maze procedure (ablation or destruction of
heart tissue)

– – trans-thoracic approach　37.33

一查尔斯(淋巴水肿矫正术)　40.9　　　　　- Charles(correction of lymphedema)　40.9

一产科的 NEC　75.99　　　　　- obstetric NEC　75.99

一肠 NEC　46.99　　　　　- intestine NEC　46.99

一肠系膜 NEC　54.99　　　　　- mesentery NEC　54.99

一齿矫形 NEC　24.8　　　　　- orthodontic NEC　24.8

一齿龈 NEC　24.39　　　　　- gum NEC　24.39

一楚奇(巨指畸形修补术)　82.83　　　　　- Tsuge(macrodactyly repair)　82.83

一处女膜 NEC　70.91　　　　　- hymen NEC　70.91

一穿刺放液术 NEC　35.82　　　　　- TAPVC NEC　35.82

一窗　　　　　- window

——鼻窦—见窦切开术,上颌　　　　　- - nasoantral—see Antrotomy, maxillary

——窦(鼻窦)—见窦切开术,上颌　　　　　- - antrum(nasal sinus)—see Antrotomy, maxillary

——骨皮质(另见切开,骨)　77.10　　　　　- - bone cortex(see also Incision, bone)　77.10

———面　76.09　　　　　- - - facial　76.09

——心包　37.12　　　　　- - pericardium　37.12

——胸膜　34.09　　　　　- - pleural　34.09

——主动脉肺动脉　39.59　　　　　- - aorticopulmonary　39.59

一垂体腺 NEC　07.79　　　　　- pituitary gland, hypophysis NEC　07.79

一唇 NEC　27.99　　　　　- lip NEC　27.99

一达尔曼(食管憩室切除术)　42.31　　　　　- Dahlman(excision of esophageal diverticulum)　42.31

一达拉科(尺骨切除术)　77.83　　　　　- Darrach(ulnar resection)　77.83

一达拉姆(-考德威尔)(二头肌腱移植术)　83.75　　　　　- Durham(-Caldwell)(transfer of biceps femoris tendon)　83.75

一达纳(后神经根切断术)　03.1　　　　　- Dana(posterior rhizotomy)　03.1

一戴洛姆　　　　　- Delorme

——脱垂直肠修补术　48.76　　　　　- - repair of prolapsed rectum　48.76

——心包切除术　37.31　　　　　- - pericardiectomy　37.31

——胸成形术　33.34　　　　　- - thoracoplasty　33.34

——直肠固定术　48.76　　　　　- - proctopexy　48.76

一戴帽(掌骨延长和局部皮瓣转移术)　82.69　　　　　- cocked hat(metacarpal lengthening and transfer of local flap)　82.69

一戴维斯(插管输尿管切开术)　56.2　　　　　- Davis(intubated ureterotomy)　56.2

一丹福思(胎儿)　73.8　　　　　- Danforth(fetal)　73.8

一丹尼斯-巴科(疝缝合术)—见修补术,疝,股的　　　　　- Dennis-Barco(herniorrhaphy)—see Repair, hernia, femoral

一胆的(管)(道)NEC　51.99　　　　　- biliary(duct)(tract)NEC　51.99

一胆囊 NEC　51.99　　　　　- gallbladder NEC　51.99

一道格拉斯(舌与唇缝合,用于小颌)　25.59　　　　　- Douglas(suture of tongue to lip for micrognathia)　25.59

一关节(囊)(韧带)(结构)NEC　81.99

一一面的 NEC　76.99

一过滤(用于青光眼)　12.79

一一伴虹膜切除术　12.65

一哈策(输尿管肾囊肿吻合术)　56.74

一哈格纳(附睾切开术)　63.92

一哈里逊-理查德森(阴道悬吊术)　70.77

一哈特曼一见结肠切除术,按部位

一海比尼特-伊登(肩关节盂骨阻塞)　78.01

一海勒(食管肌切开术)　42.7

一海曼(软组织松解用于畸形足)　83.84

一海曼-赫顿(-斯卓尔)(内翻跖矫正术)　80.48

一海拿克-米库利茨(幽门成形术)　44.2

一海因(睫状体分离术)　12.55

一汉普顿(小肠与直肠残端吻合术)　45.92

一豪塞

一一髌骨稳定术　81.44

一一跟腱切断术　83.11

一一踇囊肿切除术伴内收肌腱移植术　77.53

一赫斯特伦(异常肾血管移植)　39.55

一黑-葛若夫斯(前交叉韧带重建术)　81.45

一黑加(会阴缝合术)　71.79

一黑氏(足截断术)　84.12

一亨利(空肠转位)　43.81

一横膈 NEC　34.89

一虹膜 NEC　12.97

一一包涵物　12.63

一喉 NEC　31.98

一后房(眼)NEC　14.9

一后推(腭裂修补术)　27.62

一呼吸(管道)NEC　33.99

一怀特(跟腱延长术,通过不完全的腱切断术)　83.11

一怀特黑德

- joint(capsule)(ligament)(structure) NEC　81.99

- - facial NEC　76.99

- filtering(for glaucoma)　12.79

- - with iridectomy　12.65

- Hutch(ureteroneocystostomy)　56.74

- Hagner(epididymotomy)　63.92

- Harrison-richardson(vaginal suspension)　70.77

- Hartmann—see Colectomy,by site

- Hybinette-Eden(glenoid bone block)　78.01

- Heller(esophagomyotomy)　42.7

- Heyman(soft tissue release for clubfoot)　83.84

- Heyman-Herndon(-Strong)(correction of metatarsus varus)　80.48

- Heineke-Mikulicz(pyloroplasty)　44.2

- Heine(cyclodialysis)　12.55

- Hampton(anastomosis small intestine to rectal stump)　45.92

- Hauser

- - stabilization of patella　81.44

- - achillotenotomy　83.11

- - bunionectomy with adductor tendon transfer　77.53

- Hellstrom(transplantation of aberrant renal vessel)　39.55

- Hey-Groves(reconstruction of anterior cruciate ligament)　81.45

- Hegar(perineorrhaphy)　71.79

- Hey(amputation of foot)　84.12

- Henley(jejunal transposition)　43.81

- diaphragm NEC　34.89

- iris NEC　12.97

- - inclusion　12.63

- larynx NEC　31.98

- posterior chamber(eye)NEC　14.9

- push-back(cleft palate repair)　27.62

- respiratory(tract)NEC　33.99

- White(lengthening of tendo calcaneus by incomplete tenotomy)　83.11

- Whitehead

一一舌截除术，根治性　25.4

一一痔切除术　49.46

一回肠 NEC　46.99

一回肠袢　56.51

一会阴（女性）NEC　71.8

一一男性 NEC　86.99

一惠勒

一一减半操作（眼睑）　08.24

一一睑内翻修补术　08.44

一惠普尔（根治胰十二指肠切除术）　52.7

一一蔡尔德改进型（根治性胰腺大部切除术）　52.53

一一罗德尼史密斯改进型（根治性胰腺大部切除术）　52.53

一惠特曼

一一距骨切除术　77.98

一一髋重建术　81.40

一一前锯肌修补术　83.87

一一转子楔形骨切开术　77.25

一一足稳定术（距骨切除术）　77.98

一霍尔思

一一巩膜切除术　12.65

一一虹膜箝顿术　12.63

一霍尔斯特德一见修补术，疝，腹股沟的

一霍夫迈斯特（胃切除术）　43.7

一霍克

一一跗骨间融合术　81.14

一一三关节固定术　81.12

一霍曼（淋巴水肿矫正术）　40.9

一肌 NEC　83.99

一一手 NEC　82.99

一一心乳头 NEC　35.31

一一眼外一见手术，眼外

一肌肉骨骼系统 NEC　84.99

一基德纳（副舟骨切除术）（伴腱移植）　77.98

一基利安（额窦切开术）　22.41

一吉尔

一一肩关节固定术　81.23

一一椎板切除术　03.09

一吉尔-斯坦（腕桡关节固定术）　81.25

- - glossectomy, radical　25.4

- - hemorrhoidectomy　49.46

- ileum NEC　46.99

- ileal loop　56.51

- perineum(female)NEC　71.8

- - male NEC　86.99

- Wheeler

- - halving procedure (eyelid)　08.24

- - entropion repair　08.44

- Whipple(radical pancreaticoduodenectomy)　52.7

- - Child modification(radical subtotal pancreatectomy)　52.53

- - Rodney Smith modification(radical subtotal pancreatectomy)　52.53

- Whitman

- - talectomy　77.98

- - hip reconstruction　81.40

- - repair of serratus anterior muscle　83.87

- - trochanter wedge osteotomy　77.25

- - foot stabilization(talectomy)　77.98

- Holth

- - sclerectomy　12.65

- - iridenclesis　12.63

- Halsted—see Repair, hernia, inguinal

- Hofmeister(gastrectomy)　43.7

- Hoke

- - midtarsal fusion　81.14

- - triple arthrodesis　81.12

- Homan(correction of lymphedema)　40.9

- muscle NEC　83.99

- - hand NEC　82.99

- - papillary heart NEC　35.31

- - extraocular—see Operation, extraocular

- musculoskeletal system NEC　84.99

- Kidner(excision of accessory navicular bone)(with tendon transfer)　77.98

- Killian(frontal sinusotomy)　22.41

- Gill

- - arthrodesis of shoulder　81.23

- - laminectomy　03.09

- Gill-Stein(carporadial arthrodesis)　81.25

一吉福德 — Gifford

一一角膜切开术(限界性)　11.1
- - keratotomy (delimiting)　11.1

一一泪囊破坏　09.6
- - destruction of lacrimal sac　09.6

一吉利姆(子宫悬吊术)　69.22
- Gilliam(uterine suspension)　69.22

一脊髓的(管)(索)(结构)NEC　03.99
- spinal(canal)(cord)(structure)NEC　03.99

一济格勒(虹膜切除术)　12.14
- Ziegler(iridectomy)　12.14

一加布尔-杜华纳(股骨头钻孔)　77.15
- Graber-Duvernay (drilling femoral head)　77.15

一加布里尔(腹会阴直肠切除术)　48.5
- Gabriel(abdominoperineal resection of rectum)　48.5

一加德纳(脊脑膜膨出修补术)　03.51
- Gardner(spinal meningocele repair)　03.51

一加尔索(胫骨腱移植术)　83.75
- Garceau(tibial tendon transfer)　83.75

一颊沟 NEC　27.99
- buccal cavity NEC　27.99

一甲状旁腺 NEC　06.99
- parathyroid gland(s) NEC　06.99

一甲状腺 NEC　06.98
- thyroid gland NEC　06.98

一睑板 NEC　08.99
- tarsus NEC　08.99

一一肌肉悬吊　08.35
- - muscle sling　08.35

一睑缝合(睑下垂)　08.31
- lid suture (blepharoptosis)　08.31

一腱 NEC　83.99
- tendon NEC　83.99

一一手 NEC　82.99
- - hand NEC　82.99

一一眼外 NEC　15.9
- - extraocular NEC　15.9

一腱索 NEC　35.32
- chordae tendineae NEC　35.32

一交感神经 NEC　05.89
- sympathetic nerve NEC　05.89

一角膜 NEC　11.99
- cornea NEC　11.99

一结(淋巴)NEC　40.9
- node(lymph)NEC　40.9

一结肠 NEC　46.99
- colon NEC　46.99

一结膜 NEC　10.99
- conjunctiva NEC　10.99

一一破坏性 NEC　10.33
- - destructive NEC　10.33

一捷特尼(动脉调转)　35.84
- Jatene(arterial switch)　35.84

一睫状体 NEC　12.98
- ciliary body NEC　12.98

一金-斯蒂奎斯特(后肢截断术)　84.19
- King-Steelquist (hindquarter amputation)　84.19

一筋膜 NEC　83.99
- fascia NEC　83.99

一一手　82.99
- - hand　82.99

一晶体 NEC　13.9
- lens NEC　13.9

一精囊 NEC　60.79
- seminal vesicle NEC　60.79

一精索 NEC　63.99
- spermatic cord NEC　63.99

一颈动脉体或腺 NEC　39.8
- carotid body or gland NEC　39.8

一静脉 NEC　39.99
- vein NEC　39.99

一居荣(踝截断术)　84.13
- Guyon(amputation of ankle)　84.13

一绝育术 NEC
- sterilization NEC

—科尔（前跗骨楔形骨切开术） 77.28

—科菲（子宫悬吊术）（梅格改进型） 69.22

—科凯特（静脉曲张）
——上肢 38.53
——下肢 38.59
—科克凹
——ESWL（体外休克波碎石术） 98.51

——肠吻合术—省略编码
——节制性回肠造口术 46.22
——泌尿系转流术操作 56.51
——皮肤输尿管-回肠造口术 56.51
——去除，结石 57.19
——修复术，皮肤输尿管-回肠造口术 56.52

—科利斯-尼森（裂孔疝修补术） 53.80
—科隆纳
——髋关节成形术（二期） 81.40
——髋关节重建术（二期） 81.40
——内收肌腱切断术（一期） 83.12
—克尔（剖宫产术） 74.1
—克拉格特（开放皮瓣引流后胸壁闭合） 34.72

—克莱顿（跖骨头和趾骨底部切除术） 77.88

—克劳福德（眼睑睑板额肌悬吊术） 08.32

—克劳斯（交感神经去神经术） 05.29
—克勒尼希（子宫颈下剖宫产术） 74.1
—克鲁肯伯格（肘下截断重建术） 82.89

—克伦莱因（眶侧开术） 16.01
—克罗纳（部分输卵管切除术） 66.69
—空肠 NEC 46.99
—口，口腔 NEC 27.99
—口咽 NEC 29.99
—髋臼加盖术（髋关节成形术） 81.40
—眶 NEC 16.98
—昆特-济马诺夫斯基（睑外翻修补术伴睑再建术） 08.44

- Cole（anterior tarsal wedge osteotomy） 77.28

- Coffey（uterine suspension）（Meigs' modification） 69.22

- Cockett（varicose vein）
- - upper limb 38.53
- - lower limb 38.59
- Kock pouch
- - ESWL（extracorporeal shockwave lithotripsy） 98.51

- - bowel anastomosis—omit code
- - continent ileostomy 46.22
- - urinary diversion procedure 56.51
- - cutaneous uretero-ileostomy 56.51
- - removal，calculus 57.19
- - revision，cutaneous uretero-ileostomy 56.52

- Collis-Nissen（hiatal hernia repair） 53.80
- Colonna
- - hip arthroplasty（second stage） 81.40
- - reconstruction of hip（second stage） 81.40
- - adductor tenotomy（first stage） 83.12
- Kerr（cesarean section） 74.1
- Clagett（closure of chest wall following open flap drainage） 34.72

- Clayton（resection of metatarsal heads and bases of phalanges） 77.88

- Crawford（tarso-frontalis sling of eyelid） 08.32

- Krause（sympathetic denervation） 05.29
- Kronig（low cervical cesarean section） 74.1
- Krunkenberg（reconstruction of below-elbow amputation） 82.89

- Kroenlein（lateral orbitotomy） 16.01
- Kroener（partial salpingectomy） 66.69
- jejunum NEC 46.99
- mouth，oral cavity NEC 27.99
- oropharynx NEC 29.99
- shelf（hip arthroplasty） 81.40
- orbit NEC 16.98
- Kuhnt-Szymanowski（ectropion repair with lid reconstruction） 08.44

一拉贝（胃切开术）　43.0

一拉茨科

一一剖宫产术，腹膜外的　74.2

一一阴道闭合术　70.8

一拉德（肠松动术）　54.95

一拉格兰奇（虹膜巩膜切除术）　12.65

一拉里（肩关节离断术）　84.08

一拉马迪尔（颞骨岩部内引流）　20.22

一拉姆斯特德特（幽门肌切开术）（伴楔形切除术）
　43.3

一拉皮德斯（蹬囊肿切除术伴跖骨骨切开术）
　77.51

一拉塞（舟状骨移植术）　78.04

一拉什

一一腹腔镜子宫颈上子宫切除术　68.31

一一子宫颈内口修补术　67.5

一拉什金德（球囊房间隔造口术）　35.41

一拉斯特里（在右心室和肺动脉之间创建通道）
　35.92

一一修补术的

一一一大血管转位　35.92

一一一动脉干　35.83

一一一肺动脉闭锁　35.92

一拉兹-佩雷亚操作（膀胱颈悬吊术）　59.79

一兰布里努迪（三关节固定术）　81.12

一兰根贝克（腭裂修补术）　27.62

一兰金

一一肠外置术　46.03

一一直肠切除术（完全）　48.5

一阑尾 NEC　47.99

一朗迈尔（胆管吻合术）　51.39

一劳埃德-戴维斯（腹会阴切除术）　48.5

一勒福特（阴道闭合术）　70.4

一勒里施（周围动脉交感神经切除术）　05.25

一勒梅热勒（唇裂修补术）　27.54

一泪的

一一系统 NEC　09.99

一一腺　09.3

一泪点三剪开　09.51

- Labbe(gastrotomy)　43.0

- Latzko

- - cesarean section,extraperitoneal　74.2

- - colpocleisis　70.8

- Ladd(mobilization of intestine)　54.95

- Lagrange(iridosclerectomy)　12.65

- Larry(shoulder disarticulation)　84.08

- Ramadier(intrapetrosal drainage)　20.22

- Ramstedt (pyloromyotomy) (with wedge resection)　43.3

- Lapidus(bunionectomy with metatarsal osteotomy)　77.51

- Russe(bone graft of scaphoid)　78.04

- Lash

- - laparoscopic supracervical hysterectomy
　68.31

- - internal cervical os repair　67.5

- Rashkind(balloon septostomy)　35.41

- Rastelli (creation of conduit between right
ventricle and pulmonary artery)　35.92

- - in repair of

- - - transposition of great vessels　35.92

- - - truncus arteriosus　35.83

- - - pulmonary artery atresia　35.92

- Raz-Pereyra procedure(bladder neck suspension)　59.79

- Lambrinudi(triple arthrodesis)　81.12

- Langenbeck(cleft palate repair)　27.62

- Rankin

- - exteriorization of intestine　46.03

- - proctectomy(complete)　48.5

- appendix NEC　47.99

- Longmire(bile duct anastomosis)　51.39

- Lloyd-Davies(abdominoperineal resection)
　48.5

- LeFort(colpocleisis)　70.4

- Leriche(periarterial sympathectomy)　05.25

- LeMesurier(cleft lip repair)　27.54

- lacrimal

- - system NEC　09.99

- - gland　09.3

- three-snip,punctum　09.51

一米林-里德（尿道膀胱悬吊术） 59.4

一米切尔（跚外翻修补术） 77.51

一泌尿系 NEC 59.99

一面 NEC 27.99

一面骨或关节 NEC 76.99

一摩尔（关节成形术） 81.52

一莫斯（皮肤化学外科切除术） 86.24

一莫斯科维茨

一一肠膨出修补术 70.92

一一疝缝合术－见修补术，疝，股的

一一乙状结肠固定术 46.63

一拇指整复（伴神经和血液供给） 82.61

一男性生殖器官 NEC 64.99

一脑 NEC 02.99

一脑的（脑膜）NEC 02.99

一脑膜（脊髓的）NEC 03.99

一一脑的 NEC 02.99

一内田（输卵管结扎伴或不伴输卵管伞部切除术） 66.32

一尼古拉（腱固定术用于复发性肩脱臼） 81.82

一尼森（胃底折叠术） 44.66

一一腹腔镜的 44.67

一黏液囊 NEC 83.99

一一手 82.99

一尿道 NEC 58.99

一尿道周围组织 NEC 58.99

一女性（生殖器官）NEC 71.9

一一子宫切除术 NEC 68.9

一诺布尔（小肠折叠） 46.62

一诺顿（腹膜外剖宫产术） 74.2

一诺曼-米勒（阴道固定术） 70.77

一欧温（另见 骨切开术） 77.30

一欧文（输卵管结扎） 66.32

一帕蒂（耳道） 18.6

一帕蒂普拉特（肩关节囊缝合术用于复发性脱臼） 81.82

一帕昆（输尿管肾囊肿吻合术） 56.74

一帕纳（线形直肠切开术） 48.0

- Millin-Read (urethrovesical suspension) 59.4

- Mitchell(hallux valgus repair) 77.51

- urinary system NEC 59.99

- face NEC 27.99

- facial bone or joint NEC 76.99

- Moore(arthroplasty) 81.52

- Mohs(chemosurgical excision of skin) 86.24

- Moschowitz

- - enterocele repair 70.92

- - herniorrhaphy—see Repair,hernia,femoral

- - sigmoidopexy 46.63

- pollicizatin(with nerves and blood supply) 82.61

- male genital organs NEC 64.99

- brain NEC 02.99

- cerebral (meninges) NEC 02.99

- meninges(spinal)NEC 03.99

- - cerebral NEC 02.99

- Uchida(tubal ligation with or without fimbriectomy) 66.32

- Nicola(tenodesis for recurrent dislocation of shoulder) 81.82

- Nissen(fundoplication of stomach) 44.66

- - laparoscopic 44.67

- bursa NEC 83.99

- - hand 82.99

- urethra NEC 58.99

- periurethral tissue NEC 58.99

- female(genital organs)NEC 71.9

- - hysterectomy NEC 68.9

- Noble(placation of small intestine) 46.62

- Norton(extraperitoneal cesarean operation) 74.2

- Norman -Miller(vaginopexy) 70.77

- Irwin(see also Osteotomy) 77.30

- Irving(tubal ligation) 66.32

- Pattee(auditory canal) 18.6

- Putti-Platt (capsulorrhaphy of shoulder for recurrent dislocation) 81.82

- Paquin(ureteroneocystostomy) 56.74

- Panas(linear proctotomy) 48.0

一帕特施(牙囊肿袋形缝合术)　24.4

一派姆伯敦
一一髂骨骨切开术　77.39
一一直肠(松动术和固定用于脱垂修补术)　48.76
一派珀尔(产钳)　72.6
一潘科斯特(卵圆孔三叉神经切断)　04.02

一旁路一见旁路
一膀胱(膀胱的)NEC　57.99
一一皮瓣　56.74
一膀胱膨出 NEC　70.51
一膀胱周围组织 NEC　59.92
一佩里拉(尿道旁悬吊术)　59.6
一蓬塞
一一跟腱延长　83.85
一一尿道造口术,会阴的　58.0
一皮肤 NEC　86.99
一皮罗戈夫(经胫腓骨踝截断术)　84.14

一皮特(内切除术)　05.29
一皮下组织 NEC　86.99
一脾 NEC　41.99
一平斯克尔(鼻中隔毛细血管扩张闭塞)　21.07

一瓶状(睾丸鞘膜积水修补术)　61.2

一普林特和梅桑(高位胃旁路)　44.31

一普斯托(胰空肠吻合术)　52.96
一奇特尔-亨利一见修补术,疝,股的
一脐 NEC　54.99
一脐尿管 NEC　57.51
一气管 NEC　31.99
一前房(眼)NEC　12.99
一前列腺 NEC(另见前列腺切除术)　60.69

一一特指类型　60.99
一钱德勒(髋融合术)　81.21
一腔静脉滤网　38.7

—　Partsch(marsupialization of dental cyst)　24.4

—　Pemberton
—　-　osteotomy of ilium　77.39
—　-　rectum (mobilization and fixation for prolapse repair)　48.76
—　Piper(forceps)　72.6
—　Pancoast(division of trigeminal nerve at foramen ovale)　04.02

—　bypass-see Bypass
—　bladder,vesical NEC　57.99
—　-　flap　56.74
—　cystocele NEC　70.51
—　perivesical tissue NEC　59.92
—　Pereyra(paraurethral suspension)　59.6
—　Poncet
—　-　lengthening of Achilles tendon　83.85
—　-　urethrostomy,perineal　58.0
—　skin NEC　86.99
—　Pirogoff(ankle amputation through malleoli of tibia and fibula)　84.14

—　Peet(splanchnic resection)　05.29
—　subcutaneous tissue NEC　86.99
—　spleen NEC　41.99
—　Pinsker(obliteration of nasoseptal telangiectasia)　21.07

—　bottle(repair of hydrocele of tunica vaginalis)　61.2

—　Printen and Mason(high gastric bypass)　44.31

—　Puestow(pancreaticojejunostomy)　52.96
—　Cheatle-Henry—see Repair,hernia,femoral
—　umbilicus NEC　54.99
—　urachus NEC　57.51
—　trachea NEC　31.99
—　anterior chamber(eye)NEC　12.99
—　prostate NEC(see also Prostatectomy)　60.69

—　-　specified type　60.99
—　Chandler(hip fusion)　81.21
—　vena cava sieve　38.7

一塞西尔（尿道重建术）　58.46

一腮腺或管 NEC　26.99

一赛姆

一一踝截断术，经胫腓骨踝　84.14

一一尿道切开术，外部　58.0

一瑟梅（空肠造口术）　46.39

一森宁（大血管转位矫正术）　35.91

一沙拉尔德（髂腰肌肌转移）　83.77

一沙伊

一一巩膜烧灼　12.62

一一巩膜造口术　12.62

一山茨（股骨骨切开术）　77.35

一疝一见修补术，疝

一绍塔（-阿姆赖克）（阴道子宫根治切除术）　68.7

一舌 NEC　25.99

一一皮瓣，腭　27.62

一一系带　25.91

一舌下腺或管 NEC　26.99

一神经（颅的）（周围的）NEC　04.99

一一交感神经 NEC　05.89

一一肾上腺 NEC　07.49

一神经节 NEC　04.99

一一交感神经　05.89

一神经系统 NEC　05.9

一肾 NEC　55.99

一肾上腺（腺）（神经）（血管）NEC　07.49

一肾周围组织 NEC　59.92

一生殖器官 NEC

一一男性　64.99

一一女性　71.9

一声带 NEC　31.98

一施拉特（胃全部切除术）　43.99

一施罗德（子宫颈内切除术）　67.39

一施塔姆（-卡德尔）（暂时性胃造口术）　43.19

一施特罗迈尔-利特尔（肝切开术）　50.0

一施瓦茨（单纯乳突切除术）　20.41

一十二指肠 NEC　46.99

一食管 NEC　42.99

- Cecil(urethral reconstruction)　58.46

- parotid gland or duct NEC　26.99

- Syme

- - ankle amputation through malleoli of tibia and fibula　84.14

- - urethrotomy,external　58.0

- Surmay(jejunostomy)　46.39

- Senning(correction of transposition of great vessels)　35.91

- Sharrard(iliopsoas muscle transfer)　83.77

- Scheie

- - cautery of sclera　12.62

- - sclerostomy　12.62

- Schanz(femoral osteotomy)　77.35

- hernia—see Repair,hernia

- Schauta(-Amreich)(radical vaginal hysterectomy)　68.7

- tongue NEC　25.99

- - flap,palate　27.62

- - tie　25.91

- sublingual gland or duct NEC　26.99

- nerve(cranial)(peripheral)NEC　04.99

- - sympathetic NEC　05.89

- - adrenal NEC　07.49

- ganglia NEC　04.99

- - sympathetic　05.89

- nervous system NEC　05.9

- kidney,renal NEC　55.99

- adrenal(gland)(nerve)(vessel)NEC　07.49

- perirenal tissue NEC　59.92

- genital organ NEC

- - male　64.99

- - female　71.9

- vocal cord NEC　31.98

- Schlatter(total gastrectomy)　43.99

- Schroeder(endocervical excision)　67.39

- Stamm(-Kader)(temporary gastrostomy)　43.19

- Stromeyer-Little(hepatotomy)　50.0

- Schwartze(simple mastoidectomy)　20.41

- duodenum NEC　46.99

- esophagus NEC　42.99

—伍德沃德(高骑位肩胛骨松解术)　81.83

—伍尔皮厄斯(-唐佩尔)(腓肠肌延长术)　83.85

—西尔弗(踇囊肿切除术)　77.59

—西斯特伦克(甲状舌管囊肿切除术)　06.7

—希布尔(腰脊椎融合术)—见融合术,腰的

—希尔-阿利森(食管裂孔疝修补术,经胸膜入路)　53.80

—希金斯—见修补术、疝、股的

—希罗德卡(环绕缝合,子宫颈)　67.59

—希尼(阴道子宫切除术)　68.59

——腹腔镜辅助(LAVH)　68.51

—希奇科克(固定二头肌肌腱)　83.88

—下颌骨 NEC　76.99

——正颌学的　76.64

—涎腺或管 NEC　26.99

—腺样增殖体 NEC　28.99

—消化道 NEC　46.99

—肖帕尔(跗骨间截断术)　84.12

—谢德(胸成形术)　33.34

—谢瓦利埃-杰克逊(部分喉切除术)　30.29

—心包 NEC　37.99

—心的 NEC　37.99

——瓣膜 NEC　35.99

——隔 NEC　35.98

—心肉柱(心脏)NEC　35.35

—心脏 NEC　37.99

——瓣膜 NEC　35.99

———邻近结构 NEC　35.39

—性别转换 NEC　64.5

—胸 NEC　34.99

—胸管 NEC　40.69

—胸膜腔 NEC　34.99

—胸腔 NEC　34.99

—胸腺 NEC　07.99

—休厄尔(心脏)　36.2

—悬带

- Woodward(release of high riding scapula) 81.83

- Vulpius (-Compere)(lengthening of gastrocnemius muscle) 83.85

- Silver(bunionectomy) 77.59

- Sistrunk(excision of thyroglossal cyst) 06.7

- Hibbs(lumbar spinal fusion) — see Fusion, lumbar

- Hill-Allison(hiatal hernia repair, transpleural approach) 53.80

- Higgins — see Repair, hernia, femoral

- Shirodkar(encirclement suture, cervix) 67.59

- Heaney(vaginal hysterectomy) 68.59

- - laparoscopically assisted(LAVH) 68.51

- Hitchcock(anchoring tendon of biceps) 83.88

- mandible NEC 76.99

- - orthognathic 76.64

- salivary gland or duct NEC 26.99

- adenoids NEC 28.99

- digestive tract NEC 46.99

- Chopart(midtarsal amputation) 84.12

- Schede(thoracoplasty) 33.34

- Chevalier-Jackson(partial laryngectomy) 30.29

- pericardium NEC 37.99

- cardiac NEC 37.99

- - valve NEC 35.99

- - septum NEC 35.98

- trabeculae corneae cordis(heart) NEC 35.35

- heart NEC 37.99

- - valve NEC 35.99

- - - adjacent structure NEC 35.39

- sex transformation NEC 64.5

- thorax NEC 34.99

- thoracic duct NEC 40.69

- pleural cavity NEC 34.99

- chest cavity NEC 34.99

- thymus NEC 07.99

- Sewell(heart) 36.2

- sling

——筋膜的（阔筋膜）　　　　　　　　　－ － fascial(fascia lata)

———舌　25.59　　　　　　　　　　－ － － tongue　25.59

———眼　08.32　　　　　　　　　　－ － － eye　08.32

———眼睑韧带　08.36　　　　　　　　－ － － palpebral ligament　08.36

———用于面松弛（三叉神经麻痹）　86.81　　－ － － for facial weakness (trigeminal nerve paralysis)　86.81

——尿道（耻骨上的）　59.4　　　　　　－ － urethra(suprapubic)　59.4

———耻骨后的　59.5　　　　　　　　　－ － － retropubic　59.5

——尿道膀胱的　59.5　　　　　　　　　－ － urethrovesical　59.5

——舌（筋膜的）　25.59　　　　　　　　－ － tongue(fascial)　25.59

——眼睑　　　　　　　　　　　　　　－ － eyelid

———额肌筋膜的　08.32　　　　　　　　－ － － frontalis fascial　08.32

———睑板肌　08.35　　　　　　　　　　－ － － tarsus muscle　08.35

———阔筋膜，眼睑的　08.36　　　　　　－ － － fascia lata,palpebral　08.36

———轮匝肌　08.36　　　　　　　　　　－ － － orbicularis muscle　08.36

———提肌　08.33　　　　　　　　　　－ － － levator muscle　08.33

———眼睑韧带，阔筋膜　08.36　　　　　－ － － palpebrae ligament,fascia lata　08.36

—悬吊髋（肌松解术）　83.19　　　　　－ hanging hip(muscle release)　83.19

—悬雍垂 NEC　27.79　　　　　　　　－ uvula NEC　27.79

—血管 NEC　39.99　　　　　　　　　－ blood vessel NEC　39.99

——维克-特佐尔（喉）　31.1　　　　　－ Vicqd-Azyr(larynx)　31.1

—心的 NEC　36.99　　　　　　　　　－ － cardiac NEC　36.99

—血管的 NEC　39.99　　　　　　　　－ vascular NEC　39.99

—压迫性失禁－见修补术，压迫性失禁　　－ stress incontinence-see Repair,stress incontinence

—牙齿的 NEC　24.99　　　　　　　　－ dental NEC　24.99

——齿矫形 NEC　24.8　　　　　　　　－ － orthodontic NEC　24.8

—雅布累（胃十二指肠吻合术）　44.39　　－ Jaboulay(gastroduodenostomy)　44.39

——腹腔镜的　44.38　　　　　　　　　－ － laparoscopic　44.38

—亚当斯　　　　　　　　　　　　　　－ Adams

——鼻中隔挤压术　21.88　　　　　　　－ － crushing of nasal septum　21.88

——手掌筋膜切除术　82.35　　　　　　－ － excision of palmar fascia　82.35

——圆韧带前徙术　69.22　　　　　　　－ － advancement of round ligament　69.22

—亚历山大　　　　　　　　　　　　　－ Alexander

——前列腺切除术　　　　　　　　　　－ － prostatectomy

———耻骨上的　60.3　　　　　　　　－ － － suprapubic　60.3

———会阴的　60.62　　　　　　　　　－ － － perineal　60.62

——子宫圆韧带缩短　69.22　　　　　　－ － shortening of round ligaments of uterus　69.22

—亚历山大-亚当斯（子宫圆韧带缩短）　69.22　　－ Alexander-Adams (shortening of round ligaments of uterus)　69.22

—咽，咽（凹）NEC　29.99　　　　　　－ pharynx,pharyngeal(pouch)NEC　29.99

一腹腔镜的　65.01
输卵管-卵巢造口术　**66.72**
输卵管切除术（双侧）（全部）（经阴道）　**66.51**

一伴卵巢切除术　65.61
——腹腔镜的　65.63
一部分的（单侧的）　66.69
——伴去除输卵管妊娠　66.62
——双侧的　66.63
———用于绝育　66.39
————通过内镜检查　66.29
一残留或孤立的输卵管　66.52
——伴卵巢　65.62
———腹腔镜的　65.64
一单侧的（全部的）　66.4
——伴
———卵巢切除术　65.49
————腹腔镜的　65.41
———去除输卵管妊娠　66.62
——部分　66.69
输卵管切开术　**66.01**
输卵管伞部切除术（另见输卵管切除术，部分的）　**66.69**
一内田（伴输卵管结扎）　66.32
输卵管输卵管吻合术　**66.73**
输卵管造口术（用于去除无破裂的异位妊娠）　**66.02**
输卵管造影术　**87.85**
输卵管子宫吻合术　**66.74**

输尿管肠管吻合术　**56.71**
输尿管成形术　**56.89**
输尿管缝合术　**56.82**
输尿管固定术　**56.85**
输尿管回肠吻合术（内转流）　**56.71**

一外转流　56.51
输尿管结肠吻合术　**56.71**
输尿管镜检查　**56.31**
一伴活组织检查　56.33
输尿管盲肠吻合术　**56.71**

- laparoscopic　65.01
Salpingo-oophorostomy　66.72
Salpingectomy (bilateral) (total) (transvaginal)　66.51

- with oophorectomy　65.61
- - laparoscopic　65.63
- partial (unilateral)　66.69
- - with removal of tubal pregnancy　66.62
- - bilateral　66.63
- - - for sterilization　66.39
- - - - by endoscopy　66.29
- remaining or solitary tube　66.52
- - with ovary　65.62
- - laparoscopic　65.64
- unilateral (total)　66.4
- - with
- - - oophorectomy　65.49
- - - - laparoscopic　65.41
- - - removal of tubal pregnancy　66.62
- - partial　66.69
Salpingotomy　66.01
Fimbriectomy (see also Salpingectomy, partial)　66.69
- Uchida (with tubal ligation)　66.32
Salpingosalpingostomy　66.73
Salpingostomy (for removal of non-ruptured ectopic pregnancy)　66.02
Salpingography　87.85
salpingohysterostomy, salpingo-uterostomy　66.74

Ureteroenterostomy　56.71
Ureteroplasty　56.89
Ureterorrhaphy　56.82
Ureteropexy　56.85
Ureteroileostomy (internal diversion)　56.71

- external diversion　56.51
Ureterocolostomy　56.71
Ureteroscopy　56.31
- with biopsy　56.33
Ureterocecostomy　56.71

一抗肿瘤物质（化疗性）　99.25

——大剂量白细胞介素-2　00.15
——生物反应修饰药［BRM］　99.28
——小剂量白细胞介素-2　99.28
一酶,溶解血栓的（链激酶）（组织血浆酶原催化药）（TPA）（尿激酶）
——静脉内　99.10
——直接冠状动脉　36.04
一尼莫地平　99.75
一人 B 型利尿钠肽（Hbnp）　00.13

一溶解血栓的药物（链激酶）　99.29
——伴经皮经管腔血管成形术

> 注:并且使用 00.40,00.41,00.42 或 00.43 说明治疗血管的总数量。

———非冠状血管　39.50
———冠状　00.66
———特指部位 NEC　39.50
——直接冠状动脉内　36.04
一瑞替普酶（一种溶栓药）　99.10
一神经保护药　99.75
一生物反应修饰药［BRM］,抗肿瘤物质　99.28

——大剂量白细胞介素-2　00.15
——小剂量白细胞介素-2　99.28
一替罗非班（HCI）　99.20
一血管加压的　00.17
一血小板抑制药
——静脉内　99.20
——直接冠状动脉　36.04
一抑制免疫力抗体治疗　00.18
一疫苗
——瘤　99.28
一营养物质－见营养
一预防性物质 NEC　99.29
一治疗性物质 NEC　99.29

输注,营养物质－见营养,浓缩物质

刷除术,结膜　10.31
栓塞,栓化（经导管）

- antineoplastic agent（chemotherapeutic）99.25

- - high-dose interleukin-2　00.15
- - biological response modifier［BRM］　99.28
- - lowdose interleukin-2　99.28
- enzymes, thrombolytic（streptokinase）（tissue plasminogen activator）（TPA）（urokinase）
- - intravenous　99.10
- - direct coronary artery　36.04
- nimodipine　99.75
- human B-type natriuretic peptide（Hbnp）00.13

- thrombolytic agent（streptokinase）　99.29
- - with percutaneous transluminal angioplasty

> Note:Also use 00.40,00.41,00.42 or 00.43 to show the total number of vessels treated.

- - - non-coronary vessel（s）　39.50
- - - coronary　00.66
- - - specified site NEC　39.50
- - direct intracoronary artery　36.04
- retaplase　99.10
- neuroprotective agent　99.75
- biological response modifier［BRM］, antineoplastic agent　99.28

- - high-dose interleukin-2　00.15
- - low-dose interleukin-2　99.28
- tirofiban（HCI）　99.20
- vasopressor　00.17
- platelet inhibitor
- - intravenous　99.20
- - direct coronary artery　36.04
- immunosuppressive antibody therapy　00.18
- vaccine
- - tumor　99.28
- nutritional subatance-see Nutrition
- prophylactic substance NEC　99.29
- therapeutic substance NEC　99.29

Infusion, nutritional substance – see Nutrition,concentrated substances

Grattage, conjunctiva　10.31
Embolization（transcatheter）

一一动脉　38.06　　　　　　　　　　– – artery　38.06

一一静脉　38.07　　　　　　　　　　– – vein　38.07

一机械性　　　　　　　　　　　　　　– mechanical

一一血管内的　　　　　　　　　　　　– – endovascular

一一一头和颈　39.74　　　　　　　　– – – head and neck　39.74

一颅内 NEC　38.01　　　　　　　　　– intracranial NEC　38.01

一上肢(动脉)(静脉)　38.03　　　　　– upper limb (artery) (vein)　38.03

一头和颈 NEC　38.02　　　　　　　　– head and neck NEC　38.02

一下肢　　　　　　　　　　　　　　　– lower limb

一一动脉　38.08　　　　　　　　　　– – artery　38.08

一一静脉　38.09　　　　　　　　　　– – vein　38.09

一胸 NEC　38.05　　　　　　　　　　– thoracic NEC　38.05

一主动脉(弓)(升)(降)　38.04　　　　– aortra (arch) (ascending) (descending)
　　　　　　　　　　　　　　　　　　38.04

水疗法　93.33　　　　　　　　　　**Hydrotherapy　93.33**

一漩涡　93.32　　　　　　　　　　　– whirlpool　93.32

一游泳池中的辅助锤炼　93.31　　　　– assisted exercise in pool　93.31

水囊肿切除术　　　　　　　　　　**Hydrocelectomy**

一睾丸鞘膜　61.2　　　　　　　　　– tunica vaginalis　61.2

一精索　63.1　　　　　　　　　　　– spermatic cord　63.1

一努克管(女性)　69.19　　　　　　　– canal of Nuck (female)　69.19

一一男性　63.1　　　　　　　　　　– – male　63.1

一圆韧带　69.19　　　　　　　　　　– round ligament　69.19

斯波尔丁-理查森手术一见 Spalding-Richard- 　斯波尔丁-理查森手术一 see Spalding-Richard-
　son 手术　　　　　　　　　　　　　　son operation

斯科特手术一见 Scott 手术　　　　　斯科特手术一 see Scott operation

斯路德手术一见 Sluder 手术　　　　　斯路德手术一 see Sluder operation

斯洛克姆手术一见 Slocum 手术　　　　斯洛克姆手术一 see Slocum operation

斯皮内利手术一见 Spinelli 手术　　　斯皮内利手术一 see Spinelli operation

斯皮瓦克手术一见 Spivack 手术　　　斯皮瓦克手术一 see Spivack operation

斯塔克手术一见 Stacke 手术　　　　　斯塔克手术一 see Stacke operation

斯坦伯格手术一见 Stinberg 手术　　　斯坦伯格手术一 see Stinberg operation

斯坦德勒手术一见 Steindler 手术　　　斯坦德勒手术一 see Steindler operation

斯特拉斯曼手术一见 Strassman 手术　斯特拉斯曼手术一 see Strassman operation

斯特赖克架手术一见 Stryker 框架　　斯特赖克架手术一 see Stryker frame

斯特赖克手术一见 Strayer 手术　　　斯特赖克手术一 see Strayer operation

斯特朗手术一见 Strong 手术　　　　　斯特朗手术一 see Strong operation

斯特姆多尔夫手术一见 Sturmdor 手术　斯特姆多尔夫手术一 see Sturmdor operation

斯通手术一见 Stone 手术　　　　　　斯通手术一 see Stone operation

斯图尔特手术一见 Stewart 手术　　　斯图尔特手术一 see Stewart operation

斯托拉德手术一见 Stallard 手术　　　斯托拉德手术一 see Stallard operation

斯温森手术一见 Swenson 手术　　　　斯温森手术一 see Swenson operation

斯文尼手术—见 Swinney 手术

撕脱

一皮肤　86.3

一皮下组织　86.3

死骨切除术

一鼻　21.32

一骨　77.00

一一鼻　21.32

一一髌骨　77.06

一一尺骨　77.03

一一腓骨　77.07

一一跗骨,跖骨　77.08

一一肱骨　77.02

一一股骨　77.05

一一骨盆的　77.09

一一肩胛骨　77.01

一一胫骨　77.07

一一颅骨　01.25

一一面的　76.01

一一桡骨　77.03

一一锁骨　77.01

一一特指部位 NEC　77.09

一一腕骨,掌骨　77.04

一一胸(肋骨)(胸骨)　77.01

一一趾骨（足）（手）　77.09

一一椎骨　77.09

一颅骨　01.25

松弛－另见放松训练　94.33

松动术

一镫骨(经镫骨脚的)　19.0

一关节 NEC　93.16

一脊柱　93.15

一下颌骨　76.95

一阴囊中的睾丸　62.5

一再扣合(二尖瓣)　35.12

松果体切除术(完全的)(全部的)　07.54

一部分　07.53

松果体切开术(伴引流)　07.52

松解术

一虹膜前房角粘连(伴空气或液体注射)　12.31

斯文尼手术— see Swinney operation

Evulsion

- skin　86.3

- subcutaneous tissue　86.3

Sequestrectomy

- nose　21.32

- bone　77.00

- - nose　21.32

- - patella　77.06

- ulna　77.03

- - fibula　77.07

- - tarsals, metatarsals　77.08

- - humerus　77.02

- femur　77.05

- - pelvic　77.09

- - scapula　77.01

- tibia　77.07

- skull　01.25

- facial　76.01

- radius　77.03

- - clavicle　77.01

- - specified site NEC　77.09

- - carpals, metacarpals　77.04

- - thorax（ribs）（sternum）　77.01

- - phalanges（foot）（hand）　77.09

- - vertebrae　77.09

- skull　01.25

Relaxation － see also Release training　94.33

Mobilization

- stapes（transcrural）　19.0

- joint NEC　93.16

- spine　93.15

- mandible　76.95

- testis in scrotum　62.5

- neostrophingic（mitral valve）　35.12

Pinealectomy（complete）（total）　07.54

- partial　07.53

Pinealotomy（with drainage）　07.52

Lysis

- goniosynechiae（with injection of air or liquid）　12.31

——体外休克波（ESWL）　98.51

一肾　56.0
——经皮肾造口术伴碎裂,破碎（激光）（超声）
　55.04
——体外休克波（ESWL）　98.51

一肾盂　56.0
——经皮肾造口术伴碎裂,破碎（激光）（超声）
　55.04
——体外休克波（ESWL）　98.51

一输尿管　56.0
——体外休克波（ESWL）　98.51

一体外休克波（ESWL）NEC　98.59

——胆管　98.52
——胆囊　98.52
——膀胱（泌尿系）　98.51
——肾　98.51
——肾盂　98.51
——输尿管　98.51
——特指部位 NEC　98.59
碎石洗出术,膀胱　57.0
一通过切开　57.19
碎胎术　73.8
隧道,皮下的（胸前的）　42.86
一伴食管吻合术　42.68
一脉搏发生器导联　86.99
——伴首次操作一省略编码
一食管的　42.86
——伴吻合一见吻合术,食管,胸骨前

缩短
一跟腱　83.85
一巩膜（用于视网膜脱离的修补）　14.59

——通过巩膜环扎术（另见环扎术,巩膜的）
　14.49
一骨（融合术）　78.20
——尺骨　78.23

- － extracorporeal shock wave （ESWL）
98.51
- kidney　56.0
- － percutaneous nephrostomy with fragmenta-
tion （laser） （ultrasound）　55.04
- － extracorporeal shock wave （ESWL）
98.51
- renal pelvis　56.0
- － percutaneous nephrostomy with fragmenta-
tion （laser） （ultrasound）　55.04
- － extracorporeal shock wave （ESWL）
98.51
- ureter　56.0
- － extracorporeal shock wave （ESWL）
98.51
- extracorporeal shock wave （ESWL）NEC
98.59
- － bile duct　98.52
- － gallbladder　98.52
- － bladder （urinary）　98.51
- － kidney　98.51
- － renal pelvis　98.51
- － ureter　98.51
- － specified site NEC　98.59
Litholapaxy, bladder　57.0
- by incision　57.19
Embryotomy　73.8
Tunnel, subcutaneous （antethoracic）　42.86
- with esophageal anastomosis　42.68
- pulse generator lead wire　86.99
- － with initial procedure-omit code
- esophageal　42.86
- － with anastomosis—see Anastomosis,esoph-
agus,antesternal

Shortening
- heel cord　83.85
- sclera （for repair of retinal detachment）
14.59
- － byscleral buckling （see also Bucking,
scleral）　14.49
- bone （fusion）　78.20
- － ulna　78.23

T

Tanner 手术(胃血供应阻断)　**44. 99**

TEVAP(经尿道前列腺电汽化术)　**60. 29**

Thal 手术(食管狭窄修补术)　**42. 85**

Thiersch 手术
- 肛门　49. 79
- 皮肤移植　86. 69
- - 手　86. 62

Thompson 手术
- 唇裂修补术　27. 54
- 股四头肌成形术　83. 86
- 淋巴水肿矫正术　40. 9
- 拇指对合伴骨移植　82. 69

Tomkins 手术(子宫成形术)　69. 49

Tor 钉手术(直肠子宫陷凹切除术)　70. 92

Torek(-Bevan)手术(睾丸固定术)(一期)(二期)
　62. 5

Torkildsen 手术(脑室小脑延髓池分流)　02. 2

Toti 手术(泪囊鼻腔造口术)　09. 81

Touchas 手术　86. 83

Touroff 手术(锁骨下动脉结扎)　38. 85

TPN(全胃肠外营养)　99. 15

TRAM(腹直肌横行)乳房皮瓣　85. 7

Trauner 手术(舌沟颊唇沟或舌沟牵伸术)
　24. 91

Tsuge 手术(巨指畸形修补术)　82. 83

Tudor 手术(前尿道固定术)　59. 79

Tuffier 手术
- 肺尖松解术　33. 39
- 阴道子宫切除术　68. 59
- - 腹腔镜辅助(LAVH)　68. 51

TULIP(经尿道超声引导激光前列腺切除术)
　60. 21

Tanner operation (devascularization of stomach)　**44. 99**

TEVAP (transurethral electrovaporization of prostate)　**60. 29**

Thal operation (repair of esophageal stricture)　**42. 85**

Thiersch operation
- anus　49. 79
- skin graft　86. 69
- - hand　86. 62

Thompson operation
- cleft lip repiair　27. 54
- quadricepsplasty　83. 86
- correction of lymphedema　40. 9
- thumb apposition with bone graft　82. 69

Tomkins operation (metroplasty)　69. 49

Torpin operation (cul-de-sac resection)
　70. 92

Torek (-Bevan) operation (orchidopexy) (first stage) (second stage)　62. 5

Torkildsen operation (ventriculocisternal shunt)　02. 2

Toti operation (dacryocystorhinostomy)
　09. 81

Touchas operation　86. 83

Touroff operation (ligation of subclavian artery)　38. 85

TPN (total parenteral nutrition)　99. 15

TRAM (transverse rectus abdominis musculocutaneous) flap of breast　85. 7

Trauner operation (lingual sulcus extension)
　24. 91

Tsuge operation (macrodactyly repair)
　82. 83

Tudor " rabbit ear" operation (anterior urethropexy)　59. 79

Tuffier operation
- apicolysis of lung　33. 39
- vaginal hysterectomy　68. 59
- - laparoscopically assisted(LAVH)　68. 51

TULIP (transurethral ultrasound guided laser induced prostectomy)　60. 21

一淋巴结构(管道)(结)(管)　40.0

一颅骨　01.24

一脉络膜　14.9

一脑(组织)　01.39

一内镜一见内镜检查,按部位

一内镜一见食管镜检查

一黏液囊　83.03

一一手　82.03

一尿道(通过切开)　58.0

一一内镜的　56.22

一膀胱(通过切开)　57.19

一一内镜的　57.32

一一一经造口(人工的)　57.31

一膀胱周组织　59.19

一皮肤　86.09

一皮肤和皮下组织　86.09

一皮下组织　86.09

一脾　41.2

一气管(通过切开)　31.3

一一内镜一见气管镜检查

一前列腺　60.0

一前列腺周围组织　60.81

一乳房　85.0

一乳突　20.21

一软组织 NEC　83.09

一一手　82.09

一筛窦　22.51

一上颌窦(考德威尔-卢克入路)　22.39

一神经(颅的)(周围的)NEC　04.04

一一根(脊柱的)　03.09

一一听的　04.01

一肾　55.01

一一骨盆　55.11

一肾上腺的(腺)　07.41

一一区　07.00

一一一单侧的　07.01

一一一双侧的　07.02

一肾周区　59.09

一肾周组织　59.09

一十二指肠　45.01

- lymphatic structure(s)(channel)(node)(vessel)　40.0

- cranium　01.24

- choroids　14.9

- brain(tissue)　01.39

- endoscope一see Endoscopy,by site

- endoscope一see Esophagoscopy

- bursa　83.03

- - hand　82.03

- urethra(by incision)　58.0

- - endoscopic　56.22

- bladder(by incision)　57.19

- - endoscopic　57.32

- - - through stoma(artificial)　57.31

- perivesical tissue　59.19

- skin　86.09

- skin and subcutaneous tissue　86.09

- subcutaneous tissue　86.09

- spleen　41.2

- trachea(by incision)　31.3

- - endoscope一see Tracheoscopy

- prostate　60.0

- periprostatic tissue　60.81

- breast　85.0

- mastoid　20.21

- soft tissue NEC　83.09

- - hand　82.09

- ethmoid sinus　22.51

- maxillary sinus(Caldwell-Luc approach)　22.39

- nerve(cranial)(peripheral)NEC　04.04

- - root(spinal)　03.09

- - auditory　04.01

- kidney　55.01

- - pelvis　55.11

- adrenal(gland)　07.41

- - field　07.00

- - - unilateral　07.01

- - - bilateral　07.02

- perinephric area　59.09

- perirenal tissue　59.09

- duodenum　45.01

一食管(通过切开)NEC　42.09

一输精管　63.6

一输卵管　66.01

一输尿管(通过切开)　56.2

一一内镜的　56.31

一松果体(腺)　07.52

一一区　07.51

一唾液腺　26.0

一外阴(通过切开)　71.09

一腕管　04.43

一胃(通过切开)　43.0

一一内镜的一见胃镜检查

一窝(表浅的)NEC　86.09

一一垂体腺　07.71

一胁腹(侧腹)　54.0

一心脏　37.11

一胸膜　34.09

一胸内　34.02

一胸腺(腺)　07.92

一一区　07.91

一岩锥气房　20.22

一眼睑　08.09

一腋窝　86.09

一胰　52.09

一一内镜的　52.13

一胰腺管　52.09

一一内镜的　52.13

一阴唇　71.09

一阴道(通过切开)　70.14

一一内镜的　70.21

一阴茎　64.92

一阴囊　61.0

一支气管　33.0

一一内镜的一见支气管镜检查

一直肠(另见直肠镜检查)　48.23

一一通过切开　48.0

一直肠子宫陷凹　70.12

一一内镜的　70.22

一中耳(经鼓室的)　20.23

一周围血管

一一上肢(动脉)(静脉)　38.03

一一下肢

- sophagus (by incision) NEC　42.09

- vas deferens　63.6

- Fallopian tube　66.01

- ureter (by incision)　56.2

- - endoscopic　56.31

- pineal gland　07.52

- - field　07.51

- salivary gland　26.0

- vulva(by incision)　71.09

- carpal tunnel　04.43

- stomach(by incision)　43.0

- - endoscopic—see Gastroscopy

- fossa (superficial)NEC　86.09

- - pituitary gland,hypophysis　07.71

- flank　54.0

- heart　37.11

- pleura　34.09

- intrathoracic　34.02

- thymus (gland)　07.92

- - field　07.91

- petrous pyramid air cells　20.22

- eyelid　08.09

- axilla　86.09

- pancreas　52.09

- - endoscopic　52.13

- pancreatic duct　52.09

- - endoscopic　52.13

- labia　71.09

- vagina (by incision)　70.14

- - endoscopic　70.21

- penis　64.92

- scrotum　61.0

- bronchus　33.0

- - endoscopic—see Bronchoscopy

- rectum (see also Proctoscopy)　48.23

- - by incision　48.0

- cul-be-sac　70.12

- - endoscopic　70.22

- middleeat (transtympanic)　20.23

- peripheral vessels

- - upper limb (artery) (vein)　38.03

- - lower limb

——动脉　39.26   - - arterial　39.26

—腔静脉-肠系膜静脉　39.1   - caval-mesenteric vein　39.1

—乳糜池　40.61   - cisterna chyli　40.61

—肾静脉门静脉　39.1   - renoportal　39.1

—胸管(颈入路)(胸入路)　40.61   - thoracic duct(cervical approach)(thoracic approach)　40.61

—咽鼓管　20.8   - Eustachian tube　20.8

—胰腺管(置换)　52.92   - pancreatic duct(replacement)　52.92

——通过逆行性内镜检查(ERCP)　52.93   - - by retrograde endoscopy(ERCP)　52.93

特科手术—见 Turco 手术   **特科手术— see Turco operation**

特劳纳手术—见 Trauner 手术   **特劳纳手术— see Trauner operation**

提尔施手术—见 Thiersch 手术   **提尔施手术— see Thiersch operation**

提起,移植蒂　86.71   **Raising, pedicle graft　86.71**

提升   **Elevation**

—带蒂皮瓣移植　86.71   - pedicle graft　86.71

—骨片(骨折的)   - bone fragments(fracured)

——窦(鼻的)   - - sinus (nasal)

———额的　22.79   - - - frontal　22.79

———上颌　22.79   - - - maxillary　22.79

——脊髓的　03.53   - - spinal　03.53

——眶　76.79   - - orbit　76.79

——颅骨(伴清创术)　02.02   - - skull (with debridement)　02.02

体层照相术,断层照相术－见放射照相术   **Laminography－see Radiography**

体积描记(颈动脉)　89.58   **Plethysmogram (carotid)　89.58**

—差异的　89.58   - differential　89.58

—充气(气的)　89.58   - air-filled(pneumatic)　89.58

—充水的　89.58   - water-filled　89.58

—光电的　89.58   - photoelectric　89.58

—呼吸功能测量(体)　89.38   - respiratory function measurement (body)　89.38

—节段的　89.58   - segmental　89.58

—静脉闭塞　89.58   - venous occlusion　89.58

—脑的　89.58   - cerebral　89.58

—区域性　89.58   - regional　89.58

—容量　89.58   - capacitance　89.58

—胸阻抗　89.38   - thoracic impedance　89.38

—眼休积描记　89.58   - oculoplethysmogram　89.58

—阴茎　89.58   - penile　89.58

—应变量表　89.58   - strain-gauge　89.58

体积描记术   **Plethysmography**

—阴茎　89.58   - penile　89.58

体外   **Extracorporeal**

一光细胞分离法,治疗性　99.88

一膜氧合(ECMO)　39.65

一休克波碎石术(ESWL)NEC　98.59

一一胆道　98.52

一一胆囊　98.52

一一膀胱　98.51

一一肾　98.51

一一肾盂　98.51

一一输尿管　98.51

一一特指部位 NEC　98.59

一血液透析　39.95

一循环(区域性),除外,肝的　39.61

一一肝的　50.92

一一经皮　39.66

体外肝辅助的　50.92

替罗非斑(HCL),输注　99.20

填充,牙(汞合金)(塑料)(硅酸盐)　23.2

一根管(另见疗法,根管)　23.70

填塞

一食管的　96.06

一阴道　96.14

一一产前　73.1

一一分娩或流产后　75.8

一子宫内(非产科)　69.91

一一产前　73.1

一一分娩或流产后　75.8

填塞－另见插入,塞子

一鼻,用于鼻出血(前的)　21.01

一一后的(和前的)　21.02

一蝶鞍　07.79

一耳道　96.11

一阴道的　96.14

一直肠的　96.19

调节

一耳蜗假体装置(外部构件)　95.49

一胃限制性装置(腹腔镜的)　44.98

一心脏起搏器程序(再编程)－省略编码

一 photopheresis,therapeutic　99.88

一 membrane oxygenation(ECMO)　39.65

一 shock wave lithotripsy(ESWL)NEC　98.59

一一 bile duct　98.52

一一 gallbladder　98.52

一一 bladder　98.51

一一 kidney　98.51

一一 renal pelvis　98.51

一一 ureter　98.51

一一 specified site NEC　98.59

一 hemodialysis　39.95

一 circulatiom(regional),except hepatic　39.61

一一 hepatic　50.92

一一 percutaneous　39.66

Hepatic assistance, extracorporeal　50.92

Tirofiban(HCL), infusion　99.20

**Filling,tooth(amalgam)(plastic)(silicate)
　　23.2**

一 root canal(see also Therapy,root canal)
　　23.70

Tamponade

一 esophageal　96.06

一 vagina　96.14

一一 antepartum　73.1

一一 after delivery or abortion　75.8

一 intrauterine(nonobstetric)　69.91

一一 antepartum　73.1

一一 after delivery or abortion　75.8

Packing－see also Insertion, pack

一 nose, for epistaxis(anterior)　21.01

一一 posterior(and anterior)　21.02

一 sella turcica　07.79

一 auditory canal　96.11

一 vaginal　96.14

一 rectal　96.19

Adjustment

一 cochlear prosthetic device(external components)　95.49

一 gastric restrictive device(laparoscopic)　44.98

一 cardiac pacemaker program(reprogramming)-omit code

一牙齿的　99.97

一眼镜　95.31

一咬合面　24.8

调节,月经　**69.6**

铁肺　**93.99**

听力测定(贝克西 5-音调)(阻抗)(镫骨反射性反应)(主观的)　**95.41**

听力测验　**95.47**

听小骨切除术 NEC　**19.3**

一伴

一一镫骨切除术(另见镫骨切除术)　19.19

一一镫骨松动术　19.0

一一鼓室成形术　19.53

一一一修复术　19.6

听小骨切开术 NEC　**19.3**

停止

一出血一见控制,出血

一骨生长(骨骺)　78.20

一一尺骨　78.23

一一腓骨　78.27

一一肱骨　78.22

一一股骨　78.25

一一胫骨　78.27

一一桡骨　78.23

一一用钉合术一见钉合术,骨骺板

一心的,诱发的(缺氧性)(循环的)　39.63

一循环的,诱发的(缺氧性)　39.63

通道一见插入和插管法

通道口成形术

一耳　18.6

一尿道　58.47

通气

一持续气道正压[CPAP]　93.90

一非入侵性正压(NIPPV)　93.90

一负压(持续性)[CNP]　93.99

一机械性

- dental　99.97

- spectacles　95.31

- occlusal　24.8

Regulation, menstrual　69.6

Iron lung　93.99

Audiometry（Bekesy 5-tone）（impedance）（stapedial reflex response）（subjective）95.41

Hearing test　95.47

Ossiculectomy NEC　19.3

- with

- - stapedectomy（see also Stapedectomy）19.19

- - stapes mobilization　19.0

- - tympanoplasty　19.53

- - - revision　19.6

Ossiculotomy NEC　19.3

Arrest

- hemorrhage—see Control, hemorrhage

- bone growth(epiphyseal)　78.20

- - ulna　78.23

- - fibula　78.27

- - humerus　78.22

- - femur　78.25

- - tibia　78.27

- - radius　78.23

- - by stapling-see Stapling, epiphyseal plate

- cardiac, induced(anoxic)(circulatory)　39.63

- circulatory, induced(anoxic)　39.63

Passage – see Insertion and intubation

Meatoplasty

- ear　18.6

- urethra　58.47

Ventilation

- continuous positive airway pressure［CPAP］93.90

- non-invasive positive pressure（NIPPV）93.90

- negative pressure（continuous）［CNP］93.99

- mechanical

一外科手术的一见破坏，病损，按部位

透视法

一鼻窦　89.35

一颅骨（新生儿）　89.16

透析

一腹膜的　54.98

一肝　50.92

一肾（体外）　39.95

一血液透析滤过，血液稀释（体外的）　39.95

透照镜检查

一鼻窦　89.35

一颅骨（新生儿）　89.16

图查斯手术一见 Touchas 手术

图德手术一见 Tudor 手术

图罗夫手术一见 Touroff 手术

兔唇手术　27.54

退缩术

一腓肠腱（斯特赖克手术）　83.72

一腱　83.72

一一手　82.52

一提上睑肌　08.38

一凸颌　76.64

一眼外肌　15.11

一一多数（两条或多条肌）（伴前徙术或切除术）　15.3

吞钡　87.61

臀牵引术－见牵引，臀

托蒂手术一见 Toti 手术

托基尔德森手术一见 Torkildsen 手术

托雷克(-贝文)手术一见 Torek(-Bevan)手术

托平手术一见 Torpin 手术

拖出

一腹-肛门的　48.49

一腹会阴　48.49

一一杜哈梅尔型　48.65

一直肠内　48.41

脱落，皮肤，通过化学的　86.24

脱毛法

一眉（镊子）　08.93

－ surgical-see Destruction,lesion,by site

Transillumination

－ nasal sinuses　89.35

－ skull(newbom)　89.16

Dialysis

－ peritoneal　54.98

－ liver　50.92

－ kidney,renal (extracorporeal)　39.95

－ hemodiafiltration, hemofiltration（extracorp-real）　39.95

Diaphanoscopy

－ nasal sinuses　89.35

－ skull（newbom）　89.16

图查斯手术— see Touchas operation

图德手术— see Tudor operation

图罗夫手术— see Touroff operation

Harelip operation　27.54

Recession

－ gastrocnemius tendon（Strayer operation）　83.72

－ tendon　83.72

－ － hand　82.52

－ levator palpebrae(superinris)muscle　08.38

－ prognathic jaw　76.64

－ extraocular muscle　15.11

－ － multiple（two or more muscles）（with advancement or resection）　15.3

Barium swallow　87.61

breech extraction－see Extraction, breech

托蒂手术— see Toti operation

托基尔德森手术— see Torkildsen operation

托雷克(-贝文)手术— see Torek(－Bevan) operation

托平手术—见 Torpin operation

Pullthrough

－ abdomino-anal　48.49

－ abdominoperineal　48.49

－ － Duhamel type　48.65

－ endorectal　48.41

Exfoliation,skin,by chemical　86.24

Epilation

－ eyebrow(forceps)　08.93

——电外科　08.91

——冷冻外科　08.92

—皮肤　86.92

—眼睑(产钳)NEC　08.93

——电外科　08.91

——冷冻外科　08.92

脱毛法,皮肤　86.92

脱敏

—变态反应　99.12

—心理学的　94.33

脱瘾疗法　94.25

—酒精,乙醇　94.62

——伴康复　94.63

——酒精和药物的联合　94.68

———伴康复　94.69

—药物　94.65

——伴康复　94.66

——酒精和药物联合的　94.68

———伴康复　94.69

– – electrosurgical　08.91

– – cryousrgical　08.92

– skin　86.92

– eyelid (forceps) NEC　08.93

– – eletrosurgical　08.91

– – cryosurgical　08.92

Depilation, skin　86.92

Desensitization

– allergy　99.12

– psychologic　94.33

Detoxification therapy　94.25

– alcohol　94.62

– – with rehabilitation　94.63

– – combined alcohol and drug　94.68

– – – with rehabilitation　94.69

– drug　94.65

– – with rehabilitaion　94.66

– – combined alcohol and drug　94.68

– – – with rehabilitation　94.69

U

Uchida 手术(输卵管结扎伴或不伴输卵管伞部切除术)　66.32

UFR(尿流量测定)　**89.24**

UPP(尿道压分布图)　**89.25**

UPPP(悬雍垂腭咽成形术)　**27.69**[**29.4**]

Urban 手术(乳房切除术)(单侧)　85.47

—双侧　85.48

UVP(悬雍垂腭咽成形术)　**27.69**[**29.4**]

Uchida operation (tubal ligation with or without fimbriectomy)　66.32

UFR (uroflowmetry)　89.24

UPP (urethral pressure profile)　89.25

UPPP (uvulopalatopharyngoplasty)　27.69 [**29.4**]

Urban operation (mastectomy) (unilateral)　85.47

– bilateral　85.48

UVP (uvulopalatopharyngoplasty)　27.69 [**29.4**]

V

VAD(血管通路装置)－见植入物,心脏辅助系统

VEP(视觉诱发电位)　**95.23**

Vicq D′azyr 手术(喉)　31.1

Vidal 手术(精索静脉曲张结扎术)　63.1

von Kraske 手术(直肠切除术)　48.64

Voss 手术(髋悬吊手术)　83.19

VAD (vascular access device)-see Implant, heart assist system

VEP (visual evoked potential)　95.23

Vicq D′azyr operation (larynx)　31.1

Vidal operation (variocele ligation)　63.1

von Kraske operation (proctectomy)　48.64

Voss operation (hanging hip operation)　83.19

White 手术（跟腱延长术，通过不完全的腱切断术）　83.11

Whitehead 手术

—舌截除术，根治　25.4

—痔切除术　49.46

Whitman 手术

—距骨切除术　77.98

—髋重建术　81.40

—前锯肌修补术　83.87

—转子楔形骨切开术　77.25

—足稳定术（距骨切除术）　77.98

Wier 手术（睑内翻修补术）　08.44

Williams-Richardson 手术（阴道建造术）　70.61

Wilms 手术（胸成形术）　33.34

Wilson 手术（角形骨切开术用于姆外翻）　77.51

Winiwarter 手术（胆囊小肠吻合术）　51.32

Witzel 手术（暂时性胃造口术）　43.19

Woodward 手术（高位肩胛骨松解术）　81.83

瓦达试验—见 Wada 试验

外科

—IGS—见外科，计算机辅助

—导航（CT-游离，IGN 显像引导，无显像）—见外科，计算机辅助

—计算机辅助（CAS）　00.39

——CAS 用 CT 或 CTA　00.31

——CAS 用多数据集合　00.35

———其他 CAS　00.39

———无显像　00.34

——CAS 用荧光镜透视检查法　00.33

—图像引导—见外科，计算机辅助

外路小梁切除术　12.64

外路小梁切开术　12.54

外生骨疣切除术（另见切除术，骨）　77.60

—姆外翻修补术（伴楔形骨切开术）—见姆囊肿切除术

White operation (lengthening of tendo-calca-neus by incomplete tenotomy)　83.11

Whitehead operation

- glossectomy, radical　25.4

- hemorrhoidectomy　49.46

Whitman operation

- taletomy　77.98

- hip reconstruction　81.40

- repair of serratus anterior muscle　83.87

- trochanter wedge osteotomy　77.25

- foot stabilization (talectomy)　77.98

Wier operation (entropion repair)　08.44

Williams-Richardson operation (vaginal construction)　70.61

Wilms operation (thoracoplasty)　33.34

Wilson operation (angulation osteotomy for hallux valgus)　77.51

Winiwarter operation (cholecystoenterostomy)　51.32

Witzel operation (temporary gastrostomy)　43.19

Woodward operation (release of high riding scapula)　81.83

瓦达试验— see Wada test

Surgery

- IGS -see surgery, computer assisted

- navigation (CT-free, IGN image guided, imageless)-see Surgery, computer assisted

- computer assisted(CAS)　00.39

- - CAS with CT/CTA　00.31

- - CAS with multiple datasets　00.35

- - - other CAS　00.39

- - - imageless　00.34

- - CAS with fluoroscopy　00.33

- image guided—see surgery, computer assisted

Trabeculectomy ab externo　12.64

Trabeculotomy ab externo　12.54

Exostectomy (see also excision, bone)　77.60

- hallux valgus repair (with wedge osteotomy) -see Bunionectomy

—第一跖骨（姆外翻修补术）—见跗囊肿切除术

外阴成形术 **71.79**

外阴缝合术 **71.71**

—常规外阴切开术后—见外阴切开术

—用于产科的撕裂 75.69

外阴会阴成形术 **71.79**

外阴会阴缝合术 **71.71**

—产科的 75.69

外阴切开术（伴随后的外阴缝合术） **73.6**

—出口产钳 72.1

—低位产钳 72.1

—非产科的 71.09

—高位产钳 72.31

—中位产钳 72.21

外阴直肠切开术 **73.6**

外展，杓状软骨 **31.69**

外折，巩膜，用于环扎术—另见环扎术，巩膜的 **14.49**

外折术，鼻甲（鼻的） **21.62**

外置术

—藏毛囊肿或窦（开放性切除术）（伴部分闭合） 86.21

—肠 46.03

——大 46.03

——小 46.01

—上颌窦 22.9

—食管凹 42.12

剜出术—另见切除术，病损，按部位

—囊肿

——肝 50.29

——阔韧带 69.19

——卵巢 65.29

———腹腔镜的 65.25

——皮肤 86.3

——皮下组织 86.3

——腮腺 26.29

——涎腺 26.29

——牙齿的 24.4

— first metatarsal (hallux valgus repair)-see bunionectomy

Episioplasty 71.79

Episiorrhaphy 71.71

- following routine episiipotomy-see Episiotomy

- for obsterrical laceration 75.69

Episioperineoplasty 71.79

Episioperineorrhaphy 71.71

- obstetrical 75.69

Episiotomy (with subsequent episiorrhaphy) 73.6

- outlet forceps 72.1

- low forceps 72.1

- nonobstetrical 71.09

- high forceps 72.31

- mid forceps 72.21

Episioproctotomy 73.6

Abduction, arytenoid 31.69

Outfolding, sclera, for buckling — see also Buckling, scleral 14.49

Outfracture, turbinates (nasal) 21.62

Exteriorization

- pilonidalcyst or sinus (open excision) (with partial closure) 86.21

- intestine 46.03

- - large 46.03

- - small 46.01

- maxillary sinus 22.9

- esophageal pouch 42.12

Enucleation — see also Excision, lesion, by site

- cyst

- - liver 50.29

- - broad ligament 69.19

- - ovarian 65.29

- - - laparoscopic 65.25

- - skin 86.3

- - subcutaneous tissue 86.3

- - parotid gland 26.29

- - salivary gland 26.29

- - dental 24.4

——与

————肠　51.32

————肝管　51.31

————胃　51.34

————胰　51.33

——胆囊管　51.39

——胆总管　51.39

——动静脉的 NEC　39.23

———用于肾透析　39.27

——动脉(远端与近端缝合)　39.31

——伴

————旁路移植　39.29

—————颅外-颅内[EC-IC]　39.28

—————切除术或血管切除术—见动脉切除术，伴吻合，按部位

——修复术　39.49

——肺动脉和上腔静脉　39.21

——肺动脉-锁骨下动脉(布莱洛克-陶西格)　39.0

——肺动脉-无名动脉(布莱洛克)　39.0

——肺动脉-主动脉的(波茨)　39.0

——肺静脉和奇静脉　39.23

——肺总动脉干和左心房(后壁)　35.82

——附睾与输精管　63.83

——副神经-面神经　04.72

——副神经-舌下神经　04.73

——腹动脉与冠状动脉　36.17

——肝管　51.39

——肝内的　51.79

——肛门(伴直肠内回肠凹形成)　45.95

——回肠肛门的　45.95

——回肠袢与膀胱　57.87[45.51]

——回肠直肠的　45.93

——结肠咽下的(胸内)　42.55

———胸骨前或胸前的　42.65

——颈动脉-锁骨下动脉　39.22

——颈食管的　42.59

—　732　—

— — to

— — — intestine　51.32

— — — hepatic ducts　51.31

— — — stomach　51.34

— — — pancreas　51.33

— cystic bile duct　51.39

— common bileduct　51.39

— arteriovenous NEC　39.23

— — for renal dialysis　39.27

— artery(suture of distal to proximal end)　39.31

— — with

— — — bypass graft　39.29

— — — — extracranial-intracranial[EC-IC]　39.28

— — — — excision or resection of vessel-see Arteriectomy,with anastomosis,by site

— — revision　39.49

— pulmonary artery and superior vena cava　39.21

— pulmonary-subclavian artery(Blalock-Taussig)　39.0

— pulmonary-innominate artery(Blalock)　39.0

— pulmonary-aortic(Pott's)　39.0

— pulmonary vein and azygos vein　39.23

— common pulmonary trunk and left atrium(posterior wall)　35.82

— epididymis to vas deferens　63.83

— ancessory-facial nerve　04.72

— accessory-hypoglossal nerve　04.73

— abdominal artery to coronary artery　36.17

— hepatic duct　51.39

— intrahepatic　51.79

— anus(with formation of endorectal ileal pouch)　45.95

— ileoanal　45.95

— ileal loop to bladder　57.87[45.51]

— ileorectoal　45.93

— colohypopharyngeal(intrathoracic)　42.55

— — antesternal or antethoracic　42.65

— carotid-subclavian artery　39.22

— cervicoesophageal　42.59

—上腔静脉与肺动脉 39.21

—舌下-副神经 04.73

—舌下-面神经 04.71

—神经（颅的）（周围的）NEC 04.74

——副-面 04.72

——副-舌下 04.73

——舌下-面 04.71

—肾（盂） 55.86

——静脉和脾静脉 39.1

—肾静脉门静脉的 39.1

—肾盂回肠皮肤的 56.51

—肾盂输尿管膀胱的 55.86

—食管（胸膜内）（胸内）（胸骨后）NEC 42.59

——伴

———间置 NEC 42.58

————结肠 42.55

————空肠 42.53

————小肠 42.53

———胃切除术（部分的） 43.5

————完全或全部的 43.99

——胸骨前或胸前的 NEC 42.69

———伴

————间置 NEC 42.68

————结肠 42.65

————空肠袢 42.63

————小肠 42.63

————橡皮管 42.68

———与肠段 NEC 42.64

————伴间置术 42.68

————结肠 NEC 42.66

————伴间置术 42.65

————小肠 NEC 42.64

————伴间置术 42.63

——与肠段（胸内）NEC 42.54

———伴间置术 42.58

———结肠（胸内的）NEC 42.56

———伴间置术 42.55

———胸骨前或胸前的 42.66

————伴间置术 42.65

- superior vena cava to pulmonary artery 39.21

- hypoglossal-accessory nerve 04.73

- hypoglossal-facial nerve 04.71

- nerve(cranial)(peripheral)NEC 04.74

- - accessory-facial 04.72

- - accessory-hypoglossal 04.73

- - hypoglossal-facial 04.71

- kidney,renal(pelvis) 55.86

- - vein and splenic vein 39.1

- renoportal 39.1

- pyeloileocutaneous 56.51

- pyeloureterovesical 55.86

- esophagus(intrapleural)(intrathoracic)(retro-sternal)NEC 42.59

- - with

- - - interposition(of)NEC 42.58

- - - - colon 42.55

- - - - jejunum 42.53

- - - - small bowel 42.53

- - - gastrectomy (partial) 43.5

- - - - complete or total 43.99

- - antesternal or antethoracic NEC 42.69

- - - with

- - - - interposition (of)NEC 42.68

- - - - -colon 42.65

- - - - -jejunal loop 42.63

- - - - -small bowel 42.63

- - - rubber tube 42.68

- - - to intestinal segment NEC 42.64

- - - with interposition 42.68

- - - colon NEC 42.66

- - - -with interposition 42.65

- - - small bowel NEC 42.64

- - - -with interposition 42.63

- - to intestinal segment (intrathoracic)NEC 42.54

- - - with interposition 42.58

- - - colon(intrathoracic)NEC 42.56

- - - with interposition 42.55

- - - antesternal of antethoracic 42.66

- - - - with interposition 42.65

———小肠 NEC　42.54

————伴间置术　42.53

————胸骨前或胸前的　42.64

—————伴间置术　42.63

————胸骨前或胸前的 NEC　42.64

————伴间置术　42.68

—食管结肠的(胸内的)NEC　42.56

——伴间置术　42.55

——胸骨前或胸前的 NEC　42.66

———伴间置术　42.65

—食管结肠胃的(胸内的)42.55

——胸骨前或胸前的　42.65

—食管十二指肠(胸内的)NEC　42.54

——伴间置术　42.53

—食管食管(胸内的)　42.51

——胸骨前或胸前的　42.61

—食管胃(胸内的)　42.52

——胸骨前或胸前的　42.62

—食管小肠(胸内)NEC(另见吻合术,食管,与肠段)　42.54

——胸骨前或胸前的 NEC(另见吻合术,食管,胸骨前,与肠段)　42.64

—输精管　63.82

—输卵管　66.73

——经再吻合术　66.79

—输卵管硬脊膜的(伴有瓣)　03.79

—输尿管(与)NEC　56.79

——肠　56.71

——回肠　56.71

——回肠凹(膀胱)　56.51

——结肠　56.71

——膀胱　56.74

——皮肤　56.61

—输尿管结肠的　56.71

—输尿管膀胱的　56.74

—输尿管肾盏的　55.86

—锁骨下-主动脉的　39.22

—体动脉-肺动脉　39.0

—胃网膜动脉与冠状动脉　36.17

- - - small bowel NEC　42.54

- - - - with interposition　42.53

- - - - antesternal or antethoracic　42.64

- - - - - with interposition　42.63

- - - - antesternal or antethoracic NEC　42.64

- - - - - with interposition　42.68

- esophagocolic(intrathoracic)NEC　42.56

- - with interposition　42.55

- - antesternal or antethoracic NEC　42.66

- - - with interposition　42.65

- esophagocologastric(intrathoracic)　42.55

- antesternal or antethoracic　42.65

- esophagoduodenal(intrathoracic)NEC　42.54

- - with interposition　42.53

- esophagoesophageal(intrathoracic)　42.51

- antesternal or antethoracic　42.61

- esophagogastric(intrathoracic)　42.52

- antesternal or antethoracic　42.62

- esophagoenteric(intrathoracic)NEC（see also Anastomosis, esophagus, to intestinal segment)　42.54

- - antesternal or antethoracic NEC（see also Anastomosis,esophagus,antesternal,to intestinal segment)　42.64

- vas deference　63.82

- Fallopian tube　66.73

- - by reanastomosis　66.79

- salpingothecal（with valve)　03.79

- ureter(to)NEC　56.79

- - intestine　56.71

- - ileum　56.71

- - ileal pouch(bladder)　56.51

- - colon　56.71

- - bladder　56.74

- - skin　56.61

- ureterocolic　56.71

- ureterovesical　56.74

- ureterocalyceal　55.86

- subclavian-aortic　39.22

- systemic-pulmonary artery　39.0

- gastroepiploic artery to coronary artery　36.17

一下腔静脉和门静脉 39.1 　　- inferior vena cava and portal vein 39.1
一胸动脉(至) 　　- thoracic artery(to)
一一冠状 动脉(单) 36.15 　　- - coronary artery(single) 36.15
一一一双 36.16 　　- - - double 36.16
一一一心肌 36.2 　　- - - myocardium 36.2
一胸膜硬脊膜的(伴有瓣) 03.79 　　- pleurothecal(with valve) 03.79
一胸内血管 NEC 39.23 　　- intrathoracic vessel NEC 39.23
一胰(管)(与) 52.96 　　- pancreas(duct)(to) 52.96
一一肠 52.96 　　- - intestine 52.96
一一胆管 51.39 　　- - bile duct 51.39
一一胆囊 51.33 　　- - gall bladder 51.33
一一空肠 52.96 　　- - jejunum 52.96
一一胃 52.96 　　- - stomach 52.96
一支气管 33.48 　　- bronchus 33.48
一支气管气管的 33.48 　　- bronchotracheal 33.48
一直肠 NEC 48.74 　　- rectum,rectal NEC 48.74
一一残端与小肠 45.92 　　- - stump to small intestine 45.92
一蛛网膜下-腹膜的(伴有瓣) 03.71 　　- subarachnoid-peritoneal(with valve) 03.71
一蛛网膜下-输尿管的(伴有瓣) 03.72 　　- subarachnoid-ureteral(with valve) 03.72
一主动脉(降)-肺动脉(动脉) 39.0 　　- aorta(descending)-pulmonary(artery) 39.0
一主动脉(髂动脉)股动脉的 39.25 　　- aorto(ilio)femoral 39.25
一主动脉肠系膜动脉的 39.26 　　- aortomesenteric 39.26
一主动脉腹动脉的 39.26 　　- aortoceliac 39.26
一主动脉-肾动脉 39.24 　　- aorta-renal artery 39.24
一主动脉-锁骨下动脉 39.22 　　- aorta-subclavian artery 39.22
一左-右(体动脉-肺动脉) 39.0 　　- left to right (systemic-pulmonary artery) 39.0

稳定术,关节-另见关节固定术,髌骨(用于复发性脱位) **81.44**　　**Stabilization, joint – see also Arthrodesis patella (for recurrent disocation) 81.44**

沃德-梅奥手术—见 Ward-mayo 手术　　沃德-梅奥手术— **see Ward-mayo operation**

沃森-琼斯手术-见 Watson－Jones 手术　　沃森-琼斯手术— **see Watson-Jones operation**

沃森(-沃特海姆)手术—见 Watins(-Wertheim)手术　　沃森(-沃特海姆)手术 — **see Watins (-Wertheim) operation**

沃斯手术—见 Voss 手术　　沃斯手术— **see Voss operation**

沃特海姆手术—见 Wertheim 手术　　沃特海姆手术— **see Wertheim operation**

沃特斯顿手术—见 Waterston 手术　　沃特斯顿手术— **see Waterston operation**

握力 **93.04**　　**Grip,strength 93.04**

五合一修补术,膝 **81.42**　　**Five in one repair, knee 81.42**

伍德沃德手术—见 Woodward 手术　　伍德沃德手术— **see Woodward operation**

伍尔皮厄斯(-唐佩尔)手术—见 Vulpius(-Compere)手术　　伍尔皮厄斯(-唐佩尔)手术 — **see Vulpius (-Compere)operation**

物理疗法,胸 **93.99**　　**Physiotherapy,chest 93.99**

物理疗法－见疗法,物理

物理医学－见疗法,物理

雾气疗法(呼吸)　**93.94**

Physical therapy－see Therapy,physical

physical medicine－see Therapy,physical

fog therapy（respiratory）　**93.94**

X

X 线

一对比－见放射照相术,对比

一放射性不透明物质注射－见放射照相术,对比

一骨骼系列,全部或完全　88.31

一胸(常规)　87.44

一一壁 NEC　87.39

一诊断性－见放射照相术

一治疗性－见疗法,放射

X 线电影照相术－见放射照相术

X 线断层摄影术－另见放射照相术

一肺　87.42

一腹 NEC　88.02

一骨骼　88.38

一一定量　88.98

一一胸　87.41

一计算机轴向 NEC　88.38

一一腹　88.01

一一骨　88.38

一一一定量　88.98

一一脑　87.03

一一肾　87.71

一一头　87.03

一肾 NEC　87.72

一头 NEC　87.04

一心的　87.42

一胸 NEC　87.72

X 线照相术－另见放射照相术,心的,负对比 88.58

西尔弗手术—见 Silver 手术

西斯特伦克手术—见 Sistrunk 手术

吸光测定(双)(单)　**88.98**

吸引术－见抽吸

希布尔手术— 见 Hibbs 手术

希尔-阿利森手术—见 Hill－allison 手术

希金斯手术—见 Higgins 手术

X-ray

- contrast — see Radiography,contrast

- injection of radio-opaque substance — see Radiography,contrast

- skeletal sense,whole or complete　88.31

- chest（routine）　87.44

- - wall NEC　87.39

- diagnostic — see Radiography

- therapeutic — see Therapy,radiation

cineradiography－see Radiography

tomography－see also Radiography

- lung　87.42

- abdomen NEC　88.02

- skeletal　88.38

- - quantitative　88.98

- - thorax　87.41

- computerizaed axial NEC　88.38

- - abdomen　88.01

- - bone　88.38

- - - quantitative　88.98

- - brain　87.03

- - kidney　87.71

- - head　87.03

- kidney NEC　87.72

- head NEC　87.04

- cardiac　87.42

- thorax NEC　87.72

roentgenography — see also Radiography cardiac, negative contrast　88.58

西尔弗手术— see Silver operation

西斯特伦克手术— see Sistrunk operation

Absorptiometry photon（dual）（single）88.98

Aspiration

希布尔手术— see Hibbs operation

希尔-阿利森手术— see Hill-allison operation

希金斯手术— see Higgins operation

希罗德卡手术—见 Shirodkar 手术	希罗德卡手术— see Shirodkar operation
希尼手术—见 Heaney 手术	希尼手术— see Heaney operation
希奇科克手术—见 Hitchcock 手术	希奇科克手术— see Hitchcock operation
希氏束描记 **37.29**	His bundle recording **37.29**
息肉切除术-另见切除术,病损,按部位	Polypectomy – see also Excision, lesion, by site
一鼻的 21.31	- nasal 21.31
一大肠(结肠) 45.42	- large intestine(colon) 45.42
一食管的 42.32	- esophageal 42.32
一一内镜的 42.33	- - endosopic 42.33
一胃(内镜的) 43.41	- gastric(endoscopic) 43.41
一直肠(内镜的) 48.36	- rectum (endoscopic) 48.36
系带切除术	Frenectomy
一唇,唇的 27.41	- lip,labial 27.41
一上颌 27.41	- maxillary 27.41
一舌,舌的 25.92	- tongue,lingual 25.92
系带切开术	Frenotomy
一唇 27.91	- labial 27.91
一舌 25.91	- lingual 25.91
细胞块和帕帕尼格拉乌涂片-见检查,显微镜的	Cell block and Papanicolaou smear – see Examination, microscopic
细胞学-见检查,显微镜的	Cytology – see Examination,microscopic
细菌涂片-见检查,显微镜的	Bacterial smear – see Examination, microscopic
峡部切除术,甲状腺(另见甲状腺切除术,部分) **06.39**	Isthmectomy,thyroid(see also Thyroidectomy,partial) **06.39**
下巴突出退缩术 **76.64**	Prognathic recession **76.64**
下颌骨切除术(部分) **76.31**	Mandibulectomy (partial) **76.31**
一全部 76.42	- total 76.42
一一伴重建 76.41	- - with reconstrucion 76.41
下消化道钡剂摄影(X-线) **87.64**	Lower GI series (x-ray) **87.64**
纤维镜检查-见内镜检查,按部位	Fiberoscopy – see Endoscopy,by site
涎管 X 线照相图 **87.09**	Sialogram **87.09**
涎管成形术 NEC **26.49**	Sialodochoplasty NEC **26.49**
涎管扩张 **26.91**	Ptyalectasis **26.91**
涎石切除术 **26.0**	Ptyalithotomy,sialoadenolithotomy **26.0**
涎腺切除术(腮腺)(舌下腺)(颌下腺) **26.30**	Sialoadenectomy (parotid) (sublingual) (submaxillary) **26.30**
一部分的 26.31	- partial 26.31
一根治的 26.32	- radical 26.32
一完全的 26.32	- complete 26.32
涎腺切开术 **26.0**	Sialoadenotomy **26.0**

涎腺切石术　**26. 0**

限制性

一胃带,腹腔镜的　44. 95

陷凹镜检查,后穹窿镜检查(探查术)(去除异物或病损)　**70. 22**

腺切除术－另见切除术,按部位

一耻骨后的　60. 4

一前列腺 NEC　60. 69

腺样增殖体切除术(不伴扁桃腺切除术)　**28. 6**

一伴扁桃腺切除术　28. 3

象征性经济疗法(行为疗法)　**94. 33**

消融(切除)

一病损

一一肠

一一一大　45. 49

一一一一内镜的　45. 43

一一一大肠　45. 49

一一一一内镜的　45. 43

一一一食管的　42. 39

一一一内镜　42. 33

一一一心脏(心室)　37. 33

一一一maze 操作(Cox-maze)(一种治疗心房颤动的手术)

一一一一经胸入路　37. 33

一一一一开放性(经胸)入路　37. 33

一一一一血管内入路　37. 34

一一一心导管　37. 34

一一一血管内入路　37. 31

一垂体腺　07. 69

一一通过

一一一钴-60　92. 32

一一一经蝶骨入路　07. 65

一一一植入(锶钇)(Y)NEC　07. 68

一一一一经前额入路　07. 64

一一一质子束(Bragg 峰)　92. 33

一胆管(病损),用 ERCP 方法　51. 64

一肺　32. 26

一一经皮的　32. 24

一一开放性　32. 23

一一胸腔镜的　32. 25

Ptyalolithotomy,Sialolithotomy　**26. 0**

Restrictive

– gastric band,laparoscopic　44. 95

culdoscopy（exploration）（removal of foreign body or lesion）　**70. 22**

Adenectomy – see also Excision,by site

– retropublic　60. 4

– prostate NEC　60. 69

Adenoidectomy（without tonsillectomy）　**28. 6**

– with tonsillectomy　28. 3

Token economy(behavior therapy)　**94. 33**

Ablation

– lesion

– – intestine

– – – large　45. 49

– – – – endoscopic　45. 43

– – large intestine　45. 49

– – – endoscopic　45. 43

– – esophagus　42. 39

– – – endoscopic　42. 33

– – heart (ventricular)　37. 33

– – – maze procedure(Cox-maze)

– – – – trans-thoracic approach　37. 33

– – – – open(trans-thoracic) approach　37. 33

– – – – endovascular approach　37. 34

– – – by cardiac catheter　37. 34

– – – endovascular approach　37. 31

– pituitary gland　07. 69

– – by

– – – Cobalt-60　92. 32

– – – – trasphenoidal approach　07. 65

– – – implantation（strontium-yttrium）（Y）NEC　07. 68

– – – transfront approach　07. 64

– – proton bean (Bragg peak)　92. 33

– biliary ducts (lesion) by ERCP　51. 64

– lung　32. 26

– – percutaneous　32. 24

– – open　32. 23

– – thoracoscopic　32. 25

一肝　50.26

一一腹腔镜的　50.25

一一开放性　50.23

一一经皮的　50.24

一内耳(冷冻术)(超声)　20.79

一一注射　20.72

一前列腺

一一通过(用)

一一一激光,经尿道　60.21

一一一经尿道针吸消融(TUNA)　60.97

一一一冷冻切除　60.62

一一一冷冻外科根治切除(RCSA)　60.62

一一一射频热疗法　60.97

一子宫内膜(子宫镜)　68.23

一组织

一一心脏一见消融(切除)病损,心脏

小肠结肠切除术 NEC　45.79

小肠结肠吻合术　45.93

小肠摄片(**X** 线)　87.63

小梁粘连松解术　12.59

肖帕尔手术一见 Chopart 手术

哮吼喷雾　93.94

斜角肌切除术　83.45

斜角肌切开术　83.19

斜坡照相(颅后窝)　87.02

谢德手术一见 Schede 手术

谢瓦利埃-杰克逊手术 一见 Chevalier-jackson
　手术

心瓣膜切开术 一见瓣膜切开术,心脏

心包成形术　37.49

心包穿刺术　37.0

心包缝合术　37.49

心包切除术　37.31

心包切开术　37.12

心包松解术　37.12

心包造口术(导管)　37.12

心冲击描记法　89.59

心的

一按摩(外)(闭合性胸)　99.63

一一开胸　37.91

- liver　50.26

- - laparoscopic　50.25

- - open　50.23

- - percutaneous　50.24

- inner ear (cryosurgery)(ultrasound)　20.79

- - by injection　20.72

- prostate

- - by

- - - laser,transurethral　60.21

- - - transurethral needle ablation(TUNA)　60.97

- - - cryoablation　60.62

- - - radical cryosurgical ablation(RCSA)　60.62

- - - radiofrequency thermotherapy　60.97

- endometrial(hysteroscope)　68.23

- tissue

- - heart-see Ablation,lesion,heart

enterocolectomy NEC　45.79

enterocolostomy　45.93

small bowel series (x-ray)　87.63

trabeculodialysis　12.59

肖帕尔手术一 **see Chopart operation**

Croupette,croup tent　93.94

Scalenectomy　83.45

Scalenotomy　83.19

Clivogram　87.02

谢德手术一 **see Schede operation**

谢瓦利埃-杰克逊手术一 **see Chevalier-jackson
　operation**

Cardiovalvulotomy – see Valvulotomy,heart

Pericardioplasty　37.49

Pericardiocentesis　37.0

Pericardiorrhaphy　37.49

Pericardiectomy　37.31

Pericardiotomy　37.12

Pericardiolysis　37.12

Pericardiostomy (tube)　37.12

Ballistocardiography　89.59

Cardiac

- massage(external) (closed chest)　99.63

- - open chest　37.91

性情评估　**94.02**

性腺切除术
－睾丸　62.3
－卵巢　65.3
－－单侧　65.39
－－－腹腔镜的　65.31
－－双侧　65.51
－－－腹腔镜的　65.53

胸骨切开　**77.31**
－用于骨髓活组织检查　41.31
－作为手术入路－省略编码

胸廓部分切除术　**34.09**
－用于肺萎陷　33.34

胸廓成形术(前的)(胸膜外)(脊柱旁)(后侧)(完全)(部分)　**33.34**

胸廓切开术(伴引流)　**34.09**
－探查术　34.02
－作为手术入路－省略编码

胸廓造口术　**34.09**
－用于肺萎陷　33.32

胸廓粘连松解术(用于肺萎陷)　**33.39**

胸膜固定术　**34.99**

胸膜切除术 NEC　**34.59**

胸膜切开术　**34.09**

胸膜松解术(用于肺萎陷)　**33.39**

胸膜硬化术(治疗气胸)　**34.6**
－化学　34.92
－－用于癌的化学治疗药物　34.92(99.25)

－－－四环素　34.92(99.21)

胸膜粘连术　**34.6**
－化学　34.92
－用于癌的化学治疗药物　34.92(99.25)

－－四环素　34.92(99.21)

胸腔穿刺术　**34.91**

胸腔镜检查,经胸膜(用于探查术)　**34.21**

胸腺固定术　**07.99**

胸腺切除术　**07.80**

Temperament assessment　94.02

Gonadectomy
－ testis　62.3
－ ovary　65.3
－ － unilateral　65.39
－ － － laparoscopic　65.31
－ － bilateral　65.51
－ － － laparoscopic　65.53

Sternotomy　77.31
－ for bone marrow biopsy　41.31
－ as operative approach－omit code

Thoracectomy　34.09
－ for lung collapse　33.34

Thoracoplasty (anterior) (extrapleural) (paravertebral) (posterolateral) (complete) (partial)　33.34

Thoracotomy (with drainage)　34.09
－ exploratory　34.02
－ as operative approach － omit code

Thoracostomy　34.09
－ for lung collapse　33.32

Thoracolysis (for collapse of lung)　33.39

Pleuropexy　34.99

Pleurectomy NEC　34.59

Pleurotomy　34.09

Pleurolysis (for collapse of lung)　33.39

Pleurosclerosis　34.6
－ chemical　34.92
－ － with cancer chemotherapy substance 34.92[99.25]

－ － － tetracycline　34.92[99.21]

Pleurodesis　34.6
－ chemical　34.92
－ with cancer chemotherapy substance　34.92 [99.25]

－ － tetracycline　34.92[99.21]

Thoracentesis, thoracocentesis, pleurocentesis　34.91

Thoracoscopy, transpleural (for exploration)　34.21

Thymopexy　07.99

Thymectomy　07.80

——撕裂(通过缝合)　18.4

——外耳 NEC　18.79

——下垂耳　18.79

——中 NEC　19.9

—耳蜗假体装置　20.99

——仅外部成分　95.49

—法洛四联症

——部分—见特指操作

——全部(一期)　35.81

—房间隔缺损　35.71

——伴

———假体(开放性心脏技术)　35.51

————闭合性心脏技术　35.52

———组织移植　35.61

——合并瓣膜和室间隔缺损修补术—见修补术，心内膜垫缺损

——全部异常修补术

———肺动静脉连接　35.82

—房室管缺损(任何型)　35.73

——伴

———假体　35.54

———组织移植　35.63

—房室中隔

——第二型缺损　35.71

———伴

————假体(开放性心脏技术)　35.51

————闭合性心脏技术　35.52

————组织移植　35.61

——第一型缺损　35.73

———伴

————假体　35.54

————组织移植　35.63

—肺 NEC　33.49

—肺静脉异常连接(全部)

——部分—见特指操作

——全部　35.82

———一期　35.82

—附睾(和精索)NEC　63.59

——伴输精管　63.89

- - laceration(by suture)　18.4

- - auricle NEC　18.79

- - lop ear　18.79

- - middle NEC　19.9

- cochlear prosthetic device　20.99

- - external components only　95.49

- tetralogy of Fallot

- - partial—see specific procedure

- - total (one-stage)　35.81

- atrial septal defect　35.71

- - with

- - - prosthesis(open heart technique)　35.51

- - - - closed heart technique　35.52

- - - tissue graft　35.61

- - combined with repair of valvular and ventriclar septal defect-see Repair,endocardial cushion defect

- - in total repair of total anomalous

- - - pulmonary venous connection　35.82

- atrioventricular canal defect (any type) 35.73

- - with

- - - prosthesis　35.54

- - - tissue graft　35.63

- ostium

- - secundum defect　35.71

- - - with

- - - - prosthesis (open heart technique) 35.51

- - - - closed heart technique　35.52

- - - tissue graft　35.61

- - primum defect　35.73

- - - with

- - - - prosthesis　35.54

- - - - tissue graft　35.63

- lung NEC　33.49

- anomalous pulmonary venous connection (total)

- - partial—see Specific procedure

- - total　35.82

- - one-stage　35.82

- epididymis(and spermatic) NEC　63.59

- - with vas deferens　63.89

一复律器或除颤器（自动的）囊袋（皮肤）（皮下）37.99

一腹壁　54.72

一腹裂　54.71

一腹膜 NEC　54.73

一一通过缝合　54.64

一腹膜后组织　54.73

一腹直肌分离　83.65

一肝 NEC　50.69

一一撕裂　50.61

一肝管　51.79

一肛门　49.79

一一撕裂（通过缝合）　49.71

一一一产科的（近期）　75.62

一一一一陈旧性　49.79

一肛门括约肌　49.79

一一人工括约肌

一一一修复术　49.75

一一一植入　49.75

一一撕裂（通过缝合）　49.71

一一一产科的（近期）　75.62

一一一一陈旧性　49.79

一睾丸 NEC　62.69

一睾丸鞘膜　61.49

一一撕裂（通过缝合）　61.41

一巩膜，巩膜的　12.89

一一瘘　12.82

一一葡萄肿 NEC　12.86

一一一伴移植物　12.85

一股四头肌（机械装置）　83.86

一骨 NEC（另见骨成形术）一见细目　78.4

一一鼻的　21.89

一一副窦　22.79

一一颅骨 NEC　02.06

一一一伴

一一一一皮瓣（骨）　02.03

一一一一移植（骨）　02.04

一一通过骨性联接技术一见关节固定术

一一用于骨联接不正，不连接，或延迟的骨折连接一见修补术，骨折，骨连接不正或不连接

- cardioverter/defibrillator（automatic）pocket（skin）（subcutaneous）　37.99

- abdominal wall　54.72

- gastroschisis　54.71

- peritoneum NEC　54.73

- - by suture　54.64

- retroperitoneal tissue　54.73

- diastasis recti abdominis　83.65

- liver NEC　50.69

- - laceration　50.61

- hepatic duct　51.79

- anus　49.79

- - laceration(by suture)　49.71

- - - obstetric(current)　75.62

- - - - old　49.79

- anal(ani) sphincter　49.79

- - artificial sphincter

- - - revision　49.75

- - - implantation　49.75

- - laceration（by suture）　49.71

- - - obstetric(current)　75.62

- - - - old　49.79

- testis NEC　62.69

- tunica vaginalis　61.49

- - laceration（by suture）　61.41

- sclera, scleral　12.89

- - fistula　12.82

- - staphyloma NEC　12.86

- - - with graft　12.85

- quadriceps（mechanism）　83.86

- bone NEC(see also osteoplasty)一see category　78.4

- - nasal　21.89

- - accessory sinus　22.79

- - cranium, skull NEC　02.06

- - - with

- - - - flap(bone)　02.03

- - - - graft(bone)　02.04

- - by synostosis technique一see Arthrodesis

- - for malunion, nonunion, or delayed union of fracture-see Repair, fracture, malunion or nonunion

—喉造口术 31.62

—滑膜,关节—见关节成形术

—回肠造口术 46.41

—会厌 31.69

—会阴（女性） 71.79

——男性 NEC 86.89

———撕裂（通过缝合） 86.59

——撕裂（通过缝合） 71.71

————产科的（近期） 75.69

————陈旧性 71.79

—肌 NEC 83.87

——手 82.89

———通过（用）

————缝合（直接） 82.46

————移植物或植入物 NEC 82.79

————筋膜 82.72

————转移或移植术（肌） 82.58

——通过

———缝合（直接） 83.65

———手 82.46

———转移或移植术（肌） 83.77

———手 82.58

———移植物或植入物（筋膜）（肌） 83.82

————腱 83.81

————手 82.79

———手 82.72

—肌腱套,肩 83.63

—积水,水囊肿

——睾丸鞘膜 61.2

——精索 63.1

——圆韧带 69.19

—脊髓的（索）（脑膜）（结构）NEC 03.59

——脊髓脊膜突出 03.52

——脑（脊）膜突出 03.51

—脊髓脊膜突出 03.52

—脊髓纵裂 03.59

—脊柱裂 NEC 03.59

——脊髓脊膜突出 03.52

- laryngostomy 31.62

- synovial membrane，joint—see Arthroplasty

- ileostomy 46.41

- epiglottis 31.69

- perineum (female) 71.79

- - male NEC 86.89

- - - laceration (by suture) 86.59

- - laceration(by suture) 71.71

- - - obstetric (current) 75.69

- - - - old 71.79

- muscle NEC 83.87

- - hand 82.89

- - - by

- - - - suture (direct) 82.46

- - - - graft or implant NEC 82.79

- - - - fascia 82.72

- - - - transfer or transplantation (muscle) 82.58

- - by

- - - suture (direct) 83.65

- - - hand 82.46

- - - transfer or transplantation (muscle) 83.77

- - - hand 82.58

- - - graft or implant（fascia）（muscle） 83.82

- - - tendon 83.81

- - - - hand 82.79

- - - hand 82.72

- musculotendinous cuff，shoulder 83.63

- hydrocele

- - tunica vaginalis 61.2

- - spermatic cord 63.1

- - round ligament 69.19

- spinal (cord)(meninges)(structures) NEC 03.59

- - myelomeningocele 03.52

- - meningocele 03.51

- myelomeningocele 03.52

- diastematomyelia 03.59

- spina bifida NEC 03.59

- - myelomeningocele 03.52

－－－－缝合（直接）（立即）（初期）（另见缝合、腱、手） 82.45

－－－－移植物或植入物（腱） 82.79

－－－－转移或移植术（腱） 82.56

－－通过或用

－－－缝合（直接）（立即）（初期）（另见缝合、腱） 83.64

－－－－手 82.45

－－－关节成形术－见关节成形术

－－－转移或移植术（腱） 83.75

－－－－手 82.56

－－－移植物或植入物（腱） 83.81

－－－－肌肉 83.82

－－－－－手 82.72

－－－－筋膜 83.82

－－－－－手 82.72

－－－－手 82.79

－－旋转环带（套）（直接缝合） 83.63

－腱索 35.32

－角膜 NEC 11.59

－－伴

－－－结膜瓣 11.53

－－－移植物－见角膜成形术

－－手术后裂开 11.52

－结肠造口术 46.43

－结膜 NEC 10.49

－－伴巩膜修补术 12.81

－－沙眼的晚期效应 10.49

－－撕裂 10.6

－－－伴巩膜修补术 12.81

－筋膜 83.89

－－关节－见关节成形术

－－手 82.89

－－－通过（用）

－－－－缝合（直接） 82.46

－－－－移植 NEC 82.79

－－－－－肌肉 82.72

－－－－－筋膜 82.72

－－通过或用

－－－缝合（直接） 83.65

－－－－ suture (direct) (immediate) (primary) (see also Suture, tendon, hand) 82.45

－－－－ graft or implant (tendon) 82.79

－－－－ transfer or transplantation (tendon) 82.56

－－ by or with

－－－ suture (direct) (immediate) (primary) (see also Suture, tendon) 83.64

－－－ hand 82.45

－－－ arthroplasty－see Arthroplasty

－－－ transfer or transplantation (tendon) 83.75

－－－ hand 82.56

－－－ graft or implant (tendon) 83.81

－－－ muscle 83.82

－－－－ hand 82.72

－－－ fascia 83.82

－－－ hand 82.72

－－－ hand 82.79

－ rotator cuff (direct suture) 83.63

－ chordae tendineae 35.32

－ cornea NEC 11.59

－－ with

－－－ conjunctival flap 11.53

－－－ transplant-see Keratoplasty

－－ postoperative dehiscence 11.52

－ colostomy 46.43

－ conjunctiva NEC 10.49

－－ with scleral repair 12.81

－－ late effect of trachoma 10.49

－－ laceration 10.6

－－－ with repair of sclera 12.81

－ fascia 83.89

－－ joint-see Arthroplasty

－－ hand 82.89

－－－ by

－－－－ suture(direct) 82.46

－－－－ graft NEC 82.79

－－－－－ muscle 82.72

－－－－－ fascia 82.72

－－ by or with

－－－ suture(direct) 83.65

——尿道膨出　70.51

———和直肠膨出　70.50

——膀胱膨出　70.51

———和直肠膨出　70.50

——前的　70.51

———伴后的修补术　70.50

——撕裂（通过缝合）　70.71

———产科的（近期）　75.69

————陈旧性　70.79

——直肠膨出　70.52

———和膀胱膨出　70.50

—阴茎 NEC　64.49

—阴囊　61.49

—龈，齿槽的（突）（嵴）（伴移植）（伴植入）　24.5

—圆韧带　69.29

—造口

——肠　46.40

———大的　46.43

———小的　46.41

——胆管　51.79

——胆囊　51.99

——胆总管　51.72

——肝管　51.79

——喉　31.63

——尿道　58.49

——膀胱　57.22

——气管　31.74

——肾　55.89

——食管　42.89

——输尿管　56.62

——胃　44.69

———腹腔镜的　44.68

——胸　34.79

——支气管　33.42

——直肠　48.79

—支气管 NEC　33.48

——撕裂（通过缝合）　33.41

—直肠 NEC　48.79

——撕裂（通过缝合）　48.71

——脱垂 NEC　48.76

———腹入路　48.75

- - urethrocele　70.51

- - - and rectocele　70.50

- - cystocele　70.51

- - - and rectocele　70.50

- - anterior　70.51

- - - with posterior repair　70.50

- - laceration（by suture）　70.71

- - - obstetric（current）　75.69

- - - - old　70.79

- - rectocele　70.52

- - - and cystocele　70.50

- penis NEC　64.49

- scrotum　61.49

- alveolus, alveolar（process）（ridge）（with graft）（with implant）　24.5

- round ligament　69.29

- stoma

- - intestine　46.40

- - - large　46.43

- - - small　46.41

- - bile duct　51.79

- - gallbladder　51.99

- - common duct　51.72

- - hepatic duct　51.79

- - larynx　31.63

- - urethra　58.49

- - bladder　57.22

- - trachea　31.74

- - kidney　55.89

- - esophagus　42.89

- - ureter　56.62

- - stomach　44.69

- - - laparoscopic　44.68

- - thorax　34.79

- - bronchus　33.42

- - rectum　48.79

bronchus NEC　33.48

- - laceration（by suture）　33.41

rectum NEC　48.79

- - laceration（by suture）　48.71

- - prolapse NEC　48.76

- - - abdominal approach　48.75

—胃肠吻合术(伴空肠间置术)　44.5

—胃带,腹腔镜的　44.96

—胃端口装置

——腹腔镜的　44.96

—胃空肠吻合术　44.5

—胃十二指肠吻合术(伴空肠间置术)　44.5

—胃吻合术(伴空肠间置术)　44.5

—胃造口术　44.69

——腹腔镜的　44.68

—吻合术

——肠(大)　46.94

———小　46.93

——胆管　51.94

——肾盂肠管的　56.72

——输卵管硬脊膜的　03.97

——输尿管肠管的　56.72

——胃,胃肠的(伴空肠间置术)　44.5

——胸腔硬脊膜的　03.97

——血,血管　39.49

——蛛网膜下-腹膜的　03.97

——蛛网膜下-输尿管的　03.97

—膝置换(假体)　81.55

—心律再同步化除颤器(CRT-D)　37.99

—心律再同步化起搏器(CRT-P)

——电极(心房)(经静脉)(心室)　37.75

——囊袋　37.79

——装置(永久性)　37.89

—心脏操作 NEC　35.95

—心脏起搏器

—电极(心房)(经静脉的)(心室)　37.75

——囊袋　37.79

——装置(永久性)　37.89

—血管操作(以前的)NEC　39.49

—眼球剜出术腔　16.64

——伴移植物　16.63

- gastrointestinal anastomosis (with jejunal interposition)　44.5

- gastric band,laparoscopic　44.96

- gastric port device

- - laparoscopic　44.96

- gastrojejunostomy　44.5

- gastroduodenostomy (with jejunal interposition)　44.5

- gastric anastomosis (with jejunal interposition)　44.5

- gastrostomy　44.69

- - laparoscopic　44.68

- anastomosis

- - intestine (large)　46.94

- - - small　46.93

- - biliary tract　51.94

- - pyelointestinal　56.72

- - salpingothecal　03.97

- - ureterointestinal　56.72

- - gastric, gastrointestinal (with jejunal interposition)　44.5

- - pleurothecal　03.97

- - blood, vessel　39.49

- - subarachnoid-peritoneal　03.97

- - subarachnoid-ureteral　03.97

- knee replacement (prosthesis)　81.55

- cardiac resynchronization defibrillator (CRT-D)　37.99

- cardiac resynchronization pacemaker(CRT-P)

- - electrode(s) (atrial) (transvenous) (ventricular)　37.75

- - pocket　37.79

- - device(permanent)　37.89

- heart procedure NEC　35.95

- cardiac pacemaker

- - electrode(s) (atrial) (transvenous) (ventricular)　37.75

- - pocket　37.79

- - device (permanent)　37.89

- vascular procedure (previous) NEC　39.49

- enucleation socket　16.64

- - with graft　16.63

——口　86.81	— — mouth　86.81
——轮匝肌(口)　86.81	— — orbicularis (mouth)　86.81
——舌　25.59	— — tongue　25.59
——用于面松弛(三叉神经麻痹)　86.81	— — for facial weakness (trigeminal nerve paralysis)　86.81
—舌(筋膜)　25.59	— tongue (fascial)　25.59
—提肌(尿道膀胱固定术)　59.71	— levator muscle (urethrocystopexy)　59.71
—直肠(耻骨直肠)　48.76	— rectum (puborectalis)　48.76
悬吊	**Suspension**
—奥尔斯豪(子宫)　69.22	— Olshausen (uterus)　69.22
—卵巢　65.79	— overy　65.79
—尿道(耻骨后的)(悬带)　59.5	— urethra (retropubic)(sling)　59.5
—尿道旁的(佩里拉)　59.6	— paraurethral (Pereyra)　59.6
—尿道膀胱的	— urethrovesical
——耻骨上的　59.4	— — suprapubic　59.4
——戈贝尔-弗兰金海姆-斯托克尔　59.4	— — Goebel-Frangeheim-Stoeckel　59.4
——股薄肌移植　59.71	— — gracilis muscle transplant　59.71
——马歇尔-马蒂凯-克兰茨　59.5	— — Marshall-Marchetti-Krantz　59.5
——米林-里德　59.4	— — Millin-Read　59.4
——提肌悬吊　59.71	— — levator muscle sling　59.71
—尿道周围的　59.6	— periurethral　59.6
—膀胱 NEC　57.89	— bladder NEC　57.89
—平衡,为了牵引(骨)　93.45	— balanced, for traction　93.45
—肾　55.7	— kidney　55.7
—咽憩室　29.59	— diverticulum, pharynx　29.59
—阴道　70.77	— vagina　70.77
—子宫(腹或阴道入路)　69.22	— uterus (abdominal or vaginal approach)　69.22
悬雍垂腭咽成形术(UPPP)　27.69〔29.4〕	**uvulopalatopharyngoplasty (UPPP)　27.69〔29.4〕**
悬雍垂切除术　27.72	**uvulectomy　27.72**
悬雍垂切开术　27.71	**uvulotomy　27.71**
血	**Blood**
—斑,脊柱(硬膜外的)　03.95	— patch, spine(epidural)　03.95
—流动研究,多普勒型(超声)—见超声波检查	— flow study, Dopplertype (ultrasound) — see Ultrasonography
—输注	— transfusion
——交换　99.01	— — exchange　99.01
——抗血友病因子　99.06	— — antihemophilic factor　99.06
——粒细胞　99.09	— — granulocytes　99.09
——凝固因子　99.06	— — coagulation factors　99.06
——其他物质　99.09	— — other substance　99.09

注:另处使用00.40,00.41,00.42 或 00.43 表明治疗血管的总数量。仅能一次使用00.44编码说明分权血管操作。另外,使用00.45,00.46,00.47 或 00.48 说明插入血管支架的总数量。

Note:Also use 00.40,00.41,00.42 or 00.43 to show the total number of vessels treated. Use code 00.44 once to show procedure on a bifurcated vessel. In addition, use 00.45, 00.46, 00.47 or 00.48 to show the number of vascular stents inserted.

————颈动脉　00.61

——髂的　39.50

——入脑前的(颅外的)　00.61

———颈动脉　00.61

——上肢　NOS 39.50

——肾的　39.50

——锁骨下　39.50

——下肢 NOS　39.50

——周围的 NEC　39.50

—球囊(经皮经管腔)NEC　39.50

——冠状动脉　00.66

—特指部位 NEC　39.50

——脑血管的

———脑的(颅内的)　00.62

———入脑前的(颅外的)　00.61

——周围的 NEC　39.50

血管缝合术　39.30

—动脉　39.31

—静脉　39.32

血管结扎

—胃的　38.86

血管镜检查,经皮的　38.22

—眼(荧光素)　95.12

血管切除术

—伴

——吻合术　38.30

———腹的

————动脉　38.36

————静脉　38.37

———颅内的 NEC　38.31

———上肢(动脉)(静脉)　38.33

———头和颈 NEC　38.32

———下肢

————动脉　38.38

————静脉　38.39

———胸血管 NEC　38.35

———主动脉(弓)(升)(降)　38.34

——移植物置换(插补)　38.40

———腹的

————动脉　38.46

- - - carotid　00.61

- - iliac　39.50

- - precerebral(extracranial)　00.61

- - - carotid　00.61

- - upper extremity NOS　39.50

- - renal　39.50

- - subclavian　39.50

- - lower extremity NOS　39.50

- - peripheral NEC　39.50

- balloon(percutaneous transluminal)NEC　39.50

- - coronary artery　00.66

- specified site NEC　39.50

- - cerebrovascular

- - - cerebral(intracranial)　00.62

- - - precerebral(extracranial)　00.61

- - peripheral NEC　39.50

Angiorrhaphy　39.30

- artery　39.31

- vein　39.32

Vasoligation

- gastric　38.86

Angioscopy, percutaneous　38.22

- eye(fluorescein)　95.12

Angiectomy

- with

- - anastomosis　38.30

- - - abdominal

- - - - artery　38.36

- - - - vein　38.37

- - - intracranial NEC　38.31

- - - upper limb(artery)(vein)　38.33

- - - head and neck NEC　38.32

- - - lower limb

- - - - artery　38.38

- - - - vein　38.39

- - - thoracic vessel NEC　38.35

- - - aorta(arch)(ascending)(descending)　38.34

- - graft replacement(interposition)　38.40

- - - abdominal

- - - - artery　38.46

————静脉　38.47

————主动脉　38.44

———颅内的 NEC　38.41

———上肢(动脉)(静脉)　38.43

———头和颈 NEC　38.42

———下肢

————动脉　38.48

————静脉　38.49

———胸血管 NEC　38.45

———主动脉(弓)(升)(降胸)

————腹的　38.44

————胸的　38.45

————胸腹的　38.45[38.44]

血管切开术　38.00

一腹的

——动脉　38.06

——静脉　38.07

一颅内的 NEC　38.01

一上肢(动脉)(静脉)　38.03

一头和颈 NEC　38.02

一下肢

——动脉　38.08

——静脉　38.09

一胸的 NEC　38.05

一主动脉(弓)(升)(降)　38.04

血管形成－见血管再形成

血管压轧术　39.98

血管再形成

一心的(心脏肌)(心肌)(直接)　36.10

——伴

———动脉植入心脏(肌)(心肌)(心室)　36.2

———经心肌的

————经皮的　36.34

————开胸　36.31

————内镜的　36.33

————特指类型 NEC　36.32

————胸腔镜的　36.33

————血管内的　36.34

———旁路吻合术

- - - - vein　38.47

- - - - aorta　38.44

- - - intracranial NEC　38.41

- - - upper limb(artery)(vein)　38.43

- - - head and neck NEC　38.42

- - - lower limb

- - - - artery　38.48

- - - - vein　38.49

- - - thoracic vessel NEC　38.45

- - - aorta (arch) (ascending) (descending thoracic)

- - - - abdominal　38.44

- - - - thoracic　38.45

- - - - thoracoabdominal 38.45[38.44]

Angiotomy　38.00

- abdominal

- - artery　38.06

- - vein　38.07

- intracranial NEC　38.01

- upper limb(artery)(vein)　38.03

- head and neck NEC　38.02

- lower limb

- - artery　38.08

- - vein　38.09

- thoracic NEC　38.05

- aorta(arch)(ascending)(descending)　38.04

Vascularization－see Revascularization

Angiotripsy　39.98

Revascularization

- cardiac (heart muscle) (myocardium) (direct)　36.10

- - with

- - - implantation of artery into heart (muscle) (myocardium)(ventrile)　36.2

- - - transmyocardial

- - - - percutaneous　36.34

- - - - open chest　36.31

- - - - endoscopic　36.33

- - - - specified type NEC　36.32

- - - - thoracoscopic　36.33

- - - - endovascular　36.34

- - - bypass anastomosis

－－－－腹动脉与冠状动脉　36.17

－－－－乳内-冠状动脉(单根血管)　36.15

－－－－双血管　36.16

－－－－特指类型 NEC　36.19

－－－－胃网膜动脉与冠状动脉　36.17

－－－－胸动脉-冠状动脉(单根血管)　36.15

－－－－双血管　36.16

－－－－主动脉冠状动脉(导管支架)(自体移植)(假体)(隐静脉移植)　36.10

－－－－－二根冠状血管　36.12

－－－－－三根冠状血管　36.13

－－－－－四根冠状血管　36.14

－－－－－一根冠状血管　36.11

－－间接　36.2

－－开胸经心肌的　36.31

－－－经皮的　36.32

－－－特指类型 NEC　36.32

－－－胸腔镜的　36.32

－－特指类型 NEC　36.39

血管造影术(动脉)－另见动脉造影术　88.40

－臂的　88.49

－肺动脉　88.43

－腹内的 NEC　88.47

－腹腔的　88.47

－股动脉的　88.48

－冠状 NEC　88.57

－基底动脉的　88.41

－脊椎的　88.41

－经股动脉的　88.48

－颈　88.41

－颈动脉(内的)　88.41

－静脉－见静脉造影术

－颅内的　88.41

－脑的(后循环)　88.41

－上肢 NEC　88.49

－肾的　88.45

－ － － － abdominal artery to coronary artery 36.17

－ － － － internal mammary-coronary artery (single vessel) 36.15

－ － － － double vessel 36.16

－ － － specified type NEC 36.19

－ － － gastroepiploic artery to coronary artery 36.17

－ － － thoracic artery-coronary artery (single vessel) 36.15

－ － － － double vessel 36.16

－ － － aortocoronary (catheter stent) (homograft) (prosthesis) (saphenous vein graft) 36.10

－ － － － two coronary vessels 36.12

－ － － － three coronary vessels 36.13

－ － － － four coronary vessels 36.14

－ － － － one coronary vessel 36.11

－ － indirect 36.2

－ － transmyocardial open chest 36.31

－ － － percutaneous 36.32

－ － specified type NEC 36.32

－ － thoracoscopic 36.32

－ － specified type NEC 36.39

Angiography (arterial) － see also Arteriography 88.40

－ brachial 88.49

－ pulmonary 88.43

－ intra-abdominal NEC 88.47

－ celiac 88.47

－ femoral 88.48

－ coronary NEC 88.57

－ basilar 88.41

－ vertebral 88.41

－ transfemoral 88.48

－ neck 88.41

－ carotid(internal) 88.41

－ veins－see Phlebography

－ intracranial 88.41

－ cerebral(posterior circulation) 88.41

－ upper extremity NEC 88.49

－ renal 88.45

Y

咽成形术(伴硅橡胶植入物)　**29.4**

—用于腭裂　27.62
——Ⅱ期或随后的　27.63
咽缝合术　**29.51**
—用于腭裂　27.62
咽喉切除术　**30.3**
咽镜检查　**29.11**
咽皮瓣手术(腭裂修补术)　**27.62**

—Ⅱ期或随后的　27.63
咽切除术(部分)　**29.33**
—伴喉切除术　30.3
咽切开术　**29.0**
阉割
—男性　62.41
—女性(卵巢切除术,双侧)　65.51
——腹腔镜的　65.53

延长
—腭　27.62
——Ⅱ期或随后的　27.63
—跟腱　83.85
—骨(伴骨移植)　78.30
——尺骨　78.33
——股骨　78.35
——胫骨　78.37
——特指部位 NEC(另见细目 78.3)　78.39

——用于拇指重建术　82.69
—腘绳肌 NEC　83.85
—肌肉　83.85
——手　82.55
——眼外　15.21
———多数(两条或多条肌)　15.4
—腱　83.85
——手　82.55
——用于爪形趾修补术　77.57
—筋膜　83.89
——手　82.89
—提上睑肌　08.38
—腿
——股骨　78.35

Pharyngoplasty （with silastic implant）　**29.4**
- for cleft palate　27.62
- - secondary or subsequent　27.63
Pharyngorrhaphy　**29.51**
- for cleft palate　27.62
Pharyngolaryngectomy　**30.3**
Pharyngoscopy　**29.11**
Pharyngeal flap operation （cleft palate repair）　**27.62**
- secondary or subsequent　27.63
Pharyngectomy （partial）　**29.33**
- with laryngectomy　30.3
Pharyngotomy　**29.0**
Castration
- male　62.41
- female（oophorectomy,bilateral）　65.51
- - laparoscopic　65.53
Lengthening,elongation
- palate　27.62
- - secondary or subsequent　27.63
- heel cord　83.85
- bone （with bone graft）　78.30
- - ulna　78.33
- - femur　78.35
- - tibia　78.37
- - specified site NEC （see also category 78.3）　78.39
- - for reconstruction of thumb　82.69
- hamstring NEC　83.85
- muscle　83.85
- - hand　82.55
- - extraocular　15.21
- - - multiple （two or more muscles）　15.4
- tendon　83.85
- - hand　82.55
- - for claw toe repair　77.57
- fascia　83.89
- - hand　82.89
- levator palpebrae muscle　08.38
- leg
- - femur　78.35

羊膜穿刺术(经子宫)(诊断性)　**75.1**

一伴羊膜腔内盐水注射　75.0

羊膜镜检查,内的　**75.31**

羊膜切开术　**73.09**

一引产　73.01

羊膜输注　**75.37**

羊水造影　**87.81**

阳电子脑瘤定位(描记)图　**92.11**

杨氏手术—见 **Young** 手术

杨特手术—见 **Yount** 手术

氧饱和度测定

一胎儿脉搏　75.38

氧合泵,用于体外循环　**39.61**

一经皮的　39.66

氧化　**93.96**

一加压给氧的　93.95

——伤口　93.95

一体外膜(ECMO)　39.65

氧疗法(催化)(泵)　**93.96**

一加压给氧的　93.95

遥测术(心的)　**89.54**

咬合模型(牙的)　**89.31**

叶切除术

一肺(完全的)　32.4

——部分　32.3

——节段的(伴邻近叶切除术)　32.4

一肝(伴邻近叶部分切除术)　50.3

一甲状腺(全部的)(单侧的)(伴峡去除)(伴残留叶部分切除)　06.2

——部分的(另见甲状腺切除术,部分的)　06.39

——大部的(另见甲状腺切除术,部分的)　06.39

——胸骨下的　06.51

一脑　01.53

——部分的　01.59

叶切开术,脑　**01.32**

Amniocentesis（transuterine）（diagnostic）**75.1**

- with intra-amniotic injection of saline　75.0

Amnioscopy, internal　75.31

Amniotomy　73.09

- to induce labor　73.01

Amnioinfusion　75.37

Amniography　87.81

Positrocephalogram　92.11

杨氏手术— **see Young operation**

杨特手术— **see Yount operation**

Oximetry

- fetal pulse　75.38

Pump-oxygenator, for extracorporeal circulation　39.61

- percutaneous　39.66

Oxygenation　93.96

- hyperbaric　93.95

- - wound　93.95

- extracorporeal membrane(ECMO)　39.65

Oxygen therapy（catalytic）（pump）　93.96

- hyperbaric　93.95

Telemetry（cardiac）　89.54

Occlusal molds（dental）　89.31

Lobectomy

- lung (complete)　32.4

- - partial　32.3

- - segmental（with resection of adjacent lobes）32.4

- liver (with partial excision of adjacent lobes)　50.3

- thyroid (total) (unilateral) (with removal of isthmus) (with removal of portion of remaining lobe)　06.2

- - partial（see also Thyroidectomy, partial）06.39

- - subtotal（see also Thyroidectomy, partial）06.39

- - substernal　06.51

- brain　01.53

- - partial　01.59

Lobotomy, brain　01.32

——脊柱　78.09

———伴融合术—见融合术,脊柱的

——肩胛骨　78.01

——胫骨　78.07

——颅骨　02.04

——颅骨膜的　02.04

——面的 NEC　76.91

———伴全部骨切除术　76.44

——拇指(伴皮肤皮瓣转移术)　82.69

——桡骨　78.03

——锁骨　78.01

——特指部位 NEC　78.09

——腕骨,掌骨　78.04

——下颌骨　76.91

———伴全部下颌骨切除术　76.41

——胸(肋骨)(胸骨)　78.01

——趾骨(足)(手)　78.09

——椎骨　78.09

———伴融合术—见融合术,脊柱的

一鼓膜(另见鼓室成形术)　19.4

一关节—见关节成形术

一管状的(管)—见移植物,皮肤,蒂

一喉　31.69

一肌肉　83.82

——手　82.72

一颊沟　27.99

一睑板软骨　08.69

一腱　83.81

——用于关节修补术—见关节成形术

一角膜(另见角膜成形术)　11.60

一结膜(游离)(黏膜)10.44

——用于睑球粘连修补术　10.41

一筋膜　83.82

——伴疝修补术—见修补术,疝

——睑板软骨　08.69

——手　82.72

——眼睑　08.32

一静脉(补片)　39.58

——伴

———合成补片(涤纶)(聚四氟乙烯)39.57

———切除术或血管切除术—见静脉切除术,伴移植物置换

- - spine　78.09

- - - with fusion-see Fusion,spinal

- - scapula　78.01

- - tibia　78.07

- - skull　02.04

- - pericranial　02.04

- - facial NEC　76.91

- - - with total ostectomy　76.44

- - thumb(with transfer of skin flap)　82.69

- - radius　78.03

- - clavicle　78.01

- - specified site NEC　78.09

- - carpals,metacarpals　78.04

- - mandible　76.91

- - - with total mandibulectomy　76.41

- - thorax(ribs)(sternum)　78.01

- - phalanges(foot)(hand)　78.09

- - vertebrae　78.09

- - - with fusion—see Fusion,spinal

- tympanum(see also Tympanoplasty)　19.4

- joint—see Arthroplasty

- tubular(tube)—see Graft,skin,pedicle

- larynx　31.69

- muscle　83.82

- - hand　82.72

- buccal sulcus　27.99

- tarsal cartilage　08.69

- tendon　83.81

- - for joint repair—see Arthroplasty

- cornea(see also Keratoplasty)　11.60

- conjunctiva(free)(mucosa)　10.44

- - for symblepharon repair　10.41

- fascia　83.82

- - with hernia repair—see Repair,hernia

- - tarsal cartilage　08.69

- - hand　82.72

- - eyelid　08.32

- vein(patch)　39.58

- - with

- - - synthetic patch(dacron)(teflon)　39.57

- - - excision or resection of vessel — see Phlebectomy,with graft replacement

—硬脑膜　02.12

—脂肪垫 NEC　86.89

——伴皮肤移植—见移植物、皮肤、全层

—猪的　86.65

—猪皮肤　86.65

—主动脉冠状动脉旁路的隐静脉—见旁路,主动脉冠状动脉

—纵隔脂肪至心肌　36.39

乙状结肠缝合术　**46.75**

乙状结肠固定术(莫斯科维茨)　**46.63**

乙状结肠肌切开术　**46.91**

乙状结肠镜检查(硬式的)　**48.23**

—伴活组织检查　42.25

—经腹的　45.21

—经造口(人工的)　45.22

—可曲的　45.24

乙状结肠膀胱　**57.87[45.52]**

乙状结肠切除术　**45.76**

乙状结肠切开术　**45.03**

乙状结肠乙状结肠吻合术　**45.94**

—近端与远端段　45.76

乙状结肠造口术—另见结肠造口术　46.10

乙状结肠直肠切除术—另见切除术,直肠　48.69

乙状结肠直肠吻合术　**45.94**

以恐治恐法(心理脱敏疗法)　**94.33**

异种移植　**86.65**

异种移植术—见移植术

异种移植物,异种移植术—见移植术

翼管神经切除术　**05.21**

阴唇切除术(双侧的)　**71.62**

—单侧的　71.61

阴道闭合术(完全的)(部分的)　**70.8**

阴道成形术　**70.79**

阴道冲洗　**96.44**

阴道穿刺术　**70.0**

阴道缝合术　**70.71**

—后的(直肠膨出修补术)　70.52

– dura　02.12

– fat pad NEC　86.89

– – with skin graft—see Graft,skin,full-thickness

– porcine　86.65

– pigskin　86.65

– saphenous vein in aortocoronary bypass—see Bypass,aortocoronary

– mediastinal fat to myocardium　36.39

Sigmoidorrhaphy　**46.75**

Sigmoidopexy (Moschowitz)　**46.63**

Sigmoidomyotomy　**46.91**

Sigmoidoscopy (rigid)　**48.23**

– with biopsy　42.25

– transbdorninal　45.21

– through stoma (artificial)　45.22

– flexible　45.24

Sigmoid bladder　**57.87[45.52]**

Sigmoidectomy　**45.76**

Sigmoidotomy　**45.03**

Sigmoidosigmoidostomy　**45.94**

– proximal to distal segment　45.76

sigmoidostomy – see also Colostomy　**46.10**

sigmoidoproctectomy – see also Resection, rectum　**48.69**

Sigmoidoproctostomy, **Sigmoidorectostomy**　**45.94**

Flooding (psychologic desensitization)　**94.33**

Xenograft　**86.65**

Heterograft,see Graft

Heterotransplant, **heterotransplantation** – see transplant

Vidianectomy　**05.21**

Labiectomy (bilateral)　**71.62**

– unilateral　71.61

Colpocleisis (complete) (partial)　**70.8**

Colpoplasty,**Vaginoplasty**　**70.79**

Vaginal douche　**96.44**

Colpocentesis　**70.0**

Colporrhaphy　**70.71**

– posterior (rectocele repair)　70.52

一脑,脑的(脑膜)(脑室)(切开)(环钻术)　01.39

一一通过(用)
一一一抽吸　01.09
一一一一经以前置入的导管　01.02

一一一吻合术－见分流,脑室
一脑积水(针刺)(套针)　73.8
一脑室(脑的)(切开)NEC　02.39
一一通过(用)
一一一抽吸　01.09
一一一一经以前置入导管　01.02

一一一吻合术－见分流,脑室的
一黏液囊　83.03
一一尺骨　82.03
一一桡　82.03
一一手　82.03
一一一通过抽吸　82.92
一一通过抽吸　83.94
一一一手　82.92
一黏液囊肿,鼻窦　22.00
一一经自然腔口　22.02
一一通过穿刺　22.01
一颞窝　27.0
一颞下窝　27.0
一脓肿－另见引流,按部位和切开,按部位

一一扁桃腺,扁桃体的(口的)(经颈的)　28.0
一一扁桃腺周的(口的)(经颈的)　28.0
一一一甲状腺(区)(腺)　06.09
一一一经皮(针吸)　06.01
一一一手术后　06.02
一一阑尾　47.2
一一一伴阑尾切除术　47.09
一一一一腹腔镜的　47.01
一一咽后的(口的)(经颈的)　28.0

一一咽旁的(口的)(经颈的)　28.0

一膀胱(不伴切开)　57.0
一一通过留置导管　57.94

- cerebrum, cerebral (meninges) (ventricle) (incision) (trephination)　01.39
- - by
- - - aspiration　01.09
- - - - through previously implanted catheter　01.02
- - - anastomosis－see Shunt, ventricuar
- hydorcephalic head (needing) (trocar)　73.8
- ventricle (cerebral) (incision) NEC　02.39
- - by
- - - aspiration　01.09
- - - - through previously implanted catheter　01.02
- - - anastomosis－see Shunt, ventricual
- bursa　83.03
- - ulnar　82.03
- - radial　82.03
- - hand　82.03
- - - by aspiration　82.92
- - by aspiration　83.94
- - - hand　82.92
- mucocele, nadal sinus　22.00
- - through natural ostium　22.02
- - by puncture　22.01
- temporal pouches　27.0
- intratemporal fossa　27.0
- abscess － see also Drainage, by site and Incision, by site
- - tonsil, tonsillar (oral) (transcevical)　28.0
- - peritonsillar (oral) (transcervical)　28.0
- - thyroid (field) (gland)　06.09
- - - percutaneous (needle)　06.01
- - postoperative　06.02
- - appendix　47.2
- - with appendectomy　47.09
- - - laparoscopic　47.01
- - retropharyngeal (oral) (transcervical)　28.0
- - parapharyngeal (oral) (transcervical)　28.0
- bladder (without incicion)　57.0
- - by indwelling catheter　57.94

——腹 88.97

——骨髓血供给 88.94

——肌肉骨骼的 88.94

——计算机辅助手术（CAS）伴 MR/MRA 00.32

——颈 88.97

——面 88.97

——脑（脑干） 88.91

———实时 88.96

———术中采取的（MRI） 88.96

——膀胱（泌尿系） 88.95

——前列腺 88.95

——特指部位 NEC 88.97

——头 NEC 88.97

——心肌 88.92

——胸（门的）（纵隔的） 88.92

——肢（上）（下） 88.94

——椎管（索）（脊柱） 88.93

—术中采取的

——IMRI—见影像，磁共振

——血管内—见影像，血管内超声

—血管内超声（IVUS） 00.29

——冠状血管 00.24

——颈动脉血管 00.21

——脑的血管，颅外的 00.21

——其他特指血管 00.28

——腔静脉（下）（上） 00.22

——肾血管 00.25

——胸内血管 00.22

——周围血管 00.23

——主动脉 00.22

——主动脉弓 00.22

—血管内超声—见影像，血管内超声

—诊断性 NEC 88.90

硬化疗法

—静脉 NEC 39.92

—静脉曲张 NEC 39.92

—食管静脉曲张（内镜的） 42.33

—胸膜 34.92

– – abdomen 88.97

– – bone marrow blood supply 88.94

– – musculoskeletal 88.94

– – computer assisted surgery（CAS）with MR/MRA 00.32

– – neck 88.97

– – face 88.97

– – brain（brain stem） 88.91

– – – real-time 88.96

– – – intraoperative（MRI） 88.96

– – bladder（urinary） 88.95

– – prostate 88.95

– – specified site NEC 88.97

– – head NEC 88.97

– – myocardium 88.92

– – chest（hilar）（mediastinal） 88.92

– – extremity（upper）（lower） 88.94

– – spinal canal（cord）（spine） 88.93

– intraoperative

– – IMRI—see Imaging，magnetic resonance

– – intravascular-see Imaging，intravascular ultrasound

– intravascular ultrasound（IVUS） 00.29

– – coronary vessel 00.24

– – carotid vessel 00.21

– – cerebral vessel，extracranial 00.21

– – other specified vessel 00.28

– – vena cava（inferior）（superior） 00.22

– – renal vessel 00.25

– – intrathoracic vessel 00.22

– – peripheral vessel 00.23

– – aorta 00.22

– – aortic arch 00.22

– endovascular ultrasound—see Imaging，intravascular ultrasound

– diagnostic，not elsewhere classified 88.90

Sclerotherapy

– vein NEC 39.92

– varicose vein NEC 39.92

– esophageal varices（endoscopic） 42.33

– pleura 34.92

Z

－－脑室（脑的）　02.42

－－心脏（假体）　35.95

－固定装置（内的）（另见固定,骨,内的）　78.50

－霍尔特尔(-斯皮兹)瓣膜　02.42

－膀胱造瘘管　59.94

－肾盂造口术管　55.94

－肾造口术管　55.93

－输尿管造口术管　59.93

－输尿管支架（经尿道的）　59.8

－－伴输尿管切开术　59.8[56.2]

－心脏瓣膜（假体）　35.95

－植入物（排出的）（挤出的）

－－眶的　16.62

－－眼球（伴结膜移植物）　16.62

再调节－见调节

再定位－另见修复术

－CRT-D 囊袋　37.99

－CRT-P 囊袋　37.79

－皮下装置囊袋 NEC　86.09

－心脏起搏器囊袋,新部位（皮肤）（皮下）　37.79

再缝合

－腹壁　54.61

－伤口（皮肤和皮下组织）（不伴移植）NEC　86.59

－心隔假体　35.95

－心脏瓣膜假体（阀门）　35.95

－胸壁　34.71

再附着

－鼻（截除的）　21.89

－臂（上的）NEC　84.24

－大腿　84.28

－耳（截除的）　18.72

－关节囊（另见关节成形术）　81.96

－踝　84.27

－肌肉　83.74

－－乳头（心脏）　35.31

－－手　82.54

－腱（至腱）　83.73

－－手　82.53

－－至骨骼的附着　83.88

- - ventricular(cerebral)　02.42

- - heart (prosthetic)　35.95

- fixation device （internal）（see also Fixation, bone,internal）　78.50

- Holter (-Spitz) valve　02.42

- cystostomy tube　59.94

- pyelostomy tube　55.94

- nephrostomy tube　55.93

- ureterostomy tube　59.93

- ureteral stent (transurethral)　59.8

- - with ureterotomy　59.8[56.2]

- heart valve (prosthetic)　35.95

- implant(expelled) (extruded)

- - orbital　16.62

- - eyeball （with conjunctival graft）　16.62

Readjustment－see Adjustment

Relocation－see also Revision

- CRT-D pocket　37.99

- CRT-P pocket　37.79

- subcutaneous device pocket NEC　86.09

- cardiac pacemaker pocket, new site （skin）（subcutaneous）　37.79

Resuture

- abdominal wall　54.61

- wound （skin and subcutaneous tissue）（without graft）NEC　86.59

- cardiac septum prosthesis　35.95

- heart valve prosthesis (poppet)　35.95

- chest wall　34.71

Reattachment

- nose(amputated)　21.89

- arm(upper) NEC　84.24

- thigh　84.28

- ear(amputated)　18.72

- joint capsule(see also Arthroplasty)　81.96

- ankle　84.27

- muscle　83.74

- - papillary(heart)　35.31

- - hand　82.54

- tendon(to tendon)　83.73

- - hand　82.53

- - to skeletal attachment　83.88

———手　82.85　　　　　　　　　　－ － － hand　82.85

－截除耳　18.72　　　　　　　　　　－ amputated ear　18.72

－脉络膜和视网膜 NEC　14.59　　　　－ choroid and retina NEC　14.59

——通过　　　　　　　　　　　　　－ － by

———电凝术　14.51　　　　　　　　－ － － electrocoagulation　14.51

———光凝术　14.55　　　　　　　　－ － － photocoagulation　14.55

————激光　14.54　　　　　　　　－ － － － laser　14.54

————氙弧光　14.53　　　　　　　－ － － － xenon arc　14.53

———冷冻疗法　14.52　　　　　　　－ － － cryotherapy　14.52

———透热疗法　14.51　　　　　　　－ － － diathermy　14.51

－拇指　84.21　　　　　　　　　　　－ thumb　84.21

－前臂　84.23　　　　　　　　　　　－ forearm　84.23

－韧带－另见关节成形术　　　　　　　－ ligament－see also Arthroplasty

－乳头肌(心脏)　35.31　　　　　　　－ papillary muscle(heart)　35.31

－神经(周围的)　04.79　　　　　　　－ never(peripheral)　04.79

－视网膜(和 脉络膜)NEC　14.59　　　－ retina(and choroid)NEC　14.59

——通过　　　　　　　　　　　　　－ － by

———电凝术　14.51　　　　　　　　－ － － electrocoagulation　14.51

———光凝术　14.55　　　　　　　　－ － － photocoagulation　14.55

————激光　14.54　　　　　　　　－ － － － laser　14.54

————氙弧光　14.53　　　　　　　－ － － － xenon arc　14.53

———冷冻疗法　14.52　　　　　　　－ － － cryotherapy　14.52

———透热疗法　14.51　　　　　　　－ － － diathermy　14.51

－手　84.23　　　　　　　　　　　　－ hand　84.23

－手指　84.22　　　　　　　　　　　－ finger　84.22

——拇指　84.21　　　　　　　　　　－ － thumb　84.21

－腿(下的)NEC　84.27　　　　　　　－ leg(lower) NEC　84.27

－腕　84.23　　　　　　　　　　　　－ wrist　84.23

－血管(周围的)　39.59　　　　　　　－ vessels(peripheral)　39.59

——肾,迷行　39.55　　　　　　　　　－ － renal,aberrant　39.55

－牙　23.5　　　　　　　　　　　　　－ tooth　23.5

－阴茎(截除的)　64.45　　　　　　　－ penis(amputated)　64.45

－肢　84.29　　　　　　　　　　　　－ extremity　84.29

——臂(上的)NEC　84.24　　　　　　－ － arm(upper) NEC　84.24

——大腿　84.28　　　　　　　　　　－ － thigh　84.28

——踝　84.27　　　　　　　　　　　－ － ankle　84.27

——拇指　84.21　　　　　　　　　　－ － thumb　84.21

——前臂　84.23　　　　　　　　　　－ － forearm　84.23

——手　84.23　　　　　　　　　　　－ － hand 84.23

——手指,除拇指外　84.22　　　　　　－ － fingers,except thumb　84.22

———拇指　84.21　　　　　　　　　－ － － thumb　84.21

——腿(下的)NEC　84.27　　　　　　－ － leg(lower)NEC　84.27

——腕　84.23

——趾　84.25

——足　84.26

—趾　84.25

—子宫骶骨韧带　69.22

—足　84.26

再建

—复律器或除颤器（自动的）囊袋，新部位（皮肤）（皮下）　37.99

—心脏起搏器囊袋，新部位（皮肤）（皮下）　37.79

—眼房　12.99

再截断术，残端　84.3

再进入手术（主动脉）　39.54

再切开－另见切开，按部位

—骨切开术部位（另见切开，骨）　77.10

——面骨　76.09

—甲状腺区伤口（用于出血控制）（用于检查）（用于探查术）（为了去除血肿）　06.02

—睑缝合术　08.02

—睫毛底　08.71

—开腹手术部位　54.12

—颅骨切开术或颅骨部分切除术部位　01.23

—前房中的虹膜　12.97

—输卵管（切断）　66.79

—胸廓切开术部位（用于出血控制）（为了检查）（用于探查术）　34.03

—椎板切除术或椎板切开术部位　03.02

—眦缝合术　08.02

再融合术，脊柱（任何水平）（任何技术）　81.09

注：可另用81.62，81.63，或81.64作为附加编码并指出全部融合的椎骨数量

—脊髓，NOS　81.30

——背的，腰背的 NEC　81.35

———后（椎体），后侧路法　81.35

———前（椎体），前侧路法　81.34

- - wrist　84.23

- - toe　84.25

- - foot　84.26

- toe　84.25

- uterosacral ligament(s)　69.22

- foot　84.26

Reformation

- cardioverter/defibrillator (automatic) pocket, new site(skin)(subcutaneous)　37.99

- cardiac pacemaker pocket, new site (skin) (subcutaneous)　37.79

- chamber of eye　12.99

Reamputation, stump　84.3

Re-entry operation (aorta)　39.54

Reopening－see also Incision, by site

- osteotomy site (see also Incision, bone)　77.10

- - facial bone　76.09

- thyroid field wound (for control of hemorrhage) (for examination)(for exploration)(for removal of hematoma)　06.02

- blepharorrhaphy, tarsorrhaphy　08.02

- cilia base　08.71

- laparotomy site　54.12

- craniotomy or craniectomy site　01.23

- iris in anterior chambers　12.97

- fallopian tube (divided)　66.79

- thoracotomy site (for control of hemorrhage) (for examination)(for exploration)　34.03

- laminectomy or laminotomy site　03.02

- canthorrhaphy　08.02

Refusion, spine (any level) (any technique)　81.09

Note：also use either 81.62, 81.63, or 81.64 as an additional code to show the total number of vertebrae fused

- spinal, NOS　81.30

- - dorsal, dorsolumbar NEC　81.35

- - - posterior (interbody), posterolateral technique　81.35

- - - anterior (interbody), anterolateral technique　81.34

——寰枢(前的)(经口的)(后的)　81.31

——颈(C₂水平或以下)NEC　81.32

———C₁-C₂水平(前的)(后的)　81.31

———后(椎体),后侧路法　81.33

———前的(椎体),前侧路法　81.32

——头颈(前的)(经口的)(后的)　81.31

——腰,腰骶 NEC　81.38

———后(椎体),后侧路法　81.38

———前(椎体),前侧路法　81.36

———外侧路法　81.37

——再融合术 NEC　81.39

——枕部-C₂(前的)(经口的)(后的)　81.31

——椎骨数量—见编码　81.62—81.64

再松动术

—镫骨　19.0

—关节　93.16

再填塞—见置换,塞子,按部位

再吻合术-见吻合术

再训练

—心的　93.36

—职业的　93.85

再造术-另见重建术

再植,再植术-另见再附着

—头皮　86.51

—牙　23.5

—阴茎　64.45

—肢-见再附着,肢

再植入

—动脉　39.59

——肾,迷行　39.55

—法特壶腹切除术后的胆管　51.62

- - atlas-axis(anterior)(transoral)(posterior) 81.31

- - cervical(C₂ level or below)NEC　81.32

- - - C₁-C₂ level(anterior)(posterior)　81.31

- - - posterior(interbody),posterolateral technique　81.33

- - - anterior(interbody),anterolateral technique　81.32

- - craniocervical(anterior)(transoral)(posterior)　81.31

- - lumbar,lumbosacral NEC　81.38

- - - posterior(interbody),posterolateral technique　81.38

- - - anterior(interbody),anterolateral technique　81.36

- - - lateral transverse process technique 81.37

- - refusion NEC　81.39

- - occiput-C₂(anterior)(transoral)(posterior) 81.31

- - number of vertebrae—see codes　81.62-81.64

Remobilization

- stapes　19.0

- joint　93.16

Repacking—see Replacement, pack, by site

Reanastomosis—see Anastomosis

Retraining

- cardiac　93.36

- vocational　93.85

- **Reconstruction-see Reconstruction**

Replant, replantation—see also Reattachment

- scalp　86.51

- tooth　23.5

- penis　64.45

- extremity—see Reattachment, extremity

Reimplantation

- artery　39.59

- - renal,aberrant　39.55

- bile ducts following excision of ampulla of Vater　51.62

一肺　33.5

一肺动脉用于半动脉修补术　35.83

一甲状旁腺组织（异位的）（常位的）　06.95

一甲状腺组织（异位的）（常位的）　06.94

一卵巢　65.72

一一腹腔镜的　65.75

一肾　55.61

一肾上腺组织（异位的）（常位的）　07.45

一肾血管,迷行　39.55

一输卵管进入子宫　66.74

一输尿管进入膀胱　56.74

一牙　23.5

一胰腺组织　52.81

一阴囊中的睾丸　62.5

一肢-见再附着,肢

赞科利手术—见 Zancolli 手术

造口术

一动静脉的　39.27

一窦,鼻的　NEC　22.9

一腹膜的　54.93

一巩膜　12.69

一一伴虹膜切除术　12.65

一一通过环钻术　12.61

一喉　31.29

一眶的　16.09

一阑尾　47.91

一泪囊进入鼻腔　09.81

一淋巴管,左（胸的）　40.62

一迷路（用于减压）　20.79

一内淋巴囊（用于减压）　20.79

一尿道阴道的　58.0

一气管　31.29

一气管食管的　31.95

一乳糜池　40.62

一食管,外部的　42.10

一一颈的　42.11

一一特指技术 NEC　42.19

- lung　33.5

- pulmonary artery for hemitruncus repair 35.83

- parathyroid tissue（heterotopic）（orthotopic） 06.95

- thyroid tissue（heterotopic）（orthotopic） 06.94

- ovary　65.72

- - laparoscopic　65.75

- kidney　55.61

- adrenal tissue（heterotopic）（orthotopic） 07.45

- renal vessel,aberrant　39.55

- fallopian tube into uterus　66.74

- ureter into bladder　56.74

- tooth　23.5

- pancreatic tissue　52.81

- testis in scrotum　62.5

- extremity—see Reattachment,extremity

赞科利手术— see Zancolli operation

Fistulization

- arteriovenous　39.27

- sinus,nasal NEC　22.9

- peritoneal　54.93

- sclera　12.69

- - with iridectomy　12.65

- - by trephination　12.61

- larynx　31.29

- orbital　16.09

- appendix　47.91

- lacrimal sac into nasal cavity　09.81

- lynphatic duct,left（thoracic）　40.62

- labyrinth（for decompression）　20.79

- endolymphatic sac（for decompression） 20.79

- urethrovaginal　58.0

- trachea　31.29

- tracheoesophageal　31.95

- cistema chili　40.62

- esophagus,external　42.10

- - cervical　42.11

- - specified technique NEC　42.19

－－－－通过(用)

－－－－－后入路 13.42

－－－－－特指的入路 NEC 13.43

－－乳化(和抽吸) 13.41

－－线状摘出术(囊外入路) 13.2

－－旋转摘出(机械性)

－－－伴抽吸,通过

－－－－后入路 13.42

－－－－特指的入路 NEC 13.43

－玻璃体的(另见去除,玻璃体) 14.72

－抽吸乳房自分泌的乳汁(手法的)(泵) 99.98

－胆总管石(经皮的)(经窦道)(用网) 51.96

－晶体(眼)(另见摘出术,白内障) 13.19

－莫尔斯特伦的 72.79

－－伴外阴切开术 72.71

－肾结石,经皮的 55.03

－－伴碎裂,破碎操作 55.04

－臀(部分的) 72.52

－－全部的 72.54

－－－伴产钳与头出后 72.53

－－头后出用产钳 72.51

－牙(通过钳)(多个)(单个)NEC 23.09

－－伴黏膜骨膜瓣掀起 23.19

－－乳齿 23.01

－－外科手术的 NEC(另见去除,牙,外科手术的) 23.19

－异物－见去除,异物

－月经 69.6

－真空,胎儿 72.79

－－伴外阴切开术 72.71

粘连切开术

－虹膜(后的) 12.33

－－前的 12.32

－子宫内膜 68.21

粘连松解术－另见松解术,粘连

－用于肺萎陷 33.39

－中耳 20.23

- - - - by

- - - - -posterior route 13.42

- - - - -specified route NEC 13.43

- - emulsification(and aspiration) 13.41

- - linear extraction (extracapsular approach) 13.2

- - rotoextraction (mechanical)

- - - with aspiration by

- - - posterior route 13.42

- - - specified route NEC 13.43

- vitreous (see also Removal, vitreous) 14.72

- milk from lactating breadt(manual)(pump) 99.98

- common duct stones (percutaneous) (through sinus tracrt) (with basket) 51.96

- lens (eye) (see also Extraction, cataract) 13.19

- Malstrom's 72.79

- - with episiotomy 72.71

- kidney stone(s), percutaneous 55.03

- - with fragmentation procedure 55.04

- breech (partial) 72.52

- - total 72.54

- - - with forceps to aftercominghead 72.53

- - with forceps to aftercoming head 72.51

- tooth (by forceps) (multiple) (single) NEC 23.09

- - with mucoperiosteal flap elevation 23.19

- - deciduous 23.01

- - surgical NEC (see also Removal, tooth, surgical) 23.19

- foreign body—see Removal, foreignbody

- menstrual, menses 69.6

- vacuum, fetus 72.79

- - with episiotomy 72.71

Synechiotomy

- iris(posterior) 12.33

- anterior 12.32

- endometrium 68.21

Adhesiolysis－see also Lysis, adhesions

- for collapse of lung 33.39

- middle ear 20.23

一横膈起搏器　34.85

一喉　31.0

一黄体酮(皮下的)　99.23

一假体,假体装置

一一臂(生物电的)(运动成型性)(运动成型性)　84.44

一一一修复术　81.59

一一耳蜗　20.96

一一一管道(单的)　20.97

一一一一多　20.98

一一睾丸(双侧的)(单侧的)　62.7

一一股骨头(奥斯汀-穆尔)(双极)(艾彻)(汤普森)　81.52

一一一修复术　81.53

一一关节(斯旺森型)NEC　81.96

一一一踝(全部的)　81.56

一一一一修复术　81.59

一一一肩(部分的)　81.81

一一一一全部的　81.80

一一一一修复术的　81.97

一一一髋(部分的)　81.52

一一一一全部的　81.51

一一一一一修复术　81.53

一一一一修复术　81.53

一一一手(掌指的)[指(趾)间关节]　81.71

一一一一修复术　81.97

一一一手指　81.71

一一一一修复术　81.97

一一一腕关节(部分的)　81.74

一一一一全部的　81.73

一一一一修复术　81.97

一一一腕腕的,腕掌的　81.74

一一一一修复术　81.97

一一一膝(部分的)(全部的)　81.54

一一一一修复术 NOS　81.55

一一一一一髌骨成分　00.83

一一一一一部分的

一一一一一一髌骨成分　00.83

一一一一一一股骨成分　00.82

一一一一一一胫骨成分　00.81

一一一一一一胫骨置入　00.84

- diaphragmatic pacemaker　34.85

- larynx　31.0

- progesterone(subdermal)　99.23

- prosthesis,prosthetic device

- - arm(bioelectric)(cineplastic)(kineplastic)　84.44

- - - revision　81.59

- - cochlear　20.96

- - - channel(single)　20.97

- - - - multiple　20.98

- - testicular(bilateral)(unilateral)　62.7

- - femoral head(Austin-Moore)(bipolar)(Eicher)(Thompson)　81.52

- - - revision　81.53

- - joint(Swanson type)NEC　81.96

- - - ankle(total)　81.56

- - - - revision　81.59

- - - shoulder(partial)　81.81

- - - - total　81.80

- - - - revision　81.97

- - - hip(partial)　81.52

- - - - total　81.51

- - - - - revision　81.53

- - - - revision　81.53

- - - hand(metacarpophalangeal)(interphalangeal)　81.71

- - - - revision　81.97

- - - finger　81.71

- - - - revision　81.97

- - - wrist(partial)　81.74

- - - - total　81.73

- - - - revision　81.97

- - - carpocarpal,carpometacarpal　81.74

- - - - revision　81.97

- - - knee(partial)(total)　81.54

- - - - revision NOS　81.55

- - - - - patellar component　00.83

- - - - - partial

- - - - - - patellar component　00.83

- - - - - - femoral component　00.82

- - - - - - tibial component　00.81

- - - - - - tibial insert　00.84

一心脏刺激系统　37.67

一心脏支持装置（CSD）　37.41

一胸壁（网状物）（硅橡胶）　34.79

一血管通路装置　86.07

一血管与心肌　36.2

一牙（蕾）（胚）　23.5

一一假体　23.6

一牙的（骨内的）（假体）　23.6

一眼（爱阿华型）　16.61

一一完整的　16.41

一胰（管）　52.96

一阴茎,假体（内的）

一一非膨胀的　64.95

一一膨胀的　64.97

一硬膜外钉　02.93

一硬膜下的

一一条带状　02.93

一一网状　02.93

一折流板,心房或心房间的　35.91

一肢体延长装置,内的（NOS）　84.54

一一伴动力分离术　84.53

一主动脉球囊（正交转换）　37.61

一装置

一一可调节的胃束带和端口　44.95

一一可调节性胃绷带系统　44.95

一一心包支持装置　37.41

一一心室支持装置　37.41

一一血管通路　86.07

一一左心房附加装置　37.90

一一左心房过滤器　37.90

一一左心房心导管闭合器　37.90

一椎体脊椎融合术装置　84.51

一组织扩张器（皮肤）NEC　86.93

一一乳房　85.95

一组织轴柄（用于血管的移植）　39.99

一一伴

一一一血管旁路或分流－见旁路,血管的

一一一血管修补术　39.56

跖骨切除术　77.98

止血－见控制,出血

- cardiomyostimulation system　37.67

- cardia support device (CSD)　37.41

- chest wall(mesh)(silastic)　34.79

- vascular access device　86.07

- blood vessels to myocardium　36.2

- tooth(bud)(germ)　23.5

- - prosthetic　23.6

- dental(endosseous)(prosthetic)　23.6

- eye(Iowa type)　16.61

- - integrated　16.41

- pancreas(duct)　52.96

- penis,prosthesis(internal)

- - non-inflatable　64.95

- - inflatable　64.97

- epidural pegs　02.93

- subdural

- - strips　02.93

- - grides　02.93

- baffle,atrial or interatrial　35.91

- limb lengthening device, internal (NOS)　84.54

- - with kinetic distraction　84.53

- pulsation ballon(phase-shift)　37.61

- device

- - adjustable gastric band and port　44.95

- - Lap-Band　44.95

- - epicardial support device　37.41

- - ventricular support device　37.41

- - vascular access　86.07

- - left atrial appendage　37.90

- - left atrial filter　37.90

- - left atrial occluder　37.90

- interbody spinal fusion device　84.51

- tissue expander(skin)NEC　86.93

- - breast　85.95

- tissue mandril(for vascular graft)　39.99

- - with

- - - vascular bypass or shunt－see Bypass, vascular

- - - blood vessel repair　39.56

Metatarsectomy　77.98

Hemostasis－see Control, hemorrhage

—玻璃体的(硅)　14.75

——用于视网膜再附着　14.59

—肠造口术装置(管)

——大肠　97.04

——小肠　97.03

—刺激接收器—见植入物,刺激接收器,按部位

—袋—见置换,塞子或袋

—导管

——脑室分流(脑的)　02.42

——膀胱(留置的)　57.95

——膀胱造口术　59.94

——伤口　97.15

—导联(电极)—见置换,起搏器,电极,心的

—电刺激器—见植入物,电刺激器,按部位

—电的

——刺激器—另见植入物,电刺激器,按部位

———膀胱　57.97

———肌肉(骨骼)　83.92

———输尿管　56.93

——导联(电极)—见置换,起搏器,电极,心的

——复律器或 除颤器—见置换,复律器或除颤器

——起搏器—见置换,起搏器,心的

—电极—见植入物,电极或导联通过部位或装置名称

——骶神经　04.92

——蝶的　02.96

——脊柱　03.93

——颅内的　02.93

——卵圆孔　02.93

——脑

———蝶的　02.96

———卵圆孔　02.93

———深部　02.93

——起搏器—见置换,起搏器,电极

- vitreous (silicone)　14.75

- - for retinal reattachment　14.59

- enterostomy device (tube)

- - large intestine　97.04

- - small intestine　97.03

- stimoceiver — see Implant, stimoceiver, by site

- bag—see Replacement, pack or bag

- catheter

- - ventricular shunt (cerebral)　02.42

- - bladder (indwelling)　57.95

- - cystostomy　59.94

- - wound　97.15

- leads (electrode)(s)—see Replacement, pacemaker, electrode(s), cardiac

- electrostimulator — see Implant, electronic stimulator, by site

- electronic

- - stimulator — see also Implant, electronic stimulator, by site

- - - bladder　57.97

- - - muscle (skeletal)　83.92

- - - ureter　56.93

- - leads (electrode)(s) — see Replacement, pacemaker, electrode(s), cardiac

- - cardioverter/defibrillator — see Replacement, cardioverter/defibrillator

- - pacemaker — see Replacement, pacemaker, cardiac

- electrode(s) — see Implant, electrode or lead by site or name of device

- - sacral nerve　04.92

- - sphenoidal　02.96

- - spine　03.93

- - intracranial　02.93

- - foramen ovale　02.93

- - brain

- - - sphenoidal　02.96

- - - foramen ovale　02.93

- - - depth　02.93

- - pacemaker — see Replacement, pacemaker, electrode(s)

—加德纳维尔斯钳（颅骨）　02.94

—假体

——臂（生物电的）（运动成型性）（运动成型性）
　84.44

——胆管　51.99

——耳蜗　20.96

———管道（单）　20.97

————多数的　20.98

——股骨　81.53

——髋臼　81.53

——输卵管（马利根罩）（支架）　66.93

——腿（生物电的）（运动成形性的）（运动成形性）
　84.48

——膝　81.55

——阴茎（内的）（非可膨胀的）　64.95

———膨胀（内的）　64.97

——肢（生物电的）（运动成形性的）（运动成形性）
　84.40

———上的　84.44

———下的　84.48

——肘　81.97

—肩 NEC　81.83

——部分的　81.81

——全部的　81.80

—卡钳（颅骨）　02.94

—克拉奇菲尔德钳（颅骨）　02.94

—髋（部分）（伴固定装置）（伴假体）（伴牵引）
　81.52

——髋臼　81.52

———修复术　81.53

——切除的股骨头　81.52

———修复术　81.53

——全部的　81.51

———修复术　81.53

—髋臼（伴假体）　81.52

——修复术　81.53

—颅骨

——金属板　02.05

——钳　02.94

—马利根罩,输卵管　66.93

- Gardner Wells tongs（skull）　02.94

- prosthesis

- - arm（bioelectric）（cineplastic）（kineplastic）
　84.44

- - biliary tract　51.99

- - cochlear　20.96

- - - channel（single）　20.97

- - - multiple　20.98

- - femur　81.53

- - acetabulum　81.53

- - fallopian tube（Mulligan hood）（stent）
66.93

- - leg（bioelectric）（cineplastic）（kineplastic）
　84.48

- - knee　81.55

- - penis（internal）（non-inflatable）　64.95

- - - inflatable（internal）　64.97

- - extremity（bioelectric）（cineplastic）（kine-
plastic）　84.40

- - - upper　84.44

- - - lower　84.48

- - elbow　81.97

- shoulder NEC　81.83

- - partial　81.81

- - total　81.80

- caliper tongs（skull）　02.94

- Crutchfield tongs（skull）　02.94

- hip（partial）（with fixation device）（with pros-
thesis）（with traction）　81.52

- - acetabulum　81.52

- - - revision　81.53

- - remoral head　81.52

- - - revision　81.53

- - total　81.51

- - - revision　81.53

- acetabulum（with prosthesis）　81.52

- - revision　81.53

- skull

- - plate　02.05

- - tongs　02.94

- Mullingan hood, fallopian tube　66.93

—韧带（关节）（治疗性物质）　81.92

—溶解血栓的物质（酶）（链激酶）　99.10

——伴经皮经管腔血管成形术

> 注:并且使用 00.40,00.41,00.42 或 00.43 说明治疗血管的总数量。

———非冠状血管　39.50
———冠状　00.66
———特指部位 NEC　39.50
——直接冠状动脉内　36.04
—乳房（治疗性物质）　85.92
——惰性材料（硅）（双侧的）　85.52
———单侧的　85.51
—软组织　83.98
——手　82.96
—神经（颅的）（周围的）　04.80
——喉的（外部的）（复发性）（上）　31.91

——剂 NEC　04.89
———苯酚　04.2
———麻醉,用于麻醉　04.81
————用于手术的麻醉—省略编码
———破坏神经的　04.2
———乙醇　04.2
——交感神经　05.39
———苯酚　05.32
———麻醉,用于麻醉　05.31
———神经破坏药　05.32
———乙醇　05.32
——视的　16.91
—神经保护药　99.75
—神经节,交感神经　05.39
——脊柱旁星状　05.39
——睫的　12.79
—肾（囊肿）（治疗性物质）NEC　55.96

—肾盂（囊肿）　55.96
—生物反应修饰剂（BRM）,抗肿瘤物质　99.28

——大剂量白细胞介素-2　00.15

- ligament（joint）（therapeutic substance）81.92

- thrombolytic agent（enzyme）（streptokinase）99.10

- - with percutaneous transluminal angioplasty

> Note:Also use 00.40,00.41,00.42 or 00.43 to show the total number of vessels treated.

- - - non-coronary vessel(s)　39.50
- - - coronary　00.66
- - - specified site NEC　39.50
- - direct intracoronary artery　36.04
- breast(therapeutic agent)　85.92
- - inert material(silicone)(bilateral)　85.52
- - - unilateral　85.51
- soft tissue　83.98
- - hand　82.96
- nerve(cranial)(peripheral)　04.80
- - laryngeal（external）（recurrent）（superior）31.91

- - agent NEC　04.89
- - - phenol　04.2
- - - anesthetic for analgesia　04.81
- - - - for operative anesthesia—omit code
- - - neurolytic　04.2
- - - alcohol　04.2
- - sympathetic　05.39
- - - phenol　05.32
- - - anesthetic for analgesia　05.31
- - - neurolytic agent　05.32
- - - alcohol　05.32
- - optic　16.91
- neuroprotective agent　99.75
- ganglion,sympathetic　05.39
- - paravertebral stellate　05.39
- - ciliary　12.79
- kidney（cyst）（therapeutic substance）NEC 55.96

- renal pelvis(cyst)　55.96
- biological response modifier［BRM］,antineoplastic agent　99.28

- - high-dose interleukin-2　00.15

———对侧手(伴截断术)　82.69[84.01]

———手指,除拇指外　82.81

一心房间静脉回流　35.91

一眼肌(斜肌)(直肌)　15.5

一眼外肌　15.5

一翼状胬肉　11.31

转位,产科的(双手的)(头的)(合并的)(内的)(足的)　73.21

一伴牵引术　73.22

一博特(足的)　73.21

——　伴牵引术　73.22

一布拉克斯顿　73.21

——伴牵引术　73.22

一赖特(头的)　73.21

——伴牵引术　73.22

一外部(双极)　73.91

一维甘德(外部的)　73.91

转移,转移术

一带蒂皮瓣移植　86.74

一鹅足(腱)(膝修补术)　81.47

一骨干,腓骨至胫骨　78.47

一肌起点　83.77

——手　82.58

一腱　83.75

——鹅足(膝修补术)　81.47

——手　82.56

一结膜睑板皮瓣,自对侧睑　08.64

一神经(颅的)(周围的)(桡前的)(尺)　04.6

一手指(代替缺失的拇指)(同一手)　82.61

——至

———对侧手(伴截断术)　82.69[84.01]

———手指,除拇指外　82.81

一脂肪垫 NEC　86.89

——伴皮肤移植—见移植物,皮肤,全层

一指(趾)(代替缺失的拇指)　82.69

- - - opposite hand(with amputation)　82.69 [84.01]

- - - finger,except thumb　82.81

- interatrial venous return　35.91

- eye muscle(oblique)(rectus)　15.5

- extraocular muscles　15.5

- pterygium　11.31

Version, obstetrical　(bimanual)(cephalic)(conbinned)(internal)(podalic)　73.21

- with extraction　73.22

- Potter's (podalic)　73.21

- - with extraction　73.22

- Braxton Hicks　73.21

- - with extraction　73.22

- Wright's (cephalic)　73.21

- - with extraction　73.22

- external (bipolar)　73.91

- Wigand's (external)　73.91

Transfer, transference

- pedicle graft　86.74

- pes anserinus (tendon)(repair of knee)　81.47

- bone shaft,fibula into tibia　78.47

- muscle origin　83.77

- - hand　82.58

- tendon　83.75

- - pes anserinus(repair of knee)　81.47

- - hand　82.56

- tarsoconjunctival flap, fromopposing lid 08.64

- nerve(cranial)(peripheral)(radial anterior)(ulnar)　04.6

- finger(to replace absent thumb)(same hand) 82.61

- - to

- - - opposite hand(with amputation)　82.69 [84.01]

- - - finger,except thumb　82.81

- fat pad NEC　86.89

- - with skin graft — see Graft,skin,full-thickness

- digital(to replace absent thumb)　82.69

自体的－见血,输注　　　　　　　　　　autologous – see Blood, transfusion

自体输血(全血)－见血,输注　99.02　　Autotransfusion (whole blood) – see Blood, Transfusion　99.02

自体移植 －见移植物　　　　　　　　　allograft,autograft,homograft – see Graft

自体移植物,自体移植－另见再植入　　Autotransplant,　autotransplantation – see Also Reimplantation

一肺－见移植物,移植术,肺　33.5　　　- lung—see Transplant,transplantation,lung 33.5

一甲状旁腺组织(异位的)(常位的)　06.95　　- parathyroid tissue (heterotopic) (orthotopic) 06.95

一甲状腺组织(异位的)(常位的)　06.94　　- thyroid tissue (heterotopic) (orthotopic) 06.94

一卵巢　65.72　　　　　　　　　　　- ovary　65.72

一一腹腔镜的　65.75　　　　　　　　- - laparoscopic　65.75

一肾　55.61　　　　　　　　　　　　- kidney　55.61

一肾上腺组织(异位的)(常位的)　07.45　　- adrenal tissue (heterotopic) (orthotopic) 07.45

一牙　23.5　　　　　　　　　　　　- tooth　23.5

一胰腺组织　52.81　　　　　　　　　- pancreatic tissue　52.81

自主神经切除术　05.29　　　　　　　Splanchnicectomy　05.29

自主神经切断术　05.0　　　　　　　　Splanchnicotomy　05.0

眦成形术　08.59　　　　　　　　　　Canthoplasty　08.59

眦缝合术　08.52　　　　　　　　　　Canthorrhaphy　08.52

一切断或割断　08.02　　　　　　　　- division or severing　08.02

眦泪囊造口术　09.82　　　　　　　　Canthocystostomy　09.82

眦切开术　08.51　　　　　　　　　　Canthotomy　08.51

纵隔充气造影术　87.33　　　　　　　Pneumomediastinography　87.33

纵隔镜检查(经胸膜的)　34.22　　　　Mediastinoscopy (transpleural)　34.22

纵隔切除术　34.3　　　　　　　　　Mediastinectomy　34.3

纵隔切开术　34.1　　　　　　　　　Mediastinotomy　34.1

一伴肺切除术　32.5　　　　　　　　- with pneumonectomy　32.5

纵裂,切开　　　　　　　　　　　　Slitting

一晶体　13.2　　　　　　　　　　　- lens　13.2

一泪小管为了　　　　　　　　　　　- canaliculus for

一一管的通道　09.42　　　　　　　　- - passage of tube　09.42

一一去除链霉菌　09.42　　　　　　　- - removal of stretothrix　09.42

一阴茎包皮(背的)(侧的)　64.91　　　- prepuce (dorsal)(lateral)　64.91

阻断　　　　　　　　　　　　　　　Interruption

一腔静脉(下)(上)　38.7　　　　　　- vena cava(inferior)(superior)　38.7

阻滞(区域)　　　　　　　　　　　　Block

一半月神经节　04.81　　　　　　　　- gasserian ganglion　04.81

一腹腔神经节或丛　05.31　　　　　　- celiac ganglion or plexus　05.31

－脊髓神经根（鞘内的）－见注射，脊髓的

－脊柱旁星状神经节　05.31

－交感神经　05.31

－肋间神经　04.81

－鞘内的－见注射，脊髓的

－清扫术

－－喉　30.3

－－颈　40.40

－－淋巴结　40.50

－－乳房

－－－单侧的　85.45

－－－双侧的　85.46

－－外阴　71.5

－－支气管　32.6

－三叉神经　04.81

－神经（颅的）（周围的）NEC　04.81

－尾的－见注射，脊髓的

－星状（神经节）　05.31

－硬膜外的，脊髓的－见注射，脊髓的

－周围神经　04.81

－蛛网膜下，脊髓的－见注射，脊髓的

钻孔

－骨－另见切开，骨　77.10

－卵巢　65.99

钻孔

－切除术，声带　30.22

－手术

－－膀胱颈，经尿道　57.49

－－前列腺－见前列腺切除术

坐骨耻骨切开术　77.39

坐骨切除术（部分的）　77.89

－全部　77.99

－ spinal nerve root（intrathecal）－see Injection, spinal

－ paravertebral stellate ganglion　05.31

－ sympathetic nerve　05.31

－ intercostals nerve　04.81

－ intrathecal－see Injection, spinal

－ dissection

－ － larynx　30.3

－ － neck　40.40

－ － lymph nodes　40.50

－ － breast

－ － － unilateral　85.45

－ － － bilateral　85.46

－ － vulva　71.5

－ － bronchus　32.6

－ trigeminal nerve　04.81

－ nerve（cranial）（peripheral）NEC　04.81

－ caudal-see Injection, spinal

－ stellate（ganglion）　05.31

－ epidural, spinal－see Injection, spinal

－ peripheral nerve　04.81

－ subarachnoid, spinal－see Injection, spinal

Drilling

－ bone－see also Incision, bone　77.10

－ ovary　65.99

Punch

－ resection, vocal cords　30.22

－ operation

－ － bladder neck, transurethral　57.49

－ － prostate－see Prostatectomy

Ischiopubiotomy　77.39

Ischiectomy（partial）　77.89

－ total　77.99

致　谢

David Berglund, MD, MPH

Classifications and Public Health Data Standards StaffNational Center for Health Statistics

Centers for Disease Control and Prevention

Amy L. Blum, MHSA. , RHIA, CTR

Classifications and Public Health Data Standards Staff

National Center for Health Statistics

Centers for Disease Control and Prevention

Lizabeth J. Fisher, RHIA

Classifications and Public Health Data Standards Staff

National Center for Health Statistics

Centers for Disease Control and Prevention

Donna Pickett, MPH, RHIA

Classifications and Public Health Data Standards Staff

National Center for Health Statistics

Centers for Disease Control and Prevention

Patricia E. Brooks, RHIA

Centers For Medicare and Medicaid Services

Center for Medicare Management

Hospital and Ambulatory Policy Group

Division of Acute Care

Ann.B. Fagan,RHIA

Centers For Medicare and Medicaid Services

Center for Medicare Management

Hospital and Ambulatory Policy Group

Division of Acute Care

Amy L. Gruber,RHIA

Centers For Medicare and Medicaid Services

Center for Medicare Management

Hospital and Ambulatory Policy Group

Division of Acute Care

Mady Hue,RHIA,CCS

Centers For Medicare and Medicaid Services

Center for Medicare Management

Hospital and Ambulatory Policy Group

Division of Acute Care

Linda Washington

Marketing

National Center for Health Statistics

Development InfoStructure

1137N. Highland St.

Arlington,VA 22201

Contact: David W. Martin